AO 足踝骨折治疗原则

Manual of Fracture Management
Foot and Ankle

主编

Stefan Rammelt

Michael Swords

Mandeep S Dhillon

Andrew K Sands

主译

武　勇　龚晓峰

主审

王满宜　吴新宝

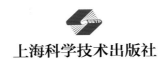

上海科学技术出版社

图书在版编目（ＣＩＰ）数据

AO足踝骨折治疗原则 ／（德）斯特凡·拉梅尔特等主编；武勇，龚晓峰主译. -- 上海：上海科学技术出版社，2023.1
书名原文：Manual of Fracture Management Foot and Ankle
ISBN 978-7-5478-5857-8

Ⅰ．①A… Ⅱ．①斯… ②武… ③龚… Ⅲ．①踝骨骨折—治疗 Ⅳ．①R683.420.5

中国版本图书馆CIP数据核字(2022)第162350号

上海市版权局著作权合同登记号 图字：09-2020-751 号

AO 足踝骨折治疗原则

主编　Stefan Rammelt　　Michael Swords
　　　Mandeep S Dhillon　　Andrew K Sands
主译　武　勇　龚晓峰
主审　王满宜　吴新宝

上海世纪出版（集团）有限公司
上海科学技术出版社　出版、发行
（上海市闵行区号景路 159 弄 A 座 9F–10F）
邮政编码 201101　www.sstp.cn
浙江新华印刷技术有限公司印刷
开本 889×1194　1/16　印张 38
字数：900 千字
2023 年 1 月第 1 版　2023 年 1 月第 1 次印刷
ISBN 978-7-5478-5857-8/R·2593
定价：398.00 元

本书如有缺页、错装或坏损等严重质量问题，
请向承印厂联系调换

内容提要

本书由国际内固定研究学会（Association for the Study of Internal Fixation，AO/ASIF）出品，编者均为 AO 足踝组的成员，从事足踝骨折诊疗工作数十年。本书总结了应用 AO 原则治疗足踝骨折的经验，内容全面、系统、科学和实用。

全书文字简练、流畅，重点突出，图文并茂。共分为 8 篇，涵盖了足踝外科几乎所有解剖部位的骨折，包括胫骨远端、踝关节、跟骨、距骨、中足、跖骨和籽骨骨折。在每一章中，编者先总体介绍该部位骨折的解剖特点、损伤机制、骨折分型、临床检查、治疗方法（包括常用的手术入路）、术后处理、合并症和预后，然后挑选了大量典型病例，将每个病例按照 AO/OTA 骨折分型由简单到复杂的顺序逐一排列，使读者能够在通览全书后，对所有不同类型足踝骨折的诊疗都了然于胸，从而提高对不同类型足踝骨折的处理能力。

本书适合临床各级骨科医生，尤其是专攻创伤骨科和足踝外科的临床医生阅读。

译者名单

主　译

武　勇　龚晓峰

译　者

（以姓氏笔画为序）

王　岩　汤玉飞　孙　宁　杜　辉　李　恒　李　莹
李　强　李文菁　杨　磊　杨涵元　赖良鹏

编者名单

--- 主编 ---

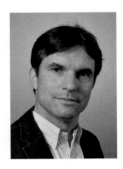

Stefan Rammelt, Prof Dr med
UniversitätsCentrum für Orthopädie und
Unfallchirurgie
Universitätsklinikum Carl Gustav Carus
Fetscherstr 74
01307 Dresden
Germany

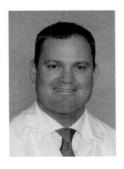

Michael Swords, DO
Michigan Orthopedic Center
Chair, Department of Orthopedic Surgery
Director of Orthopedic Trauma
Sparrow Hospital
Lansing, Michigan
USA

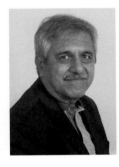

Mandeep S Dhillon, MBBS, MS, FAMS,
FRCS
Professor and Chair, Department of
Orthopaedic Surgery
Chair, Dept of Physical Medicine and
Rehabilitation
Post Graduate Institute of Medical Education
and Research, Sector 12
Chandigarh 160012
India

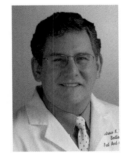

Andrew K Sands, MD
Clinical Associate Professor of Orthopedic
Surgery
Weill Cornell Medical College
Chief, Foot & Ankle Surgery,
Downtown Orthopedic Associates
NYP-Lower Manhattan Hospital
170 William Street
Department of Orthopedics
New York, NY 10038
USA

--- 编者 ---

Arun Aneja, MD, PhD
Assistant Professor of Orthopedic Surgery
University of Kentucky Medical Center
Orthopaedic Surgery
740 South Limestone
K401 Kentucky Clinic
Lexington, KY 40536-0284
USA

Mathieu Assal, MD, PD
President, Swiss Foot & Ankle Society
FMH chirurgie orthopédique et traumatologie

Clinique La Colline
Avenue de Beau-Séjour 6
1206 Genève
Switzerland

Jan Bartoníček, Prof MUDr, DrSc
Head of Department of Orthopaedics
Central Military Hospital Prague
UVN Praha
U Vojenské nemocnice
169 02 Prague 6
Czech Republic

Omkar Baxi, MD
Orthopedic Surgery Resident
Rutgers New Jersey Medical School
University Hospital
140 Bergen St, Suite D-1610
Newark NJ 07103
USA

Marschall Berkes, MD
Assistant Professor
Washington University School of Medicine
660 S Euclid Ave

Campus Box 8233
St Louis MO 63110
USA

Candice Brady, DO
Orthopedic Surgeon
400 Camarillo Ranch Road
Unit 101
Camarillo, CA 93012
USA

Richard E Buckley, MD, FRCS
Professor
Foothills Medical Center NW
0490 Ground Floor, McCaig Tower
3134 Hospital Drive
Calgary, AB T2N 5A1
Canada

Devendra K Chouhan, MD
Associate professor
Department of Orthopedics
Post Graduate Institute of Medical Education
& Research (PGIMER)
Sector 12
Chandigarh 160012
India

Chrea Bopha, MD
University of Mississippi Medical Centre
2500 North State St
Jackson, MS 39216
USA

David Ciufo, MD
University of Rochester Medical Center
601 Elmwood Ave
Department of Orthopaedics
Box 665
Rochester, NY 14642
USA

Georgios Datsis, MD, PhD, FEBOT
Consultant Orthopaedic Foot & Ankle Surgeon
Cretan Foot Clinic Private Practice
59 Kapodistriou
Rethymno 74100
Greece

Mandeep S Dhillon, MBBS, MS, FAMS, FRCS
Professor and Chair, Department of
Orthopaedic Surgery
Chair, Dept of Physical Medicine and
Rehabilitation
Post Graduate Institute of Medical Education
and Research, Sector 12

Chandigarh 160012
India

Juan Bernardo Gerstner Garces, MD
Head, Foot and Ankle Surgery
Centro Medico Imbanaco de Cali
Carrera 38#5A-100 Cons 233A
Cali
Colombia

Matthew L Graves, MD, FACS, FAOA
Hansjörg Wyss AO Medical Foundation Chair
of Orthopaedic Trauma
Vice Chair, Professor, Residency Program
Director
Department of Orthopaedic Surgery
University of Mississippi Medical Center
2500 North State Street
Jackson, MS 39216
USA

Christopher E Gross, MD
Department of Orthopaedics and Physical
Medicine
96 Jonathan Lucas Street
MSC 622, Suite 708
Charleston, SC 29425
USA

Jens Anthony Halm, MD, PhD, FEBS
(Trauma)
Amsterdam UMC, location AMC
Meibergdreef 9
1105 AZ Amsterdam
Netherlands

Kartik Hariharan, MB Bch, FRCS(I)
FRCS(Orth)
Consultant Orthopaedic and Foot and Ankle
Surgeon
Aneurin Bevan University Health Board
Royal Gwent Hospital
Cardiff Road
Newport South Wales NP26 3AD
United Kingdom

Michaël Houben, MD
Resident Orthopedic Surgery
MUMC+ Maastricht Netherlands
P. Debyelaan 25
6229 HX Maastricht
Netherlands

Konrad Kamin, Dr med
Consultant
UniversitätsCentrum für Orthopädie und

Unfallchirurgie
am Universitätsklinikum Carl Gustav
Carus
Fetscherstr. 74
01307 Dresden
Germany

John Ketz, MD
Assistant Professor
University of Rochester Medical Center
601 Elmwood Ave
Department of Orthopaedics
Box 665
Rochester, NY 14642
USA

Lubomír Kopp, MD, PhD
Deputy to the head surgeon,
Head of Arthroscopic Centre
Clinic of Trauma Surgery
Masaryk Hospital
Sociální pé e 3316/12A
400 11 Ústí nad Labem-Severní Terasa
Czech Republic

Steven J Lawrence, MD
Retired Professor of Orthopedic Surgery
Former Head of Foot and Ankle Orthopedic
Surgery
University of Kentucky Medical Center
740 South Limestone
Lexington, KY 40536
USA

Keun-Bae Lee, MD, PhD
Professor, Chairman of Department of
Orthopaedic Surgery
Director of Foot and Ankle Service
Director of Orthopaedic Trauma Service
Director of Biomedical Research Institute at
CNUH
Chonnam National University Hospital (CNUH)
Republic of Korea

Sheldon Lin, MD
Associate Professor
Chief Foot Ankle Division
Department of Orthopaedics
Rutgers New Jersey Medical School
90 Bergen Street, Suite 7300
Newark, NJ 07101
USA

May Fong Mak, FRCSEd (Orth)
Consultant Orthopaedic Surgeon
Department of Orthopaedics

Waikato Hospital
Waikato District Health Board
Pembroke Street
Hamilton 3240
New Zealand

Jitendra Mangwani, MS (Orth), FRCS
(Trauma and Orth)
Consultant Orthopaedic Foot and Ankle
Surgeon
University Hospitals of Leicester
Honorary Fellow, University of Leicester
Infirmary Square
Leicester LE1 5WW
United Kingdom

Arthur Manoli II, MD
Clinical Professor
Departments of Orthopaedic Surgery,
Wayne State University
Detroit, MI 48201
Michigan State University
College of Osteopathic Medicine
East Lansing, MI 48824
USA

Khairul Faizi Mohammad, BMedSci
(Hons), BMBS
(Nottingham), MRCS(Edin), MSOrth (UKM)
Consultant Orthopaedic Foot and Ankle Surgeon
Pantai Hospital
Kuala Lumpur Foot Ankle Clinic
Suite 3.21, Pantai Hospital Cheras
No1 Jalan 1/96a, Taman Cheras Makmur
56000 Kuala Lumpur
Malaysia

John W Munz, MD
Associate Professor, Department of Orthopedic
Surgery–UT Health
Orthopedic Trauma Service
Walter R. Lowe, MD, Professorship
Memorial Hermann-Texas Medical Center
6400 Fannin Street
Houston, TX 77030
USA

Petr Obruba, MUDr, PHD
Senior Consultant
Masaryk´s Hospital Ústí nad Labem
Klinika úrazové chirurgie
Masarykova nemocnice
Sociální pé e 3316/12A
401 13 Ústí nad Labem
Czech Republic

Vinod Kumar Panchbhavi, MD, FACS
Prof
Chief, Division of Foot & Ankle Surgery
Director, Foot & Ankle Fellowship Program
Department of Orthopedic Surgery
301 University Blvd
Galveston, TX 77555-0165
USA

Selene G Parekh, MD, MBA, FAOA
Professor, Department of Orthopaedic Surgery
Duke University
3609 SW Durham Drive
Durham, NC 27707
USA

Sampat Dumbre Patil, MBBS, D(Ortho),
DNB(Ortho), MNAMS
Director, Orthopedic Department
Consultant Orthopedic and Foot & Ankle
Surgeon
Sahyadri Super Speciality Hospital
Hadapsar
Pune, Maharashtra
India

Martijn Poeze,MD, PhD, MSc
Professor of Trauma Surgery
Maastricht University Medical Center
P. Debyelaan 25
6202 AZ Maastricht
Netherlands

Sharad Prabhakar, MBBS, MS (Ortho)
Additional Professor
Post Graduate Institute of Medical Education and
Research
Department of Orthopedics
Sector 12
Chandigarh
India

Stefan Rammelt, Prof Dr med
UniversitätsCentrum für Orthopädie und
Unfallchirurgie
Universitätsklinikum Carl Gustav Carus
Fetscherstr 74
01307 Dresden
Germany

Andrew Sands, MD
Clinical Associate Professor of Orthopedic
Surgery
Weill Cornell Medical College
Chief, Foot & Ankle Surgery,
Downtown Orthopedic Associates

NYP-Lower Manhattan Hospital
170 William Street
Department of Orthopedics
New York, NY 10038
USA

Tim Schepers, MD, PhD
Trauma Surgeon
Amsterdam UMC
Trauma Unit, Location AMC
Meibergdreef 9
1105 AZ Amsterdam
Netherlands

Rajiv Shah, MBBS, MS
Director, Foot & Ankle Orthopaedics
Sunshine Global Hospital
Behind ICICI bank, near Shreyas School
Manjalpur 390011
Vadodara, Gujarat State
India

Shivam Shah, MBBS
Orthopaedic Resident
SSG Hospital, Vadodara
Department of Orthopaedics
Sir Sayajirao General Hospital
Vadodara
India

John R Shank, MD
Orthopaedic Surgeon
Colorado Center of Orthopaedic Excellence
2446 Research Pkwy #200
Colorado Springs, CO 80920
USA

Siddhartha Sharma, MD, FRCS (Ed)
Assistant Professor
Postgraduate Institute of Medical Education and
Research
Department of Orthopaedics
Sector 12
Chandigarh 160012
India

Michael Swords, DO
Michigan Orthopedic Center
Chair, Department of Orthopedic Surgery
Director of Orthopedic Trauma
Sparrow Hospital
Lansing, Michigan
USA

Kar Hao Teoh, Dip SICOT, FEBOT, FRCS (T&O)
Consultant Foot and Ankle Surgeon

Department of Trauma & Orthopaedics
Princess Alexandra Hospital
Hamstel Rd, Harlow, CM20 1QX
United Kingdom

Matthew Tomlinson, MB ChB, FRACS
Clinical Director, Deptartment of Orthopaedic
Surgery
Middlemore Hospital
Counties Manukau Health
100 Hospital Road
Otahuhu

Auckland 1640
New Zealand

Joseph Tracey, MS
Research Fellow
Medical University of South Carolina
96 Jonathan Lucas Street CSB. 708
Charleston, SC 29425
USA

Georgina Wright, MD
Consultant Orthopaedic Surgeon

Colchester General Hospital
Turner Road
Colchester CO45JL
United Kingdom

Michael Yeranosian, MD
Resident Orthopaedic Surgeon
Rutgers New Jersey Medical School
140 Bergen St, Suite D-1610
Newark, NJ 07103
USA

中文版前言

三十四年前国际内固定研究学会（Association for the Study of Internal Fixation，AO/ASIF）组织举办的第一届 AO 基础学习班在北京积水潭医院举行，这是 AO 骨折诊疗理念在国内推广的开端。我从接受 AO 的教育到成为资深讲师，深切感受和敬仰 AO 组织对教育传播的热情和执着，体会和钦佩其对骨折诊疗理念不断发展和推陈出新所做的不懈努力。我们选择将这本最新推出的《AO 足踝骨折治疗原则》及时翻译为中文版，正是将这种感悟付诸行动的体现。

足部有 28 块骨骼和 39 个关节，解剖结构复杂，足踝是骨折损伤发生率和致残率最高的部位之一。对于足踝部位的骨折损伤，按照 AO 的基本原则，即解剖复位和牢固固定，保护局部组织血供，进行早期功能锻炼，诊疗才能获得良好的结果。本书的编者是 AO 足踝组的成员，从事足踝创伤的诊疗工作数十年。本书总结了应用 AO 原则治疗足踝创伤的经验，内容全面、系统、科学和实用。此外，本书最大的特点是用多个实际病例，从简单到复杂，讲述足踝每一部位骨折损伤的机制、分型、影像表现、手术入路、固定技巧、术后康复等，具有很强的实用性。以 Pilon 骨折一章为例，在总体介绍部分，通过对解剖、损伤机制、骨折类型、临床和影像学检查、手术适应证、手术体位、手术入路、术后治疗、预后和合并症的阐述，读者对 Pilon 骨折的诊疗流程形成一个整体的认识。同时，通过分析十个不同特点病例的治疗经过，读者对于接骨板、髓内固定及外固定架固定在 Pilon 骨折治疗中的应用指征有所了解；对于何种情况选择何种手术入路并使用后侧、内侧、前侧、前外侧接骨板有所认识；最后两例合并软组织严重损伤患者治疗过程的阐述，又会加深读者对 Pilon 骨折高能量暴力合并软组织损伤这一特点的理解。对于专攻创伤骨科和足踝外科的临床医生，如果能够认真阅读每一章节并融会贯通，认真思考，举一反三，那么在工作中遇到类似的足踝创伤时，几乎都可以参考书中相对应的病例及其解决办法，相信能对其足踝骨折诊疗水平的提升有很大帮助。

本书的译者均为从事多年创伤骨科和足踝外科工作的临床医生，实践经验丰富。

他们准确地将原著翻译成中文，文笔流畅，文字精准，在此感谢北京积水潭医院足踝外科医生们的付出和努力。相信本书中文版的出版和发行将推进我国骨科的发展，帮助从事足踝创伤诊疗工作的医生进一步提高治疗水平、改善患者预后。

尽管我们竭尽全力，对技术内容的理解力求准确，同时在翻译过程中使用贴近临床习惯的用语，但难免挂一漏万，恳请读者不吝指出，以便再版时完善。

武 勇

北京积水潭医院足踝外科

北京，2022 年 8 月

英文版序

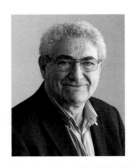

Marvin Tile, CM, MD, BSc (Med), FRCSC
Professor Emeritus
Surgery University of Toronto
Orthopedic Surgeon, Sunnybrook HSC
Canada
AO Foundation Past President

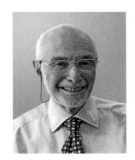

Joseph Schatzker CM, MD, BSc, FRCSC
Professor Emeritus
Orthopedic surgeon active staff
Sunnybrook Hospital, University of Toronto
Canada
AO Foundation Past President

1958 年，一群瑞士的普通外科医生和骨科医生在瑞士比埃尔开会并成立了一个组织，旨在对骨折内固定进行研究，这就是 AO（Arbeitsgemeinschaft für Osteosynthesefragen）的诞生。当时，对骨折内固定的概念已众所周知，但因有很多风险和担忧，特别是感染，因而很少被推荐。

1907 年，Albin Lambotte 在比利时布鲁塞尔出版过一本早期的综合性手册——*L'Intervention Operatioire*。

1949 年，布鲁塞尔大学的 Robert Danis 出版了他的著作——*Théorie etpratique de l'ostéosynthèse*。他提出了对骨折解剖复位、坚强固定、一期骨愈合（"soudure autogene"）及伤后肢体早期活动的概念。Danis 对 Maurice E Müller 产生了重大影响，后者是 1958 年成立 AO 的创始者之一。

Müller 很快就意识到了 Danis 所推崇原则的重要性，但由于缺乏实施这些原则的恰当器械和内植物而受到阻碍。AO 的创始者通过与两个瑞士公司的密切合作，开发了符合这些原则的内植物系统，从而实现了这一目标。有了这套 AO 系统，就可以实现坚强固定，允许早期运动和肢体功能康复。随着感染的控制、创伤患者危重症护理的改善、金属材料的改进，以及手术过程中更好的软组织处理，提出 AO 内固定原则的时机显得恰到好处。

在多伦多，我们两人都接受过导师关于骨折内固定原则的培训，但在会见了创始人和推动人 Müller、Tile（St Gallen，1965）、Schatzker（Toronto，1966），并于 1967 年在瑞士伯尔尼在其指导下完成研究培训后，我们都意识到了 AO 组织的重要作用。我们与 AO 的密切合作产生了北美最早的 AO 课程、研究和专著，以及推选了 AO 组织主席 Tile（1992—1994）和 Schatzker（1998—2000）。

教育一直是 AO 的支柱，也是持续成功的关键。第一本出版物为 1965 年 Müller 等主编的 *Techniques of Internal Fixation of Fractures*，深入讨论了这些原则；然后 1969 年出版的 *Manual of Internal Fixation of Fractures* 对这些技术进行了详细介绍。

为了确保患者的良好预后，外科医生只能通过参加 AO 培训课程来获得器械。早期的器械很基础，大多数骨折可以用它们来治疗。

在第一个十年里，这些原则被认为是激进的，因此在世界许多地方受到质疑和排斥，但随着训练有素的年轻外科医生发表的患者预后改善的文章，很快这些原则就成了普遍观点。

随着创伤外科医生的专业化，他们对更专业的设备和内植物的需求也在发展，因此需要更详细的指导教程，如 *Manual of Fracture Management—Wrist*，以及这本足踝创伤领域的重要教程：*Manual of Fracture Management—Foot and Ankle*。胫骨远端、踝关节和足部创伤在多发创伤和单发创伤中都很常见，而且常常是持续、严重残疾的根源。

这本书应该在所有治疗足、踝和胫骨远端创伤的外科医生的书架上占有一席之地。本书采用以病例为基础的编排方式，全面且组织有序。每个病例都讨论了这一特殊损伤需要常规考虑的因素，如选择切开或闭合治疗、术前计划、手术入路、风险和并发症、替代技术及康复。这本书插图精美，每个病例的解析对读者都有价值，由该领域公认的专家撰写。书中的内容面面俱到，将成为所有从事足踝骨折手术治疗的外科医生的基本指导教程。

本书是 1958 年成立的 AO 组织教育理念的延伸，进一步强调了"教育支柱"的重要性，以改善足踝这一解剖区域创伤患者的预后。

Marvin Tile

Joseph Schatzker

英文版前言

人的脚具有特别而精细的结构，从系统发生学上讲，它是我们运动系统中最年轻的部分，也会受到返祖特性的影响。踝关节不能与足分开讨论，因为它对把腿上的垂直应力转移到水平或不平路面，在行走、跑步和跳跃时非常重要。很明显，即使是轻微的生理轴线偏差或负重关节的变化，都可能对患者造成不良影响。因此，恢复力线、关节的平整性和稳定性，在足踝损伤治疗中至关重要。

曾经有一段时间，人们常说遭受严重足踝损伤的患者，他们的人生"完了"，因为作为社会的一员，需要具备生产力。研究还表明，对于多发伤患者，在处理了危及生命的创伤之后，一般是足踝部损伤导致其最长时间的残疾。不过，许多患者的足踝骨折受到轻视，要么是由于合并其他损伤，要么是由于缺乏对症状轻微但有潜在致残性损伤的深入了解。

足踝外科与过去几十年相比进步明显。过去的治疗依赖于早期使用石膏、牵引、穿针，以及晚期使用能使畸形足垂直地面的支具，而现在变成了早期解剖复位和坚强内固定，这允许患者进行功能康复，使足踝受伤后的功能恢复到最大限度。带蒂和游离皮瓣等微血管技术的广泛应用，极大地丰富了伴严重软组织损伤的开放性骨折脱位的治疗选择。然而，尽管技术上手术可以处理任何情况，但不应该对每一病例都试图使用全套"武器"。从患者整个身体开始检查，在获得个体最佳疗效的过程中，需要考虑患者的功能需求和合并症情况。

虽然诊断技术有了很大的改进，但是全面的临床检查和对 X 线片正确的投照和阅读，构成了做出正确诊断的基础。不检查患者就进行磁共振检查无法获得最好的诊疗。

这本书提供了步骤详细的治疗方法，供对大范围的足踝骨折、脱位及软组织损伤进行评估和治疗。就像手术技术一样，基于 AO 原则的教学模式近年来不断发展，从 Pilon 骨折到脚趾损伤的评估和治疗，都用基于病例的方式呈现。

我们希望这本书能帮助全世界的患者接受更好的治疗，获得最佳的功能恢复，重返高质量的生活。我们也真诚地希望所提供的病例和解决方案能够引起讨论，进而迎来患者管理和手术技术的进一步改进。这将真正反映此书编者所致力于的 AO 精神。

献　辞

-- ▬ --

我们想把这本书献给我们的 AO 讲师和同事。

多年来，我们讨论并改进 AO 技术，进而改善了对足踝创伤的治疗。我们有幸和很多来自世界各地的技术高超的外科医生一起工作，他们为 AO 的学术活动、课程和委员会贡献了时间、知识和热情。想将他们都列出来难免会有遗漏。幸运的是，他们中的很多人同意贡献出他们的案例和想法。

我们特别要把这本书献给塑造了今日"AO 足踝世界"的两人，他们的思想也贯穿这整本书。

我们要向 Hans Zwipp 致敬，他在整个欧洲及世界其他地方传播着 AO 原则。他是朋友，是导师，也是真正的 AO 引领者。

我们要特别感谢 Sigvard T Hansen Jr.，他是将 AO 坚强内固定原则引入足踝领域的先驱。他对推动足踝损伤功能和结构恢复，以及损伤后重建有重要贡献。他是我们真正的朋友，将我们汇聚到 AO 旗帜下。

致　谢

如果没有众多编者的奉献和支持，*Manual of Fracture Management—Foot and Ankle* 一书是不可能制作与出版的。我们要感谢：奉献时间给 AO 教育委员会和工作组的 AO 讲师，自愿提供病历和图片的同事，我们医疗机构的员工，以及 AO 创伤委员会和 AO 教育委员会的工作人员，感谢大家的努力与付出，帮助我们制作了这本有价值的教程。

虽然要感谢很多人，但尤其要感谢以下组织和个人：

• AO 创伤教育委员会的成员，他们认识到这次教育机会的重要性并批准本教程出版。

• AO 教育委员会的 Urs Rüetschi 和 Robin Greene，他们给予的专业指导，以及出版所需的广泛资源和工作人员，并使之有可能成为最好的教程。

• 全球许多杰出的同仁，尽管工作繁忙，但他们仍提供了诸多帮助。

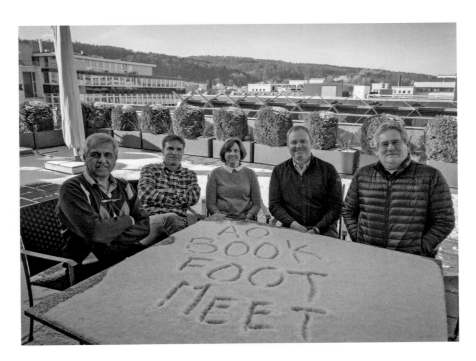

• Marvin Tile 和 Joseph Schatzker 为此书作序。

• Jecca Reichmuth，她成功地规划和管理此书的出版，以及她在整个过程中的指导和支持。

• Carl Lau，作为出版部经理，确保了出版团队提供了专业支持。

• Roman Kellenberger 是平面设计师，他完成了此书优秀的排版工作。

• Marcel Erismann 绘制了精彩插图。

• 最后，感谢家人对我们参与 AO 组织各种活动的鼓励和无尽支持，这些活动包括课程、委员会和工作组的学术交流，在本书出版过程中这些活动达到高潮。如果没有他们的善意理解，这次"冒险"可能不会成功。

Stefan Rammelt

Michael Swords

Mandeep S Dhillon

Andrew K Sands

在线教育内容

通过每章节标题页面上的二维码，可以获得 AO 丰富的在线教育内容，还包括链接到 PubMed 期刊的参考文献。使用移动设备扫描二维码，会跳转到对应内容。

AO 在线教育内容的链接包括：

• AO 手术参考。

• 在线研讨会和在线直播。

• 讲座。

• 教学视频。

• AO/OTA 骨折和脱位分型。

随着 AO 在线教育资源的不断扩展，每章的 AO 教育资源将由图书编辑审阅和更新。这将确保读者能紧跟 AO 在线教育内容的最新进展。

专业术语缩略词英汉对照

2D	two-dimensional	二维
3D	three-dimensional	三维
ADTA	anterior distal tibial angle	胫骨远端前侧角
AITFL	anterior-inferior tibiofibular ligament	下胫腓前下韧带
AP	anteroposterior	正位
ATA	anterior tibial artery	胫前动脉
ATFL	anterior tibiofibular ligament	下胫腓前韧带
CAM	controlled-ankle-motion	可控踝关节运动
CS	compartment syndrome	骨筋膜室综合征
CT	computed tomography(ic)	计算机体层成像
DVT	deep vein thrombosis	深静脉血栓
EHB	extensor hallucis brevis	𧿹短伸肌
EHL	extensor hallucis longus	𧿹长伸肌
ELA	extended lateral approach	扩大外侧入路
FCS	foot compartment syndrome	足骨筋膜室综合征
FDL	flexor digitorum longus	趾长屈肌
FHL	flexor hallucis longus	𧿹长屈肌
FHB	flexor hallucis brevis	𧿹短屈肌
I&D	irrigation and debridement	灌洗和清创
IP	interphalangeal	趾间
IT	intertarsal	跗骨间
LCP	locking compression plate	锁定加压接骨板
MAP	mean arterial pressure	平均动脉压
MCS	medial clear space	内侧间隙
MIO	minimally invasive osteosynthesis	微创接骨术
MIPO	minimally invasive plate osteosynthesis	微创接骨板接骨术
MRI	magnetic resonance imaging	磁共振成像

MT	metatarsal	跖骨
MTP	metatarsophalangeal	跖趾
NWB	nonweight bearing/nonweight-bearing	免负重
OR	operating room	手术室
ORIF	open reduction and internal fixation	切开复位内固定
PA	peroneal artery	腓动脉
PA	pronation-abduction	旋前外展
PTA	posterior tibial artery	胫后动脉
PER	pronation-external rotation	旋前外旋
PIP	proximal interphalangeal	近侧趾间
PTT	posterior tibial tendon	胫后肌腱
RIA	reamer-irrigator-aspirator	扩髓－冲洗－抽吸
ROM	range of motion	活动度
SER	supination-external rotation	旋后外旋
SPN	superior peroneal nerve	腓浅神经
TCS	tibiofibular clear space	胫腓间隙
TMT	tarsometatarsal	跖跗
TN	talonavicular	距舟
VA	variable angle	万向
VA LCP	variable angle locking compression plate	万向锁定加压接骨板
VAL	variable angle locking	万向锁定
WB	weight bearing/weight-bearing	负重

目　录

AO 足踝骨折治疗原则

Manual of Fracture Management Foot and Ankle

第 1 篇

引 言

第 1 章 · 足踝外科手术的普遍问题 / 3

Andrew K Sands, Michael Swords, Mandeep S Dhillon, Stefan Rammelt

Andrew K Sands, Michael Swords, Mandeep S Dhillon, Stefan Rammelt

第 1 章　足踝外科手术的普遍问题
General considerations in foot and ankle surgery

1 麻醉

足踝手术麻醉有多种选择。许多手术在全身麻醉下进行。如果合并颅脑外伤或肺损伤，需要更换麻醉方式。复位移位损伤需要肌肉充分放松。术中和术后缓解疼痛的最佳组合通常是全身麻醉加区域阻滞麻醉。如果在术前进行区域麻醉，可以减少全身麻醉药物的用量，进而降低麻醉的副作用。如果需要准确评估疼痛或神经状况，应避免使用区域麻醉，如怀疑有骨筋膜室综合征时。

蛛网膜下腔麻醉（以下简称"腰麻"）、硬膜外麻醉和腰麻－硬膜外联合麻醉都是下肢手术有效的麻醉手段。使用短效药物可预防行走能力的延迟恢复。在紧急情况下，区域阻滞技术可用于有全身麻醉禁忌证的患者，如有严重的内科合并症或餐后不久。腰麻对合并脊柱疾病和服用抗凝剂的患者是禁忌。

单纯区域阻滞麻醉可用于许多足踝外科手术。在没有全身麻醉时，区域阻滞麻醉同时给予适量镇静会有所帮助。

血压监测是麻醉管理的一个重要环节。与麻醉医师保持良好的合作关系有利于在整个手术过程中适当控制血压，特别是在手术结束放松止血带后，如果血压升高可能导致创面出血过多。患者必须维持足够的镇静药物剂量，直到完成术后夹板或石膏固定。患者过早清醒会引起过多的活动，进而影响手术修复。与麻醉医师的良好沟通，对防止这种情况是至关重要的。

手术结束时可以适当使用辅助药物，帮助患者从手术室（OR）过渡到下一护理阶段。可选择的方法包括：在手术区域使用标准局部麻醉药、布比卡因脂质体（如有）、抗炎药或麻醉药品。患者自控镇痛泵允许患者根据需要静脉内追加止痛药。

2 抗生素

目前在绝大多数国家，术前即刻使用单次抗生素是临床标准使用方法。骨科手术常规使用抗生素预防也被认为是标准治疗。与未接受抗生素预防的患者相比，接受适当抗生素预防的患者，出现手术部位感染的比例约为 50%。一项有关随机对照研究的系统性分析提供的证据表明，预防性使用抗生素能减少开放性骨折的继发感染，而且使用 1 天和使用 3~5 天的疗效相当。

基于某些原因，足踝外科手术的手术部位感染发生率比其他骨科手术要高。感染发生率随个体危险因素而进一步上升，如合并糖尿病等。如果术后使用抗生素，应在 24 小时内停用。

应在切开皮肤前 60 分钟内，通过静脉给予抗生素。在实际工作中通常由麻醉医师给药。确认术前抗生素使用也是手术前核查的一部分。给药剂量应根据患者的基础体重指数和手术时间来决定。

如果是开放性损伤而且已经在急诊室使用了抗生素，且给药时间在手术前 60 分钟内，手术时就不需要再次给药。在对开放性骨折和伤口初步清创和冲洗后，应继续使用抗生素直到二期伤口闭合，但不超过手术后 72 小时。

足踝外科手术抗生素的标准使用是静脉注射 2 克第一代头孢菌素，对于病态肥胖人群应增加剂量。对于头孢菌素过敏患者，给予 900 mg 克林霉素。对于手术时间持续较长，在手术开始 3 小时后应考虑追加一次相同剂量的抗生素。

在使用外固定架治疗时，是否使用抗生素是有争议的。大多数医生在应用外固定架时使用上述标准预防药物。在佩戴外固定架阶段是否常规使用口服抗生素也是有争议的。

3 患者体位

正确的患者体位是手术成功的必要条件（图 1-1~图 1-3）。因此，在决定必需的手术入路时，术前计划必不可少。术者决定患者体位的正确摆

放。气道管理和静脉通路由麻醉小组负责。为了避免局部受压造成皮肤损伤，术侧和健侧肢体在骨性突起处（肘关节、骨盆、膝关节、踝关节）充分衬垫是很重要的。患者必须被牢固地固定在手术台上，特别是术中有可能倾斜手术台时更为重要。患者取仰卧位时，在同侧骨盆下塞入垫子有助于将患足保持在中立位。

在手术侧小腿下可放置斜垫。这样能抬高手术侧肢体，使其高于对侧小腿，允许 C 臂机无障碍透视。把手术单卷成一卷可以进一步抬高患足，还有助于消除足跟受力，这可能有助于踝部创伤复位。在摆放体位时需要注意，以防周围神经受压或牵拉损伤。当患者取侧卧位时，需要特别注意将位于下方的小腿腓总神经衬垫好（图 1-3）。

在本书的每一章中，将具体描述特殊的体位摆放辅助工具和标准体位摆放方法。

4 影像学检查

体位

C 臂机放置在手术床尾端或手术同侧，允许术者直接操作 C 臂机和小腿，以获得所有需要的影像

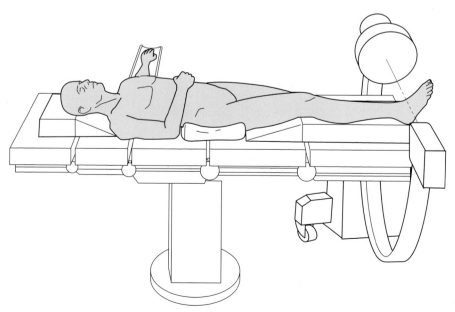

图 1-1　仰卧位。使用毯子/铺单或楔形垫垫高患侧髋部，避免小腿过度外旋。用泡沫斜垫抬高术侧小腿，使其远离对侧小腿，方便侧位片透视。

资料。绝大多数足踝手术都可以使用微型 C 臂机。

　　拍摄踝关节 AP 位和踝穴位片时，可以将平板显示器的面板放在床上，从胫骨近端水平小心旋转小腿完成。透视侧位时，可以将足跟放在手术单卷上（另外对术侧小腿也用泡沫斜垫抬高）。将 C 臂机旋转与地面平行，即可无障碍拍摄侧位片。

　　拍摄足 AP 位（背侧－足底）片时，可以操控 C 臂机，把接收平板放在足底侧，放射源从膝关节以下水平向下投射。或者可以把接收平板平放在手术台上，屈曲膝关节使患足放置在平板上。

　　在使用大型 C 臂机（包括 3D 成像）时，接收面板需放置在可透 X 线手术床下。

安全性

　　通常情况下，手术组所有成员均应穿着铅衣，遮挡躯干和骨盆。同样需要佩戴铅围脖和铅眼镜。患者在接受足踝手术时，躯干和骨盆也可以使用铅屏蔽加以保护。

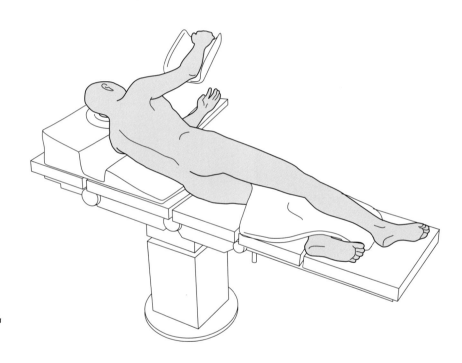

图 1-2　侧卧位时，使用腋卷保护臂丛，在两腿间放置软垫保护。

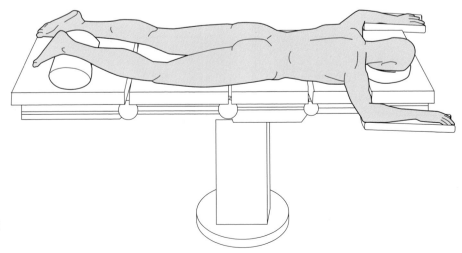

图 1-3　俯卧位时，需要注意检查胸部和腓骨区域，正确摆放体位。

微型 C 臂机的安全距离是 50 cm。大型 C 臂机的安全区是 2 m 外（图 1-4）。OR 内工作人员如果站在安全区内，则无需佩戴防辐射安全装置（图 1-5）。术者应该使用长柄器械和拉钩将双手保持在辐射危险区之外。

5 皮肤消毒

术前清洁已被证明能增强皮肤消毒效果和降低手术部位感染率。患者可以在术前第一日夜晚和手术日早晨，使用预先包装好的擦洗海绵清洁术区。也可以在 OR 术前常规皮肤消毒前，使用氯己定溶液清洗患足，能够显著减少甲皱襞、趾蹼间隙和手术切口部位的细菌数量。

建议对鼻腔内携带金黄色葡萄球菌的择期骨科手术患者使用莫匹罗星软膏治疗。在任何时候都强烈不建议术前进行术区备皮处理。如果必须备皮的话，只能用剪刀剪去毛发。

手术部位用氯己定乙醇溶剂消毒，然后铺单准备足踝手术。有研究证实，足踝骨科手术后感染率

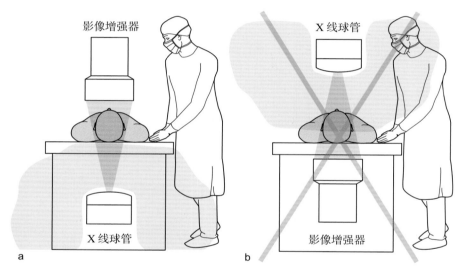

图 1-4 摆放 C 臂机（影像增强器）。
a. 尽量缩小影像增强器与患者的距离。
b. 当 X 线球管放在患者上方时，由于放射线的反射和散射的原因，所产生的放射暴露更高。

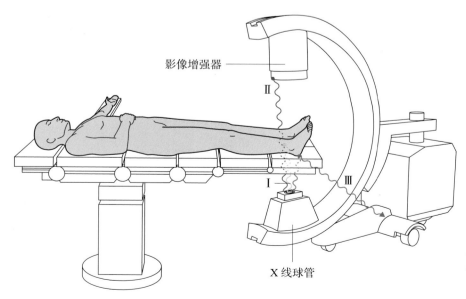

图 1-5 X 线球管产生放射源（Ⅰ）。放射线通过患者后，传输到影像增强器（Ⅱ）。放射线在患者身体被散射（Ⅲ），造成手术团队的放射暴露。

较身体其他部位感染率更高，这很有可能是因为术前很难清除前足的细菌。有高质量研究发现，氯己定乙醇溶剂的皮肤消毒效果优于聚维酮碘。手术部位皮肤消毒后不应使用抗菌密封条。

6 止血带使用

止血带通常放在大腿根部。在肢体远端区域阻滞麻醉时，可以使用小腿或踝关节止血带。应注意预防袖带下高压被忽视而造成软组织挤压伤。

止血带应缠绕在一圈棉卷或织物层上，长度应为大腿直径的 1.5 倍。必须注意切勿让任何刺激性消毒液渗入袖带下的保护材料中，因为这会刺激大腿上部或会阴区皮肤。还必须小心检查和细致操作，确保外生殖器没有被嵌入袖带下。

止血带压力设定为高于平均动脉压（MAP）100 mmHg。对在 X 线片上提示有血管钙化的老年患者，压力可能要更高。如果可能的话，袖套尽量不充气，在不上止血带的情况下进行手术。如果麻醉能安全地维持较低的平均动脉压，是可以不用止血带手术的。

术中使用止血带的优点：

- 在解剖和手术（特别是关节内复位）过程中，改善术野观察。
- 减少术中出血量。

术中不使用止血带的优势：

- 袖带刺激更小，麻醉药物用量更少。
- 松止血带后，反应性血流量减少，所引起的失血量也更少。

止血带充气后，最长使用时间不得超过 120 分钟。如果手术时间更长，可放气后继续手术。止血带放气后，使用多层敷料直接压迫、电刀止血或止血药物来帮助止血。如果手术仍然需要较长的时间或需要止血带控制出血，可在放气 20 分钟后再次充气。止血带使用时间过长会增加止血带相关神经麻痹的风险。

7 器械和内植物

图 1-6 展示了一些足踝手术常用的骨块操作和复位器械。足踝手术使用的螺钉、接骨板必须有不同的尺寸和形状以适应各种解剖结构（图 1-7）。供不同解剖区域使用的特殊内植物在相应章节中会有描述。术者的偏好决定使用何种内植物。因为足部骨骼并非轴向排列，弯曲和扭转应力比较明显，所以选择钉杆较粗和钉头较小的螺钉更合适，因为其具有较好的抗弯曲和抗扭转强度。足踝部皮下组织覆盖少，使用小钉尖螺钉有助于避免突出。关节周围可以考虑使用螺钉埋头处理或使用无头螺钉处理。当需要在中足等部位斜向置入螺钉时，入点必须扩大以防劈裂背侧皮质。

8 伤口闭合和包扎

如果伤口可以一期闭合，最深的一层（筋膜）用可吸收的非染色编织线缝合。肤色较浅的患者使用染色缝线可能会被看见，特别是用于皮下组织时。皮下组织层用单股可吸收缝线间断缝合。皮肤应在最小张力下闭合。使用可吸收缝线后，门诊无需拆线。

如果伤口张力中等，可采用垂直褥式缝合，但应避免缝线张力过大。

如果术毕无法无张力闭合伤口，可以考虑以下方法：

- 可以保持皮下组织层开放，使用胶原基人造皮肤覆盖 3~5 天。待肿胀消退后，延迟一期伤口闭合更容易。
- 在伤口表面使用负压吸引设备。
- 采用皮肤延伸技术缓解切口张力，如"馅饼皮"（多个交错的小减张切口）。

足踝开放性骨折脱位的治疗原则与身体其他部位没有明显区别。Gustilo-Anderson 分型（见附录）是使用最广泛的开放性骨折分型。早期治疗包

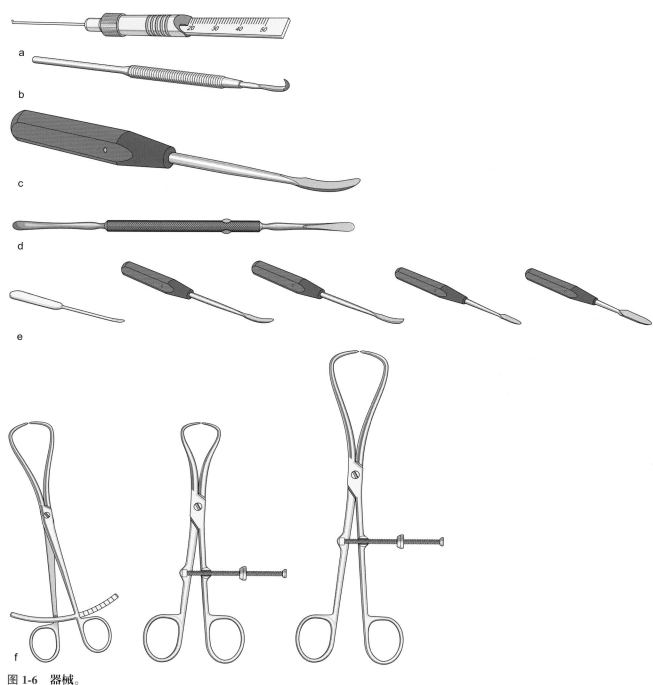

图 1-6 器械。

a. 测深尺。

b. 牙科钩。

c. AO 骨膜起子，尖端更坚固有力，但无法像牙科钩一样伸进所有空间。

d. 小（Freer）骨膜起子。

e. 不同大小和形状的骨膜起子，帮助完成不同损伤部位的显露和牵拉。

f. 不同大小的点式复位（Weber）钳，优点在于能够控制施加的压力。

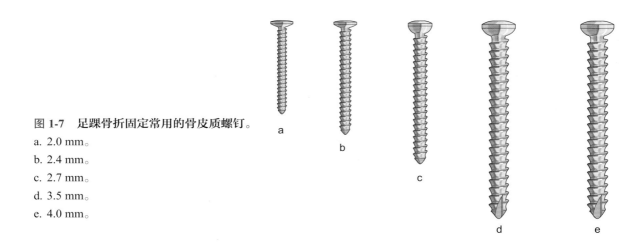

图 1-7　足踝骨折固定常用的骨皮质螺钉。
a. 2.0 mm。
b. 2.4 mm。
c. 2.7 mm。
d. 3.5 mm。
e. 4.0 mm。

括彻底清除所有坏死和失活组织，使用大量生理盐水和灭菌液（非抗生素）冲洗，复位严重畸形，大多数情况下尽量减少内固定和外固定的使用，直到软组织条件好转。早期软组织覆盖是降低感染风险的必要条件。如果术中必须要清除坏死皮肤或皮下组织，就必须考虑二期植皮、局部皮瓣或游离组织移植。

伤口闭合后用一层非黏性敷料覆盖。有术者会在非黏连敷料表面另外涂上抗菌药膏。这有助于在缠绕外侧敷料时，保持里层敷料位置不移动。然后用无菌的 4 cm×4 cm 及更大的吸水性敷料覆盖。然后用纱布卷从足趾缠绕到膝关节，注意避免起褶。如果使用骨折靴或术后靴制动，可以用弹力绷带包裹。应避免过度加压包扎。

在应用石膏夹板时，为了避免形成压力点，需要塑形使其不在小腿和足前方闭合。前方和背侧应该没有石膏以便适应肢体肿胀变化。然后用弹力绷带缠绕足和小腿，确保 5 个足趾尖暴露以供进行毛细血管再充盈试验。也可以使用预制夹板。需要充分衬垫。

9　制动、康复和负重注意事项

术后制动需要在防止固定丢失、促进软组织愈合、尽量减少关节固定之间找到平衡。

制动时间过长会导致活动度丧失。不正确位置

的制动可能导致远期残疾，尤其是马蹄位制动。除极个别情况（如跟骨结节撕脱骨折、某些跟腱手术），患足都应该固定于跖行足中立位（图 1-8）。应尽早开始活动度（ROM）练习，即使是非负重（NWB）下的早期活动，也会使关节软骨、韧带和软组织损伤愈合得更好，并将有助于防止手术肢体的肌肉萎缩。

术后足、踝关节和小腿的体位摆放

下肢应被平放在床面上，并在小腿下方充分衬垫缓冲。可以使用衬垫良好的位置夹板控制足和小腿，使其保持在适当的位置（图 1-9）。如果足部被放在低于膝关节以下的位置，患者会感到疼痛和搏动性压力。没有必要把小腿抬高至心脏水平以上。因为过度抬高会导致血液循环问题和肢体损伤，特别是术后即刻血压低于正常水平的时间。当坐在椅子上时，可以将小腿放在另一个椅子上或想办法将其抬高（图 1-10）。

在开始练习行走时，应建议患者不要试图走得太远，而应该间断行走并把足部抬高。这样可以减少由此引起的肿胀和搏动性疼痛。当肿胀消退、伤口稳定后，患者可以将夹板换成骨折靴。

通常在术后两周患者第一次门诊随访时，拆除三面（"AO"）夹板（图 1-11）、检查切口愈合情况、检查所有不可吸收缝线后拆线、清洁小腿，使用骨折靴固定。因为患者常常不愿意在睡眠时穿着

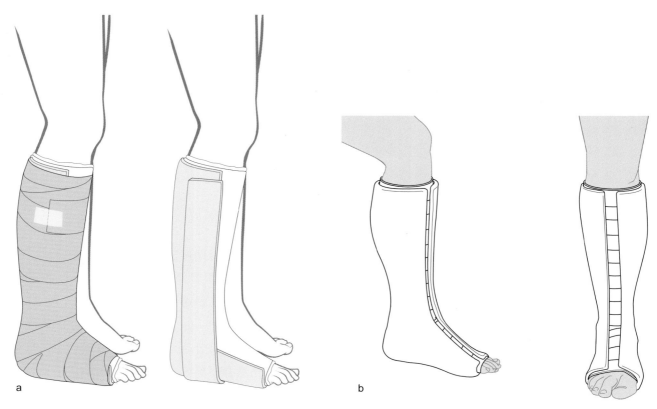

图 1-8　术后使用三面（"AO"）夹板（a）或者小腿纵劈石膏管型（b）进行制动，前方旷置，保持中立位。可以临时拆除支具或石膏，进行活动度练习。

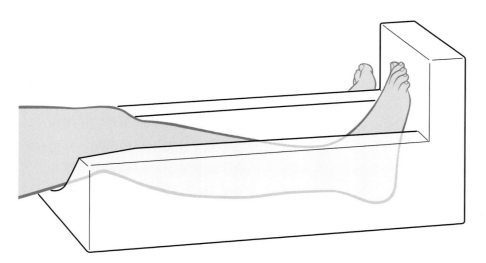

图 1-9　术后用软垫（Volkmann 夹板）摆放肢体和制动。

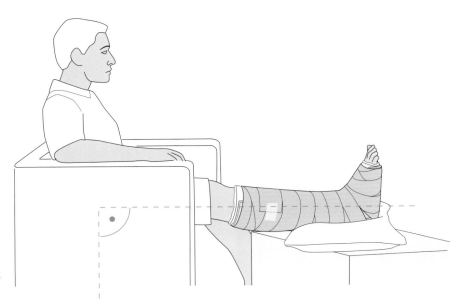

图 1-10　患者坐在椅子上时足的摆放位置。

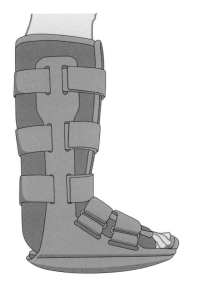

图 1-11　衬垫良好的可拆卸式足踝靴（踝关节活动可控，controlled-ankle-motion，CAM），可用于术后康复。

用于"户外"的靴子（在户外会变脏），可以使用中立位小腿后托夹板进行保护。中立位小腿后托夹板平时留在屋里。平时可以取下骨折靴护理伤口进行 ROM 练习。在患者处于 NWB 阶段时，可以拆下骨折靴，尽早开始轻柔运动。

如果患者依从性良好，允许术侧小腿按照小腿重量（通常为 15~20 kg）部分负重（WB）。这种方法能刺激骨愈合和增加静脉回流。要指导患者进行

个性化部分 WB。大多数患者可以早期开始 NWB 下的 ROM 练习，但 WB 需要推迟到 X 线片出现骨愈合迹象后开始，通常在术后 5~6 周。根据术者判断，通常在术后 6 周（根据损伤类型不同或需更长时间）X 线片有愈合迹象时，开始逐渐负重直至完全负重。这一确切时间可能会因年龄、骨骼质量和具体损伤而有所不同，必须针对患者具体情况考虑。患者从使用拐杖、助行器或轮椅 NWB，逐渐过渡到使用手杖慢慢负重行走。如果患者依从性差或是内固定不可靠，有时需要使用短腿玻璃纤维支具或石膏固定。

对于依从性良好的中足手术患者，可以使用具有硬鞋底和软鞋面的定制玻璃纤维管型鞋（图 1-12），部分负重 15~20 kg。这种管型鞋能保留踝关节活动，故能降低静脉血栓栓塞的风险。

足趾、跖骨和某些中足手术后可以穿着前足免负重鞋，允许足跟负重（图 1-13）。这样能防止肌肉过度萎缩，允许踝关节活动。术后可以在鞋内垫入凝胶足跟垫，防止步态改变引起的足跟疼痛。

物理治疗

与物理治疗师的良好合作对于足踝术后功能恢

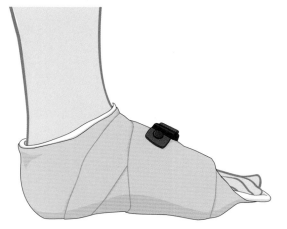

图 1-12 个体匹配的可拆卸式"石膏鞋"，用于中足术后康复。

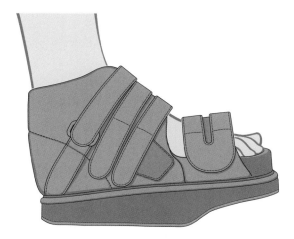

图 1-13 前足免负重鞋，用于前足术后康复。

复至关重要。物理治疗要分阶段进行（表 1-1）。

随着物理治疗的进行，足部将承受越来越大的负荷和应力。只要进展缓慢轻柔，足部就有机会适应新的应力。如果物理治疗进展过快，患者可能会有疼痛或损伤，甚至导致手术失败。每个患者都各不相同，有些患者的恢复可能比别人更快。二次获益（诉讼）或工伤补偿问题也可能影响治疗进展。

表 1-1 物理治疗分期

1 期	· 根据手术需要教育和训练患者适应术后 WB 改变和 ROM 受限 · 患者教育是术前治疗流程的一个有机组成部分，术后需重复进行
2 期	· 减轻疼痛和肿胀，逐渐完全 WB · 非行走状态时进行 ROM 练习
3 期	· 恢复完全 ROM · 步态训练
4 期	· 恢复肌肉力量和高级步态训练 · 肌肉平衡训练
5 期	· 本体感觉训练 · 运动 / 活动的特定治疗，如跖屈和背伸运动或跳跃

10 抗凝治疗

足踝外科术后出现有临床意义的肢体深静脉血栓（DVT）的发病率较低。根据诊断方法、手术部位、术后固定情况不同，报道的 DVT 发生率为 0~19%。对于胫骨及以远骨骼的下肢单发骨折，DVT 的发生率为 10%~40%。DVT 最可怕的并发症是致命性肺动脉栓塞，其发生率在足踝手术中不到 1%。足踝外科术后常规抗凝治疗的临床获益目前尚不清楚。

由于有症状性血栓栓塞事件的总发生率较低，对于足踝损伤患者是否需要抗凝治疗是一个有争议的话题。存在地区间和医生间的差异。一般来说，术后需要制动且负重状态改变的患者发生血栓栓塞事件的风险会增高。尽管大部分足踝手术患者都符

合这一情况，但目前对于是否需要抗凝治疗还缺乏共识。其他风险因素还包括：肥胖、激素替代疗法或避孕、年龄大于 50 岁、创伤、跟腱断裂、血栓栓塞病史、高凝状态，以及手术时间超过 60 分钟。因此，使用抗凝剂的适应证要根据患者的个体风险评估和各个国家的治疗指南来选择。

如果外科医生认为患者需要抗凝治疗，相关治疗使用有很多选择，具体选择要根据当地临床规范决定。如果进行抗凝治疗，低分子肝素或最新的抗凝药物是最常用的选择。阿司匹林费用低廉、风险低，某些外科医生会选择使用。抗凝治疗具体持续

时间目前尚不能确定。

　　重要的是要认识到：预防血栓栓塞事件不仅限于使用抗凝药物。相关措施包括：尽早骨折固定，使用弹性敷料（淋巴回流）、加压袜、静脉泵等物理治疗手段，以及早期运动，并在允许的情况下

WB 超过 20 kg。

　　抗凝治疗的相关并发症包括：伤口引流问题、血肿，以及肝素引起的血小板增多和大出血。但这些不良事件的发生率较低。据估计，1 次大出血的概率可以预防 10 次有症状的 DVT 事件。

推荐阅读

[1] Allegranzi B, Zayed B, Bischoff P, et al. New WHO recommendations on intraoperative and postoperative measures for surgical site infection prevention: an evidence-based global perspective. Lancet Infect Dis. 2016 Dec;16(12):e288–e303.

[2] Backes M, Dingemans SA, Dijkgraaf MGW, et al. Effect of antibiotic prophylaxis on surgical site infections following removal of orthopedic implants used for treatment of foot, ankle, and lower leg fractures: a randomized clinical trial. JAMA. 2017 Dec 26;318(24):2438–2445.

[3] Bibbo C, Patel DV, Gehrmann RM, et al. Chlorhexidine provides superior skin decontamination in foot and ankle surgery: a prospective randomized study. Clin Orthop Relat Res. 2005 Sep;438:204–208.

[4] Brenner P, Rammelt S, Gavlik JM, et al. Early soft tissue coverage after complex foot trauma. World J Surg. 2001 May;25(5):603–609.

[5] Chang Y, Kennedy SA, Bhandari M, et al. Effects of antibiotic prophylaxis in patients with open fracture of the extremities: a systematic review of randomized controlled trials. JBJS Rev. 2015 Jun 9;3(6).

[6] Dingemans SA, Spijkerman IJB, Birnie MFN, et al. Preoperative disinfection of foot and ankle: microbiological evaluation of two disinfection methods. Arch Orthop Trauma Surg. 2018 Oct;138(10):1389–1394.

[7] Galanaud JP, Monreal M, Kahn SR. Epidemiology of the postthrombotic syndrome. Thromb Res. 2018 Apr;164:100–109.

[8] Gillespie WJ, Walenkamp GH. Antibiotic prophylaxis for surgery for proximal femoral and other closed long bone fractures. Cochrane Database Syst Rev. 2010 Mar 17(3):Cd000244.

[9] Gustilo RB, Anderson JT. Prevention of infection in the treatment of one thousand and twenty-five open fractures of long bones: retrospective and prospective analyses. J Bone Joint Surg Am. 1976 Jun;58(4):453–458.

[10] Hickey BA, Watson U, Cleves A, et al. Does thromboprophylaxis reduce symptomatic venous thromboembolism in patients with below knee cast treatment for foot and ankle trauma? A systematic review and meta-analysis. Foot Ankle Surg. 2018 Feb;24(1):19–27.

[11] Hromádka R, Barták V, Popelka S, et al. Ankle block implemented through two skin punctures. Foot Ankle Int. 2010 Jul;31(7):619–623.

[12] Jeng CL, Torrillo TM, Rosenblatt MA. Complications of peripheral nerve blocks. Br J Anaesth. 2010 Dec;105 Suppl 1:i97–107.

[13] Lachman JR, Elkrief JI, Pipitone PS, et al. Comparison of surgical site infections in ankle fracture surgery with or without the use of postoperative antibiotics. Foot Ankle Int. 2018 Nov;39(11):1278–1282.

[14] Modha MRK, Morriss-Roberts C, Smither M, et al. Antibiotic prophylaxis in foot and ankle surgery: a systematic review of the literature. J Foot Ankle Res. 2018;11:61.

[15] Ng AB, Adeyemo FO, Samarji R. Preoperative footbaths reduce bacterial colonization of the foot. Foot Ankle Int. 2009 Sep;30(9):860–864.

[16] Ohge H, Takesue Y, Yokoyama T, et al. An additional dose of cefazolin for intraoperative prophylaxis. Surg Today. 1999;29(12):1233–1236.

[17] Ostrander RV, Botte MJ, Brage ME. Efficacy of surgical preparation solutions in foot and ankle surgery. J Bone Joint Surg Am. 2005 May;87(5):980–985.

[18] Patterson JT, Morshed S. Chemoprophylaxis for venous thromboembolism in operative treatment of fractures of the tibia and distal bones: a systematic review and meta-analysis. J Orthop Trauma. 2017 Sep;31(9):453–460.

[19] Prince RM 3rd, Lubberts B, Buda M, et al. Symptomatic venous thromboembolism after nonoperatively treated foot or ankle injury. J Orthop Res. 2019 Jan;37(1):190–196.

[20] Richey JM, Ritterman Weintraub ML, Schuberth JM. Incidence and risk factors of Smptomatic venous thromboembolism following foot and ankle surgery. Foot Ankle Int. 2019 Jan;40(1):98–104.

[21] Tantigate D, Jang E, Seetharaman M, et al. Timing of antibiotic prophylaxis for preventing surgical site infections in foot and ankle surgery. Foot Ankle Int. 2017 Mar;38(3):283–288.

AO 足踝骨折治疗原则

Manual of Fracture Management Foot and Ankle

第 2 篇

胫骨远端

Michael Swords

第 2 章　胚骨远端（Pilon）骨折
Distal tibia/Pilon fractures

1 简介

胫骨远端（Pilon）骨折很少见，发生率不到踝关节周围骨折的 10%。胫骨远端的软组织覆盖很差，容易出现皮肤并发症，这增加了治疗的困难。Pilon 骨折以粉碎、关节面移位和软组织损伤为主要特征。由于关节面对合和整体力线的改变，绝大部分此类骨折需要手术固定。最终的手术治疗应该根据特定骨折类型、软组织损伤及患者情况来制订。选择恰当的手术时机是成功的前提。

2 解剖和病理机制

胫骨远端位于皮下。踝关节水平的软组织覆盖很少，几乎只有皮肤和肌腱。因此，必须小心处理这一部位的损伤。开放性损伤需要紧急处理，根据损伤的严重程度，可能还需要游离组织移植。由于踝关节位于皮下，如果不纠正严重移位的骨折，可能导致软组织坏死。

胫骨内侧缘向远端扩展止于内踝，其上有三角韧带附着。前外侧面有 Chaput 结节和下胫腓前下韧带附着。胫骨后侧有下胫腓后韧带附着。胫骨外侧远端是腓骨切迹，以及骨间韧带和骨间膜。因为正位 X 线片可能无法准确反映从内向外固定螺钉的长度，所以必须精确测量。

足踝关节的伸肌腱、胫前动脉和腓深神经包容在前间室内。向前移位的骨折块可能会阻断胫前动脉，影响足背血流灌注（图 2-1）。外侧间室包括腓骨短肌和长肌。腓浅神经跨过腓骨，在胫骨远端和踝关节水平向前方下行的通路上，容易受到损伤。在做前方和前外侧入路时必须注意辨认和保护。后深间室包含姆长屈肌（FHL），它起自腓骨，穿过踝关节后侧，走行于足内侧。在做后入路时，需要找到 FHL 肌腹和肌腱并将其牵开予以保护。胫神经和胫后动脉也在后深间室内，位于姆长屈肌腱（FHL）与趾长屈肌（FDL）和胫后肌之间。胫后

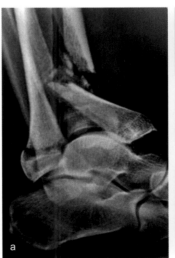
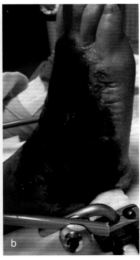

图 2-1　胫骨 Pilon 骨折侧位 X 线片可见前方骨块移位明显，胫前动脉血流受阻（a）。**没有急诊处理该骨块，最终导致足背皮肤完全坏死（b）。**

肌腱可能会被夹在移位的胫骨后内侧骨折端，阻挡复位。跟腱、Kager 脂肪垫、腓肠肌和比目鱼肌位于后间室。在后路手术中需要保留跟腱鞘膜（腱周膜）。腓肠神经在胫骨中段水平位于中线水平，向下走行到踝关节水平时位于后外侧。

Pilon 骨折通常由轴向应力造成。60%~70% 合并腓骨骨折。距骨顶撞击胫骨关节面导致骨折。通常还伴有弯曲应力，导致胫骨一侧因张应力，另一侧因压应力而出现骨折。骨折块的粉碎和移位程度与能量大小直接相关。关节面骨折类型包括 3 个主要骨折块：内侧骨块、前或前外侧骨块，以及后方骨块（图 2-2）。粉碎一般位于这些骨折线交汇处。3 个主要骨块都有可能出现粉碎性骨折，并有额外的骨折线。

保护血供很重要。应小心轻柔地操作软组织，只有必要时才用拉钩牵引，以免出现伤口愈合问题。应避免过度剥离骨块，以防造成骨折块血运丧失。

3 骨折分型

在 AO/OTA 骨折脱位分型系统中，胫骨远端

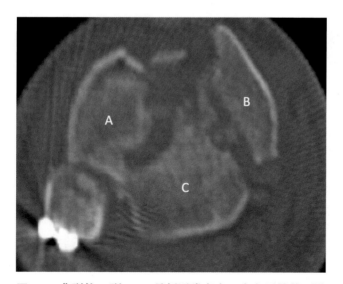

图 2-2 典型的 C 型 Pilon 骨折通常存在 3 个主要关节面骨折块：前方（A）、内侧（B）、后方（C）。

骨折编号是 43，适用于 Pilon 骨折。该分型将骨折分为 3 种类型：

- 43A：骨折是关节外骨折。
- 43B：胫骨远端关节内部分骨折。
- 43C：关节内完全骨折。

每种骨折类型可以进一步细分为组和亚组，以更好地描述和编码各种损伤。为了进一步更准确地描述骨折线位置，在不同水平又加入了一些限定性条件描述。Pilon 骨折 AO/OTA 分类信息请参见附录。

4 临床评估

初次检查 Pilon 骨折要全面。感觉检查应包括感觉神经支配区检查。对腓深、腓浅、腓肠神经支配区，以及包括足底内侧和外侧的胫神经均应评估并记录在案。需要触诊胫后动脉和足背动脉搏动，评估血流灌注。还需要检查毛细血管充盈情况。

必须详细检查软组织。绝大多数 Pilon 骨折是由轴向负荷造成的高能量损伤，如高处坠落或机动车事故。这些损伤会导致严重的软组织肿胀，而且常常随着时间的推移而加重。所以需要按时检查软组织，只有在肿胀消退，允许安全闭合伤口时才能进行手术固定。根据软组织损伤的严重程度，通常在伤后 5~21 天内进行手术治疗。

影像学
Pilon 骨折的初步影像学检查包括侧位、AP 位和踝穴位 X 线片。当骨折向近端延伸时，有必要拍摄胫骨全长 X 线片。在肢体力线得到改善（如复位）后拍摄的 X 线片，对评估损伤更有意义。

关节内骨折最好使用包括矢状位、轴位和冠状位片的 CT 扫描评估。这样能全面评估骨折类型，协助制订手术计划。通过 CT 扫描可以设计必要的手术入路和内固定结构。基于每个损伤的具体情况，可能还需要额外拍摄足部 X 线片。

5 非手术治疗

非手术治疗 Pilon 骨折很少见，仅适用于移位轻微的骨折，或合并症较重且手术治疗风险高的患者。胫骨整体力线改变轻微的关节外骨折也可以使用石膏固定，无需手术治疗。使用夹板制动直到损伤相关性肿胀消退后，更换为石膏管型固定。胫骨力线或关节面的明显改变可能会导致肢体力线或稳定性问题。为了保证关节面对合和肢体力线能够一直保持良好，需要定期拍摄 X 线片复查。

某些关节内骨折也可以采取非手术治疗。对于功能要求低的关节内骨折，当关节面台阶小于 2 mm 和间隙小于 3 mm 时，可以选择非手术治疗。

对于患有类似致密性神经病变、外周血管疾病、糖尿病控制不良或药物滥用造成依从性下降等全身性疾病的患者，只要整体肢体力线可以接受，关节面轻微移位，也属于手术治疗的禁忌证。对于这些高危人群，需要首先考虑肢体力线，其次才是关节面对合。这一治疗目的可以通过环形外固定架实现。

6 手术治疗

开放性骨折、伴有脱位的骨折、骨折块严重移位或力线不良而使软组织有破溃风险的骨折，应急诊手术治疗。已经出现或是即将发生的骨筋膜室综合征需要急诊手术松解间室减压。

外固定架

绝大多数 Pilon 损伤在伤后可以采用临时外固定架治疗，以恢复肢体力线和长度，提供相对稳定性，以利软组织损伤恢复（图 2-3）。这种分期治疗方案能降低二期最终固定时的软组织并发症发生率。外固定架的目标是使距骨在正侧位 X 线片中均位于胫骨正下方。关节撑开可以防止距骨顶关节软骨进一步被与之相对的胫骨骨折端损伤。在进行外固定架手术的同时可以完成腓骨固定，或是分期进行。最理想的情况是，由最终处理 Pilon 骨折的医生完成腓骨骨折的治疗。切口选择不良和复位不足可能会使后续治疗复杂化。选择适当的手术固定时机非常必要。手术治疗需要解剖复位关节内骨折，这需要切开显露和直接复位。一般来说，外固

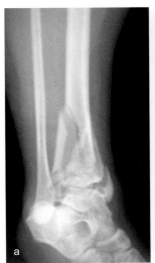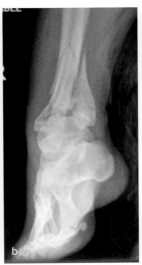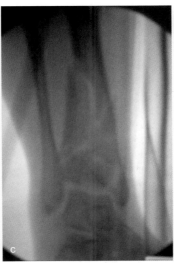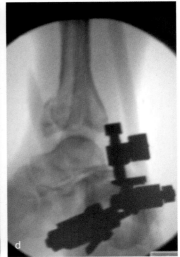

图 2-3　关节内严重粉碎的 Pilon 骨折年轻女性患者。伤后 AP 位（a）和侧位（b）X 线片显示关节面粉碎和塌陷严重。AP 位（c）和侧位（d）C 臂机图像显示力线明显改善，在两张片子上距骨均位于胫骨下方。在侧位 C 臂机图像中可以看到牵开装置。

定架需要维持到完成最终固定之后再拆除。在进行关节面复位时，外固定架可以一直维持肢体整体力线。

患者体位

Pilon 骨折手术大多采用仰卧位。某些骨折可能需要辅加后侧入路。对于后侧的关节内部分骨折，必须采用后入路手术。

仰卧位

患者仰卧于可透 X 线手术床上，使用沙袋帮助摆放体位。患足放在手术床末端，允许术者根据入路需要围绕床尾旋转，自由调整自身的位置，完成手术所需的各种入路。在患肢下方放置泡沫体位垫。或者也可以用枕头或手术单抬高患肢，以免影响 C 臂机透视。在患侧髋关节下方放置垫子或楔块，内旋术侧小腿使其垂直于地面。在大腿近端上止血带，在止血带远端套一个非灭菌 U 形单。

俯卧位

固定气道后，患者俯卧。将胸卷垫于患者身体下方。小腿下方垫小枕头以抬高患肢，便于手术器械操作和透视。在对侧髋关节下方垫高，内旋术侧小腿，使其垂直于地板。这样能改善 C 臂机成像效果。当透视踝关节时，通常需要将 C 臂机向尾端倾斜以改善成像质量。透视踝穴位必须内旋小腿。

C 臂机摆放

C 臂机置于手术床侧方，患肢对侧。将显示屏放在手术床头端，位于外科医生视线范围内。偶尔需要将 C 臂机向尾侧或头侧倾斜 20°，这样能适应胫骨远端关节面的曲率，便于拍摄关节面前方和后方图像。

手术入路

有很多手术入路都可用于 Pilon 骨折固定。通常需要切开手术入路来直接复位关节面，并用接骨板螺钉固定维持复位。大多数 C 型 Pilon 骨折治疗时需要的手术切口和接骨板都不止一个。以往有学者建议切口间隔至少需要 7 cm。目前这一观点已经有所改变，但仍然有必要避免过度剥离和破坏皮瓣，否则会增加伤口并发症的风险。避免与手术治疗相关软组织并发症的最重要因素是在肿胀消退后选择恰当的手术时机。

其他用于手术治疗的方法还包括：环形外固定架，外固定架维持肢体力线，经皮螺钉固定复位关节面，经皮螺钉结合髓内钉（IM）固定。

前外侧入路

该入路适用于治疗完全关节内骨折、前侧或前外侧部分关节内骨折及肌肉下插入胫骨接骨板固定。手术切口沿第四跖骨跨过踝关节间隙。该入路有损伤腓浅神经的危险，需要在切口近端加以识别（图 2-4）。该入路需要将包括第 3 腓骨肌（如有）在内的所有前方间室的肌腱向内侧牵拉。切口可向远端延伸以处理合并的足部损伤。切口向近端的延伸受制于前间室内组织。该入路可以直接显露 Chaput 结节和关节面中央粉碎部位。在大多数情况下，通过该切口可以直视下复位关节面并固定接骨板远端。从前间室内组织深层将接骨板滑入近端，通过一个小切口或经皮固定近侧螺钉。使用该入路固定内侧损伤有其局限性，在治疗更严重的损伤时，常需再做切口处理内侧损伤。

前侧入路

前侧入路采用胫前肌和踇长伸肌之间的间隙。足背动脉和腓深神经位于该间隙外侧，应避免过度牵拉。该入路的远近端都存在神经血管束受损风险。使用该入路可以显露整个胫骨远端的前部。

前内侧入路

前内侧入路可用于治疗累及胫骨远端包括内踝

在内的内侧部分和 / 或中央部分的关节内多条骨折线且移位明显的骨折。在胫骨嵴外侧做切口，沿胫前肌腱内侧进行剥离（图 2-5）。

在整个术中剥离时，要保持胫前肌腱鞘完整。可以从腱鞘后方和骨膜之间显露胫骨远端前侧。必须小心，避免过度剥离，这在同时做辅助前外侧小切口处理 Chaput 结节时尤为重要。应延期到软组织肿胀消退后再行手术治疗。对软组织的小心处理

和缝合技术是降低伤口愈合并发症风险所必需的。软组织瓣应为全层厚。

后内侧入路

此入路可以直接复位和观察后内侧骨折块。利用此间隙放置抗滑接骨板复位骨干骨折较为容易。如果胫后肌被卡在骨折端，该切口也易于将其松解。切口从内踝尖远端向近端弧形切开，再沿胫骨

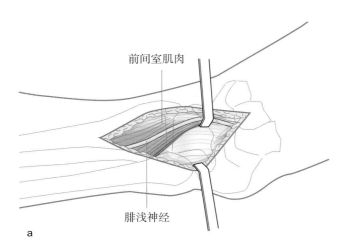

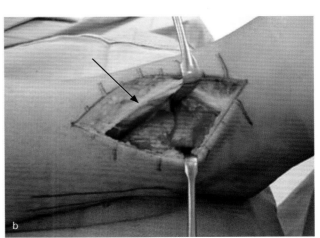

图 2-4　前外侧入路。
a. 必须找到腓浅神经并加以保护。切开伸肌支持带，向内侧牵开前间室肌群。
b. 术中图像显示向内侧牵开腓浅神经（箭头）和前间室肌群。打开关节囊，观察踝关节。

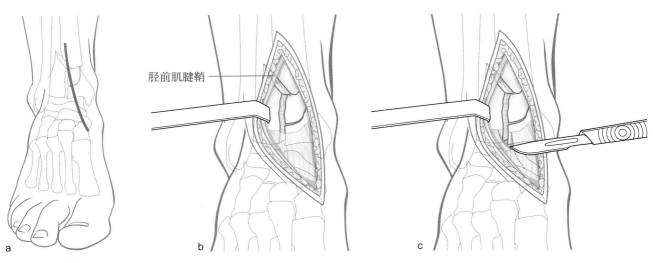

图 2-5　前内侧入路。
a. 在胫前肌腱内侧切开皮肤。
b. 在向深层剥离时，保持胫前肌在腱鞘内，将其向外侧牵拉。
c. 必要时方才打开踝关节囊。不必要的剥离可能会损伤胫前动脉穿支，造成前方骨块失活。

内后缘向近端延长（图 2-6）。根据病例实际需要，可以在 3 个不同的间隙进行深层解剖。可以在胫骨后缘和胫后肌腱之间进行解剖。在内踝水平应保留肌腱在腱鞘内，或者在缝合时仔细修补腱鞘。或者也可以在胫后肌和 FDL 间隙进行解剖。

最后，某些病例也可以利用趾长屈肌和姆长屈肌之间的间隙。该间隙需要直接显露和保护神经血管束，所以应用较少。

后外侧入路

后外侧入路能够直接复位关节面后侧部分。切口浅层间隙位于腓骨长短肌腱和跟腱之间。如果同时存在腓骨骨折，可以用此切口显露。将腓肠神经保护在皮下组织中，无需直接暴露。切开腓骨长短肌筋膜，松解上腓骨肌支持带，向内牵拉腓骨长短肌以显露腓骨。为了暴露胫骨后方，要向内侧牵开 FHL 肌腹，沿着 FHL 肌腹外侧和腓骨长短肌内侧做深层解剖（图 2-7）。此入路可以显露整个胫骨后部。腓肠神经通常位于小腿浅筋膜的浅层，有损伤风险，需要在皮下脂肪内将其向外侧牵开。在踝关节水平可能损伤腓动脉或腓静脉，必须加以识别和保护。

经皮入路

某些骨折需要使用外固定架恢复肢体整体力线，同时经皮螺钉复位固定关节面损伤。有些关节内损伤不严重的骨折也可先用螺钉固定关节面，然后用 IM 钉治疗。术前必须做 CT 扫描才能针对各骨块进行复位和固定。需要做多个小切口来插入骨膜起子、复位钳、克氏针、Schanz 针，或其他必要的复位工具。复位后先用克氏针临时固定关节面，

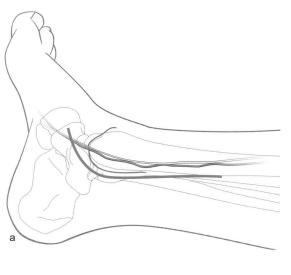

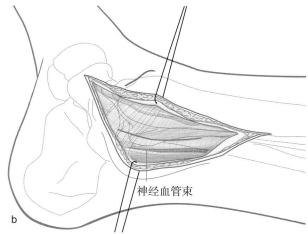

神经血管束

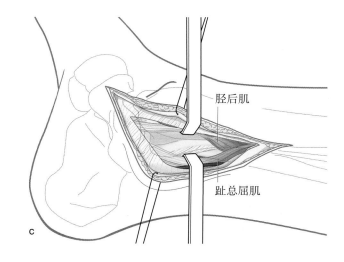

胫后肌

趾总屈肌

图 2-6 后内侧入路。
a. 在内踝尖切开皮肤，沿胫骨后缘向近端弧形延长。
b. 沿着胫后肌腱，在神经血管束前方切开筋膜。
c. 在胫后肌（向前牵拉）和 FDL（向后牵拉）之间继续解剖。或者可以使用胫骨和胫后肌之间的间隙，以及 FDL 和 FHL 之间的间隙，后者需要分离出神经血管束。

再用螺钉固定。对于 2 个完整骨块，可以按照拉力螺钉方法固定。如果骨折端有一定程度的粉碎，拉力螺钉固定可能会造成关节面过度加压，应使用位置螺钉。

7　术后治疗

指导患者抬高患肢以防出现与术后肿胀相关的伤口并发症。伤口愈合后拆线。通常在术后 2~3 周，待伤口条件稳定后，鼓励患者尽早开始活动度（range of motion，ROM）训练以预防踝关节僵硬。

定期复查 X 线片判断愈合情况。骨折愈合后允许逐渐增加负重。使用 IM 钉固定的关节外骨折患者最早可在 2~3 周后负重。使用接骨板内固定治疗的部分关节内骨折患者的损伤严重程度差异较大，需要根据具体损伤情况，在术后 6~12 周逐渐负重。对于严重粉碎性骨折和完全关节内骨折，术后 12 周内可能无法负重。

8　并发症和预后

并发症

Pilon 骨折并发症的原因包括损伤本身、手术操作或晚期并发症。Pilon 骨折的手术治疗技术困难，有较长的学习曲线，随着术者经验的积累，预后会改善。开放性骨折软组织并发症的发生率高，可能需要做软组织移植和长时间的伤口治疗。如果骨折块力线异常明显而得不到纠正，可能会发生软组织坏死。术后问题包括伤口延迟愈合和感染。在肿胀消退后选择适当的手术时机是预防这些并发症的最佳手段。目前，分期治疗的伤口并发症发生率不到 10%。不愈合更常见于骨干干骺端粉碎严重的骨折。畸形愈合可见于手术技术不当、固定不牢或晚期塌陷。创伤后僵硬常见，因此需要鼓励早期进行 ROM 锻炼。最后，还有可能出现创伤后踝关节炎，其原因包括关节面损伤、力线不良或原始损伤造成的软骨坏死。

预后

糟糕的预后与严重的骨折类型有关。复位不足的手术治疗会同时出现手术治疗的潜在并发症和复位不足的相关并发症，包括功能减退和出现关节炎。许多研究已表明基于 AO/OTA 分型的骨折严重程度与创伤后关节炎的发生有关。决定 Pilon 骨折手术疗效的最重要因素是复位质量。

Pilon 骨折后的活动范围通常都不正常。有研究报道，ROM 平均减少 35°~45°。步态分析显示足跟和第 1 跖骨下方负重降低，患肢的步态轴普遍向

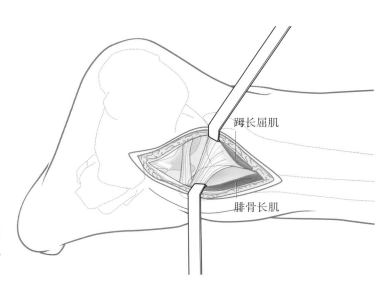

图 2-7　后外侧入路。在跟腱外侧逐层切开。深层间隙位于腓骨长短肌腱和 FHL 之间。向内侧牵开 FHL 肌腹。通过此入路能同时显露胫骨后方和腓骨。

外偏移。有研究显示，在伤后 1 年的疗效评分中，功能评分并没有改善；但在另一项 Pilon 骨折预后研究中，患者自述在术后平均 2.4 年后会有改善。

此类损伤严重，会导致很多原本工作需要长时间行走或站立的患者更换其职业。Pilon 骨折后患者参与娱乐活动的能力明显改变，大多数患者也无法参与跑步等活动。

感染病例更易发生骨折不愈合。如果是开放性骨折或是因为手术并发症，造成 Pilon 骨折合并深部感染，则其预后最差。

推荐阅读

[1] Assal M, Ray A, Fasel JH, et al. A modified posteromedial approach combined with extensile anterior for the treatment of complex tibial pilon fractures (AO/OTA 43-C). J Orthop Trauma. 2014 Jun;28(6):e138–145.

[2] Assal M, Ray A, Stern R. Strategies for surgical approaches in open reduction internal fixation of pilon fractures. J Orthop Trauma. 2015 Feb;29(2):69–79.

[3] Cole PA, Mehrle RK, Bhandari M, et al. The pilon map: fracture lines and comminution zones in OTA/AO type 43C3 pilon fractures. J Orthop Trauma. 2013 Jul;27(7):e152–156.

[4] Hessmann M, Nork S, Sommer C, et al. Distal tibia. In: Colton C, Krikler S, Schatzker J, et al (eds). AO Surgery Reference. Available at: www.aosurgery.org. Accessed July 15, 2019.

[5] Jansen H, Fenwick A, Doht S, et al. Clinical outcome and changes in gait pattern after pilon fractures. Int Orthop. 2013 Jan;37(1):51–58.

[6] Ketz J, Sanders R. Staged posterior tibial plating for the treatment of Orthopaedic Trauma Association 43C2 and 43C3 tibial pilon fractures. J Orthop Trauma. 2012 Jun;26(6):341–347.

[7] Konrath G, Moed BR, Watson JT, et al. Intramedullary nailing of unstable diaphyseal fractures of the tibia with distal intraarticular involvement. J Orthop Trauma. 1997 Apr;11(3):200–205.

[8] Korkmaz A, Ciftdemir M, Ozcan M, et al. The analysis of the variables, affecting outcome in surgically treated tibia pilon fractured patients. Injury. 2013 Oct;44(10):1270–1274.

[9] Marsh JL, Weigel DP, Dirschl DR. Tibial plafond fractures. How do these ankles function over time? J Bone Joint Surg Am. 2003 Feb;85(2):287–295.

[10] Patterson MJ, Cole JD. Two-staged delayed open reduction and internal fixation of severe pilon fractures. J Orthop Trauma. 1999 Feb;13(2):85–91.

[11] Penny P, Swords M, Heisler J, et al. Ability of modern distal tibia plates to stabilize comminuted pilon fracture fragments: Is dual plate fixation necessary? Injury. 2016 Aug;47(8):1761–1769.

[12] Rubio-Suarez JC, Carbonell-Escobar R, Rodriguez-Merchan EC, et al. Fractures of the tibial pilon treated by open reduction and internal fixation (locking compression plate-less invasive stabilising system): Complications and sequelae. Injury. 2018 Sep;49 Suppl 2:S60–s64.

[13] Sands A, Grujic L, Byck DC, et al. Clinical and functional outcomes of internal fixation of displaced pilon fractures. Clin Orthop Relat Res. 1998 Feb(347):131–137.

[14] Sirkin M, Sanders R, DiPasquale T, et al. A staged protocol for soft tissue management in the treatment of complex pilon fractures. J Orthop Trauma. 2004 Sep;18(8 Suppl):S32–38.

[15] Sommer C, Nork SE, Graves M, et al. Quality of fracture reduction assessed by radiological parameters and its influence on functional results in patients with pilon fractures-A prospective multicentre study. Injury. 2017 Dec;48(12):2853–2863.

第 1 节 胫骨干骨折延伸至穹隆：接骨板固定

Tibial shaft fracture extending into the plafond—plate fixation

May Fong Mak, Mathieu Assal

1 病例摘要

26 岁男性，从 3 m 高处坠入洞中，导致右下肢受伤。伤后即就诊于医院，拍摄 X 线片显示胫骨干骨折移位，延伸至穹隆，关节面受累（图 2.1-1）。

临床检查后考虑闭合性骨折和急性小腿骨筋膜室综合征。在首诊医院急诊手术，经两个纵向切口切开皮肤和筋膜，进行四间室减压。同时使用临时外固定架固定骨折块和软组织。

第 2 天被转到另一家医院接受进一步治疗。由于外固定架的跟骨固定针刺激胫神经，需手术更换跟骨固定针位置，调整外固定架。外固定架翻修术后，复查 X 线片和 CT 扫描加三维重建显示：胫骨干中段斜行骨折移位，多段骨折，骨折线延伸至胫骨远端穹隆；前外侧、内侧和后侧关节面骨块都不和骨干相连（AO/OTA 43C3.3）；胫骨远端关节面也有压缩（图 2.1-2 和图 2.1-3）。

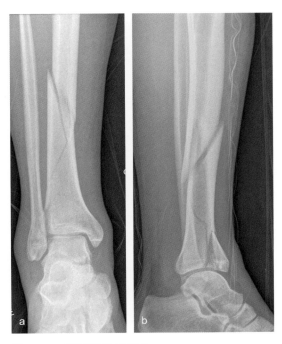

图 2.1-1 伤后即刻 X 线片。
a. AP 位片显示胫骨干骨折延伸至穹隆。
b. 侧位片显示穹隆多个骨折块（AO/OTA 43C3.3）。

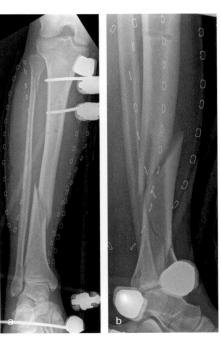

图 2.1-2 初期使用跨关节外固定架固定骨折。皮钉显示筋膜切开减张术切口。

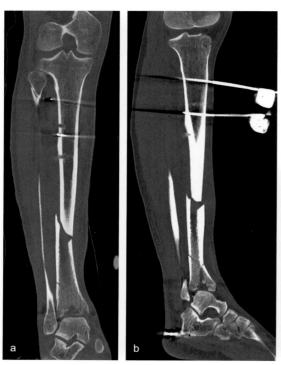
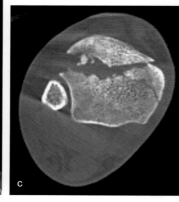
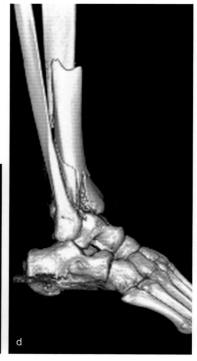

图 2.1-3　CT 扫描加三维重建。

a-c. 冠状位、矢状位和轴位图像显示穹隆骨折粉碎移位，特别是前外侧骨块造成关节内台阶和间隙。在穹隆中心可见一嵌压骨碎片。

d.　三维重建图像显示骨折外观和整体力线。

2　术前计划

手术指征

移位的下肢骨折需要恢复解剖结构，特别是长度、力线和旋转。关节内骨折需要切开复位和内固定（ORIF），恢复和固定关节面。

入路

在选择最终手术入路时，必须考虑之前的内侧和外侧筋膜减张切口（图 2.1-4）。本例患者计划通过一个切口，即使用扩大入路显露从骨干到关节的整个骨折端。拟向远端和内侧延长外侧筋膜切口来完成。

如果可能的话，筋膜切口位置应该不影响而且还要方便 ORIF 入路。外固定架的固定针需要远离最终手术区。

接骨板放置

由于担心本例患者内侧软组织覆盖问题，选择外侧接骨板固定骨干骨折。为了帮助复位，第一步是将骨干与胫骨远端外侧柱解剖复位（将 AO/OTA 43C 转换为 43B）。这一步需要在胫骨前方使用一枚 4 孔直锁定加压接骨板（锁定加压接骨板，LCP）来完成，能避免干扰后续其他接骨板的放置。然后使用一个长的前外侧接骨板来支撑整个骨折。接骨板的垂直部分长度需要足够覆盖第一枚放置在前方的接骨板。这样可以避免在接骨板之间出现应力增高而造成骨折。另外，这枚接骨板能加强骨干固定。最后在胫骨远端内侧用一枚短的低切迹内侧接骨板支撑固定。

固定顺序

· 复位和固定骨干骨折。

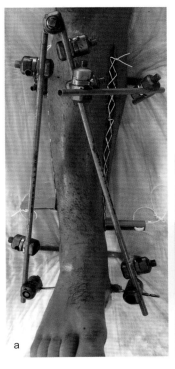

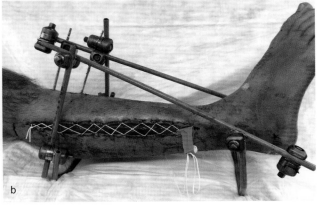

图 2.1-4　使用"鞋带技术"逐渐对拢筋膜切口以达到伤口一期闭合。

- 重建关节面。
- 将关节面与骨干连接固定。

原位保留外固定架

手术是在保留外固定架的情况下进行的，这能帮助维持肢体力线、长度和旋转。外固定架用聚维酮碘（碘伏）整体消毒。这样能保持外固定架安装完成后的力线，协助手术重建。也有助于牵引和直视踝关节。在手术中常常需要适当调整外固定架。如果拆卸或调整外固定架零件，必须使用聚维酮碘（碘伏）对外固定架新暴露的部分消毒，这是因为在手术开始时不可能完全消毒到各个零件的深部。

3　手术室准备

关于麻醉注意事项的说明和概述，见第 1 章。

器械

- 3.5 系列 LCP（固定胫骨干中段骨折）。
- 2.7/3.5 系列前外侧 LCP（固定穹隆前外侧骨块）。

患者体位	· 平卧于可透 X 线片手术床 · 患足位于手术床尾，以便处理骨折
麻醉选项	· 全身麻醉，通常辅以区域神经阻滞加强
C 臂机摆放	· 放在对侧，显示屏位于手术床头侧
止血带	· 根据术者要求使用 · 能改善对关节面的观察和复位
技巧	· 同侧髋部下放置垫子以内旋患肢至中立位，以改善穹隆外侧部分的显露

- 2.4/2.7 系列 LCP（固定穹隆内侧骨块）。
- 点式复位（Weber）钳。
- 平滑和锐性骨膜起子。

所用固定系统、器械和内植物大小可能因骨折解剖和患者的不同而不同。传统的加压接骨板可用于骨质良好患者，锁定接骨板适用于骨质疏松骨和粉碎性骨折。

4　手术步骤

第一步是固定胫骨干斜行骨折，以恢复长度、旋转和力线。骨干固定能为下一步手术，即穹隆关节面骨块的复位和固定提供模板。

在选择入路时，必须仔细考虑之前的筋膜切口、皮桥的宽度和长度、神经血管损伤、过度的软组织剥离，尤其是胫骨内侧软组织覆盖充分与否，以及伤口闭合策略。

选择扩大入路是因为该切口允许充分且直接地观察胫骨远端关节面，按照计划放置内侧与前外侧接骨板。能够为这种 AO/OTA C 型 Pilon 骨折提供理想的手术显露。向远端和内侧延长筋膜切开术的外侧切口，止于内踝尖下 10 mm 处（图 2.1-5）。切开皮下组织，避免浅表剥离。仔细切开伸肌支持带，保持胫前肌腱鞘完整。将全层皮下组织瓣向内侧牵开，将胫前肌腱向外侧牵拉。无创操作原则处理皮瓣，不要过度牵拉和使用血管钳钳夹皮瓣。可以用皮肤上的尼龙缝线牵拉软组织。在踝关节水平纵向切开关节囊，显露距骨。骨膜下剥离显露胫骨

远端骨折，向近端延长剥离范围，清楚地显露骨干骨折。

首先解剖复位骨干骨折并使用 3.5 系列 4 孔直锁定加压接骨板固定（图 2.1-6）。向外侧牵拉组织可以暴露整个前外侧 Chaput 结节关节面骨块。将前外侧骨折解剖复位固定在之前已被固定的与后关节面无移位骨折相连的骨干上。在复位过程中，外固定架有助于维持力线和改善视野。

最后，将内侧骨块复位到前外侧和后方骨块上，用 K 氏针临时固定。最终，内固定结构使用前外侧长接骨板跨过之前固定的胫骨干短接骨板固定前外侧骨块和骨干部分，使用内侧接骨板支撑内侧骨块。如果接骨板比切口长，可以将其在软组织深层向近端滑动，并使用微创技术植入螺钉。

对于较大的干骺端缺损应植骨。伤口一期闭合。暂时保留外固定架以促进伤口愈合（图 2.1-7）。本例患者在 1 周后拆除外固定架（图 2.1-8）。

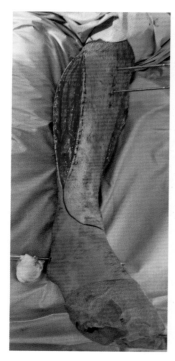

图 2.1-5　如皮肤标记所示，向远端和内侧延长外侧筋膜减张切口，以显露穹隆。

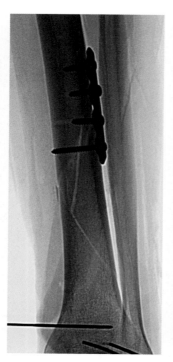

图 2.1-6　骨干骨折接骨板固定将多段骨折转变为简单 Pilon 骨折，改善肢体稳定性和力线。

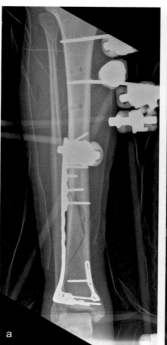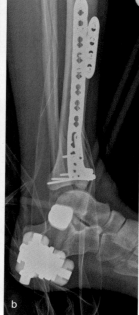

图 2.1-7　术后即刻 X 线片显示保留外固定架，以利于软组织恢复。
a. 正位片。
b. 侧位片。

骨折固定原则

直视下解剖复位骨干骨折并用 4 孔直接骨板固定。Pilon 骨折所用接骨板的作用多为支撑接骨板。因此，原始内翻型骨折需要用内侧接骨板支撑，而原始外翻型骨折应使用前外侧接骨板支撑。

骨干固定的考虑

对于胫骨干骨折延伸至穹隆内的病例，在处理穹隆之前先复位和固定骨干，能将多段骨折转化为简单的 Pilon 骨折，从而简化整个固定步骤。骨干固定的时机有争议。可以在最初外固定架手术时，也可以在最终固定时固定。要仔细设计以确保内植物和切口不会干扰最终关节面损伤的固定。

笔者更愿意使用外固定架临时稳定 Pilon 骨折和骨干骨折，在软组织水肿消退、术前计划设计好之后，在最终 ORIF 时同时固定骨干和穹隆骨折。

一般来说，后内侧或前外侧入路能为接骨板提供更良好的肌肉皮肤软组织覆盖，而内侧入路由于软组织覆盖薄，有更高的伤口破溃和内植物外露的风险。

5　陷阱和并发症

陷阱

软组织问题

软组织问题是治疗 Pilon 骨折时的主要陷阱之一，其原因包括胫骨远端软组织覆盖菲薄这一固有的特点，高能量创伤后软组织变得更为脆弱，以及必须经多个切口显露这种复杂骨折的不同部位（表 2.1-1）。

骨折观察视野不充分

绝大多数关节内骨折都需要能观察和处理整个关节面。选择对某一特定类型骨折不理想的入路可能导致需要过度牵引来复位。通常需要使用外固定

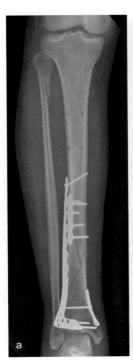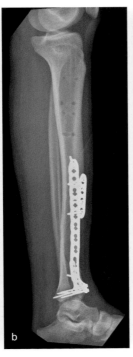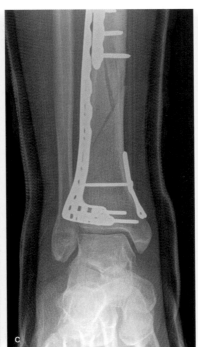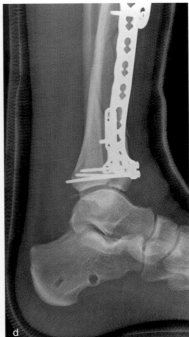

图 2.1-8　术后 1 周拆除外固定架（a-b），踝关节使用石膏管型固定（c-d）。

表 2.1-1　与软组织处理相关的主要陷阱

陷阱	技巧
软组织水肿消退不充分	• 等待皱纹征出现再手术（伤后可能需要等待 14~21 天甚至更久）
软组织操作粗暴	• 轻柔的无创牵拉 • 术中反复冲洗，避免肌腱或皮瓣干燥
切口间皮桥宽度不足	• 尽可能扩大切口间距，并保持平行（5 cm）
软组织挛缩和不稳定	• 早期使用外固定架不仅能稳定骨折，还能稳定软组织并预防在等待最终手术前软组织出现挛缩
胫骨内侧皮下组织薄	• 可以考虑将接骨板放置在软组织覆盖更好的胫骨干外侧

架来撑开胫距关节，帮助观察关节面。

关节面骨块无法复位或固定

无法解剖复位或固定的小的或粉碎的关节面骨块可能会移位到关节内成为游离体，影响关节面对合。建议清除此类骨折碎片。

诊断和固定不足

在 X 线读片时可能会忽略胫骨干远端螺旋型骨折向关节内的延伸。结果可能会出现关节内继发移位。

并发症
皮瓣坏死

皮瓣坏死的发生率可以通过以下手段降低：选择最终 ORIF 的适当时机，细致和轻柔的软组织操作，修复伸肌支持带以防胫前肌腱弓弦样绷起，使表面软组织承受压力。

感染

通过预防性使用抗生素、软组织细致处理和缩短手术时间能降低感染发生率。

固定丢失

通过使用锁定接骨板固定粉碎性骨折、接骨板的正确放置、支撑接骨板原则的正确使用等，可以降低此发生率。

畸形愈合

关节面解剖复位，功能复位胫骨长度、旋转、内翻/外翻，可以减少畸形愈合。

如果是骨质疏松或依从性差的患者，术后保留外固定架 1~6 周，作为骨折的额外支撑。

不愈合

预防不愈合的最佳方法包括：加压固定骨干骨折，干骺端大范围缺损植骨，保留骨折块的软组织附着，提供足够的稳定性等。

建议患者加强营养（即多种维生素和钙）和戒烟。

创伤后关节炎

尽管损伤程度和复位质量在创伤后关节炎的发展过程中起作用，但最重要的因素是原始损伤造成的关节软骨初始损伤。

6 其他技术

根据骨折类型和软组织覆盖选择合适的切口。切口要远离受伤的软组织、既往切口或既往手术瘢痕等区域。

对于胫骨干骨折向远端延伸造成的关节内无移位劈裂骨折，应先经皮用两枚半螺纹螺钉固定穹隆。在关节面骨块固定后，可以用标准髓内钉固定胫骨干骨折。

7 术后治疗和康复

在术后前 6 周内，患者应保持足趾接触负重，同时尽早开始轻柔地活动踝关节和后足。在接下来的 6 周内，患者可以佩戴可拆卸式支具，在可耐受范围内逐渐增加到完全负重，同时增加 ROM 锻炼和温和的抗阻训练。

12 周后，患者可以开始以协调性、平衡性和步态为重点的神经肌肉恢复训练。从术后当时至术后 2 年内，要定期复查 X 线片。在最初的几个月内判断骨折愈合情况，超过 1 年后评估创伤后关节炎表现。

内植物取出

内植物并非必须取出，但如果在胫骨远端皮下突出，一般需要取出。只有在骨折彻底愈合后才能取出，即最早在 12~18 个月。

本例患者术后 6 个月复查时，影像学和功能恢复良好（图 2.1-9 和图 2.1-10）。

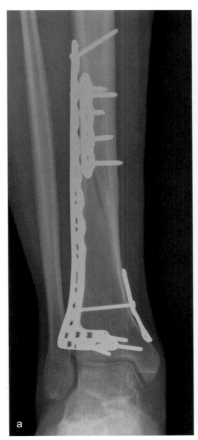 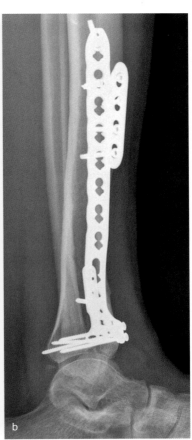

图 2.1-9　术后 6 个月复查 X 线片显示骨折愈合进展。
a. 正位片。
b. 侧位片。

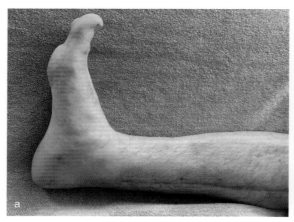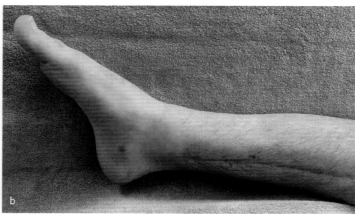

图 2.1-10　术后 6 个月功能恢复良好，能主动背伸 10°（a）和主动跖屈 30°（b）。

推荐阅读

[1] Assal M, Ray A, Stern R. Strategies for surgical approaches in open reduction internal fixation of pilon fractures. J Orthop Trauma. 2015 Feb;29(2):69–79.

[2] Assal M, Ray A, Stern R. The extensile approach for the operative treatment of high-energy pilon fractures: surgical technique and soft-tissue healing. J Orthop Trauma. 2007 Mar;21(3):198–206.

[3] Berman SS, Schilling JD, McIntyre KE, et al. Shoelace technique for delayed primary closure of fasciotomies. Am J Surg. 1994 Apr;167(4):435–436.

[4] Sands A, Grujic L, Byck DC, et al. Clinical and functional outcomes of internal fixation of displaced pilon fractures. Clin Orthop Relat Res. 1998 Feb(347):131–137.

第 2 节 | 干骺端骨折累及关节面

Metaphyseal fracture with joint involvement

———————————— May Fong Mak, Mathieu Assal

1 病例摘要

38 岁女性，机动车事故致伤。伤后即感疼痛，并出现左下肢畸形。急诊室 X 线检查显示胫骨远端干骺端骨折移位，关节面受累 [AO/OTA 43C3.3 (5b)，合并 4F3B 腓骨骨折]，胫距关节向后脱位（图 2.2-1）。闭合性骨折。

使用临时跨关节外固定架稳定骨折和软组织。外固定架术后复查 X 线片显示力线改善，并能更好地理解骨折类型（图 2.2-2）。为了精确评估胫骨远端穹隆骨折形态，需完善 CT 扫描加 3D 重建检查。CT 扫描图像显示骨折端移位，造成关节内台阶和间隙；胫骨远端干骺端骨折为多段骨折；还有腓骨长斜行骨折（图 2.2-3）。

2 术前计划

手术指征

关节内骨折移位需要切开复位内固定（ORIF）。

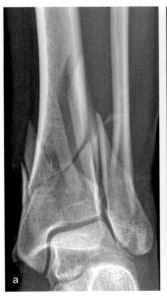
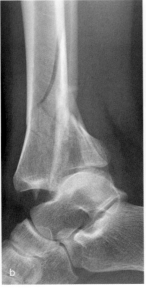
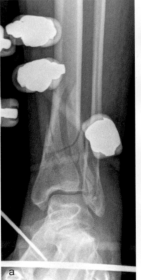
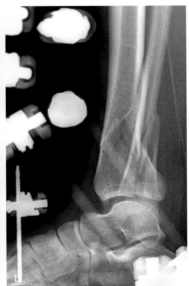

图 2.2-1 伤后即刻 X 线片。
a. 粉碎 Pilon 骨折 [AO/OTA 43C3.3 (5b)]，合并 4F3B 腓骨骨折（AP 位片）。
b. 胫距关节向后脱位（侧位片）。

图 2.2-2 跨关节外固定架固定后骨折力线改善。
a. AP 位片。
b. 侧位片。

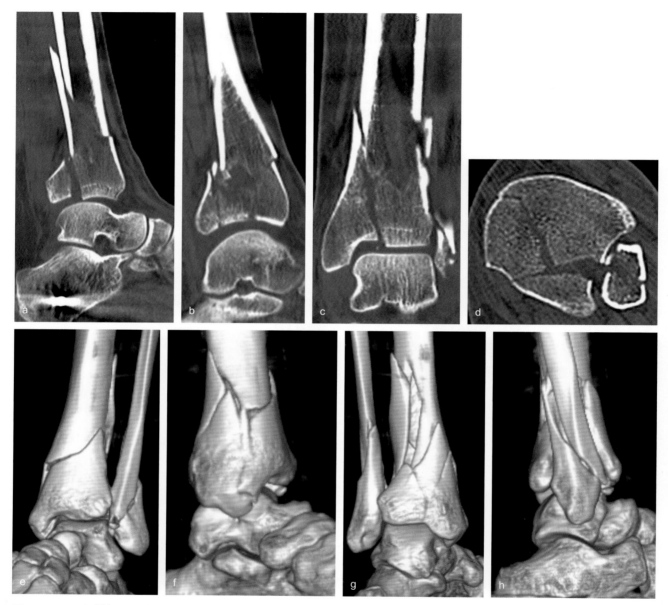

图 2.2-3　CT 扫描加 3D 重建。

a-d. 矢状位（a-b）、冠状位（c）和轴位（d）图像显示后侧、前外侧和内侧骨折块移位，造成关节面台阶和间隙。胫距关
　　节不匹配在矢状位上最明显。

e-h. 3D 重建图像显示骨折外形和整体力线。

骨折固定原则

胫骨远端穹隆关节面损伤需要解剖复位和稳定固定，以提供绝对稳定性。干骺端多段骨折需要复位恢复长度、旋转和力线，同时稳定固定提供稳定性。腓骨骨折是否固定目前仍有争议，但可能有助于胫骨复位并增加稳定性，防止胫骨移位出现畸形愈合。

入路

需要 3 个独立的入路：

- 通过改良后内侧入路处理后侧骨折块。
- 通过单一扩大入路处理前外侧和内侧骨折块。
- 沿腓骨后缘做切口显露腓骨，能增加软组织皮桥宽度。

接骨板放置

在选择胫骨 3 块接骨板的长度时，必须考虑到接骨板的近端应该位于胫骨不同水平，以免出现应力性骨折。外翻畸形需要前外侧长接骨板发挥支撑作用。

固定顺序

- 解剖复位和固定胫骨后侧骨折块。
- 将胫骨远端仍未复位的关节面骨块复位后使用前外侧接骨板固定，然后放置内侧接骨板。
- 最后固定腓骨（图 2.2-4）。

原位保留外固定架

手术在保留外固定架的情况下进行，这能帮助维持肢体力线、长度和旋转。也有助于牵引和直视踝关节。

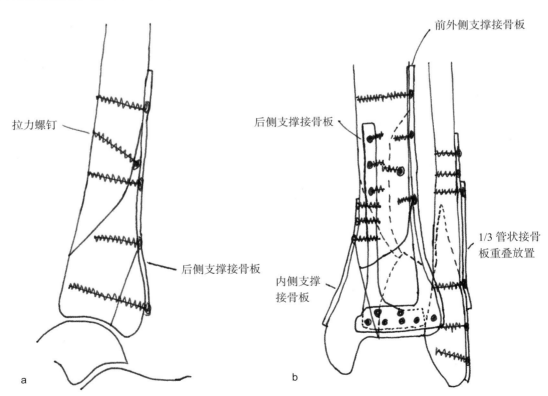

拉力螺钉

后侧支撑接骨板

前外侧支撑接骨板

后侧支撑接骨板

内侧支撑接骨板

1/3 管状接骨板重叠放置

a

b

图 2.2-4　术前计划。

a. 经改良后内侧入路，直接复位胫骨后侧骨块并用支撑接骨板固定。

b. 经扩大入路直接复位前外侧和内侧骨块，并分别用前外侧长接骨板和内侧短支撑接骨板固定。腓骨骨折经其后缘切口直接复位，并用两枚 1/3 管状接骨板重叠固定。

3 手术室准备

患者体位	· 术中需要从俯卧位变为平卧位 · 俯卧于可透 X 线手术床上，固定胫骨后侧骨折块： 　– 患足置于床尾，以便改善显露 　– 上述操作完成后，关闭伤口和包扎，重新铺单 · 平卧位处理 Pilon 骨折的前外侧、内侧骨块以及腓骨骨折
麻醉选择	· 全身麻醉，常用区域神经阻滞加强
C 臂机摆放	· 显示屏置于手术床头侧 · 后侧骨折块固定： 　– C 臂机放在患肢对侧 · 固定 Pilon 骨折和腓骨骨折： 　– C 臂机移动到患侧
止血带	· 根据术者要求使用 · 改善对关节面和复位的观察
技巧	· 垫高同侧髋部下方，改善体位 · 垫高患肢，以便 C 臂机透视和改善术野

关于麻醉注意事项的说明和概述，详见第 1 章。

器械

· 2.7 系列胫骨远端 T 形或 L 形万向锁定接骨板（VAL）（固定胫骨后侧骨折）。
· 2.7/3.5 系列胫骨远端前外侧 VAL（固定胫骨前外侧骨块）。
· 2.4/2.7 系列锁定加压接骨板。
· 1/3 管状接骨板（固定腓骨骨折）。
· 克氏针。
· 点式复位（Weber）钳。
· 平滑和锐利骨膜起子。

所用固定系统、器械和内植物大小可能因骨折解剖和患者的不同而不同。传统的加压接骨板可用于骨质良好患者，锁定接骨板适用于骨质疏松骨和粉碎性骨折。

4 手术步骤

胫骨后侧骨侧块的固定

第一步是复位固定胫骨后侧骨块，以恢复胫骨后侧结构；再将前外侧及内侧骨块复位到胫骨后侧。患者俯卧位。

俯卧位

患者俯卧位时要保证在胫前下方放置足够大的垫子，使术者能够充分屈曲和背伸患侧踝关节。必须相应地调整 C 臂机放射源角度，以精确拍摄胫距关节的正位、侧位和踝穴位片。

使用改良后内侧入路，能很好地暴露胫骨远端穹隆后正中部分，然后直接复位和放置接骨板。在跟腱内缘内侧 1 cm 处做切口，起自跟腱在跟骨止点稍近端，向近端延长 12 cm。向外侧牵拉跟腱及其腱鞘。

然后纵行切开分隔后浅和后深间室的肌间横筋膜。辨认姆长屈肌（FHL）肌腱肌腹以及胫神经，分离两者之间隙。向外侧牵拉 FHL，向内侧轻柔牵拉胫神经。通常需要进一步解剖已经撕裂的踝关节后关节囊，以暴露整个骨折。该入路能暴露整个胫骨干骺端后方，向近端解剖能进一步暴露骨干。使用外固定架（或股骨牵开器）有助于牵开胫距关节，改善视野。以完整的下胫腓后韧带为合页，将骨折块向外侧掀开，清除血肿，解剖复位到胫骨近端皮质。用克氏针临时固定解剖复位的后侧骨块。用一枚拉力螺钉固定大蝶形骨块。采用后方支撑接骨板完成最终固定。必须注意避免从后向前置入的螺钉过长，以免影响内、前外侧骨折的复位。

固定 Pilon 和腓骨骨折

接着更换为仰卧位，选择适合 AO/OTA C 型骨折的扩大入路，能彻底直视胫骨远端关节面和放置内侧、前方和前外侧接骨板。此切口起自内踝尖下 10 mm 处，横行跨过踝关节中线稍外侧，然后转向近端沿着胫骨嵴外侧 10 mm 继续切开。因此切口的垂直部分位于胫前肌腱外侧，可以根据需要加以延长。然后切开皮下组织。注意避免不必要的剥离。

接着切开伸肌支持带，并尽量保证胫前肌腱腱鞘完整。向内侧牵拉全层皮下组织瓣，向外侧牵拉胫前肌腱。无创操作皮瓣，避免暴力牵拉或血管钳钳夹。可在皮肤上用尼龙缝线牵拉皮瓣。在踝关节水平纵向切开关节囊，显露距骨。骨膜下剥离暴露胫骨远端骨折。向外侧牵拉软组织，以显露整个外侧关节面 Chaput 结节。将前外侧骨块解剖复位到已被固定的后侧骨块上，然后将内侧骨块复位至后侧和前外侧骨块上。用克氏针临时固定。

骨折固定原则

Pilon 骨折所用接骨板的作用多为支撑接骨板。一般来说，原始内翻型骨折需要用内侧接骨板支撑，而原始外翻型骨折应使用前外侧接骨板支撑。

最终固定使用前外侧板支撑固定前外侧骨块，内侧板支撑固定内侧骨块。如果接骨板比切口长，可以沿着骨膜向近端插入接骨板，并用微创技术植入螺钉。对于较大的干骺端缺损应植骨（图 2.2-5）。

Pilon 骨折固定完成后，固定腓骨。腓骨固定能增强整体结构的稳定性。在选取第 3 个切口时，必须考虑皮桥宽度，旨在使其与扩大入路的垂直臂及改良后内侧入路之间的间距保持最大。解剖复位腓骨后用接骨板固定（图 2.2-6）。在软组织条件差的情况下，可以经小切口复位腓骨，用髓内钉或螺钉从腓骨远端逆行固定。

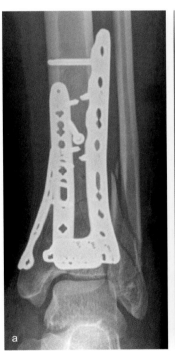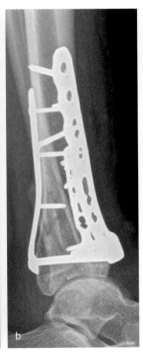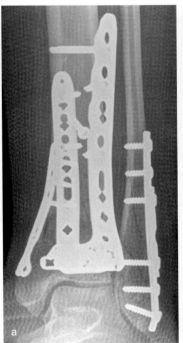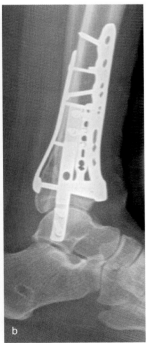

图 2.2-5　术中影像。
a. 后侧，前外侧和内侧接骨板固定完成。胫骨远端穹隆关节面被解剖复位和稳定固定。此时，腓骨还没固定。
b. 侧位片显示胫骨关节面复位良好，胫距关节对合。

图 2.2-6　术后即刻 X 线片显示踝穴和胫骨远端力线恢复，解剖复位稳定固定。
a. AP 位片。
b. 侧位片。

5 陷阱和并发症

陷阱

软组织问题

软组织问题是治疗 Pilon 骨折时的主要陷阱之一，其原因包括胫骨远端软组织覆盖菲薄这一固有的特点，高能量创伤后软组织变得更为脆弱，以及必须经多个切口显露这种复杂骨折的不同部位（表 2.2-1）。

表 2.2-1　与软组织有关的主要陷阱

陷阱	技巧
软组织水肿消退不充分	· 等待皱纹征出现再手术（伤后可能需要等待 14~21 天甚至更久）
软组织操作粗暴	· 轻柔的无创牵拉 · 术中避免肌腱或皮瓣干燥
切口间皮桥宽度不足	· 尽可能扩大切口间距
软组织挛缩和不稳定	· 早期使用外固定架不仅能稳定骨折，还能稳定软组织并预防在等待最终手术前软组织出现挛缩
后方接骨板螺钉过长妨碍前外侧和内侧骨块复位	· 确保后方螺钉长度合适

骨折观察视野不充分

C 型骨折通常必须要能直视下观察整个关节面。选择对某一特定类型骨折不理想的入路可能导致过度牵拉、皮缘坏死、显露困难和复位固定质量不良。通常需要使用外固定架来撑开胫距关节，帮助观察关节面。

关节面骨折块无法复位固定

无法解剖复位或固定的小的或粉碎的关节面骨块可能会移位到关节内成为游离体，或者会影响关节面对合，与其固定不佳，不如将其切除。

腓骨复位不足

腓骨复位不足既可能发生在外固定架固定时，也可能发生在最终 ORIF 的第一步，会影响 Pilon 骨折整体复位。因此，固定的顺序总是从胫骨 Pilon 骨折开始，最后才固定腓骨。如果 Pilon 骨折固定完成后肢体过度肿胀，可以后期再做腓骨固定。腓骨固定能增加 Pilon 骨折的稳定性，恢复踝穴结构。

并发症

皮瓣坏死

皮瓣坏死发生率可以通过以下手段降低：选择 ORIF 的适当时机；细致和轻柔的软组织处理；修复伸肌支持带，以防止胫前肌腱弓弦样绷起，使表面软组织承受压力。

感染

通过预防性使用抗生素、对软组织的正确处理和缩短手术时间能降低感染发生率（图 2.2-7）。

胫神经损伤

通过精细解剖和轻柔牵拉来避免。

固定丢失

通过使用锁定接骨板固定粉碎性骨折、正确放置接骨板、正确使用支撑接骨板原则等，可以降低发生率。

畸形愈合

对关节面解剖复位，对胫骨长度、旋转、内翻/外翻功能复位，能减少畸形愈合。

不愈合

对干骺端大范围缺损植骨、保留骨折块的软组织附着、提供足够的稳定性等可以避免不愈合的发生。

创伤后关节炎

这与损伤严重程度、复位质量及原始关节软骨损伤有关。

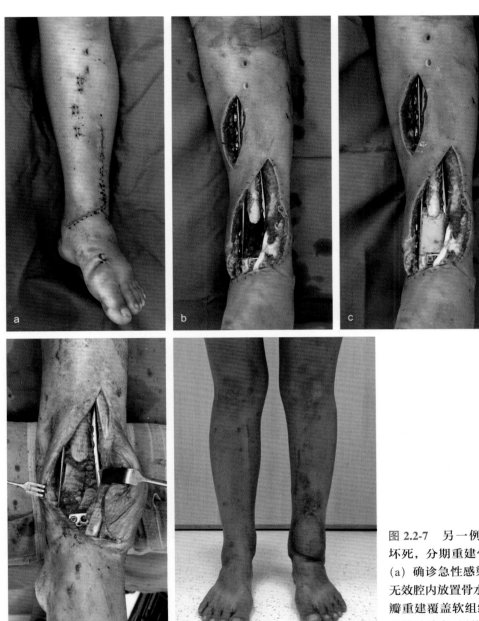

图 2.2-7　另一例 Pilon 骨折 ORIF 后感染和皮瓣坏死，分期重建骨性和软组织结构。术后第 3 天（a）确诊急性感染。多次清创，保留内植物（b）；无效腔内放置骨水泥间隔物控制感染（c）；游离皮瓣重建覆盖软组织；Masquelet 诱导膜技术和取髂骨植骨填充干骺端骨缺损（d）。术后 15 个月，骨折和游离皮瓣愈合，功能良好（e）。

6　其他技术

根据骨折类型和软组织覆盖条件选择合适的切口。切口要远离受伤的软组织、外伤伤口或既往瘢痕等区域。

对存在伤口并发症高风险（糖尿病、动脉硬化、吸烟）的患者，可以进行关节面骨块有限ORIF，对干骺端骨折使用环形外固定架固定。

对于患有多系统疾病的患者，也可以考虑非手术治疗，晚期再行踝关节重建。

7　术后治疗和康复

术后使用小腿夹板固定患侧小腿直到伤口愈

合。伤口愈合后开始主动和被动活动度（ROM）锻炼。术后 6 周内允许足趾接触式负重。之后的 6 周内，患者使用可拆卸式矫形鞋，在可耐受下逐渐增加到完全负重，同时继续 ROM 练习和温和的抗阻训练。12 周后，患者可以开始以协调性、平衡性和步态为重点的神经肌肉恢复训练。

术后第 6 周、第 12 周、第 6 个月、第 1 年和第 2 年复查 X 线片。在最初的几个月里通过 X 线片判断骨折愈合情况，1 年后用其来评估创伤后关节炎表现。

内植物取出

内植物并非必须取出，但如果其在胫骨远端皮下突出一般需要取出。只有在骨折彻底愈合后才能取出，即最早在术后 1 年。本例患者术后 1 年复查时，影像学和功能恢复良好（图 2.2-8 和图 2.2-9）。

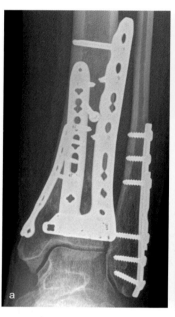
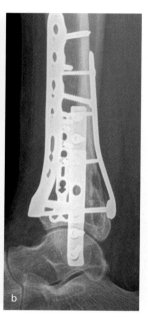

图 2.2-8 术后 1 年 X 线片显示骨折愈合良好，内植物位置良好，胫距关节炎轻微。
a. AP 位片。
b. 侧位片。

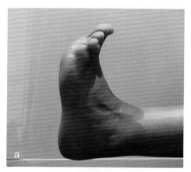
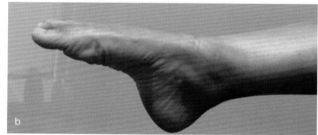

图 2.2-9 术后 1 年，功能恢复良好。
a. 主动背伸 10°。
b. 主动跖屈 35°。

推荐阅读

[1] Assal M, Ray A, Fasel JH, et al. A modified posteromedial approach combined with extensile anterior for the treatment of complex tibial pilon fractures (AO/OTA 43-C). J Orthop Trauma. 2014 Jun;28(6):e138–145.

[2] Assal M, Ray A, Stern R. Strategies for surgical approaches in open reduction internal fixation of pilon fractures. J Orthop Trauma. 2015 Feb;29(2):69–79.

[3] Assal M, Ray A, Stern R. The extensile approach for the operative treatment of high-energy pilon fractures: surgical technique and soft-tissue healing. J Orthop Trauma. 2007 Mar;21(3):198–206.

[4] Sands A, Grujic L, Byck DC, et al. Clinical and functional outcomes of internal fixation of displaced pilon fractures. Clin Orthop Relat Res. 1998 Feb;(347):131–137.

第 3 节 | 部分关节内骨折：接骨板固定

Partial articular fracture—plate fixation

May Fong Mak, Mathieu Assal

1 病例摘要

53 岁男性，机动车事故致伤右踝关节。临床检查显示右踝关节肿痛。闭合性损伤。X 线片显示胫骨远端骨折脱位，部分关节面受累（AO/OTA

43B3），合并下胫腓联合水平以上的腓骨骨折（图 2.3-1）。CT 扫描图像显示胫骨远端穹隆后侧骨折，骨折线从内踝中线延伸到腓骨切迹，中间有嵌压的关节面压缩骨块碎片（图 2.3-2）。

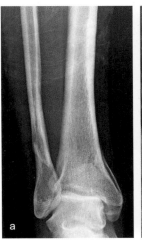
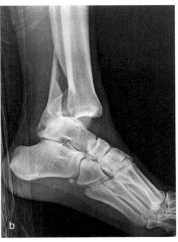

图 2.3-1　伤后即刻 X 线片。
a. AP 位片显示特征性的内踝双边征。
b. 侧位片显示胫骨远端后侧部分关节内移位骨折（AO/OTA 43B3），伴胫距关节脱位。

图 2.3-2　CT 扫描图像。

a. 胫骨远端内侧冠状面劈裂。

b. 关节面骨折块压缩卡压。

c. 骨折线横跨整个胫骨远端后侧关节面。

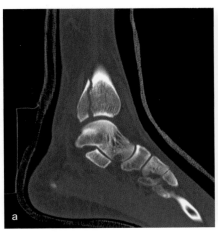
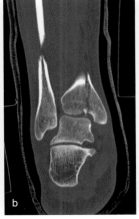
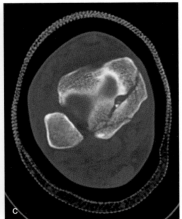

2 术前计划

手术指征

下肢移位骨折需要恢复解剖结构，特别是长度、力线和旋转。关节内移位骨折引起负重关节对合丧失，需要切开复位内固定（ORIF）恢复关节面。

如果闭合复位后仍有肢体力线不良和关节面移位，应考虑切开治疗。

骨折固定原则

治疗 Pilon 骨折所用接骨板多发挥支撑作用。后侧 Pilon 骨折块通常向后上方移位，患足随着移位骨块一同脱位。此类骨折需要用后方支撑接骨板固定。

3 手术室准备

患者体位	· 手术需要变更体位，中间重新消毒铺单： – 俯卧位固定胫骨后侧和内踝骨折 – 平卧位处理外踝骨折 · 或者可以选用能活动下肢的半侧卧位，或者选用俯卧位处理外踝以免变换体位
麻醉选项	· 全身麻醉，通常用区域神经阻滞加强
C 臂机摆放	· 置于方便术者观看的位置
止血带	· 根据术者要求使用 · 通常能改善对解剖结构的观察
技巧	· 使用头灯能改善对解剖和骨折块的观察

关于麻醉注意事项的说明和概述，详见第 1 章。

器械

· 2.4/2.7 mm 锁定加压接骨板（支撑固定胫骨后侧穹隆骨折块）。
· 2.4 mm 螺钉（固定内踝骨折）。
· 2.7 mm 螺钉（固定腓骨骨折）。

· 克氏针。
· 点式复位（Weber）钳。
· 平滑和锐骨膜起子。

使用系统、器械和内植物的大小可能因骨折解剖和患者的不同而不同。对于骨质良好且有较大接触面积的非粉碎性腓骨骨折来说，使用多枚拉力螺钉固定即可，无需中和接骨板。

4 手术步骤

手术首先通过固定后柱骨折来恢复胫骨远端关节面，然后复位固定内踝冠状面劈裂骨折，随后固定腓骨骨折。最后在应力下检查下胫腓关节稳定性，如果存在任何不稳定则予以固定。

尽管这种固定顺序不同于早期 AO 外科医生所教导的从腓骨固定开始，但由于腓骨内植物可能会干扰对踝穴的观察，多数术者会选择首先处理胫骨。

固定胫骨后方和内踝

第一步是固定胫骨后侧骨折块，恢复关节面和胫距关节对合。

改良后内侧入路能提供对胫骨远端最大范围的良好暴露，并且对软组织无过度牵引。患者取俯卧位。俯卧位时要保证在胫前下方放置足够大的垫子，使术者能够充分屈曲和背伸患者的踝关节。必须相应地调整 C 臂机放射源角度，以精确地拍摄胫距关节正位、侧位和踝穴位片。

在跟腱内缘内侧 1 cm 处做切口，从跟腱在跟骨上止点稍近端开始，向近端延长 12 cm。向外侧牵拉跟腱，注意保护腱鞘。接着纵行切开分隔后浅和后深间室的肌间横筋膜。辨认踇长屈肌（FHL）肌腱和肌腹以及胫神经，分离两者之间隙。向外侧牵拉 FHL，向内侧轻柔牵拉胫神经。此入路能暴露整个胫骨干骺端后方，向近端解剖能进一步暴露骨干。暴露骨折端的皮质骨。但此技术无法直接观察关节面，复位质量必须通过 C 臂机透视侧位片评估。术者也可以使用小内镜评估关节复位，或者在关节内插入小骨膜起子（Freer）来判断关节面台阶。

清除无法固定的小碎片。分开后侧的 2 个主要骨块，显露位于关节深部的关节面主要嵌顿骨块。将其与后侧主要骨块一起解剖复位，用克氏针临时固定。确认关节面解剖复位后，在骨折近端使用 1 枚螺钉固定抗滑接骨板。这个结构能支撑关节水平整个后侧柱。

内踝也从该切口固定。使用点式复位（Weber）钳复位内踝冠状面劈裂骨折，然后使用 3 枚螺钉从后向前植入，有效发挥拉力螺钉作用。松止血带，逐层闭合伤口。临时敷料包扎。

固定腓骨

此时改为仰卧位，固定腓骨骨折。或者在俯卧位通过外侧入路（详见第 3 章第 7 节）或后外侧入路（详见第 3 章第 8 节）复位固定腓骨。更换体位后，去除临时敷料，患肢重新消毒铺单。可以在同侧髋关节下放置沙袋或垫子以内旋小腿至中立位，方便显露腓骨。可以将 C 臂机移到手术床对侧，显示屏仍留在原地。仰卧位消毒和铺单。术中重新充气止血带。

直接经外侧切口显露腓骨。解剖复位后用点式复位（Weber）钳临时固定，用 2 枚螺钉完成固定（图 2.3-3）。根据术者喜好可使用接骨板固定。

下胫腓联合应力试验

手术的最后一步是在 C 臂机透视下，使用单钩手动牵拉固定后的腓骨，检查 Cotton 应力试验。同时还要评估前后向稳定性。本例患者的应力试验阴性，意味着下胫腓联合稳定，无需固定下胫腓联合。

5　陷阱和并发症

陷阱

软组织问题

软组织问题是治疗 Pilon 骨折时的主要陷阱之

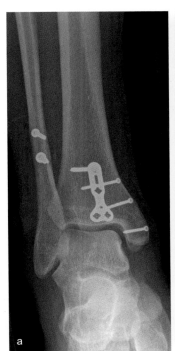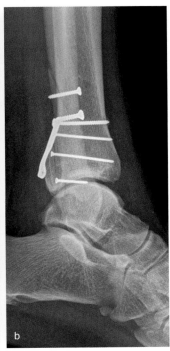

图 2.3-3　术后即刻 X 线片显示使用后方支撑接骨板和拉力螺钉固定，恢复踝穴解剖。

一，其原因包括胫骨远端软组织覆盖菲薄这一固有的特点，高能量创伤后软组织变得更为脆弱，以及必须经多个切口显露这种复杂骨折的不同部位（表 2.3-1）。

表 2.3-1　与软组织有关的主要的陷阱

陷阱	技巧
软组织水肿消退不充分	· 等待皱纹征出现后再手术（可能需要等待 9~14 天甚至更久） · 早期使用外固定架可以同时稳定骨折和软组织，利于消肿 · 能维持骨折长度
粗暴的软组织处理	· 轻柔地无创牵拉，术时避免肌腱或皮瓣干燥
切口间皮肤宽度不足	· 最大限度增加切口间距（5 cm）

骨折复位视野不充分

对于骨折线从内踝中线延伸到腓骨切迹的涉及整个后侧柱的骨折，获得对关节水平胫骨远端后方的整体显露是很有必要的。改良后内侧入路适用于此种类型骨折。如果选择不甚理想的入路，可能会造成过度牵拉、皮缘坏死、神经血管牵拉伤、显露困难、复位和固定质量差。

无法复位或固定的关节骨块

无法解剖复位固定的小的或粉碎的关节面骨块有可能会移位到关节内形成游离体，或者影响关节匹配性，与其固定不良，不如将其切除。

无法直视关节复位

在复位固定 Pilon 骨折后侧骨块时，无法直视胫骨远端关节面。采用术中 C 臂机透视高质量侧位片或术中 CT 扫描来评估复位情况。

并发症
软组织并发症

通过选择 ORIF 的适当时机、细致和轻柔的软组织处理来避免。

感染

通过预防性使用抗生素、对软组织的正确处理和缩短手术时间能降低感染发生率。

胫神经损伤

通过精细的解剖和轻柔的牵拉来避免。

复位不足

通过解剖复位来避免。

固定丢失

通过正确使用支撑接骨板和拉力螺钉原则，可以降低此发生率。

不愈合

通过保留骨折块的软组织和关节囊附着、提供足够的稳定性来避免。

创伤后关节炎

与损伤严重程度、复位质量及原始关节软骨损伤有关。

6　其他技术

单纯使用拉力螺钉固定

对于无移位、非粉碎性、低能量损伤导致的后侧 Pilon 骨折，多枚拉力螺钉能提供绝对稳定性，可作为支撑接骨板的替代方法。但一定要准确选择病例。

髓内固定

认真选择某些骨折线偏近端的 B 型骨折，可以使用螺钉固定先复位胫骨远端关节面，然后髓内固定近端损伤（详见第 2 章第 4 节）。

7 术后治疗和康复

术后使用短腿石膏固定患肢，免负重 6 周。如果术后 6 周 X 线片显示早期愈合，允许患者佩戴可拆卸式矫形鞋，在可耐受范围内逐渐负重直至完全负重，同时进行活动范围锻炼和温和的抗阻训练。12 周后可以开始以协调性、平衡性和步态为重点的神经肌肉恢复训练。术后定期复查 X 线片直至 2 年，评估创伤后关节炎表现。

内植物取出

内植物不常规取出，但如果内植物在皮下突出引起症状，可以在骨折彻底愈合后取出，最早是术后 12~18 个月时。本例患者术后 6 个月复查时，影像学显示骨折愈合良好（图 2.3-4）。术后 6 个月完全恢复活动度（图 2.3-5）。

绝大多数 Pilon 骨折无法完全恢复活动范围，需要让患者在伤后知道治疗目标是恢复功能性活动范围。无论采取非手术还是 ORIF 治疗，鲜有患者能恢复至与健侧一样的活动度。

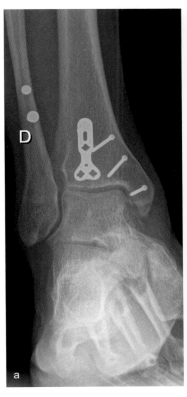
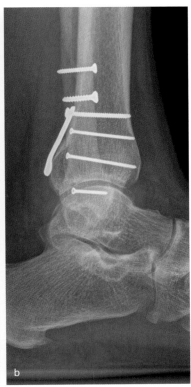

图 2.3-4　术后 6 个月 X 线片显示骨折愈合，没有固定丢失。
a. AP 位片。
b. 侧位片。

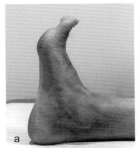
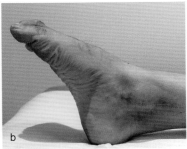
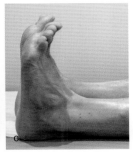
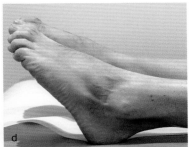

图 2.3-5　术后 6 个月活动范围正常。

推荐阅读

[1] Assal M, Dalmau-Pastor M, Ray A, et al. How to get to the distal posterior tibial malleolus? A cadaveric anatomic study defining the access corridors through 3 different approaches. J Orthop Trauma. 2017 Apr;31(4):e127–e129.

[2] Assal M, Ray A, Fasel JH, et al. A modified posteromedial approach combined with extensile anterior for the treatment of complex tibial pilon fractures (AO/OTA 43-C). J Orthop Trauma. 2014 Jun;28(6):e138–145.

[3] Bartoníček J, Rammelt S, Tucek M. Posterior malleolar fractures: changing concepts and recent developments. Foot Ankle Clin. 2017 Mar;22(1):125–145.

[4] Cotton FJ. Dislocations and joint-fractures. Philadelphia: WB Saunders; 1910.

[5] Sands A, Grujic L, Byck DC, et al. Clinical and functional outcomes of internal fixation of displaced pilon fractures. Clin Orthop Relat Res. 1998 Feb(347):131–137.

[6] Switaj PJ, Weatherford B, Fuchs D, et al. Evaluation of posterior malleolar fractures and the posterior pilon variant in operatively treated ankle fractures. Foot Ankle Int. 2014 Sep;35(9):886–895.

第 4 节 胫骨干骨折延伸至穹隆：髓内固定

Tibial shaft fracture extending into the plafond—intramedullary fixation

Tim Schepers, Jens Anthony Halm

1 病例摘要

25 岁女性在浅水区风筝冲浪落地时，左足扭伤。既往体健。患肢使用真空支具固定后，被救护车送至附近医院。

临床检查显示左小腿畸形。闭合性损伤，没有神经血管问题或其他损伤。随后 X 线检查显示为 AO/OTA 42B 胫腓骨骨干骨折（图 2.4-1）。仔细观察，怀疑踝关节内存在骨折线。因此完善胫骨远端 CT 扫描，发现胫骨后方在踝关节水平存在无移位骨折（图 2.4-2）。

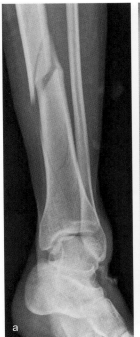
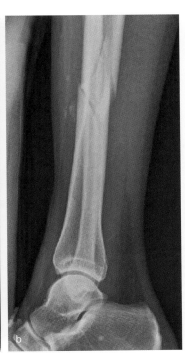

图 2.4-1　伤后 X 线片。
a. AP 位片。
b. 侧位片。

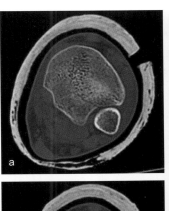
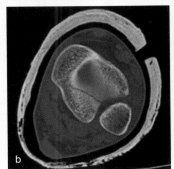
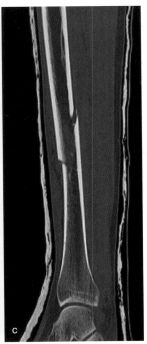

图 2.4-2　CT 扫描影像。
a. 踝穴上 5 mm 轴位片。
b. 踝穴水平轴位片。
c. 矢状位片。

2 术前计划

手术指征

成年患者胫骨多段骨折，手术指征明确。非手术治疗的骨折移位和畸形愈合或不愈合的风险之高可能无法接受。此外长期固定关节可能导致僵硬。胫骨干骨折髓内（IM）系统固定安全。尽管插入胫骨髓内钉存在膝关节疼痛这一众所周知的缺点，但髓内钉的主要优点有：

- 软组织覆盖损伤非常小。
- 可以尽早开始负重、活动度（ROM）训练和康复。

根据胫骨关节面骨折受累程度，制订术前计划（图 2.4-3）。本例患者的踝关节面可以经皮螺钉固定，然后用 IM 钉固定。如果不固定踝关节后侧骨块，插入胫骨髓内钉时可能会出现关节面骨折再移位。

3 手术室准备

患者体位	· 仰卧位，可透 X 线手术床，足部位于手术床尾端
麻醉选项	· 全身麻醉或腰麻：如果选用腰麻，选用的麻醉药物必须为短效药物，以便术后观察骨筋膜室综合征
C 臂机摆放	· C 臂机和显示屏放在术者对侧
止血带	· 可以在大腿根部使用衬垫良好的止血带，但大部分病例无需使用 · 扩髓时使用止血带仍有争议
技巧	· 使用大点式复位（Weber）钳和能维持屈膝的三角垫，可以方便骨折复位

关于麻醉注意事项的说明和概述，详见第 1 章。

器械

- 根据术者要求选择螺钉和克氏针。
- 带扩髓钻的髓内钉系统。

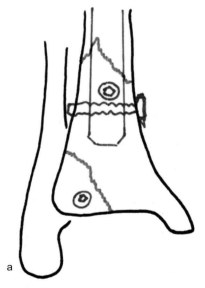
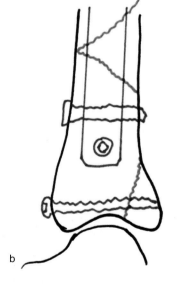
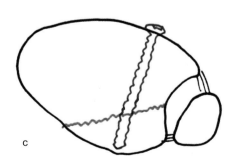

图 2.4-3 术前计划。
a. AP 位片。
b. 侧位片。
c. 轴位片。

4　手术步骤

麻醉成功，应用预防性抗生素，患者仰卧位。使用 C 臂机透视踝穴位片：足保持中立位，小腿内旋 15°。用 15 号手术刀在前外侧皮肤做小切口。用小弯钳扩深切口，直达前方皮质。使用 C 臂机定位，使用钻孔导向器 / 软组织保护套筒向后外侧骨块钻孔（根据螺钉大小）。

本例患者选用半螺纹螺钉加压固定骨折端。如果骨折移位，可以经皮用复位钳复位，然后再拧入螺钉。本例患者后侧骨块位置良好，无需复位。

远端骨折块固定后，膝关节后侧用三脚架屈曲小腿。在髌腱上做纵正中切口，劈开髌腱。正侧位透视确定入针点，然后开口。插入导针，使其在正侧位上都位于胫骨远端中心。将髓腔扩大至比所选髓内钉直径大 1~1.5 mm。本例患者选用 11 mm 髓内钉。

C 臂机引导下，使用"完美圆"技术徒手锁定远端，置入 2 枚螺钉。简单类型骨折在近端可以仅用一枚螺钉固定，但本例患者近端使用 3 枚螺钉固定。冲洗伤口，逐层缝合。

5　陷阱和并发症

陷阱

- 虽然 IM 钉是一种常用的手术方法，但体位摆放和使用 C 臂机，是成功的关键。
- 应精确选择入针点，导针应位于胫骨中央，在踝穴上方应位于正侧位透视的中心。
- 入针点定位不当或是远端未能在中心（正位）- 中心（侧位）上扩髓可能会导致骨折复位不足及随后的畸形愈合。
- 术者在术中应常规检查旋转畸形。健侧消毒铺单，可用于对比旋转和力线。
- 对于更偏远近端的骨折，可以经小切口切开复位，（临时）用小接骨板固定，达到完美复位。此外，更偏远近端的骨折可能需要更多的锁定

螺钉来维持力线。

并发症

- 术后伤口感染和深部髓内感染：
  - 术者必须检查死骨和结构稳定性。如果内植物松动，应更换为外固定架（图 2.4-4）。
- 螺钉位置不良（如锁定螺钉过长）。
- 后踝复位或固定不足。
- 稳定性不足造成骨折复位丢失。
- 延迟愈合或不愈合。
- 髓内钉入点处的膝前痛。
- 未能发现和治疗骨筋膜室综合征。
- 在钳夹（如有）和经皮螺钉置入时，损伤胫骨前方的肌腱、血管和神经。

6　其他技术

除了髓内钉，还可以使用微创接骨板固定。此方案需要前内侧软组织完整，如果骨折不粉碎的话，还可以在骨折处用拉力螺钉固定。对于骨折线累及穹隆较为严重的病例，建议使用接骨板固定（图 2.4-5）。

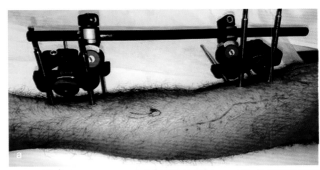

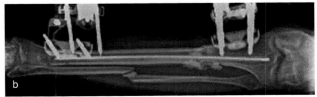

图 2.4-4　另一例患者髓内钉迟发感染后，使用单皮质外固定架固定。
a. 取出感染的 IM 钉后，使用单皮质外固定架固定。
b. 单皮质外固定架、骨水泥 IM 钉和骨折端间隔物。

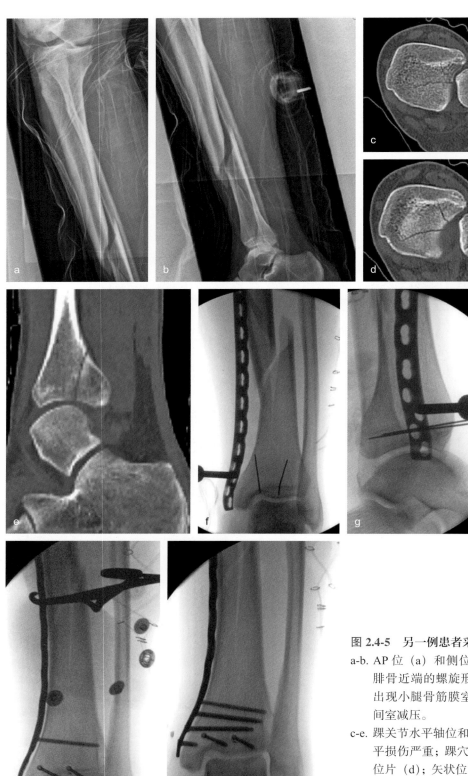

图 2.4-5　另一例患者采用接骨板固定治疗。

a-b. AP 位 （a） 和侧位 （b） X 线片显示胫骨远端 1/3 和
　　 腓骨近端的螺旋形骨折。注意侧位片的皮钉，患者
　　 出现小腿骨筋膜室综合征，通过单个外侧切口行四
　　 间室减压。

c-e. 踝关节水平轴位和矢状位 CT 扫描图像显示踝关节水
　　 平损伤严重；踝穴上 5 mm 轴位片 （c）；踝穴水平轴
　　 位片 （d）；矢状位图像 （e）。

f-g. 术中 AP 位 （f） 和侧位 （g） 片显示空心钉导针固定。

h-i. 远端接骨板固定。

7 术后治疗和康复

术后治疗与胫骨骨折常规治疗类似。允许早期完全 ROM 运动，并逐渐增加负重。

术后 2 周复查拆线，术后 3 个月和 6 个月时进行放射学检查。

内植物取出

由于潜在的并发症风险且对功能无益，一般不常规取出髓内针。总的来说患者对髓内针系统的耐受性良好。如果出现症状，通常也仅位于锁定螺钉处。如果锁定钉处有症状，可以在愈合后取出。如果出现延迟愈合，可以取出交叉锁定螺钉使髓内钉动力化。

本例患者愈合顺利（图 2.4-6 和图 2.4-7）。应患者要求，伤后 1 年取出内植物。

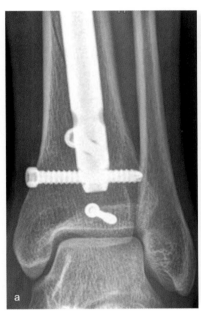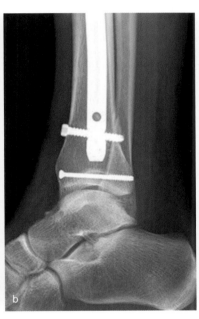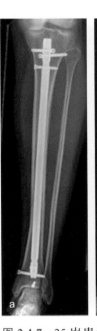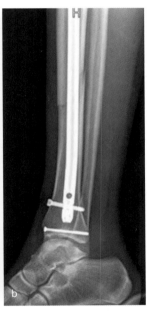

图 2.4-6 25 岁患者髓内固定治疗术后踝关节 X 线片显示复位良好。
a. AP 位片。
b. 侧位片。

图 2.4-7 25 岁患者髓内固定治疗术后 3 个月，复查 X 线片显示骨折端已有愈合，复位维持良好。
a. AP 位片。
b. 侧位片。

推荐阅读

[1] Backes M, Dingemans SA, Dijkgraaf MGW, et al. Effect of antibiotic prophylaxis on surgical site infections following removal of orthopedic implants used for treatment of foot, ankle, and lower leg fractures: a randomized clinical trial. Jama. 2017 Dec 26;318(24):2438–2445.

[2] Georgiadis GM, Ebraheim NA, Hoeflinger MJ. Displacement of the posterior malleolus during intramedullary tibial nailing. J Trauma. 1996 Dec;41(6):1056–1058.

[3] Hou Z, Zhang L, Zhang Q, et al. The "communication line" suggests occult posterior malleolar fracture associated with a spiral tibial shaft fracture. Eur J Radiol. 2012 Mar;81(3):594–597.

[4] Hou Z, Zhang Q, Zhang Y, et al. A occult and regular combination injury: the posterior malleolar fracture associated with spiral tibial shaft fracture. J Trauma. 2009 May;66(5):1385–1390.

[5] Konrath G, Moed BR, Watson JT, et al. Intramedullary nailing of unstable diaphyseal fractures of the tibia with distal intraarticular involvement. J Orthop Trauma. 1997 Apr;11(3):200–205.

[6] Kukkonen J, Heikkilä JT, Kyyrönen T, et al. Posterior malleolar fracture is often associated with spiral tibial diaphyseal fracture: a retrospective study. J Trauma. 2006 May;60(5):1058–1060.

[7] Rammelt S, Boszczyk A. Computed tomography in the diagnosis and treatment of ankle fractures: a critical analysis review. JBJS Rev. 2018 Dec;6(12):e7.

[8] Robinson CM, McLauchlan GJ, McLean IP, et al. Distal metaphyseal fractures of the tibia with minimal involvement of the ankle. Classification and treatment by locked intramedullary nailing. J Bone Joint Surg Br. 1995 Sep;77(5):781–787.

[9] Vallier HA, Cureton BA, Patterson BM. Randomized, prospective comparison of plate versus intramedullary nail fixation for distal tibia shaft fractures. J Orthop Trauma. 2011 Dec;25(12):736–741.

第 5 节 | 内侧接骨板螺钉

Medial plating and screws

John R Shank

1 病例摘要

65 岁男性，从楼梯上摔倒，左侧小腿疼痛就诊于急诊室。临床检查发现左侧踝关节畸形明显、肿胀，神经血管检查正常。腓骨骨折近折端的远端刺穿皮肤，在腓骨骨折表面形成一处小裂伤（<1 cm）。没有骨筋膜室综合征证据。立即消毒包扎伤口，小腿用夹板固定。肌内注射破伤风疫苗和静脉注射头孢唑林。胫骨 X 线片显示胫腓骨远端 1/3 处骨折（图 2.5-1）。急诊完善 CT 检查，显示胫骨远端 1/3

骨折，累及胫骨穹隆（AO/OTA 43C2.3）（图 2.5-2）。急诊手术冲洗清创（I&D）开放性骨折，用外固定架固定胫骨（图 2.5-3）。患者既往有同侧全膝关节置换史。

2 术前计划

手术指征

开放性损伤必须手术治疗。非手术治疗无法恢复胫腓骨长度、旋转和力线，无法重建穹隆部损伤。

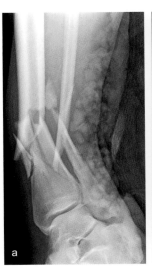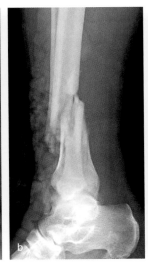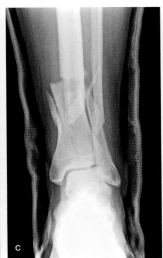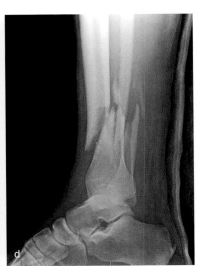

图 2.5-1　急诊室拍摄的伤后 X 线片。
a-b. 就诊时的 AP 位和侧位 X 线片。
c-d. 复位后的 AP 位和侧位 X 线片。

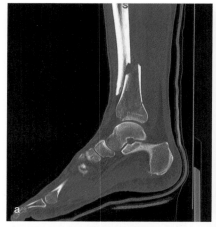
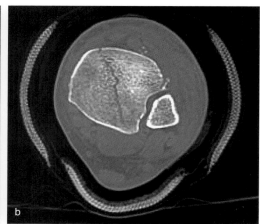
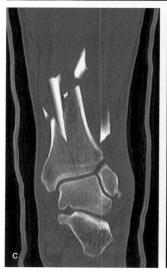
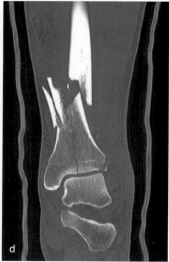

图 2.5-2 CT 扫描证实胫骨穹隆关节内损伤，关节面台阶或移位轻微。
a. 矢状位片。
b. 轴位片。
c-d. 冠状位片。

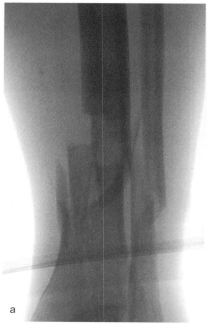
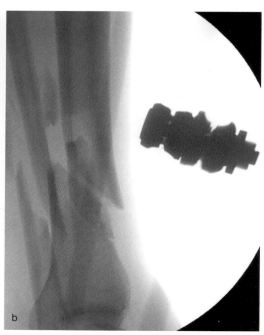

图 2.5-3 胫腓骨开放性骨折 I&D 和外固定架固定后，术中 C 臂机透视图像。

治疗选择

为了减少并发症，应选择分期治疗，一期开放骨折冲洗、清创和外固定架固定胫骨。

腓骨切开复位内固定，胫骨穹隆有限固定，胫骨髓内钉固定

最佳的治疗方法是腓骨切开复位内固定（ORIF），有限切开复位胫骨穹隆，然后髓内钉固定胫骨干。但患者曾行全膝关节置换术无法使用髓内钉固定。

直接切开复位接骨板内固定

手术治疗的目的是恢复胫骨骨干 - 干骺端连续性，解剖重建踝关节面，以获得骨性愈合和减少创伤后关节炎。

根据 X 线片和 CT 图像，选择后外侧入路处理腓骨、前内侧入路处理胫骨。外固定架术后 1 周评估软组织覆盖情况，显示软组织恢复，足以进行 ORIF 手术。这段时间也让术者在进行手术操作前制订出一个合适的术前计划（图 2.5-4）。

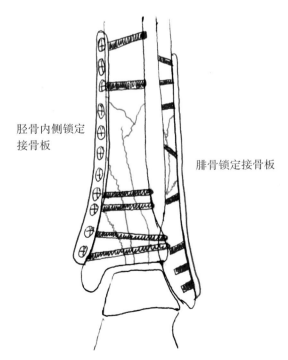

胫骨内侧锁定接骨板

腓骨锁定接骨板

图 2.5-4　术前计划。

3 手术室准备

患者体位	· 仰卧位
麻醉选项	· 全身麻醉，腰麻或区域阻滞麻醉 · 高能量损伤尽量避免使用区域阻滞麻醉，可能会掩盖骨筋膜室综合征的发生
C 臂机摆放	· C 臂机放在手术床对侧，显示屏位于手术床头侧
止血带	· 根据术者要求 · 能改善术野
技巧	· 垫高患肢改善 C 臂机透视，允许无障碍操作患肢

关于麻醉注意事项的说明和概述，见第 1 章。

器械

· 头灯改善术野。
· 骨膜起子，牙科钩。
· 外固定架或股骨牵开器。
· 克氏针。
· 胫骨远端接骨板，小规格螺钉。
· 也可使用锁定接骨板。

使用系统、器械和内植物的大小可能因骨折解剖和患者的不同而不同。

4 手术步骤

通过后外侧入路显露腓骨。必须恢复长度、力线和旋转，这也有助于重建胫骨（图 2.5-5）。腓骨固定可以单独进行，或在固定胫骨时完成。

仔细设计胫骨前内侧入路以尽量减少伤口并发症。切口位于胫骨嵴外侧 1 cm，向远端跨过踝关节后向内侧延伸，在切口向内侧拐弯前形成一个尖（图 2.5-6）。该入路可以向近端延长。切开前间室表面筋膜，切开伸肌支持带后向外侧牵拉前间室肌肉。在整个过程中仔细保护隐神经和大隐静脉。骨膜下剥离胫骨，形成全层厚皮瓣。通过该入路可以

从内到外显露整个踝关节前方关节面（图 2.5-7）。
应用牵开器可以更好地恢复长度和帮助骨折复位。

牵引复位骨干 – 干骺端，复位关节面后用克氏针临时固定。本例患者使用内侧支撑接骨板，同时在前方用小接骨板桥接固定前方粉碎部位。干骺端

或软骨下缺损植骨（图 2.5-8）。

小心确保内植物不会造成关节内撞击。外固定架可以留在原位数周以维持关节复位，尤其是粉碎骨折或骨密度差的患者。术后定期 X 线检查评估愈合情况（图 2.5-9）。

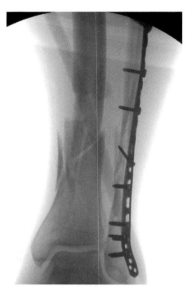

图 2.5-5　腓骨复位和固定术后 X 线片。

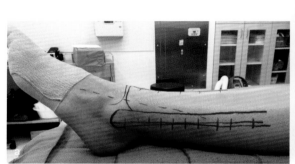

图 2.5-6　腓骨手术入路（另一名患者）。
a. 后外侧入路。
b. 前内侧入路。

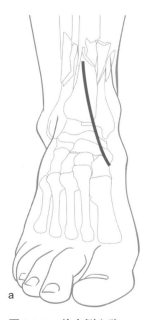

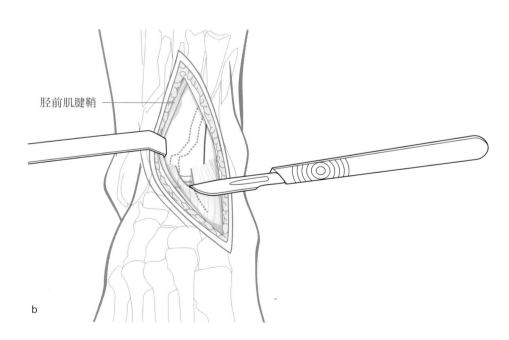

胫前肌腱鞘

图 2.5-7　前内侧入路。

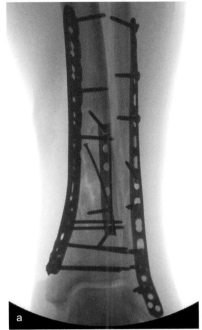
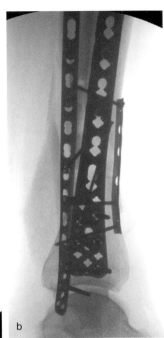

图 2.5-8　术中 X 线片显示骨干 - 干骺端复位，关节面解剖复位。

a. AP 位片。

b. 侧位片。

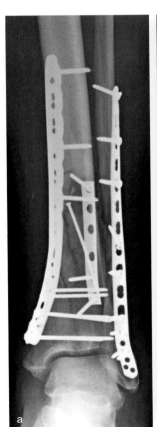
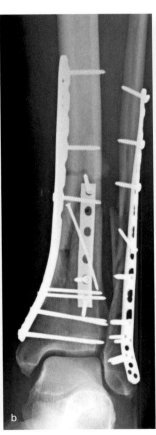
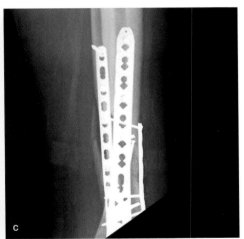
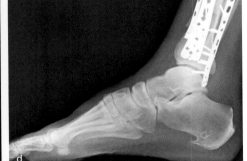

图 2.5-9　术后 X 线片。

a. AP 位片。

b. 踝穴位片。

c. 侧位片显示近端内植物。

d. 踝关节侧位片。

5 陷阱和并发症

陷阱

复位和固定不足

对于此类损伤,选择入路是确保复位固定成功的关键。计划不周的手术入路可能无法充分显露关节损伤和进行适当固定。CT 扫描是制订适用于每个独特骨折的术前计划的良好手段。

牵开器的使用

术者应该熟悉牵开器,不管是旧的股骨牵开器还是新的齿轮装置。牵开器是用于观察复位和达成复位的重要工具。应根据骨折类型计划好 Schanz 针的位置。

嵌压骨块无法复位

对于小的嵌压骨折块(即直径小于 5 mm)和没有软骨覆盖的骨折块,可以去除而不必试图固定。这些骨折块对关节对合没有价值,而且还有可能妨碍解剖复位或移位至关节内成为游离体。

并发症

- 前方神经血管束损伤。
- 隐神经或伴行血管损伤。
- 内植物进入关节内。
- 固定丢失。
- 不愈合。
- 畸形愈合。
- 缺血性坏死。
- 创伤后关节炎。
- 骨筋膜室综合征。

- 感染。
- 伤口并发症。

6 其他技术

理想情况下,髓内钉固定加关节面有限 ORIF 术适合治疗此类骨折。但本例患者既往曾行同侧全膝关节置换术,无法使用此方法。可以采用微创胫骨内侧接骨板治疗这种胫骨远端损伤。细针外固定架也是一种治疗方法。

7 术后治疗和康复

术后使用骨折支具或夹板固定踝关节于 90°。保持患肢抬高。术后第 1 天或第 2 天,拔除引流。2~3 周后拆线。如果术中保留外固定架,可以在术后数周根据骨折严重程度将其拆除。鼓励术后即刻开始足趾活动度(ROM)练习,这将有助于防止深静脉血栓形成,保持跖趾关节活动度。在拆除外固定架后,尽早开始踝关节的主动和被动 ROM 训练。

根据骨折严重程度,建议术后 8~12 周内免负重。术后复查标准 X 线片以确保骨折愈合。如果不能确定骨折是否愈合,需行术后 CT 扫描。负重后开始积极的康复计划,强调 ROM、肌肉平衡和步态训练。

内植物取出

如果患者出现与内植物相关的疼痛,可以在术后 1 年时将胫骨和 Pilon 骨折的接骨板螺钉取出。如果没有疼痛或内植物突出,可以长期保留。

推荐阅读

[1] Blauth M, Bastian L, Krettek C, et al. Surgical options for the treatment of severe tibial pilon fractures: a study of three techniques. J Orthop Trauma. 2001 Mar–Apr;15(3):153–160.

[2] Chen L, O'Shea K, Early JS. The use of medial and lateral surgical approaches for the treatment of tibial plafond fractures. J Orthop Trauma. 2007 Mar;21(3):207–211.

[3] Di Giorgio L, Touloupakis G, Theodorakis E, et al. A two-choice strategy through a medial tibial approach for the treatment of pilon fractures with posterior or anterior fragmentation. Chin J Traumatol. 2013;16(5):272–276.

[4] Lee T, Blitz NM, Rush SM. Percutaneous contoured locking plate fixation of the pilon fracture: surgical technique. J Foot Ankle Surg. 2008 Nov–Dec;47(6):598–602.

[5] Liporace FA, Yoon RS. An adjunct to percutaneous plate insertion to obtain optimal sagittal plane alignment in the treatment of pilon fractures. J Foot Ankle Surg. 2012 Mar–Apr;51(2):275–277.

[6] Paluvadi SV, Lal H, Mittal D, et al. Management of fractures of the distal third tibia by minimally invasive plate osteosynthesis—a prospective series of 50 patients. J Clin Orthop Trauma. 2014 Sep;5(3):129–136.

[7] Patterson MJ, Cole JD. Two-staged delayed open reduction and internal fixation of severe pilon fractures. J Orthop Trauma. 1999 Feb;13(2):85–91.

[8] Sirkin M, Sanders R. The treatment of pilon fractures. Orthop Clin North Am. 2001 Jan;32(1):91–102. Special thanks to Miyoko Green in her assistance with preparation of this chapter.

第 6 节 前外侧接骨板和内侧支撑

Anterolateral plating and medial buttress

———————— John R Shank

1 病例摘要

52 岁女性从楼梯上摔倒，就诊于急诊室，主诉右踝关节疼痛和畸形。

临床检查显示右小腿和踝关节明显畸形，无神经血管损伤，无开放性骨折或骨筋膜室综合征。患者复位后立即使用夹板固定。

踝关节 X 线片显示胫骨远端穹隆骨骺关节内

粉碎骨折（AO/OTA 43C3.1）（图 2.6-1）。

进行胫骨外固定架固定和腓骨骨折切开复位内固定（ORIF）手术（图 2.6-2）。

采用腓骨后外侧入路行腓骨骨折 ORIF。使用此切口是为了使腓骨入路与后期可能用来处理 Pilon 骨折的入路间距（皮桥）达到最大。避免过度剥离。外固定架术后 CT 扫描证实胫骨穹隆复杂损伤（图 2.6-3）。

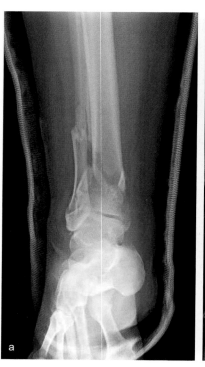 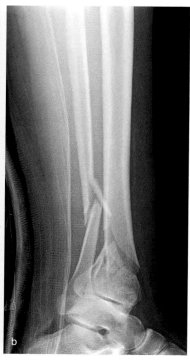

图 2.6-1 伤后即刻 X 线片。

a. 夹板固定 AP 位 X 线片显示胫腓骨远端粉碎骨折伴严重短缩和外翻。

b. 夹板固定后侧位 X 线片证实胫骨远端骨折、穹隆关节面骨折和腓骨粉碎骨折伴短缩。

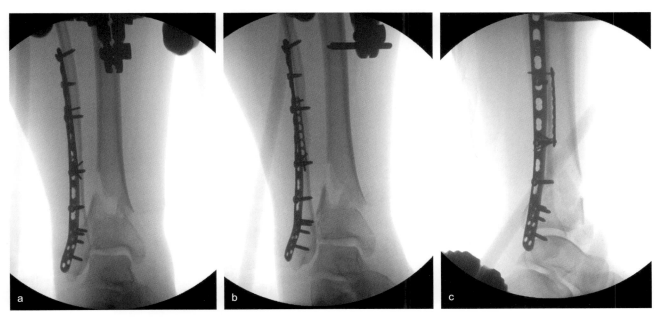

图 2.6-2　术中 C 臂机 X 线透视图像。

a. AP 位片。

b. 踝穴位片。

c. 腓骨复位内固定和胫骨外固定架术后 C 臂机 X 线透视侧位片。注意胫骨干骺端骨折，关节面大致恢复。

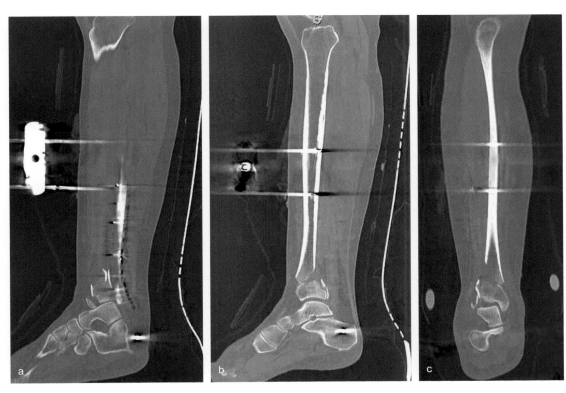

图 2.6-3　CT 扫描图像。

a-c. 矢状位图像。

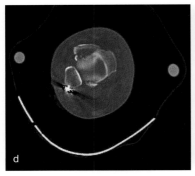
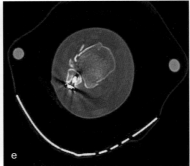
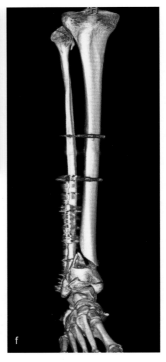

图 2.6-3（续） CT 扫描图像。
d. 冠状位图像。
e. 轴位图像。
f. CT 扫描 3D 重建证实胫骨穹隆关节面损伤，Chaput 结节骨折，内侧关节面无明显受累。外侧关节面可见关节面压缩。

2 术前计划

手术指征

此例胫骨穹隆损伤需要手术治疗来恢复关节面对合和肢体力线。

治疗选择

此类损伤的手术治疗能降低畸形愈合或不愈合的发生率。通过非手术治疗无法恢复胫腓骨长度、旋转和力线，无法重建穹隆损伤。可以使用细针外固定架固定，但此方法解剖重建关节面具有挑战性。一期外固定架固定胫骨和 ORIF 腓骨这种分期治疗能减少并发症，增加 Pilon 损伤治疗成功率。手术目的是恢复胫骨干-干骺端连续，解剖复位踝关节面。这将有助于骨性愈合，尽量减少创伤后关节病。

治疗 Pilon 损伤的方法有很多种，CT 扫描是制订术前计划的关键。

本例患者 CT 扫描显示 Chaput 结节受累，内侧关节面相对完整。根据 CT 扫描结果选择前外侧入路进行前外侧接骨板固定。同时使用内侧支撑接骨板增加关节面重建的稳定性。

在开始 ORIF 之前，应制订适当的术前计划（图 2.6-4）。

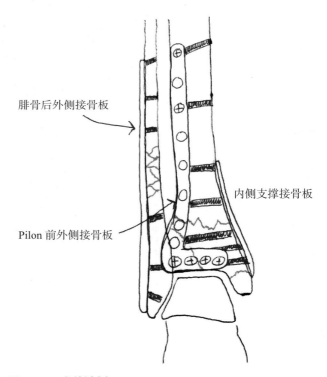

腓骨后外侧接骨板

内侧支撑接骨板

Pilon 前外侧接骨板

图 2.6-4 术前计划。

3　手术室准备

患者体位	· 仰卧位
麻醉选项	· 全身麻醉，腰麻或区域阻滞麻醉 · 高能量损伤避免选择区域神经阻滞，这可能会掩盖骨筋膜室综合征的发生
C 臂机摆放	· C 臂机放在手术床对侧，显示屏位于头侧
止血带	· 根据术者要求使用 · 能改善术野
技巧	· 患肢用垫子抬高，有利于 C 臂机透视和手术器械操作 · 同侧髋关节下放置垫子使小腿内旋，改善对前外侧的观察

关于麻醉注意事项的说明和概述，详见第 1 章。

器械

· 头灯改善术野。

· 骨膜起子，牙科钩。

· 外固定架或股骨牵开器。

· 克氏针。

· Pilon 接骨板，小螺钉和微型螺钉。

· 也可使用锁定接骨板。

· 植骨和取骨器械。

使用系统、器械和内植物的大小可能因骨折解剖和患者的不同而不同。

4　手术步骤

仔细计划前外侧 Pilon 入路，以便与腓骨切口保持适当的皮桥宽度。标记所有的解剖结构，包括腓浅神经（图 2.6-5）。切口位于胫骨远端外侧，远端与第四跖骨平行。此入路可以向远近端延长。术中要找到并保护腓浅神经。

松解前间室表面的筋膜，切开上伸肌支持带后，将前间室肌肉向内侧牵拉（图 2.6-6）。这能显露胫骨前外侧进行切开复位内固定。该入路也能显露到胫骨远端内侧肩部水平。应用牵开器有助于观察关节面（图 2.6-7）。

关节面复位从后外侧向后内侧，然后复位关节面中央，最后是前侧和前外侧关节面。先用外固定

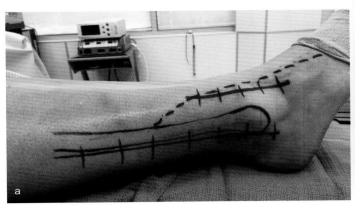
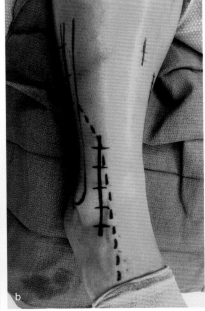

图 2.6-5　选择踝关节前外侧入路手术时应考虑与固定腓骨的后外侧入路之间保持适当的皮桥宽度。在整个手术过程中，辨认、分离和保护腓浅神经（另一患者的图像）。

架或牵开器恢复胫骨长度和对线，然后用克氏针临时固定关节面。直视下进行关节面复位。本例患者在临时复位前外侧关节面后，使用一枚内侧小支撑接骨板固定骨干 – 干骺端（图 2.6-8）。

内侧入路是一内侧小切口，手术时注意保护隐神经和血管。切口可以向近端延长固定长接骨板，或在近端做小切口经皮置入螺钉。干骺端或软骨下缺损需植骨。然后固定胫骨远端前外侧接骨板（图 2.6-9）。近端单做胫骨切口用于前外侧接骨板近端螺钉置入。

注意保证内植物不会造成踝关节内撞击。外固定架至少保留 6 周以维持关节复位，尤其是粉碎性骨折。术后定期复查 X 线片评估愈合情况（图 2.6-10）。

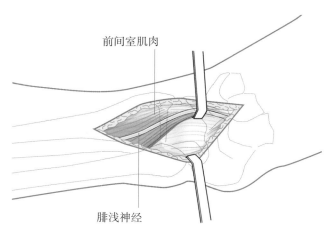

图 2.6-6　前外侧入路。

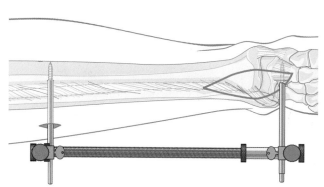

图 2.6-7　股骨牵开器。

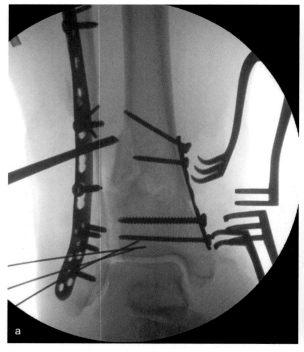

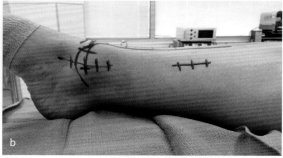

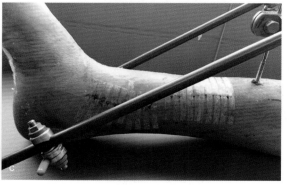

图 2.6-8　内侧入路。

a. 内侧小切口用于内侧支撑接骨板固定。这个接骨板相对较短，可以经小切口插入。

b. 对于较长的内侧接骨板，使用一个小切口插入接骨板，在近端单做切口置入螺钉（另一患者的图像）。

c. 内侧两切口插入接骨板术后示例。

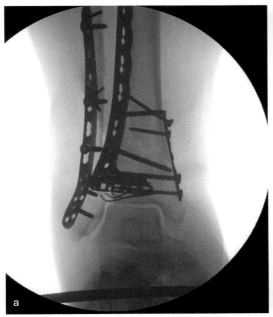
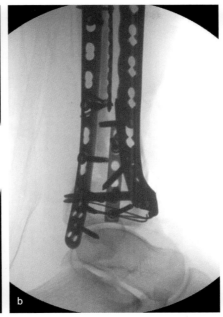
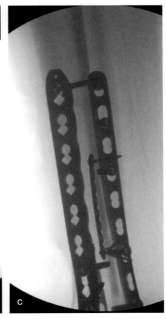

图 2.6-9 术中 C 臂机透视图像显示骨干 – 干骺端已复位，关节面解剖复位。保留克氏针维持关节复位。

a. AP 位片。

b. 侧位片。

c. 近端固定的侧位片。

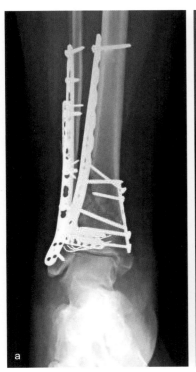
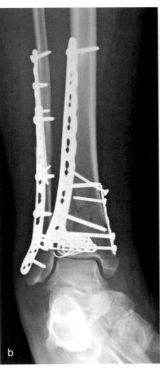
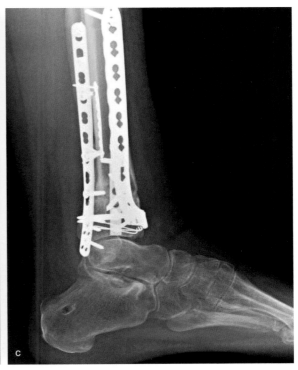

图 2.6-10 术后 X 线片。

a. AP 位片。

b. 踝穴位片。

c. 侧位片。

5 陷阱和并发症

陷阱

术前计划不周

此类复杂损伤治疗成功的前提是良好的切口选择。如果腓骨切口位置不当，可能会影响前外侧入路的进行。

复位和固定不足

对于此类损伤，术者对入路的良好选择是成功复位和固定的关键。计划不周的手术入路可能无法充分显露关节损伤和适当固定。CT 扫描是制订适用于每个独特骨折的术前计划的良好手段。

牵开器的使用

术者应熟悉股骨（或其他类型）牵开器。这是复位骨折的重要工具。应根据骨折类型计划好 Schanz 针位置。

无法复位的嵌压骨块

对于小的嵌压骨折块（即直径小于 5 mm）和没有软骨覆盖的骨折块，可以去除而不必试图固定。这些骨折块对关节对合没有价值，而且还有可能妨碍解剖复位或移位至关节内成为游离体。

并发症

· 腓浅神经损伤。
· 隐神经或血管损伤。
· 内植物进入关节内。
· 固定丢失。
· 不愈合。
· 畸形愈合。
· 缺血性坏死。
· 创伤后关节炎。
· 骨筋膜室综合征。
· 伤口裂开。
· 皮肤坏死。
· 浅表或深部感染。

6 其他技术

对于不甚粉碎的骨折无需双接骨板即可治疗。对于简单骨折类型可以用单一前外侧接骨板固定。细针外固定架对于熟练这一技术的医生来说也是一种选择。

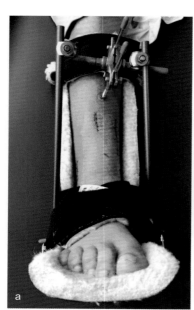

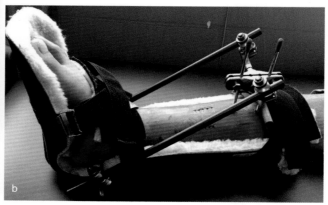

图 2.6-11 术后夹板。

7　术后治疗和康复

术后使用骨折支具或夹板固定踝关节在 90° 位置（图 2.6-11）。保持患肢抬高。术后 1 或 2 天，拔除引流。2~3 周后拆线。

根据骨折严重程度，大约在术后 6 周拆除外固定架。待外固定架拆除后，鼓励患者尽早开始足趾活动，以及进行踝关节的主动和被动 ROM 训练。

根据骨折严重程度，建议术后 8~12 周免负重。术后复查标准 X 线片以确保骨折愈合。如果不能确定骨折是否愈合，进行术后 CT 扫描。负重后开始积极的康复计划，强调 ROM、肌肉平衡和步态训练。

有关其他术后治疗信息，详见第 1 章。

内植物取出

如果患者出现与内植物相关的疼痛，可以在术后 1 年时将 Pilon 骨折的接骨板螺钉取出。如果没有疼痛或内植物突出，可以长期保留。在取出内植物的同时可以松解关节，这可能会改善关节活动度。

致谢

特别感谢 Miyoko Green 在本章节准备中给予的帮助。

推荐阅读

[1] Cole PA, Mehrle RK, Bhandari M, et al. The pilon map: fracture lines and comminution zones in OTA/AO type 43C3 pilon fractures. J Orthop Trauma. 2013 Jul;27(7):e152–156.

[2] Deivaraju C, Vlasak R, Sadasivan K. Staged treatment of pilon fractures. J Orthop. 2015 Oct;12(Suppl 1):S1–6.

[3] Fisher BE, Nathan ST, Acland RD, et al. The anterolateral incision for pilon fracture surgery: an anatomic study of cutaneous blood supply. Acta Orthop Belg. 2011 Jun;77(3):355–361.

[4] Hak DJ. Anterolateral approach for tibial pilon fractures. Orthopedics. 2012 Feb;35(2):131–133.

[5] Hickerson LE, Verbeek DO, Klinger CE, et al. Anterolateral approach to the pilon. J Orthop Trauma. 2016 Aug;30 Suppl 2:S39–40.

[6] Liu J, Smith CD, White E, et al. A systematic review of the role of surgical approaches on the outcomes of the tibia pilon fracture. Foot Ankle Spec. 2016 Apr;9(2):163–168.

[7] Mehta S, Gardner MJ, Barei DP, et al. Reduction strategies through the anterolateral exposure for fixation of type B and C pilon fractures. J Orthop Trauma. 2011 Feb;25(2):116–122.

[8] Penny P, Swords M, Heisler J, et al. Ability of modern distal tibia plates to stabilize comminuted pilon fracture fragments: is dual plate fixation necessary? Injury. 2016 Aug;47(8):1761–1769.

[9] Yenna ZC, Bhadra AK, Ojike NI, et al. Anterolateral and medial locking plate stiffness in distal tibial fracture model. Foot Ankle Int. 2011 Jun;32(6):630–637.

第7节 | 前方接骨板
Anterior plating

John R Shank, Michael Swords

1 病例摘要

30岁女性，机动车事故致伤，被救护车送至急诊室，主诉右踝关节剧烈疼痛。临床表现有明显畸形。闭合性损伤。没有骨筋膜室综合征的证据，神经血管无损伤。

踝关节X线片显示如下：粉碎Pilon骨折，关节面（穹隆）受累严重，畸形和台阶（AO/OTA 43C3.3），腓骨完整（图2.7-1）。为了更好地分析骨折解剖，完善CT成像（图2.7-2）。

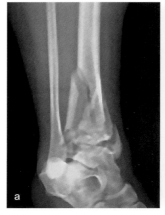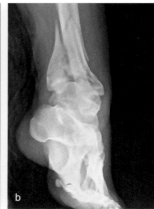

图2.7-1 伤后即刻急诊检查X线片。
a. AP位片。
b. 侧位片。

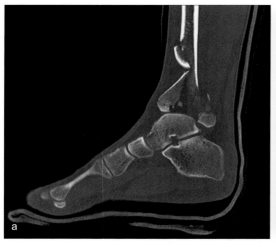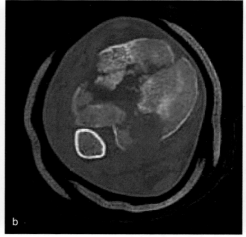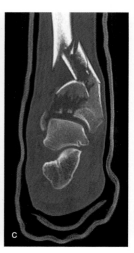

图2.7-2 CT扫描图像显示高度粉碎骨折，胫骨穹隆严重受累。
a. 矢状位片。
b. 轴位片。
c. 冠状位片。

2　术前计划

手术指征

关节面严重粉碎，肢体力线不良，骨折端明显不稳定，有明确的手术指征。

手术考虑

根据骨折类型和模式，此类损伤最好选择手术治疗。恢复胫骨长度，旋转和力线，重建穹隆损伤是非手术治疗无法实现的。

分期治疗能降低并发症发生率，适合此类损伤。早期使用外固定架以使软组织覆盖得以从原始创伤中恢复（图 2.7-3）。随着肿胀消退，皮肤褶皱出现，再切开复位内固定（ORIF）的并发症较少。手术目的是恢复胫骨骨干 - 干骺端的连续，解剖复位踝关节面。准确复位和恰当固定能提供骨愈合所需的稳定性，减少创伤后关节炎的可能性。本例患者根据 X 线片和 CT，选择前方入路放置接骨板。早期外固定架固定术后 1 周，软组织覆盖恢复良好，允许进行 ORIF。术前需要制订恰当的术前计划（图 2.7-4）。

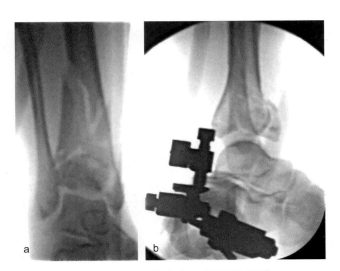

图 2.7-3　闭合复位外固定架术中 C 臂机透视影像。
a. 踝穴位片。
b. 侧位片。

3　手术室准备

患者体位	· 仰卧位
麻醉选项	· 全身麻醉，腰麻或区域阻滞麻醉 · 高能量损伤避免使用区域神经阻滞，这可能会掩盖骨筋膜室综合征的发生
C 臂机摆放	· C 臂机放在手术床对侧，显示屏置于头侧
止血带	· 根据术者要求 · 能改善术野
技巧	· 患肢用垫子抬高改善 C 臂机透视，利于手术器械操作 · 同侧髋关节下放置垫子可使小腿内旋，改善对踝关节前外侧的显露

关于麻醉注意事项的说明和概述，详见第 1 章。

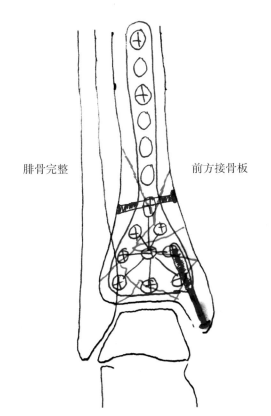

腓骨完整　　　　　前方接骨板

图 2.7-4　术前计划。

器械

- 头灯改善显露。
- 骨膜起子，牙科钩。
- 外固定架或股骨牵开器。
- 克氏针。
- 胫骨远端前方锁定接骨板。
- 小规格皮质骨螺钉和锁定螺钉。

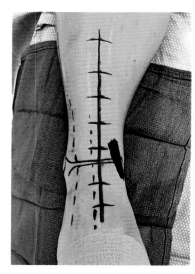

图 2.7-5　踝关节前方入路。

使用系统、器械和内植物的大小可能因骨折解剖和患者的不同而不同。

4　手术步骤

使用胫骨前方入路时应小心以尽量减少伤口并发症。切口位于胫骨嵴外侧，远端通过踝关节正中（图 2.7-5）。此入路可以向远近端延长。松解前间室表面筋膜，分离胫前肌腱和踇长伸肌腱间隙（图 2.7-6）。注意保护前方的血管神经束和所有腓浅、腓深神经的分支。骨膜下剥离胫骨，分离复位操作所必要的全层厚皮瓣。避免过度剥离，否则可能增加缺血性坏死风险。该入路可以从内到外显露踝关节前方整个关节面。应用股骨牵开器恢复长度，帮助骨折复位。

牵引复位骨干－干骺端交界区，关节面复位后克氏针临时固定。通常在复位关节面时，用外固定架或牵开器维持整体长度和力线。从后到前复位关节面。使用克氏针将每个骨折块固定，直到完成整个关节面重建。根据需要在关节近端拧入拉力螺

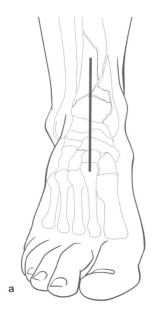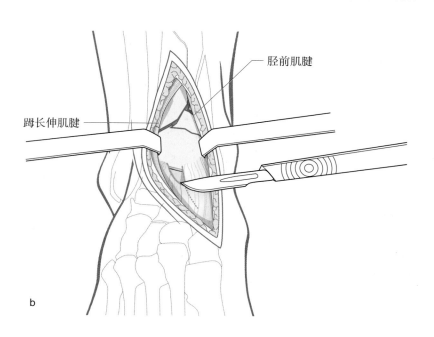

胫前肌腱

踇长伸肌腱

a　　　　　　b

图 2.7-6　前方入路。
a. 踝关节前方入路的皮肤切口。
b. 深层解剖间隙位于胫前肌腱和踇长伸肌腱之间。

钉或位置螺钉来增强稳定。然后选择一枚接骨板桥接骨干和干骺端交界区，将关节面与骨干连接在一起。本例患者使用前方锁定接骨板固定（图 2.7-7）。接骨板远近端临时固定后 C 形臂透视确认位置。远端关节面骨块经接骨板用螺钉固定。在接骨板干部增加螺钉完成最终固定。这一步可以切开完成，或者更常用的是经小切口微创方式完成骨折固定。距骨体损伤也经同一入路治疗。干骺端或软骨下缺损根据需要植骨。

注意保证内植物不要在踝关节内撞击。保留外固定架 6 周以维持关节复位和整体力线。术后定期进行 X 线片检查评估愈合情况（图 2.7-8）。

5 陷阱和并发症

陷阱

复位和固定不足

对于此类损伤，选择入路是确保复位固定成功的关键。计划不周的手术入路可能无法充分显露关节面损伤和适当固定。CT 扫描是制订适用于每个独特骨折的术前计划的良好手段。

牵开器的使用

术者应熟悉牵开器这个用于骨折复位的重要工具。根据骨折类型计划好 Schanz 针的位置。

无法复位的嵌压骨块

对于小的嵌压骨折块（即直径小于 5 mm）和没有软骨覆盖的骨折块，可以去除而不必试图固定。这些骨折块对关节对合没有价值，而且还有可能妨碍解剖复位或移位至关节内成为游离体。

前方切口

踝关节前方入路适用于某些 Pilon 骨折。该切口不太方便在胫骨前外侧和内侧放置预塑形的接骨板。此入路适用于可以使用真正的前侧接骨板治疗

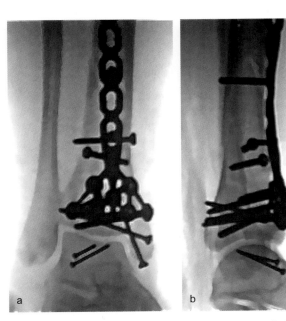

图 2.7-7 术中影像学检查显示骨干干骺端交界区复位，关节面恢复（本例所用的前方接骨板目前市场已停售）。
a. 踝穴位片。
b. 侧位片。

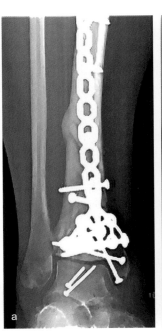
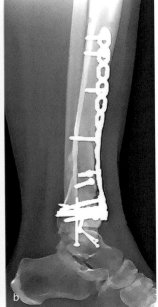

图 2.7-8 术后 X 线片（本例所用的前方接骨板目前市场已停售）。
a. 踝穴位片。
b. 侧位片。

的骨折。该入路的优点是在必要的时候，可以行踝关节融合或全踝关节置换术。

并发症

- 前方神经血管束损伤。
- 腓浅神经损伤。
- 内植物进入关节内。
- 固定丢失。
- 不愈合。
- 畸形愈合。
- 缺血性坏死。
- 创伤后关节炎。
- 骨筋膜室综合征。
- 感染。
- 伤口并发症。

6 其他技术

除前方入路外，其他可用于治疗 Pilon 骨折的入路包括：

- 前外侧入路。
- 前内侧入路。

用这些更传统的入路可以使用标准的预塑形 Pilon 接骨板。如果术者熟悉细针外固定架，也可以用于治疗。但该方法对关节面的复位常常不够精确。

对于合并多种内科合并症的患者，或是无法重建关节面的病例，可行一期融合。

细针固定能很好地恢复肢体力线，但恢复关节面对合和处理关节面压缩的能力有限。

7 术后治疗和康复

术后使用骨折支具或夹板固定踝关节于 90° 位置。如果合并马蹄挛缩，需行跟腱延长达到需要的位置。根据导致挛缩的具体结构，分别选择跟腱经皮延长或腓肠肌腱膜松解。健侧肢体做挛缩检查有助于判断挛缩部位。保持患肢抬高。术后 1 或 2 天拔除引流。术后 2~3 周拆线。

如果术后保留外固定架，根据骨折严重程度在术后数周拆除。外固定架拆除后，鼓励患者即刻开始足趾活动，进行踝关节、距下关节和 Chopart 关节的主动和被动 ROM 训练。根据骨折严重程度，建议术后 8~12 周免负重。术后复查标准 X 线片以确保骨折愈合。如果不能确定骨折是否愈合，进行术后 CT 扫描。在负重后开始以 ROM，肌肉平衡和步态训练为重点的积极的康复计划。

取出内植物

如果患者出现与内植物相关的疼痛，可以在术后 1 年取出 Pilon 骨折接骨板螺钉。如果没有疼痛或内植物突出，可以长期保留。

特别感谢 Miyoko Green 在本章节准备中给予的帮助。

推荐阅读

[1] Assal M, Ray A, Stern R. Strategies for surgical approaches in open reduction internal fixation of pilon fractures. J Orthop Trauma. 2015 Feb;29(2):69–79.

[2] Beaman DN, Gellman R. Fracture reduction and primary ankle arthrodesis: a reliable approach for severely comminuted tibial pilon fracture. Clin Orthop Relat Res. 2014 Dec;472(12):3823–3834.

[3] Calori GM, Tagliabue L, Mazza E, et al. Tibial pilon fractures: which method of treatment? Injury. 2010 Nov;41(11):1183–1190.

[4] Jacob N, Amin A, Giotakis N, et al. Management of high-energy tibial pilon fractures. Strategies Trauma Limb Reconstr. 2015 Nov;10(3):137–147.

[5] Liu J, Smith CD, White E, et al. A systematic review of the role of surgical approaches on the outcomes of the tibia pilon fracture. Foot Ankle Spec. 2016 Apr;9(2):163–168.

[6] McAlister JE, DeMill SL, Hyer CF, et al. Anterior approach total ankle arthroplasty: superficial peroneal nerve branches at risk. J Foot Ankle Surg. 2016 May–Jun;55(3):476–479.

[7] Zelle BA, Gruen GS, McMillen RL, et al. Primary arthrodesis of the tibiotalar joint in severely comminuted high-energy pilon fractures. J Bone Joint Surg Am. 2014 Jun 4;96(11):e91.

第 8 节 | Pilon 骨折分期治疗（从后向前）
Staged treatment of pilons (posterior to anterior)

------ John Ketz, David Ciufo

1 病例摘要

47 岁女性，在清洁排水沟时从 4.6 m 高的梯子上摔下，左腿着地。伤后即感踝关节疼痛，没有其他损伤。就诊于急诊室时，患者踝关节畸形明显，伴有瘀斑和肿胀，但没有水泡、皮肤凸起或开放性伤口。踝关节和小腿 X 线片显示胫骨远端干骺端骨折，完全关节内粉碎骨折（AO/OTA 43C3），合并腓骨远端骨折（图 2.8-1）。神经血管检查正常。

静脉麻醉下闭合复位，CT 扫描整体分析骨折形态和制订术前计划。

2 术前计划

在检查疑似踝关节骨折的患者时，需要仔细检查患肢。软组织损伤将会决定治疗选择。需要仔细

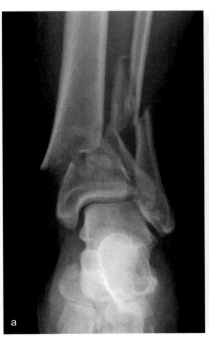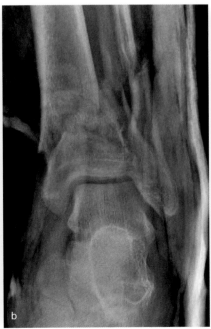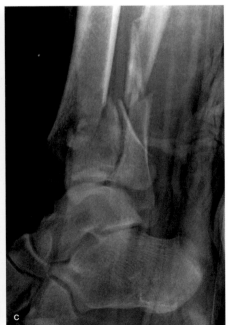

图 2.8-1 急诊室 X 线片。
a. 就诊时踝关节 AP 位 X 线片。
b-c. 临时复位和支具固定后的踝关节 X 线片。

检查皮肤擦伤，骨折水泡或撕裂伤等提示开放性损伤而需要紧急处理的情况。全面检查神经血管。如果有神经血管受损表现，需要复位患肢，夹板固定，再次检查神经血管状况。待肢体临时固定后，拍摄胫骨 / 腓骨，踝关节和足部 X 线片并进行分析。

X 线片能提供骨折的重要信息。应特别注意骨折近端累及范围、后踝骨折移位和关节面受累情况。术前计划至关重要。如果是开放性骨折，应在患者就诊后就开始使用抗生素，并急诊手术冲洗清创和固定。需要注意的是，如果开放性伤口很小，而且不在可用手术入路上，可以在对开放伤口清创时，采用较短的正规入路切口进行骨折端的冲洗和清创。

较大的开放性伤口限制了额外切口的使用，应当清创后分期固定：

- 1 期：后方固定和外固定架固定。
- 2 期：前方固定。

如果软组织覆盖允许，完成某些骨折块的有限内固定可以大大改善骨折对线和稳定性。如果有此计划，应先行 CT 扫描（图 2.8-2）。CT 可以额外提供有关骨折的三维信息和解剖细节，依此可对某些骨块进行早期固定。这一点对于后踝骨折尤其适用。当伤后后踝骨块出现移位时，使用外固定架固定通过韧带牵拉通常无法使其复位。在最终固定时，后踝骨块也很难被间接复位；在切开复位时，由于瘢痕形成，需要进行广泛的软组织剥离来游离伤后向近端移位的骨块使其复位。

3 手术室准备

关于麻醉注意事项的说明和概述，详见第 1 章。

器械

- 克氏针。
- 可吸收针。
- 微型锁定接骨板系列。
- 小骨折块固定系列。
- 复位钳。
- 骨膜起子。
- 大外固定架。

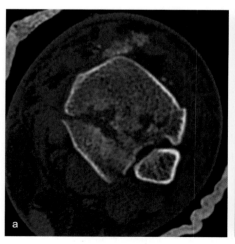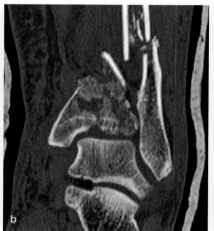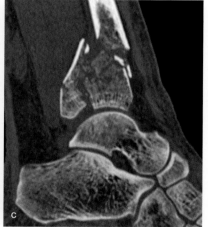

图 2.8-2 CT 扫描图像显示关节面和干骺端粉碎和移位。
a. 轴位片。
b. 冠状位片。
c. 矢状位片。

患者体位	・1 期： －俯卧位 －胸部损伤患者无法俯卧位，可以选择侧卧位或标准分期治疗 ・2 期： －仰卧位
麻醉选项	・在患者俯卧位时，需要全身麻醉进行 Pilon 骨折分期治疗固定后侧。如果需要，也允许使用肌松药物 ・多发伤患者根据麻醉需要高级监测 ・根据药物过敏试验结果，选择适当抗生素
C 臂机摆放	・C 臂机放在手术床患肢对侧 ・显示屏位于手术床头侧 ・术中需要调整 C 臂机投射角度使其垂直小腿
止血带	・1 期： －大腿根部上非无菌止血带 －患者俯卧位，患足位于可透 X 线手术床尾端，可背伸至中立位 －衬垫好所有突出部位。患肢消毒范围应允许膝关节屈曲 ・2 期： －平卧位，分期固定处理前方损伤，足部位于可透 X 线手术床尾端 －消毒患肢
技巧	・在重建踝穴时，可以使用外固定架固定针进行牵引

4　手术步骤

1 期：后方固定和外固定架固定

后外侧入路位于跟腱外缘和腓骨后缘中间（图 2.8-3）。切口长度根据后侧骨块向近端延伸范围而定。锐性切开皮肤，钝性剥离皮下组织。腓肠神经邻近切口，在切口近端容易受损；需仔细辨认和保护神经以免损伤。

手术解剖平面位于腓骨长短肌腱和姆长屈肌腱（FHL）之间。在近端操作时有损伤腓动脉主干的风险，需要小心以免损伤。向深层解剖至胫骨后方（图 2.8-4a）。固定目的是恢复后方支撑，因此尽量减少组织剥离。显露后踝骨折块。在术前计划时，

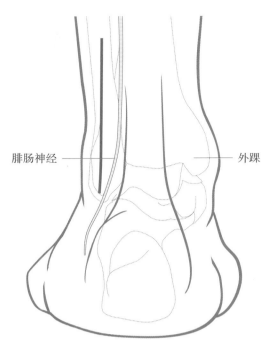

图 2.8-3 后外侧入路切口设计。

需要判断后踝骨折块是单一还是多个骨块。

如果是单一骨块，骨折块近端多为三角形，可与近端骨干精确吻合，能够做到准确复位。

在后踝骨块复位前可以看到关节面。后踝骨块复位后的轻微移位在 C 臂机透视下难以被发现，只能通过小骨膜起子（Freer）触摸来感觉。或者可以用小关节镜来评估复位情况。复位完成后用克氏针临时固定。将一枚 3.5 mm 管状接骨板或小接骨板（直板或 T 形板），按照胫骨后部解剖塑形（图 2.8-4b）。塑形不足会导致关节骨块过伸，过度塑形又会导致骨块屈曲和向后移位。经接骨板置入近端螺钉固定骨块。在置入远端螺钉时，应保证螺钉完全位于后方骨块内（通常 <16 mm）。如果突出到骨折的中央，会影响二期（前路固定）术中复位。

如果是多个骨块，如果最近端骨块皮质是三角形，首先以此三角形作为标志将近端骨折块复位。克氏针临时固定此骨块后，将矢状面骨折线复位和临时固定。拍摄 C 臂机侧位图像，确保后关节面复位良好。如果侧位片发现关节面存在小台阶，需要微调来改善复位。这种骨折类型需要使用 T 形接

骨板或预塑形接骨板，保证每个骨块都有螺钉固定（图 2.8-5）。先置入近端螺钉，然后如前所述，在每个骨块上置入至少一枚螺钉。

如果后踝骨折块向近端延伸至骨干，使用类似的抗滑接骨板技术并加以适当调整进行固定。固定骨干后方骨折块后，可以将 AO/OTA 43C 型骨折转变为较为简单的 AO/OTA 43B 型，为后期重建提供

稳定的后方支撑，同时和外固定架一起提供长度、力线和旋转的早期稳定。根据骨折类型，可以通过更偏近端的前外侧或后内侧切口固定管状板、DCP 或 LC/DCP 接骨板；在关节粉碎时可以附加远端接骨板固定（如上所述）（图 2.8-6）。

如果存在腓骨骨折，可以同时复位。首先固定后踝。如果先固定腓骨，腓骨内植物可能会影响侧

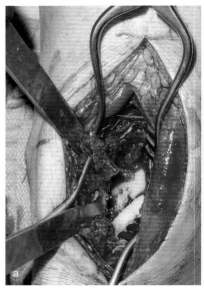
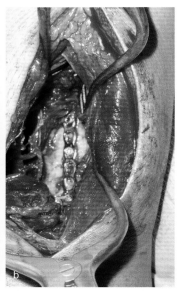

图 2.8-4 术中显露后踝骨折线（a）和接骨板放置（b）。

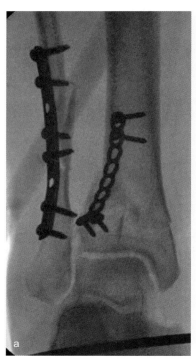
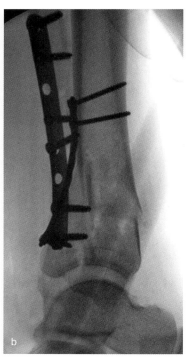

图 2.8-5 胫骨后侧、腓骨和外固定架固定后的术中影像。
a. 踝穴位片。
b. 侧位片。

位透视时穹隆中央的影像。在腓骨肌筋膜外侧进行剥离。在腓骨后外侧切开腓骨肌筋膜。游离腓骨长短肌腱并向内侧牵拉以显露腓骨后方。或者向外侧牵拉腓骨长短肌腱，同样利用 FHL 和腓骨长短肌腱间隔来显露腓骨。复位钳复位腓骨。解剖复位后使用拉力螺钉与中和 / 或抗滑接骨板完成固定。对于粉碎严重的腓骨骨折，也是 Pilon 骨折更常见的情况，选用桥接接骨板技术固定。关键是恢复腓骨恰当的解剖长度、力线和旋转。腓骨复位不足可能会导致后期前路固定困难，尤其是腓骨短缩影响更大。应用 C 臂机透视辅助确认复位。冲洗伤口，逐层闭合，3-0 尼龙线间断缝合皮肤。

伤口闭合后，固定外固定架。屈膝 90°。在胫骨骨折近端固定两枚 5.0 mm 半针，并尽可能在最终固定所用前方接骨板的近端置入。C 臂机透视引导下置入跟骨贯穿针，构建三角形结构的外固定架。可以在第 1 跖骨或楔骨上增加一枚固定针，控制足的位置和增加结构稳定性。纵向牵引恢复骨折

长度和旋转，C 臂机透视确认。注意保持外固定架连杆尽量远离皮肤，以适应肿胀。松止血带，患者改为仰卧位。术后 CT 扫描评估后踝骨折复位情况，设计前方固定的切口和复位（图 2.8-7）。如果胫骨后方或腓骨骨折复位不足可能影响最终固定，在后期手术时需要纠正。

2 期：前方固定

通常在伤后 10~14 天，当软组织条件允许时，再次手术进行二期前方固定。拆除外固定架连杆，保留外固定针，消毒整个手术范围。根据外固定架术后 CT 扫描选择前方切口。可以选择前方直接、前外侧或前内侧切口。

前入路能完全显露胫骨前内侧和前外侧，如果后期需要进行踝关节置换或关节融合术（图 2.8-8），也可以使用该入路。切口以踝关节为中心，位于胫前肌腱外侧。在切口远端，腓浅神经从外侧跨过切口，需要加以辨认和保护。平行皮肤切口

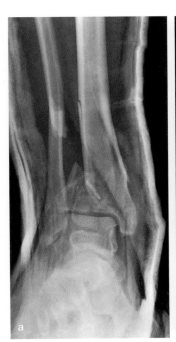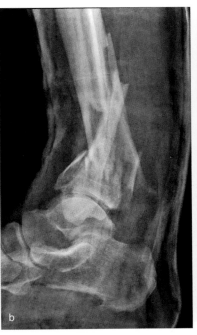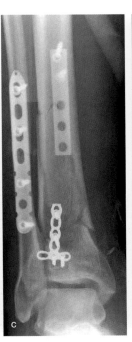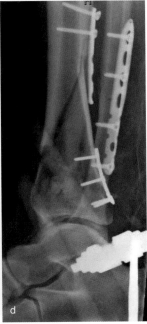

图 2.8-6　当骨折线向干部延伸时，使用后方近端接骨板固定。

a-b. AP 位和侧位片显示骨折向近端累及范围。

c-d. 术后 AP 位和侧位 X 线片显示近端抗滑接骨板技术。

切开伸肌支持带，在胫前肌与姆长伸肌（EHL）肌腱之间解剖。必须找到胫前动脉和腓深神经并加以保护。它们位于 EHL 稍偏外侧的深方。将神经血管束与 EHL 一起向外侧牵拉，向内侧牵拉胫前肌。此时可见踝关节囊。如果原始损伤未破坏关节囊，则在关节面水平，平行皮肤切口，锐性切开关节囊。

关节显露后，辨认各骨折块，清除血肿。以复位固定完成的胫骨后侧为基础，从后向前依次复位。首先处理后关节面压缩骨块。使用 1.6 mm 克氏针临时固定。小骨软骨块的固定方法包括：可吸收针固定；挤压固定在较大的骨块之间；或者使用"克氏针留置"技术，即小骨软骨块用克氏针固定。将克氏针超出骨表面部分剪断，使其剩余部分完全埋在骨内。关节面临时稳定后，C 臂机透视确认复位情况。然后再处理干骺端，通过克氏针和复位钳将其复位至胫骨干。

首先，使用小骨块螺钉或微型螺钉将每个关节面骨块进行拉力螺钉固定。然后用预塑形前外侧接骨板固定干骺端和骨干。可以将接骨板从前方切口插入。并在接骨板近端单做前外侧切口。在接骨板远近端置入螺钉，直到获得足够的稳定性。然后 C 臂机透视确认复位（图 2.8-9）。拆除外固定针，搔刮和冲洗针道。冲洗伤口，逐层缝合。

5 陷阱和并发症

陷阱
复位和固定不足
特别是对于严重粉碎的病例，后踝复位很困难。如果发现残留有轻度的移位或压缩，可以在二期手术中调整。胫骨远端后方明显的复位不足会影响二期前方重建的质量，需要尽早翻修。外固定架术后完善 CT 扫描判断上述情况。如果一期处理腓骨骨折，腓骨复位不足也会限制二期复位质量。此时也需要翻修腓骨。

外固定架安装困难
大部分术者对俯卧位安装外固定架经验很少。与平卧位相比，可能需要更多的助手帮忙。术前要

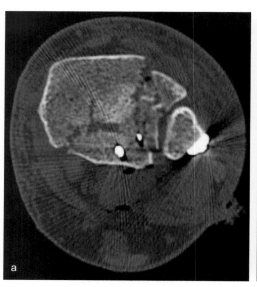
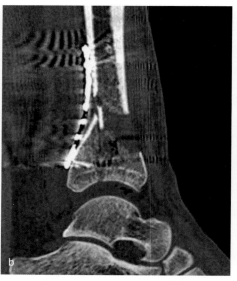

图 2.8-7　后方固定术后 CT 影像显示关节面和后侧骨块已复位。
a. 轴位片。
b. 矢状位片。

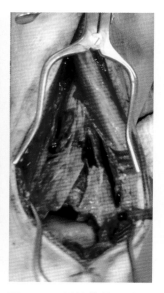

图 2.8-8　踝关节前入路显露情况。

做好计划，并且在外固定架安装之后需要 C 臂机透视来确认位置和骨折力线。

患者选择不当

在决定采用从后往前固定的分期治疗方案时，患者选择至关重要。患者需要有良好的皮肤条件，以便完成两期手术。如果患者既往有踝关节炎，一期融合或者延期切开复位内固定（ORIF）可能更有益。分期治疗技术需要患者早期就诊以固定后踝。早期使用后侧接骨板固定后，软组织肿胀和创伤会随时间逐渐改善，直至进行后期手术。

并发症

- 急性创伤后伤口愈合困难。
- 晚期感染需要取出内植物时，还需要做两个入路。
- 腓肠神经损伤（后外侧入路），腓浅或腓深神经损伤（前入路）。
- 后入路导致的踝关节僵硬。
- 畸形愈合。

- 不愈合。
- 缺血性坏死。
- 创伤后关节炎。

6 其他技术

延期固定

有时因软组织条件或患者合并症可能不允许采取从后到前固定技术。此时可以早期应用外固定架和延期固定治疗。对于老年人、低需求患者或既往关节炎患者，单纯前入路或小切口固定能降低这些患者发生软组织并发症的风险，可能是最好的治疗方法。

一期融合

对于存在广泛的软骨缺失，粉碎严重，或既往踝关节炎患者，可以考虑一期关节融合。

根据骨折类型和软组织条件，某些 Pilon 骨折可以一期完成最终 ORIF。此时应非常小心，也只能由治疗 Pilon 骨折经验丰富的术者来进行。

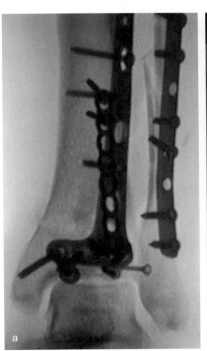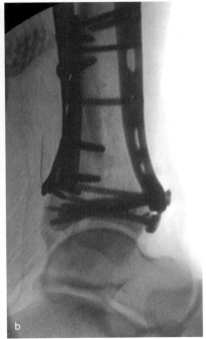

图 2.8-9　分期前方固定后的术中影像，显示关节面重建并与骨干固定相连。
a. 踝穴位片。
b. 侧位片。

7 术后治疗和康复

1 期：后方固定和外固定架固定

初期完成后方固定后，拍摄 X 线片和 CT 扫描，评估腓骨和胫骨关节面复位情况，设计前方切口和固定计划。术后 1~2 天时可以出院回家，之后每周门诊复查软组织情况（通常 2~3 周）。患者应严格不负重和抬高下肢。每天做针道护理。

2 期：前方固定

术后用衬垫良好的石膏托固定。拍摄术后 X 线片。一般术后 1~2 天出院。术后 2 周，如果软组织条件允许，可更换为可拆卸式靴子并拆线。同时开始踝关节，距下关节和 Chopart 关节的主动和被动 ROM 训练。在 X 线片上有骨折愈合前，一般在 10~12 周时，患者要保持患肢免负重。然后更换为可拆卸式踝关节支具，开始 ROM 和肌力训练（图 2.8-10）。

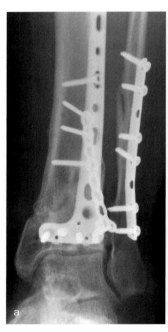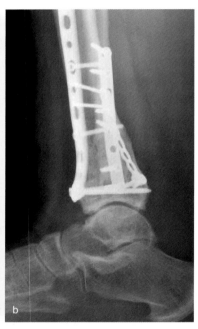

图 2.8-10 术后 3 年随访 X 线片，显示骨折愈合良好，关节面平整，力线和关节间隙良好。
a. 踝穴位片。
b. 侧位片。

推荐阅读

[1] Cole PA, Mehrle RK, Bhandari M, et al. The pilon map: fracture lines and comminution zones in OTA/AO type 43C3 pilon fractures. J Orthop Trauma. 2013 Jul;27(7):e152–156.

[2] Dunbar RP, Barei DP, Kubiak EN, et al. Early limited internal fixation of diaphyseal extensions in select pilon fractures: upgrading AO/OTA type C fractures to AO/OTA type B. J Orthop Trauma. 2008 Jul;22(6):426–429.

[3] Ketz J, Sanders R. Staged posterior tibial plating for the treatment of Orthopaedic Trauma Association 43C2 and 43C3 tibial pilon fractures. J Orthop Trauma. 2012 Jun;26(6):341–347.

[4] Tornetta P 3rd, Gorup J. Axial computed tomography of pilon fractures. Clin Orthop Relat Res. 1996 Feb(323):273–276.

第 9 节 ｜ Pilon 骨折合并足骨筋膜室综合征

Pilon fracture with compartment syndrome of the foot

Matthew Graves, Bopha Chrea

1 病例摘要

37 岁男性从 3.6 m 高处跌下，因左下肢闭合性损伤被送往急诊，既往没有内科病史。到达医院后拍摄 X 线片，显示左踝关节 Pilon 骨折（AO/OTA 43C3），合并螺旋形 Weber C 型腓骨骨折（图 2.9-1）。X 线片表现为外翻，轴向负荷损伤模式。急诊室复位踝关节后夹板固定。患者无吸烟史。

2 术前计划

手术指征

本例 Pilon 骨折分期治疗的指征包括：关节内

Pilon 骨折移位，合并腓骨骨折，37 岁患者，软组织损伤严重。

术后阶段立即再次手术的指征：疑似急性足骨筋膜室综合征（FCS），伴有进行性神经变化。

挽救手术的指征：出现有症状性不愈合并伴有感染。

急性处理

1 期：手法闭合复位踝关节，跨关节外固定架固定

腓骨骨折固定可选择在此时间或 Pilon 骨折最终治疗时进行。腓骨骨折固定可选择接骨板螺钉固定，髓内钉或棒固定（如果骨折类型允许），或者

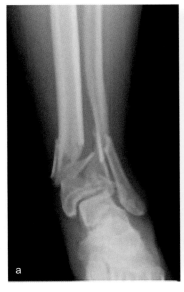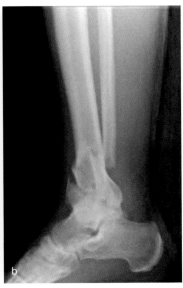

图 2.9-1　3.6 m 高处坠落伤致伤左踝关节，夹板制动前 X 线片。
a. 正位片。
b. 侧位片。

不固定任其自然治愈。本例患者使用接骨板螺钉固定。

腓骨复位不足及手术入路不当均会影响后期胫骨穹隆重建。理想情况下，腓骨固定手术应由最后完成胫骨固定的术者进行。

2 期：Pilon 骨折切开复位内固定

根据骨折类型，Pilon 骨折可以通过直接外侧、前外侧、前内侧、后外侧或后内侧入路来处理。

后内侧切口是处理肌腱嵌压在 Volkmannn 结节和内踝骨折之间的最理想入路。同样也适用于这些骨折块的直视和复位。但本例患者的后内侧软组织条件较差，所以计划使用前外侧入路来复位和稳定整个关节（图 2.9-2）。计划通过两个 5 mm 切口，使用点式复位（Weber）钳和两枚加压螺钉来复位和固定内侧柱。

挽救治疗

Pilon 骨折感染性骨折不愈合的挽救治疗很复杂。感染性骨折不愈合治疗要遵循经典原则：

· 清除所有感染和坏死骨。Pilon 骨折感染性骨折不愈合的骨髓炎通常是局限性的，而不是弥漫的。可以使用不同器械进行清创，但是高速精密磨钻配合冷却液的使用可以更精确地清除骨质直至有活性渗血骨面。

· 采集多份组织样本送检，进行需氧、厌氧、抗酸杆菌和真菌培养。

· 使用抗生素链珠或抗生素间隔物填补清创产生的缺损。

· 在使用静脉抗生素期间复位和固定。可以选择不同技术，但环形外固定架既能提供多平面稳定性，又能避免在感染区域使用金属。

· 取出间隔物和植骨。可以使用不同类型的移植

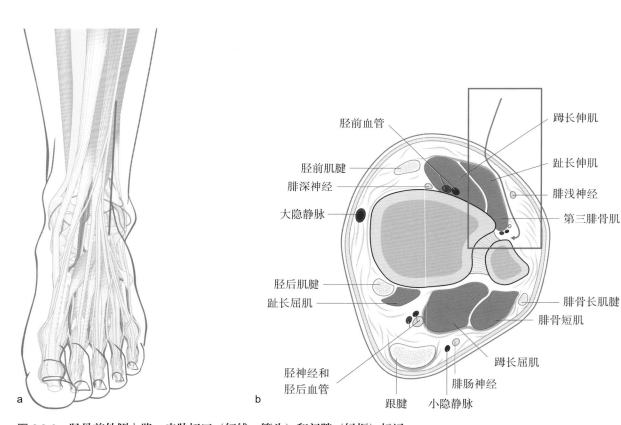

图 2.9-2　胫骨前外侧入路。皮肤切口（红线，箭头）和间隙（绿框）标记。

物，但自体骨移植优点明确。小范围缺损可以通过局部取骨填补，例如胫骨近端、股骨远端或跟骨。大范围缺损需要从髂骨或髓腔取骨。

- 在移植骨愈合期间提供稳定性。可以继续使用环形外固定架，也可以代之以接骨板固定，同时去除固定架或继续保留。

挽救手术的术前计划需要在手术室准备好所有术中可能用到的设备。

3　手术室准备

患者体位	· 仰卧位，可透 X 线手术床
麻醉选项	· 推荐全身麻醉 · 也可以采用腰麻或区域麻醉 · 术前 30 分钟预防性使用一代头孢抗生素
C 臂机摆放	· C 臂机从踝关节内侧推入 · 显示屏位于手术床头侧
止血带	· 预先固定，需要时充气

分期治疗各期手术的各项准备一致。

关于麻醉注意事项的说明和概述，详见第 1 章。

器械

- 大外固定架或通用牵开器。
- 血管钳，牙科钩，小（Freer）骨膜起子。
- 克氏针。
- 不同形状和规格的小接骨板。
- 预塑形胫骨远端接骨板（万向锁定）。
- 3.5 mm（或 2.7 mm）骨松质螺钉。
- 3.5 mm（或 2.7 mm）骨皮质螺钉。
- 用于胫骨畸形愈合的挽救手术。
- 高速精密磨钻。
- 扩髓冲洗抽吸（reamer-irrigator-aspirator，RIA）系统。
- 环形外固定架。

4　手术步骤

本例患者最好是用双切口入路进行 Pilon 骨折最终固定。后内侧切口会简化复位，同时可以把胫后肌腱（PTT）从骨折端取出，但患者软组织损伤情况不允许。在 Pilon 骨折治疗中，无论采用哪种手术入路，都需要理解足踝关节的六个不同血供区，这将有助于减少软组织并发症（图 2.9-3）。

1 期：手法闭合复位踝关节，跨关节外固定架固定

患者在伤后一天接受外固定架手术。外固定架能提供相对稳定性。腓骨骨折属于简单骨折类型，可以解剖复位，为软组织覆盖提供进一步稳定性。为了复位腓骨，选用后外侧切口，切口以骨折端为中心，位于腓骨后缘和跟腱中间。游离腓骨长短肌。牵引跟骨贯穿针来恢复长度。或者可以使用一个小牵开器。待骨折端犬齿交错恢复解剖位置后，骨折端就具有了相当的内在稳定性，然后使用一枚 2.7 系列 6 孔 1/4 管状接骨板固定腓骨骨折。尽管此处使用的是 1/4 管状接骨板，但固定腓骨更常用 1/3 管状接骨板。

术后患者出现肿胀，严重的骨折水疱，踝关节后内侧广泛瘀斑，疼痛加剧，并逐渐出现神经功能受损（图 2.9-4）。尚不清楚造成进行性神经功能受损的确切原因，可能包括急性 FCS，胫神经卡压与牵拉在后内侧骨折端，或进行性创伤源性神经损伤。急诊完善 CT 检查，评估后内侧结构和制订术前计划（图 2.9-5）。CT 扫描图像显示 PTT 卡压在后内侧骨块和内踝骨折块之间，但没有胫神经卡压。

在怀疑出现 FCS 时，使用间室内压力监测器测量足间室内压力。本例患者压力在 30~65 mmHg 之间，基线舒张压约为 80~85 mmHg。临床诊断骨筋膜室综合征，返回手术室进行足筋膜切开术，调整外固定架放松牵引。

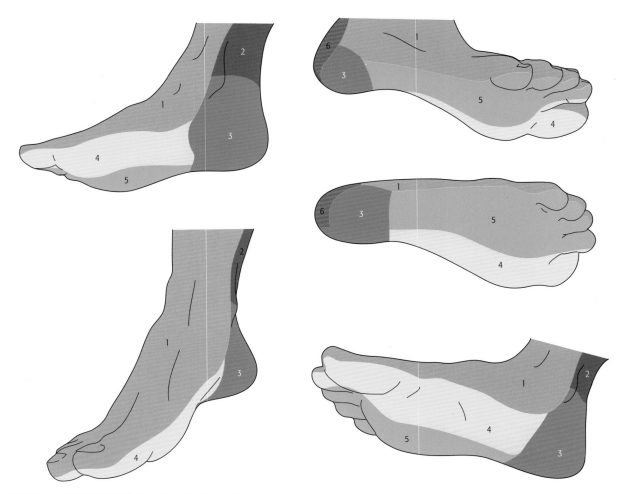

图 2.9-3　足踝关节被分成 6 个血供区。其中 3 个来自胫后动脉（PTA），一个来自胫前动脉（ATA），2 个来自腓动脉（PA）（经允许引自 LeBus，2008）。

1. 足背动脉（ATA）。

2. 供应踝关节内侧的跟骨支（PTA）。

3. 供应跟骨跖侧的跟骨支（PTA）。

4. 足底内侧支（PTA）。

5. 足底外侧支（PTA）。

6. 供应跟骨跖侧和踝关节外侧的跟骨外侧动脉（PA）。

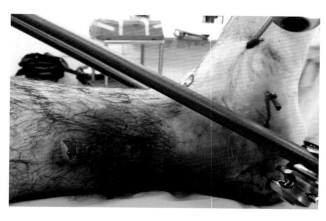

图 2.9-4　踝关节内侧软组织条件差，有瘀斑、骨折水疱和近端的皮肤裂伤。

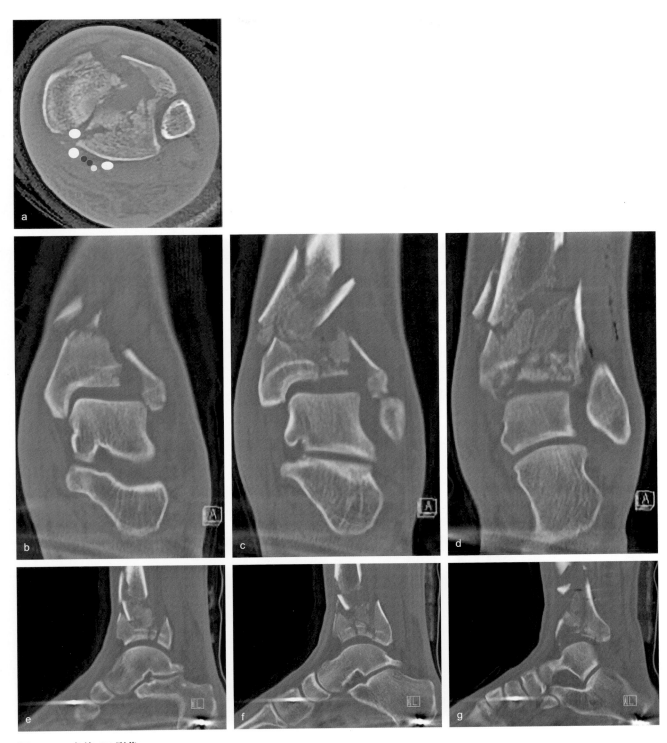

图 2.9-5 术前 CT 影像。

a. 轴位图像显示胫后肌腱卡压在内踝和 Volkmann 骨折块之间。这是一种常见的关节内骨折模式，包括 Chaput 结节骨折块（前外侧）、内踝骨折块和 Volkmann 结节骨折块（后外侧）。同时可见中央粉碎区。

b-g. 冠状位（b-d）和矢状位（e-g）图像显示胫骨内侧柱和外侧柱严重的干骺端粉碎，关节面和骨干完全分离。

足筋膜切开术

患者返回手术室行左足筋膜切开术。在第 1、第 2 趾蹼及第 3、第 4 趾蹼之间做切口并向足背侧延长，松解背侧和跖侧骨间室压力。上述间室切开后，足部明显变软。再沿足内侧切开松解外展肌间室、足底间室和跟骨间室。关于 FCS 的处理，详见第 6 章第 8 节。

筋膜切开术后，患者疼痛和肿胀明显改善，但整个足部感觉仍然减退。

2 期：Pilon 骨折切开复位内固定

在肿胀消退、软组织恢复后，患者再行最终手术。

根据术前计划，以踝关节为中心，沿第 4 跖骨沿线做前外侧入路。切开皮肤皮下组织，在腓浅神经（SPN）中间背侧皮支水平解剖，找到后向内侧牵拉予以保护。切开前间室筋膜及伸肌支持带，将前方间室内肌肉向内侧牵拉。

根据 CT 影像，关节面骨折块包括 Chaput 结节、内踝和 Volkmann 骨块，以及中央区的大量骨软骨压缩骨块。选择前外侧入路，目标是通过将关节面固定为一体，将 C 型骨折转变为 A 型骨折，然后再将重建的关节面部分复位到骨干上。首先用小（Freer）骨膜起子将 PTT（卡压在 Volkmann 骨块和内踝骨折之间）推出骨折端。复位这两个骨块常常是很有挑战的，可以使用螺纹针复位，然后克氏针临时固定（图 2.9-6）。

下一步处理 CT 图像上的中央压缩骨折块，使用骨刀将这些骨软骨块复位至适当位置。用多枚克氏针将这些骨块固定于适当位置（图 2.9-6c）。然后将前外侧 Chaput 结节复位至关节面的其他部分，然后将 Volkmann 骨块复位到骨干上。与健侧胫骨远端前侧角和胫骨远端外侧角相对比，确保解剖复位。将一枚 2.0 重建接骨板裁剪至所需长度，放置在软骨下骨水平用来固定关节面，以便拔除克氏针（图 2.9-6d-g）。这样还易于将预塑形前外侧板滑入到预计位置。

使用非锁定 12 孔胫骨远端前外侧接骨板，将其经前间室肌肉下插入并用螺钉固定。接着在胫骨干钻孔，然后沿着内侧柱经皮放置一把复位钳，钳夹内踝和胫骨干骨孔，改善内侧柱复位，这样无需剥离受损的内侧软组织。此时可置入两枚 3.5 mm

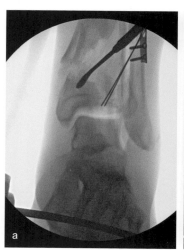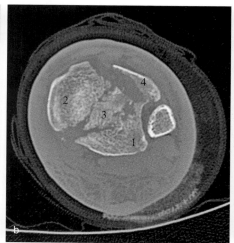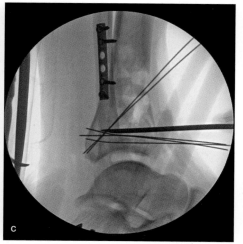

图 2.9-6 Pilon 骨折切开复位内固定。

a-b. 用小（Freer）骨膜起子将 PTT 推出被骨折端卡压的位置。经前外侧入路进行这一操作非常困难。旋转后方骨块（1）和内踝骨块（2），推出 PTT。

c. 显示将中央骨软骨块（3）复位至内侧骨块和 Chaput 结节（4）。

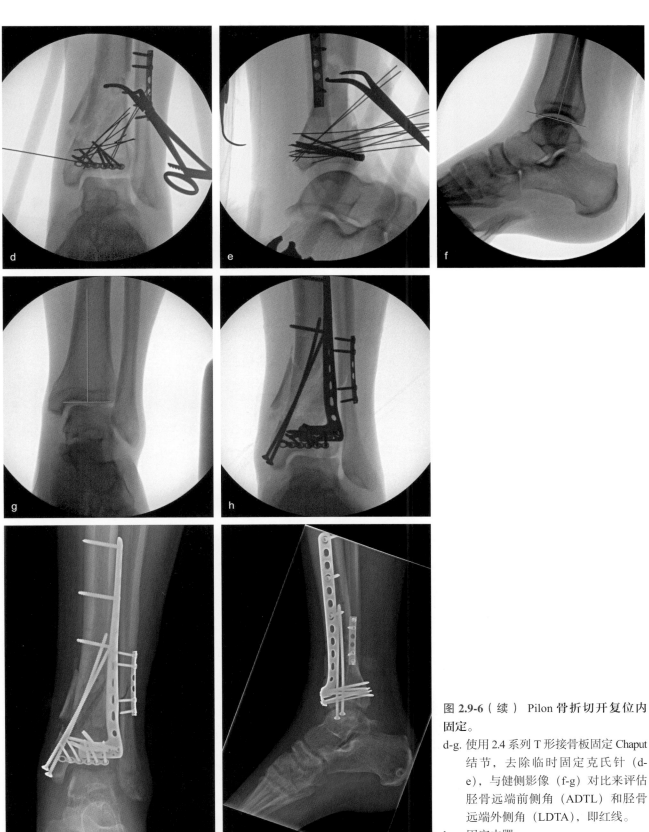

图 2.9-6（续） Pilon 骨折切开复位内固定。

d-g. 使用 2.4 系列 T 形接骨板固定 Chaput 结节，去除临时固定克氏针（d-e），与健侧影像（f-g）对比来评估胫骨远端前侧角（ADTL）和胫骨远端外侧角（LDTA），即红线。

h. 固定内踝。

i-j. 最终的 AP 位和侧位 X 线片。

螺钉稳定内侧柱（图 2.9-6h-j）。然后活动踝关节检查稳定性。如果固定结构稳定，逐层缝合伸肌支持带和前间室筋膜等组织。使用改良 Donati-Allgöwer 技术缝合皮肤。这是一种垂直减张缝合技术。术后使用衬垫良好的三边小腿夹板固定 2 周，期间无需拆夹板检查切口。

术后两周骨科复查时，切口愈合、无并发症表现，拆除缝线。一周后，患者切口沿线出现小范围渗出。就诊于家庭医生后，予口服抗生素短期治疗。并不清楚当时是浅表缝线脓肿还是深部感染。术后 6 周骨科复查时，切口闭合且愈合良好。

术后 3 个月骨科复查时，X 线片可见骨折端萎缩，骨折间隙没有愈合迹象，考虑不愈合（图 2.9-7）。临床检查负重（WB）时疼痛，但没有感染表现。手术切口愈合良好，后内侧软组织也已恢复。白细胞计数，C 反应蛋白和血沉均正常。临床考虑慢性感染，决定分期重建。

留取深部培养后，才开始按计划使用术前抗生素。

骨折不愈合的挽救治疗

使用前外侧入路显露。取出所有内植物，使用高速精密磨钻配合冷却液，精确清除骨质直至骨面渗血。后侧皮质有部分愈合，但因为缺乏进一步固定，存在继发移位风险。采集多个组织培养。使用抗生素骨水泥填充缺损，增加局部抗生素浓度。术中培养结果显示为甲氧西林敏感的金黄色葡萄球菌感染。术中考虑石膏制动踝关节过于不稳定，于是使用环形外固定架固定 6 周维持稳定性和力线，同时使用药敏抗生素静脉治疗。跨踝关节外固定架同时固定足部（图 2.9-8）。

在环形外固定架和骨水泥间隔物术后 6~8 周，二期手术植骨。

分期植骨

6~8 周后，患者没有任何感染迹象——炎症指标仍旧正常。考虑到患者缺损区需要大量植骨，同时在诊断不愈合时没有明显感染表现（实验室检查结果正常，切口愈合，生命体征正常，肿胀局限），

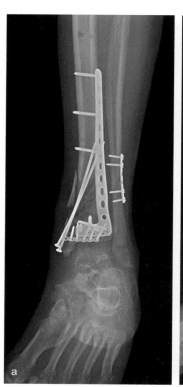
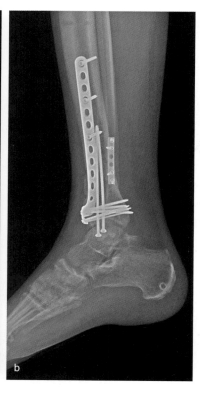

图 2.9-7 术后 3 个月左踝关节 X 线片显示骨折端萎缩，考虑骨折块营养不良和骨折不愈合。
a. AP 位片。
b. 侧位片。

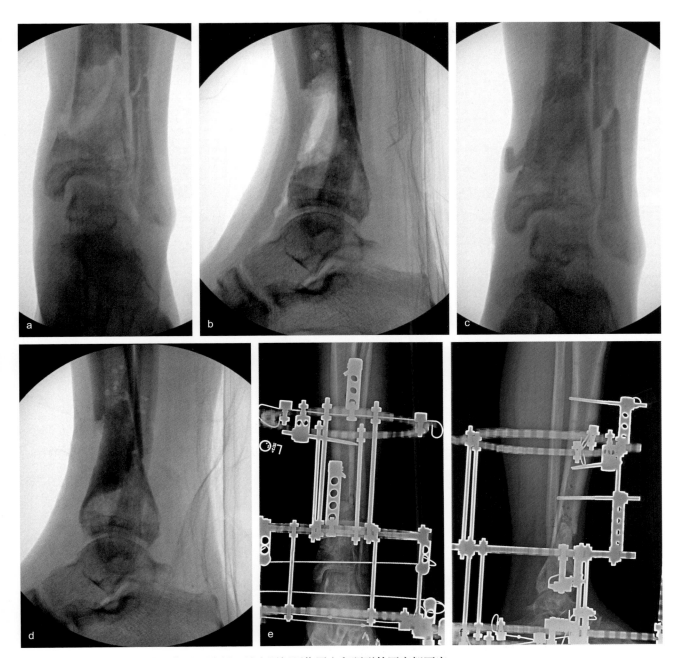

图 2.9-8　术中和术后 X 线影像显示清创、骨水泥间隔物置入和环形外固定架固定。

a-b. 清创和取出内植物后残留骨空腔，踝关节 AP 位和侧位片。

c-d. Masquelet 技术置入抗生素骨水泥间隔物后的踝关节 AO 位和侧位片。

e-f. 环形外固定架固定后的 X 线片。

决定一次住院期间完成 2 次手术，即一期取出间隔物，之后取骨植骨。

第一次手术是更换抗生素间隔物，同时取多份活检培养。保留环形外固定架，彻底涮洗后消毒铺单。再次打开前外侧切口，打碎抗生素骨水泥后取出，留取组织活检供培养。重新放入新的骨水泥间隔物。

只有在细菌培养结果回报阴性后，患者方能重返手术室接受二次手术。本例患者在术后 72 小时后重返手术室，取出间隔物，使用 RIA 系统加过滤设备取骨并植骨（图 2.9-9）。继续保留环形外固定架 2 个月。

5 并发症

- 腓骨前外和外侧入路时，损伤 SPN 的中间背皮支。
- 急性骨筋膜室综合征，需要切开减张和植皮。
- 固定丢失。
- 畸形愈合 / 不愈合。

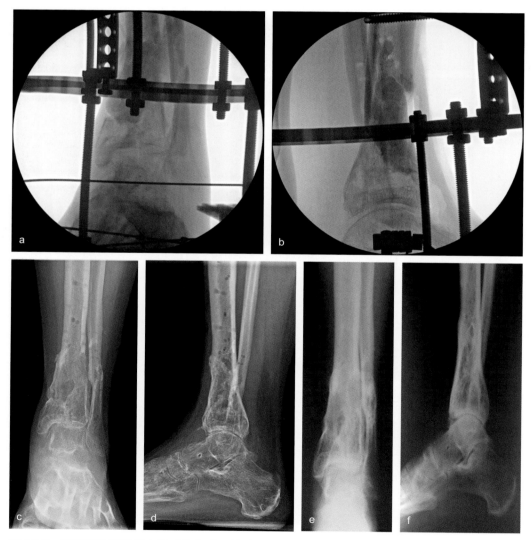

图 2.9-9 植骨和外固定架去除后的术后 X 线片。
a-b. 取出骨水泥间隔物，使用 RIA 取骨植骨系统植骨。
c-f. 植骨和去除外固定架后 1 年（c-d）和 2 年（e-f）随访 X 线片。

- 感染。
- 踝关节和邻近关节创伤后关节炎。
- 关节纤维化导致活动受限。

6　其他技术

如果患者患有不允许接受重建手术的内科合并症，或者感染难以控制，可以考虑截肢治疗。

7　术后治疗和康复

急性 Pilon 骨折术后治疗

术后使用衬垫良好的小腿支具固定踝关节，抬高下肢。建议患者不负重并使用恰当的行走辅助设备。术后 2 周随访时拆除支具，评估伤口情况，如果愈合良好可拆线。如果仍有中度肿胀，建议患者 1 周后再次复查是否可以拆线。缝线不宜过早拆除，以免伤口裂开。

在此次复查时开始物理治疗，鼓励患者进行主动和被动 ROM 训练，以及防止足趾挛缩的练习。术后 6 周、12 周和 6 个月时复查。术后 12 周时，在可耐受范围内开始负重。

内植物取出

除非确有必要，否则通常不需要取出内植物。本例患者由于出现了感染性骨折不愈合，行内植物取出。

感染性骨折不愈合的挽救

环形外固定架有可能导致足趾明显的僵硬和挛缩。待伤口愈合和肿胀得到控制后，需要进行包括防止足趾挛缩和负重的康复练习。外固定架拆除后，更积极的理疗和手法松解可以改善活动度和功能。

本例患者的原始损伤已愈合，但出现了踝关节创伤后关节炎和僵硬（图 2.9-10）。

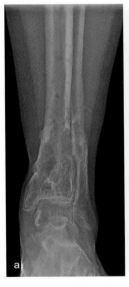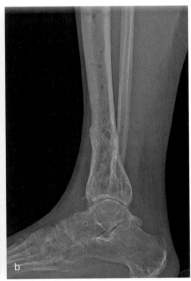

图 2.9-10　植骨术后 1 年 X 线片显示 Pilon 骨折和腓骨远端骨折愈合，出现创伤后关节炎。
a. 正位片。
b. 侧位片。

推荐阅读

[1] Attinger CE, Evans KK, Bulan E, et al. Angiosomes of the foot and ankle and clinical implications for limb salvage: reconstruction, incisions, and revascularization. Plast Reconstr Surg. 2006 Jun;117(7 Suppl):261s–293s.

[2] Dunbar RP, Taitsman LA, Sangeorzan BJ, et al. Technique tip: use of "pie crusting" of the dorsal skin in severe foot injury. Foot Ankle Int. 2007 Jul;28(7):851–853.

[3] Eastman JG, Firoozabadi R, Benirschke SK, et al. Entrapped posteromedial structures in pilon fractures. J Orthop Trauma. 2014 Sep;28(9):528–533.

[4] LeBus GF, Collinge C. Vascular abnormalities as assessed with CT angiography in high-energy tibial plafond fractures. J Orthop Trauma. 2008 Jan;22(1):16–22.

[5] Taylor GI, Pan WR. Angiosomes of the leg: anatomic study and clinical implications. Plast Reconstr Surg. 1998 Sep;102(3):599-616; discussion 617–598.

第10节 游离皮瓣覆盖
Free flap coverage

Marschall Berkes, John W Munz

1 病例摘要

46 岁男性，机动车高速碰撞事故致伤。事故时患者驾车并系着安全带。就诊时为右侧开放性 AO/OTA 43C3.2（关节内完全骨折，干骺端和骺部粉碎，胫骨远端骨折）Pilon 骨折，胫骨远端前内侧有长 5 cm × 5 cm 的开放伤口（图 2.10-1 和图 2.10-2）。神经血管完好。患者既往有高胆固醇病史。无吸烟史，偶尔喝酒。受伤前能参与各种活动。

初期治疗包括急诊对伤口进行冲洗清创术（I&D）。

术中去除没有软组织相连的骨折块。在近折端发现有大量颗粒物质嵌入，使用牙科钩和小刮匙清理。I&D 术中发现胫骨远端 1/3 水平骨膜接近完全环形剥离。

接着进行闭合复位和跨关节外固定架固定，使

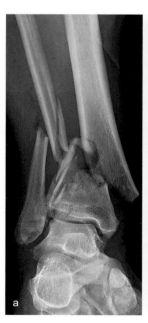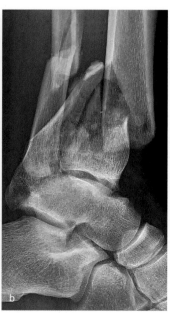

图 2.10-1 伤后 X 线片显示 AO/OTA 43C3.2 开放性 Pilon 骨折和腓骨骨折。
a. AP 位片。
b. 侧位片。

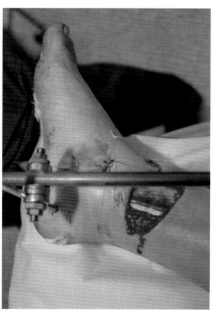

图 2.10-2 初期清创和外固定架固定术后的前内侧开放伤口。

用真空负压设备（VAC）覆盖伤口（图 2.10-3）。

术后 4 天，软组织条件允许进行有限关节复位和内固定，并计划在最终固定术后 72 小时内，由整形外科医生继续完成软组织覆盖。

2　术前计划

手术指征

开放性、移位、胫骨远端关节内完全骨折是手术指征。切开复位内固定（ORIF）治疗此例骨折有利于骨折和踝关节稳定。

切开复位内固定恢复关节面对合，有利于最大限度恢复活动度（ROM）功能，并能创造稳定的环境以利软组织愈合。骨折修复同样也能恢复小腿轴向力线。

手术考虑

本例患者骨折累及 3 个关节面主要骨块，而且前外侧关节面和干骺端均粉碎。这一点在术前 CT 扫描图像上能清楚看到（图 2.10-4~ 图 2.10-7）。考虑到软组织损伤程度，选择关节内有限复位内固定，以降低因内植物和软组织剥离带来的感染风险。使用经皮小切口操作。使用直接外侧入路复位固定腓骨，解剖复位恢复外侧支撑。

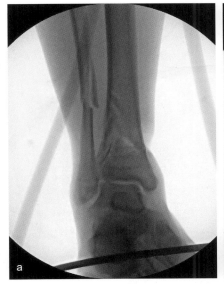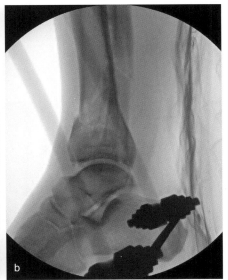

图 2.10-3　初期手术闭合复位和跨踝关节外固定架固定术后用 C 臂机透视，力线和长度大致恢复。
a. 正位片。
b. 侧位片。

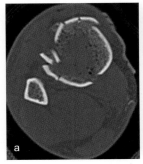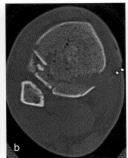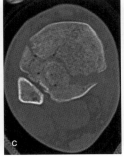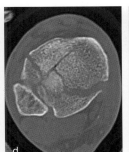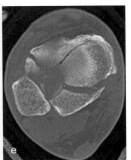

图 2.10-4　胫腓骨远端轴位 CT 扫描图像显示骨折线穿出踝关节。

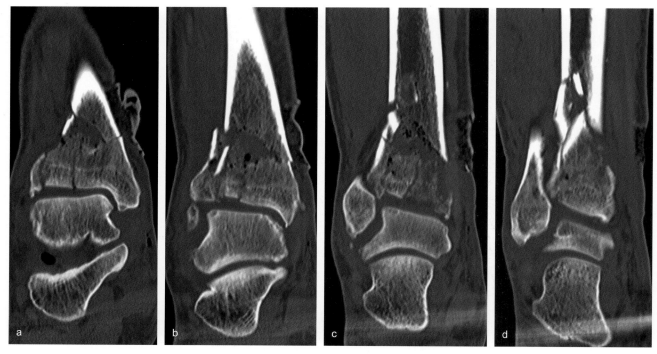

图 2.10-5 胫腓骨远端冠状位 CT 扫描图像显示骨折线穿出踝关节，干骺端粉碎。

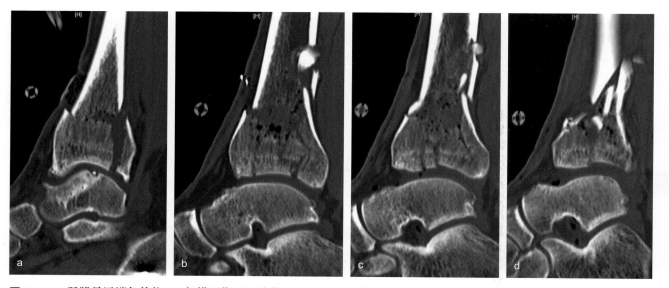

图 2.10-6 胫腓骨远端矢状位 CT 扫描图像显示关节面和干骺端骨折粉碎。

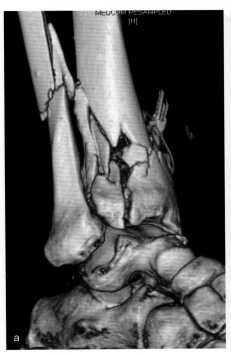
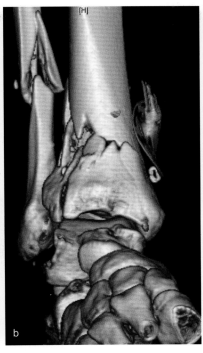
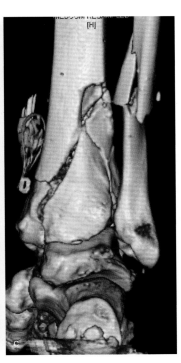

图 2.10-7　3D CT 重建显示腓骨和 Pilon 骨折整体形态。

3　手术室准备

患者体位	• 平卧于可透 X 线手术床上，同侧髋关节下放置垫子
麻醉选项	• 气管插管全身麻醉 • 根据术者要求和指南选用抗生素
C 臂机摆放	• C 臂机放在手术床对侧，显示屏位于手术床头侧
止血带	• 放置于大腿根部
技巧	• 如果需要外固定架维持稳定或力线，消毒外固定架 • 或者可以先拆除后消毒，再重新安装后辅助复位

关于麻醉注意事项的说明和概述，详见第 1 章。

器械

• 小骨块螺钉。

• 微型骨块螺钉。

• 点式复位（Weber）钳（不同大小）。

• 伤口 VAC 器械。

4　手术步骤

去除外固定架连杆后，首先对开放性伤口和骨折端再次 I&D。检查伤口是否有残留污染，如有发现则将其清除。重新铺单，换戴新手套。接下来复位关节面，注意避免过度剥离。复位内侧关节面。经内侧伤口，将点式复位（Weber）钳的一个钳尖安全地放置于后方。将前侧的钳尖通过小切口经皮放置。将后方骨块和主要的前内侧骨块用复位钳加压，获得可接受的关节面复位和加压（图 2.10-8）。C 臂机透视正侧位片选择合适的螺钉位置，经皮小切口置入一枚 2.7 mm 拉力螺钉。

然后经外侧入路固定腓骨，注意避免损伤跨过腓骨的腓浅神经。用直头咬骨钳和刮匙清理骨折端血肿及嵌入的软组织。使用点式复位（Weber）钳将蝶形骨块复位至腓骨近折端，两枚 2.0 mm 拉力螺钉固定。然后再用点式复位（Weber）钳复位

腓骨骨折远近端，一枚 2.0 mm 拉力螺钉固定（图
2.10-9）。最后使用 10 孔 1/3 管状接骨板当做中和
接骨板完成腓骨固定。

平行于第一枚螺钉，在软骨下骨水平，经皮小
切口从前向后置入第 2 枚 2.7 mm 拉力螺钉。这枚
螺钉能加强前内侧骨折块与后侧骨折块的固定。

然后处理内踝部分。经内侧开放性伤口，使用

点式复位（Weber）钳复位内踝。从胫骨完整的前外
侧部分置入一枚 3.5 mm 螺钉维持复位（图 2.10-10）。

逐层缝合外侧伤口。尼龙缝线水平褥式缝合
各个小切口。内侧伤口使用 VAC 覆盖。重新连接
外固定架以增加稳定性，维持关节面复位。术中 X
线片如图 2.10-11 所示。

本例患者在两天后由整形外科医生进行了最终

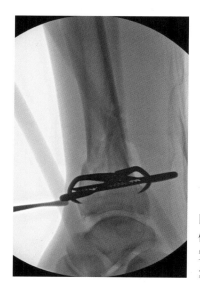

图 2.10-8　C 臂机透视
侧位片，显示复位钳位
置和拉力螺钉固定前的
复位情况。

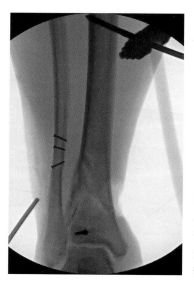

图 2.10-9　C 臂机透视
AP 位片显示腓骨骨折复
位和拉力螺钉固定，踝
关节整体力线和 Pilon 骨
折拉力螺钉固定情况。

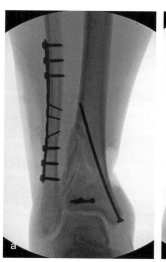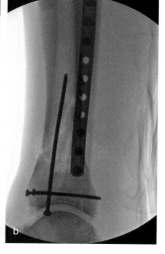

图 2.10-10　C 臂机透视图像显示术中固定结构：腓骨固定，
Pilon 骨折关节面有限复位螺钉固定，以及保留外固定架增
强稳定性。
a. AP 位片。
b. 侧位片。

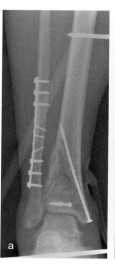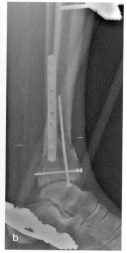

图 2.10-11　术后即刻 X 线片显示软组织覆
盖前的最终固定结构。
a. AP 位片。
b. 侧位片。

伤口覆盖手术。行背阔肌游离瓣，与胫后动脉端侧吻合，中厚皮片植皮（图 2.10-12）。科室间合作完成伤口早期覆盖是骨折修复的重点步骤，也是治疗此类严重损伤获得成功的必要条件。

5 风险和并发症

风险

骨活性

干骺端骨膜明显剥离可能会导致骨缺血和坏死。如果保留坏死骨，可能会变成感染灶，并阻碍骨愈合。骨折断端应清创至可见出血（"辣椒粉征"）。即使这样需要切除较多骨质、产生较大缺损，但也好于保留坏死骨。

最后，关节面有限复位治疗依赖于一直保留外固定架直至出现部分骨愈合。有可能出现外固定针

道感染。另外，这种弹性内植物存在丢失风险，特别是在负重（WB）时。

并发症

- 在尝试保肢治疗 Gustilo-Anderson Ⅲ B 型开放性 Pilon 骨折（图 2.10-13）时，感染是一个严重的风险。尽管只进行了关节面有限复位，也有可能发生感染，这对保肢来说可能是灾难性的问题。
- 有可能出现外固定架针道感染。需要细致地进行针道护理。
- 不愈合或延迟愈合，可能需要再次手术。
- 固定丢失和畸形愈合。
- 关节面有限复位治疗依赖于一直保留外固定架直至出现部分骨愈合。这种弹性内植物有失败的危险，特别是在负重（WB）时，因此加强

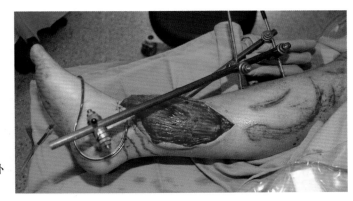

图 2.10-12 游离背阔肌覆盖软组织缺损后，植皮前的外观照。

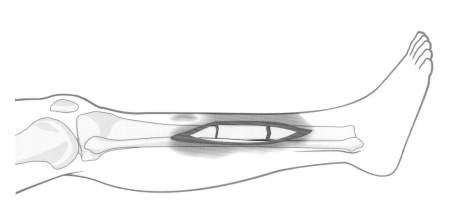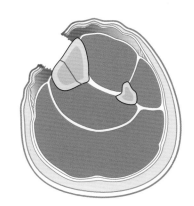

图 2.10-13 Gustilo-Anderson Ⅲ型开放性 Pilon 骨折。

康复监督至关重要。
- 创伤后关节炎。
- 软组织覆盖失败。

6 其他技术

接骨板螺钉内固定

从稳定性角度看，接骨板螺钉坚强固定肯定更可取。这可以通过前内侧伤口进行。然而，对于这样一个软组织剥离严重的伤口，采取有限的关节面复位固定策略，尽量减少手术操作，使用外固定架加强有助于预防灾难性的感染并发症。

细针外固定架

也可以采用细针外固定架治疗此类损伤。该技术的局限性包括无法解剖复位关节面，外固定架周围伤口护理困难。此外，这种外固定架的患者耐受性差。

手术固定，长期伤口换药护理

这种办法的感染率高，无法接受，不适用于此类损伤。

7 术后治疗和康复

本例患者伤口愈合顺利（图2.10-14）。患者外固定架固定8周后拆除，改用短腿石膏固定。两周后更换为骨折靴并开始活动度锻炼（ROM）。术后4个月开始负重。术后6个月，患者负重时有持续性疼痛，CT扫描显示后外侧愈合，但其他地方没有骨痂桥接（图2.10-15~图2.10-19）。因此再次手术，掀起皮瓣，髂骨取骨胫骨远端干骺端植骨，附加内侧接骨板固定后缝合皮瓣。术中C臂机透视图像和术后即刻X线片如图2.10-20和图2.10-21所示。与整形医生联合手术。

植骨术后6周内不能负重，然后开始穿着骨折靴负重。植骨术后6个月，骨折愈合。

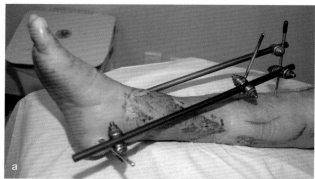
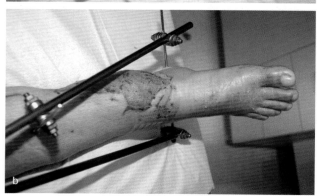

图2.10-14　二期手术前，组织瓣和植皮愈合良好。

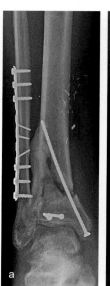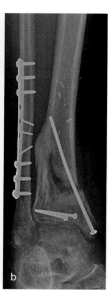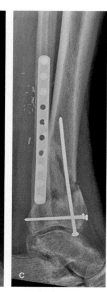

图2.10-15　术后6个月X线片显示胫骨骨折端干骺端部分愈合（外侧皮质），关节面和腓骨骨折完全愈合。胫骨干骺端可见大范围骨缺损。
a. AP位片。
b. 踝穴位片。
c. 侧位片。

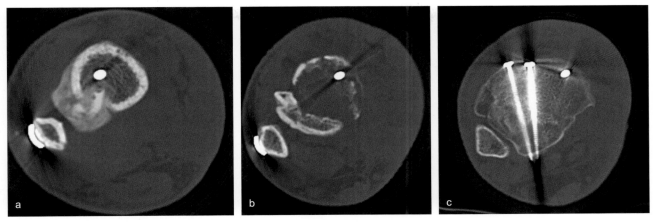

图 2.10-16　轴位 CT 图像再次确认胫骨干骺端外侧愈合，胫骨干骺端中央和内侧骨缺损范围大，胫骨穹隆已愈合。

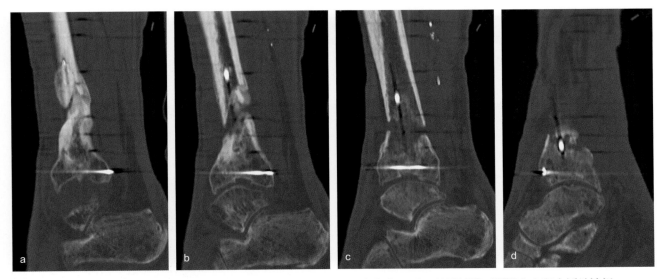

图 2.10-17　矢状位 CT 图像显示胫骨干骺端外侧愈合，穹隆愈合残留复位不足，胫骨远端干骺端中央和内侧骨缺损。

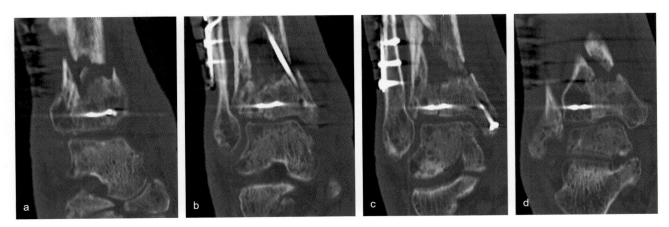

图 2.10-18　术后 6 个月冠状位 CT 图像。

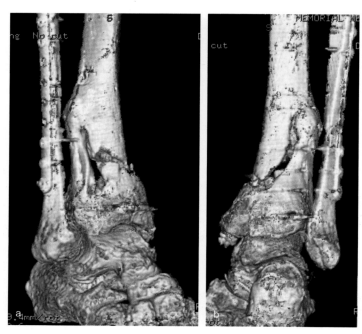

图 2.10-19　术后 6 个月 3D CT 重建。

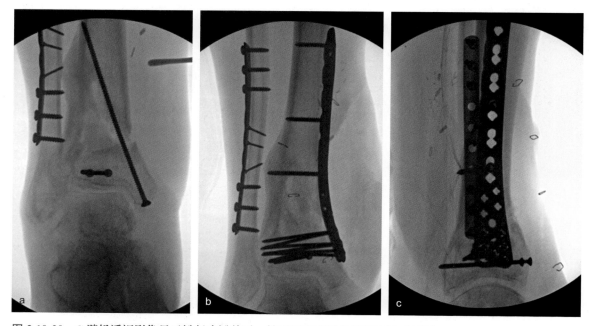

图 2.10-20　C 臂机透视影像显示掀起皮瓣前后，植骨和内侧接骨板固定完成情况。

a. AP 位片。

b. 踝穴位片。

c. 侧位片。

术后 4 年随访时，患者功能良好，偶尔服用抗炎药物。不出所料，踝关节 ROM 有所减少。X 线片显示骨折愈合和创伤后关节炎表现（图 2.10-22、图 2.10-23）。

内植物取出

仅在患者有症状时才取出内植物。如果患者出现严重的创伤后关节炎，需要手术治疗时，也需要取出内植物。

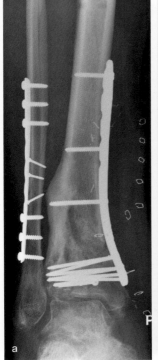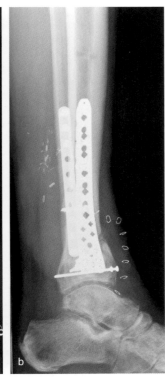

图 2.10-21　术后即刻 X 线片显示植骨和接骨板固定后的整体力线。
a. AP 位片。
b. 侧位片。

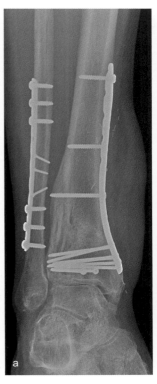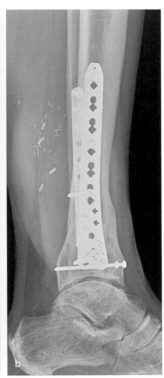

图 2.10-22　伤后 4 年末次随访时的 X 线片显示骨折完全愈合及最终结果。
a. AP 位片。
b. 侧位片。

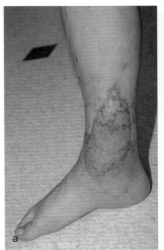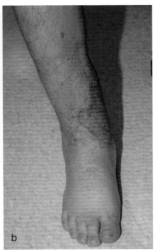

图 2.10-23　末次随访时的小腿外观。

推荐阅读

[1] Blauth M, Bastian L, Krettek C, et al. Surgical options for the treatment of severe tibial pilon fractures: a study of three techniques. J Orthop Trauma. 2001 Mar–Apr;15(3):153–160.

[2] Boraiah S, Kemp TJ, Erwteman A, et al. Outcome following open reduction and internal fixation of open pilon fractures. J Bone Joint Surg Am. 2010 Feb;92(2):346–352.

[3] Gardner MJ, Mehta S, Barei DP, et al. Treatment protocol for open AO/OTA type C3 pilon fractures with segmental bone loss. J Orthop Trauma. 2008 Aug;22(7):451–457.

[4] Godina M. Early microsurgical reconstruction of complex trauma of the extremities. Plast Reconstr Surg. 1986 Sep;78(3):285–292.

[5] Gustilo RB, Anderson JT. Prevention of infection in the treatment of one thousand and twenty-five open fractures of long bones: retrospective and prospective analyses. J Bone Joint Surg Am. 1976 Jun;58(4):453–458.

[6] Gustilo RB, Mendoza RM, Williams DN. Problems in the management of type III (severe) open fractures: a new classification of type III open fractures. J Trauma. 1984 Aug;24(8):742–746.

[7] Pollak AN, McCarthy ML, Bess RS, et al. Outcomes after treatment of high-energy tibial plafond fractures. J Bone Joint Surg Am. 2003 Oct;85-a(10):1893–1900.

[8] Sirkin M, Sanders R, DiPasquale T, et al. A staged protocol for soft tissue management in the treatment of complex pilon fractures. J Orthop Trauma. 1999 Feb;13(2):78–84.

第3篇
踝关节

Stefan Rammelt

第 3 章　踝关节骨折
Malleolar fractures

1 前言

踝关节骨折是负重关节中最常见的关节内骨折。近年来，根据欧洲和美国的研究，踝关节骨折的发生率分别为每年 100~187 人 /10 万人。由于解剖结构复杂，因此踝关节骨折可导致不同程度的骨性结构和韧带结构损伤。单踝骨折约占踝关节骨折的 2/3，双踝骨折约占 25%，三踝骨折为 5%~10%。在所有手术治疗的踝关节骨折中，下胫腓联合损伤的发生率为 20%~45%。因此，为了正确处理踝关节骨折，需要全面理解骨折机制，准确判断骨性结构和韧带结构的损伤情况，尤其是注意判断骨折的稳定性。

本章主要讲述的是由旋转、外展和内收应力引起的踝关节骨折。累及胫骨远端负重部位的骨折在本书第 2 篇进行论述。不过，有些踝关节骨折可能也会造成胫骨穹隆部分塌陷。它们曾被称为"部分 Pilon"骨折。其中包括旋后 - 内收型（supination-adduction，SA）骨折的内侧塌陷，旋前 - 外展型（pronation-abduction，PA）骨折的外侧塌陷以及胫骨后缘（也被称为后踝）骨折的后侧塌陷。"部分"和"真正"Pilon 骨折有时较难区别，只是一种命名惯例。

我们需要关注的是双踝骨折和三踝骨折的长期预后。几项长期研究结果表明，1/3 的患者存在临床症状，高达 97% 的患者在伤后 10~21 年的影像学检查提示有创伤后骨关节炎的表现。在一项流行病学研究中，Salzman 等估计高达 78% 的终末期关节炎病例（患者接受踝关节融合或全踝关节置换手术）是由创伤造成的。不恰当的骨折复位和固定可能是导致疗效不佳的主要因素，有几项临床和生物力学研究表明，即便是非常小的关节面台阶和不匹配，轴向力线不佳以及残余韧带不稳定也会明显改变关节内压力分布，并容易导致创伤后关节炎的逐渐进展。其他因素，例如关节软骨的原始损伤或胫骨远端血供及内科合并症（如糖尿病和骨质疏松）也被报道对预后有负面影响。

2 解剖和病理机制

解剖

踝关节是由胫腓骨远端关节面构成的不规则的三部分关节，通过下胫腓联合复合体、距骨顶、内外侧副韧带及前后关节囊连接在一起（图 3-1）。距骨顶形态并不对称，类似圆锥体的一部分，而不是圆柱体。前方横径较后方更宽，外侧较内侧更陡。腓骨远端的踝后骨沟内容纳着腓骨长短肌腱，有相当比例的患者踝后骨沟较浅或缺如。内踝由较大的前丘和较小的后丘构成，两者之间由丘间沟分隔开。胫后肌腱与后丘直接接触。

踝关节轴起自外踝尖止于内踝尖,在额状面和水平面的成角分别为 8°和 6°。距骨顶外侧面与踝关节轴垂直,内侧面与该轴呈 6°夹角,这也就导致了距骨在踝穴中运动过程中的"假性旋转"。距骨的不规则形状也导致了在胫距关节运动过程中腓骨相对于胫骨的 3D 运动。踝关节运动还和距下关节和中跗关节("踝下关节")的运动密切相关。踝关节跖屈的同时距下关节旋后、中跗(Chopart)关节内收;踝关节背伸则伴随着距下关节旋前和中跗关节外展。

骨性结构匹配本身提供了相当程度的踝关节内在稳定性。内外侧副韧带以及下胫腓联合又为稳定性提供了动力支持作用(图 3-1)。此外,发自小腿,跨越踝关节的足部外在肌也有踝关节稳定作用。

病理机制

大多数踝关节骨折和骨折脱位是由足相对于胫骨的旋转或扭转应力造成的,例如踏空或摔倒。只有约 10% 的踝关节骨折是由机动车事故等高能量损伤导致的。内外踝直接暴力致伤也较为少见。在发达国家,由低能量损伤导致的不规则类型的骨质疏松性骨折目前变得越来越多。

丹麦医生 Lauge-Hansen 开展了一系列具有里程碑意义的生物力学和临床研究,广泛研究了韧带结构和骨性结构损伤的顺序。他的分型包括两部分内容:受伤时足的位置(旋前或旋后)以及致伤力方向(内收、外展或外旋)。足在旋前位时,距骨宽大的前部嵌入胫腓骨远端之间,下胫腓联合所受张力增加。因此,旋前型损伤多伴有下胫腓联合

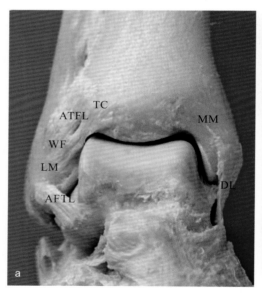
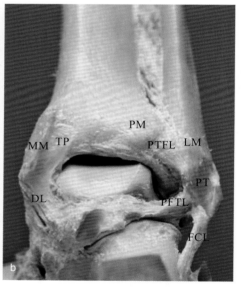

图 3-1 踝关节解剖。

a. 踝关节由容纳距骨顶的内踝(MM)和外踝(LM)构成。胫腓骨远端通过下胫腓联合相连接。从前方看,下胫腓前韧带(ATFL)有 2~3 束。它附着于胫腓骨远端前结节。胫骨远端前结节也被称为"Chaput 结节"(TC),腓骨前结节骨性撕脱被称为"Wagestaffe 骨折"(WF)。从前方可以看到的副韧带包括外侧的距腓前韧带(AFTL)和内侧三角韧带(DL)的胫距浅层、胫跟和胫舟部分。

b. 从后面看,可见胫骨后结节或后踝(PM)附着有坚强的下胫腓后韧带(PTFL)。下胫腓联合后方胫骨侧骨性撕脱或后踝骨折也常被称为"Volkmann 骨折"或"Volkmann 三角"(这在历史上是不准确的),这种骨折破坏了下胫腓后方的稳定性。内踝(MM)有一容纳胫后肌腱(TP)的凹槽,外踝(LM)有一容纳腓骨长短肌腱(PT)的凹槽。从后方可以看到的副韧带是外侧的距腓后韧带(PFTL)和腓跟韧带(FCL)以及内侧三角韧带(DL)的胫跟部分和胫距深层部分。注意踝关节和距下关节的邻近关系(标本的准备和拍摄由捷克共和国布拉格查尔斯大学解剖研究所的 Jan Bartoníček 博士完成)。

损伤。虽然，一些近期的生物力学研究未能重复 Lauge-Hansen 所预测的损伤模式，但这种分型方式的应用可以促使外科医生去考虑踝关节骨折的病理机制以及所有可能的骨性和韧带结构损伤。

在 SA 损伤中，外侧张力引起外侧韧带断裂，撕脱骨折或下胫腓联合以远腓骨横行骨折（1 期）。内收暴力继续作用会导致内踝垂直骨折（2 期）。通常，这种骨折机制会造成胫骨穹隆内侧塌陷，也

可被认为是 3 期或部分 Pilon 骨折（图 3-2；详见第 3 章第 3 节）。

旋前－外展损伤的损伤机制与上述机制相反。内侧张力造成三角韧带断裂，撕脱骨折或内踝横行骨折（1 期）。外展应力持续作用导致下胫腓前后韧带断裂或撕脱骨折（2 期）。应力持续作用，腓骨在间接弯曲暴力作用下出现下胫腓联合水平的不规则骨折（3 期）（图 3-3；详见第 3 章第 7 节）。

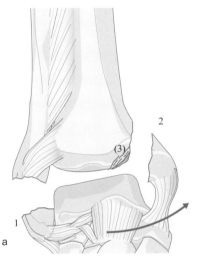
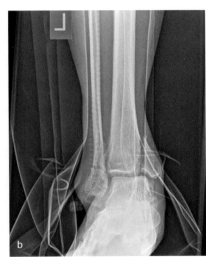
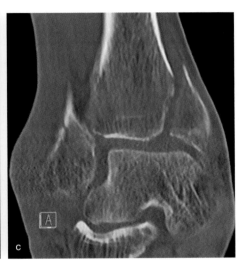

图 3-2　旋后－内收（SA）损伤。
a. Lauge-Hansen 1、2 和 3 期。
b. 患肢使用充气夹板固定后的 X 线平片。
c. 冠状面 CT 图像显示伴有胫骨内侧穹隆塌陷的 SA 2 期损伤，也可认为是 3 期损伤。

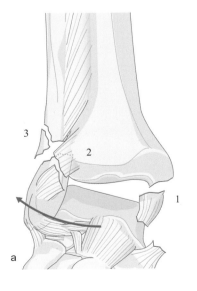
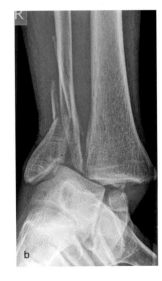

图 3-3　旋前－外展（PA）损伤。
a. Lauge-Hansen 1、2 和 3 期。
b. X 线平片显示患足相对于小腿仍处于外展位。

旋后-外旋型（supination-external rotation，SER）损伤首先出现外侧的下胫腓前韧带断裂或撕脱骨折（1期）。胫骨侧撕脱骨折被称为"Tubercúle de Tillaux-Chaput"（Tillaux-Chaput撕脱骨折，最早由Cooper提出）。腓骨侧撕脱骨折被称为"Wagstaffe骨折"。足继续外旋（或足固定时胫骨内旋）导致腓骨远端在下胫腓联合水平典型的螺旋形骨折（2期）（详见第3章第1节）。持续旋转将导致下胫腓联合后韧带断裂或胫骨后侧骨折，也称为"后Volkmann三角"，最早由Earle提出（3期）。旋转应力继续作用，最终导致内踝横行或斜行骨折或三角韧带断裂（4期）（图3-4；详见第3章第2节）。

旋前-外旋型（pronation-external rotation，PER）损伤的顺序与SER骨折相似，但PER首先出现的是内踝骨折或三角韧带损伤（1期）。外旋应力接着会造成下胫腓前韧带撕裂或撕脱骨折（2期），骨间韧带断裂和下胫腓联合水平以近腓骨骨折（3期）（详见第3章第4节），最终造成下胫腓后韧带撕裂或后踝骨折（4期）（图3-5）。有一种特殊类型的PER损伤是Maisonneuve骨折，包括内踝骨折或三角韧带损伤（1期），下胫腓前韧带和骨间韧带断裂（2期），腓骨干高位骨折或腓骨头下骨折（3期），有时甚至由于上胫腓联合断裂而出现腓骨头脱位（图3-6）。但磁共振影像研究表明，骨间膜损伤并不总是高达腓骨骨折水平。CT检查提示，80%的Maisonneuve骨折同时伴有后踝骨折（4期）。因此，对于任何看似"单独"的内踝或后踝骨折，我们都应当怀疑是否是Maisonneuve型损伤，并进而检查近端腓骨和下胫腓联合稳定性（详见第3章第5节）。高位腓骨骨折很少是由外侧直接撞击引起的。

尽管这种损伤序列在大多数踝关节骨折中是合理的，但我们应当谨慎应用Lauge-Hansen分型系统。在Lauge-Hansen本人的临床病例中，约有5%无法将其归类到分型系统的某一分期。在近期的研究中，有5%~53%的骨折的骨性或韧带结构损伤类型与Lauge-Hansen分期不一致。有些研究发现腓骨骨折高度和下胫腓联合损伤之间并没有明确的相关性。此外，从临床和人体解剖学研究来看，有相当数量的放射学表现为旋后损伤的情况，实际上是足在背伸或旋前位时受到外展暴力造成的。

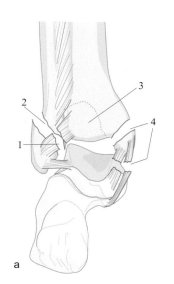
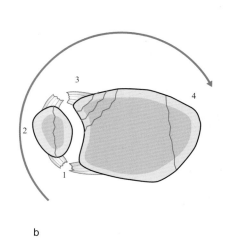
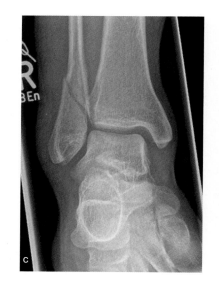

图3-4　旋后-外旋（SER）损伤。
a-b. 冠状位（a）和轴位（b）中的Lauge Hansen分期（1、2、3和4期）。
c. SER 4期骨折X线平片显示因三角韧带断裂造成的MCS明显增宽。

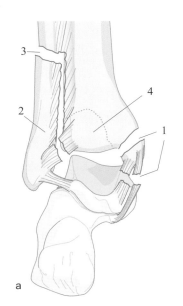
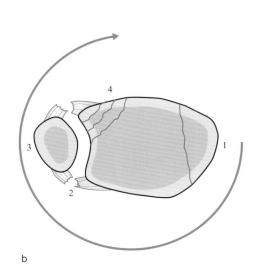
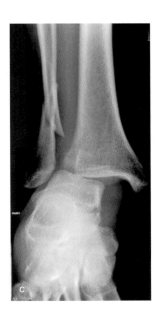

图 3-5　旋前 – 外旋（PER）损伤。

a-b. 冠状位（a）和轴位（b）中的 Lauge Hansen 分期（1、2、3 和 4 期）。

c.　PER 4 期骨折 X 线平片显示因下胫腓联合损伤造成 MCS 和 TCS 明显增宽。

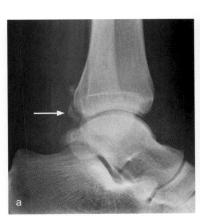
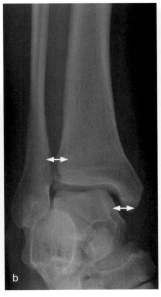
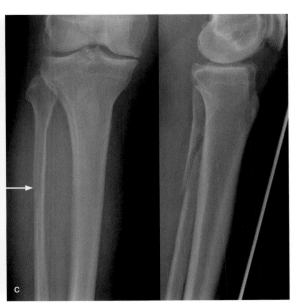

图 3-6　伴有下胫腓联合损伤和高位腓骨骨折的 Maisonneuve 骨折。

a. 踝关节侧位片显示下胫腓联合后方小撕脱骨折（箭头）。

b. AP 位片显示 MCS 和 TCS 可疑增宽（双箭头），提示下胫腓联合不稳定。

c. 小腿和膝关节 X 线片显示高位腓骨骨折（箭头）。

3 骨折分型

Danis-Weber 分型最常用于描述踝关节骨折：

A 型：下胫腓联合以远腓骨骨折，下胫腓联合完整。

B 型：经下胫腓联合腓骨骨折，下胫腓联合可能存在不稳定。

C 型：下胫腓联合以近腓骨骨折，下胫腓联合肯定存在损伤。

这种分型系统在日常诊疗实践过程中应用比较简单，但仅考虑了腓骨骨折高度与下胫腓联合之间的关系（图 3-7）。由于没有考虑到内侧、前方以及后方结构，所以除了 C 型骨折外，无法判断骨折稳定性和手术指征。

AO/OTA 分型（见附录）也是以 Danis-Weber 分型的腓骨骨折水平为基础的。同时又增加了 2 个分型层次（数字），用来表示内侧结构以及下胫腓前后韧带撕脱骨折，总共分为 27 个亚组。踝关节部位编号为 44。

前述最早的踝关节骨折 Lauge-Hansen 分型对于评估骨性结构和韧带结构损伤的数量意义重大。但由于有 13 个亚组，在日常应用中过于复杂，而

且仅有中等的观察者间一致性。由于损伤模式与 Lauge-Hansen 分型并不总一致，建议外科医生描述在平片上能够看到的所有骨性和韧带结构损伤，对于骨折部位较多的，需进行 CT 扫描。

常用的一种简单描述方法是区分出单踝（详见第 3 章第 1 节）、双踝（详见第 3 章第 2 节至第 4 节）和三踝骨折，后者是指内踝、外踝和胫骨后缘骨折（详见第 3 章第 6 节和第 7 节）。因此，如果胫骨或腓骨前缘也发生骨折，我们可以称之为四踝骨折（详见第 3 章第 8 节和第 9 节）。骨折和骨折脱位的典型类型常以人名来描述，例如 Maisonneuve 骨折（详见第 3 章第 5 节）和 Bosworth 骨折脱位（详见第 3 章第 8 节）。

Pankovich 和 Shivaram 将内踝骨折分为 6 个类型。其后，Boszczyk 等将此分型进行了改进，分为 4 个主要类型，这种分型方式与患者报告的骨折机制具有较弱的相关性：

A 型：撕脱骨折或三角韧带断裂。

B 型：前丘骨折。

C 型：后丘骨折。

D 型：丘上骨折。

Herscovici 等提出可以根据主骨折线的方向

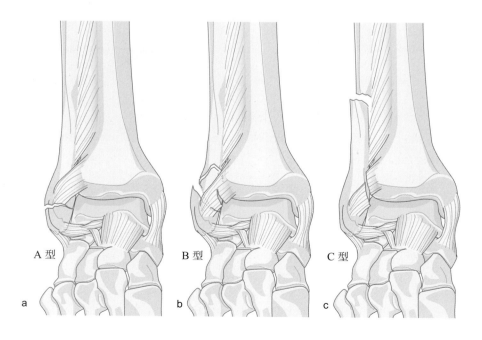

A 型   B 型   C 型

a   b   c

图 3-7　踝关节骨折 Danis-Weber 分型以腓骨骨折线水平和下胫腓联合之间的关系为分型依据。

（倾斜度）对内踝骨折进行分型。

后踝骨折可根据胫骨切迹受累程度进行分型，需要进行 CT 检查。Bartoníček 等将后踝骨折分为四种类型（图 3-8）：①1 型：切迹外骨折。②2 型：后外侧骨折。③3 型：后内侧骨折，2 部分骨折且骨折线延伸至内侧。④4 型：大的后外侧三角形骨折块。

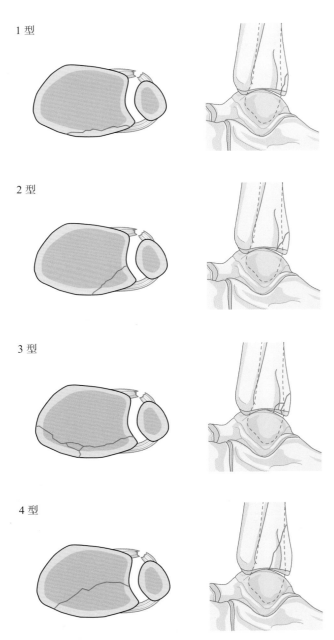

1 型

2 型

3 型

4 型

图 3-8　后踝骨折 Bartoníček 分型以切迹受累，骨折线向内侧延伸，以及骨折块大小为分型依据。

4　评估

临床评估

患侧足踝部临床检查需要注意可见的畸形和脱位、开放性伤口、局部皮肤情况以及周围神经血管情况。患者的典型表现为踝关节周围肿胀和血肿（瘀斑）以及踝关节压痛。需要触诊腓骨全长，以除外 Maisonneuve 骨折。踝关节活动疼痛，而且通常关节活动受限。绝大多数患者患侧足踝难以或不能负重。肉眼可见的关节脱位会表现为明显的骨性突起和局部皮肤张力增加——通常位于内踝——需要立即复位以避免对软组织的进一步损伤（图 3-9）。如有广泛肿胀伴皮纹减少和水疱形成，必须重视是否存在骨筋膜室综合征。

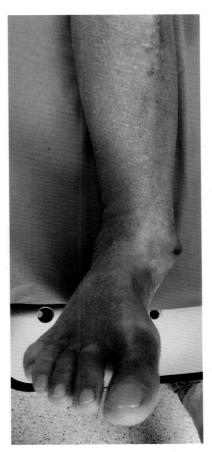

图 3-9　急性踝关节骨折脱位的临床外观（PA 3 期，与图 3-3 为同一患者）。应当注意的是，如果不及时对外翻畸形和内踝骨折块近端突出进行复位，将迅速导致皮肤全层坏死。

影像学检查

疑诊踝关节骨折的标准 X 线检查包括侧位片和下肢内旋 15°AP 位片（踝穴位片）（图 3-10）。标准的 AP 位片可以更加精确地评估内踝。在踝穴位片中，以下标志对于手术前后评估关节匹配性很重要：

- 关节间隙近端 1 cm 水平胫腓骨间距（Chaput ligne claire）或胫腓骨间隙（tibiofibular clear space，TCS）超过 5 mm 时，应怀疑存在下胫腓联合不稳定。

- 内侧间隙（medial clear space，MCS）不能超过 4 mm，不应大于上方关节间隙，即踝关节内、上、外 3 条间隙应相等且平行。

- 腓骨内侧突起（"Weber-Nase"，"Weber nose"）提示胫骨软骨下骨水平（踝关节 Shenton 线）。

- 距骨外侧突轮廓与腓骨远端的腓骨肌腱隐窝相连成一条完整平滑的曲线（Weber 球，"Weber Kreis"，"硬币征"）。

常规 X 线检查无法可靠评估下列骨折类型，术前应行 CT 检查（图 3-11）。

- 踝关节骨折合并下胫腓联合不稳定（特别是存在撕脱骨折时）。

- 累及后踝的踝关节骨折。

- 可疑胫骨穹隆塌陷。

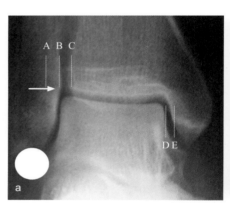

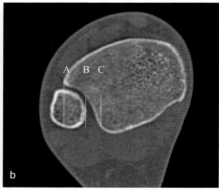

图 3-10 踝关节对合的影像学标志包括以下几点。

- AB：胫腓骨重叠。
- BC：TCS（透亮线）。
- DE：MCS。
- 腓骨远端的 Weber 球（"硬币征"，即图中圆圈）和 Weber 鼻（箭头）。

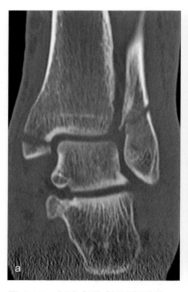

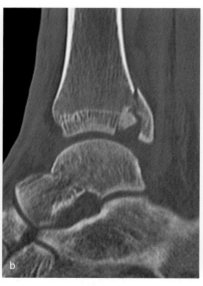

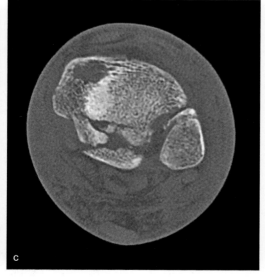

图 3-11 闭合复位外固定后的 CT 扫描图像显示后踝粉碎骨折，骨折线向内侧延伸（Bartonícek 3 型），胫骨穹隆部分塌陷，中间嵌插骨块旋转。因此，决定经后外侧入路治疗后踝骨折（与图 3-13、图 3-14 和图 3-15 为同一患者）。

- 胫骨干远端螺旋形骨折。
- 青少年踝关节移行性骨折。
- 不规则骨折类型（如骨质疏松性骨折）。

磁共振成像作用有限，主要用于评估软组织损伤类型、可疑软骨损伤或韧带和肌腱复合损伤。对于后者，由有经验的检查者进行的超声检查是一项非常有价值的评估手段。

5 非手术治疗

稳定和无移位的踝关节骨折可采用非手术治疗。其中包括不合并下胫腓联合或内侧韧带不稳定的单纯腓骨骨折，不合并下胫腓联合或外侧不稳定的单纯内踝骨折。对于所有的内踝或后踝骨折，需除外下胫腓联合韧带损伤和高位腓骨骨折（Maisonneuve）。

对于无移位或轻微移位（<2 mm）的单纯外踝骨折，必须除外下胫腓联合和/或三角韧带的相关损伤。静态不稳定在踝穴位上表现为：TCS>5 mm，MCS>4 mm 或与上方关节间隙相比增宽超过 1 mm。疼痛、肿胀和瘀斑等内侧韧带损伤的临床体征不具有特异性，可以采用应力下 X 线检查动态性踝穴不稳定。相关的稳定性检查方法包括：在小腿固定时将患足外移、外旋（约 4 kp）

（图 3-12），或者将腿放在垫子上使患足外侧被动悬空（"重力应力试验"）。

由于关节面所具有的内在稳定性，并不是所有的应力试验阳性的外踝骨折都会在站立和行走轴向负重时出现明显的关节不稳定。因此，负重位 X 线检查可能更能够发现与生理条件相关的踝关节不稳定。

如果应力位 X 线或轴向负重提示骨折稳定，可采用稳定支具或特殊的行走鞋/靴治疗，将足固定在中立位，限制旋后，在可耐受范围内负重。对于严重的软组织肿胀，先采用短腿石膏固定 3~5 天。对于依从性欠佳的患者，可将石膏托做得厚一点以获得更好的稳定性，一直佩戴直至 X 线提示有骨折愈合征象。支具和行走靴佩戴至随访 X 线提示骨性愈合，通常在骨折后 6 周。物理治疗首先是在穿戴行走靴时进行肌肉等长训练，2 周后辅以等张训练。

对于存在切开复位内固定（open reduction and internal fixation，ORIF）手术禁忌证的患者，闭合复位旨在恢复踝关节轴向力线，降低软组织张力。闭合复位通常采用纵向牵引和逆骨折机制复位。可采用跨踝关节外固定架或小腿前后石膏托固定，在软组织消肿后可更换为石膏管型固定。待患者全身情况或软组织情况改善后可二期行 ORIF。

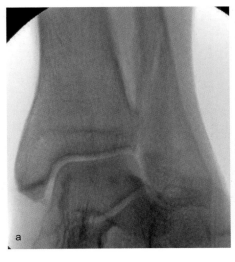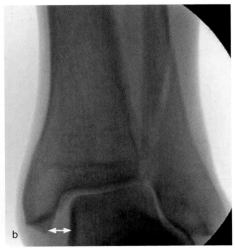

图 3-12　踝穴动态不稳定的检查是在小腿固定时，外旋足部。MCS 增宽（双箭头）提示三角韧带断裂，属于 SER 4 期损伤，需要手术治疗。或者可以做负重位 X 线片检查踝穴不稳定。

a. 非应力位 X 线片。

b. 应力位 X 线片。

6 手术治疗

手术指征

移位超过 2 mm 或平片或应力位 / 负重位片提示不稳定的单踝骨折（图 3-12），所有双踝骨折和三踝骨折需行手术治疗。根据生物力学和临床研究，任何与健侧相比移位不小于 2 mm 的腓骨骨折均有出现创伤后关节炎的风险。此外，Thordarson 等人进行的人体解剖实验表明超过 5° 的腓骨旋转异常会导致明显的负荷改变；而 Vasarhelyi 等进行的临床研究发现超过 15° 的旋转异常与预后不佳相关。

手术治疗的禁忌证包括患者整体情况不佳（如多发创伤或危重患者），局部软组织条件不佳，如伤口污染、慢性溃疡或软组织感染。对于合并复杂糖尿病的患者，建议围手术期控制血糖水平。合并晚期周围血管病的患者可能需要血管外科治疗。

患者体位

对于大多数需行外侧和 / 或内侧入路的单踝和双踝骨折，患者仰卧于可透 X 线手术床上，患肢抬高。将同侧髋部垫高使足处于中立位。这种体位使术者可很好地显露踝关节内侧和外侧，而且 C 臂机能充分透视侧位片。

为了直接显露胫骨后方，患者需俯卧于可透 X 线手术床上，小腿消毒铺单后自由活动。能够内外旋下肢和屈膝是完成所有必要切口的前提。垫高患侧踝部下方确保 C 臂机能很好地透视侧位片。除了后外侧或后内侧入路之外，也可行标准外侧和内侧入路。

手术注意事项

应在充分镇痛下尽快复位明显的骨折脱位以避免软组织进一步损伤（图 3-9）。在纵向牵引和逆骨折机制闭合复位之后，采用可透 X 线的充气或真空夹板固定踝关节。

合并有明显软组织损伤（例如皮下脱套、骨筋膜室综合征、软组织嵌顿和皮肤坏死）的开放和闭合骨折是急诊手术指征。开放性伤口大量冲洗后清创。最终手术时机的选择取决于骨折类型、伤口污染情况、部位以及软组织损伤程度。为了能更好地固定和观察软组织情况，可采用胫骨跖骨外固定架固定。通过直接缝合、植皮、局部或游离皮瓣技术，在计划内翻修手术时（"二次检查"）最终闭合伤口。

对于闭合性踝关节骨折，最好在伤后早期处理（8~12 小时）。单纯软组织肿胀并非早期内固定的禁忌证，原因是在清除血肿和骨折固定后软组织肿胀将会消失。对于延迟就诊或合并软组织污染的患者，需要在软组织情况稳定后再行最终内固定手术。对于高度不稳定骨折，特别是旋前型骨折脱位，由于此类损伤单纯使用石膏固定容易再次脱位，所以早期应闭合复位外固定架固定（图 3-13），直至最终完成内固定手术。必要时，在闭合复位外固定架固定术后完善 CT 检查（图 3-11）。

手术入路
外侧入路

腓骨远端骨折可采用标准外侧入路。在骨折水平做切口，位于可触及的腓骨远端中线上。注意不要损伤前方的腓浅神经分支以及后方的腓骨长短肌腱。常规探查外侧关节间室，有无游离骨块或关节囊撞击，以及外侧距骨顶有无软骨损伤和骨软骨块。移位或不稳定的下胫腓联合以远（Weber A 型）骨折可以采用髓内螺钉或张力带进行固定。对于较大的骨折块，可采用接骨板固定（详见第 3 章第 3 节）。对于小的、骨质疏松性的多个骨块，可采用多枚微型螺钉或钩状接骨板固定。

经下胫腓联合损伤（Weber B 型，SER）的经典螺旋形骨折，使用 1~2 枚拉力螺钉和 1 枚外侧中和接骨板固定（详见第 3 章第 1 节）。另外，后方抗滑接骨板能提供更好的稳定性（详见第 3 章第 6

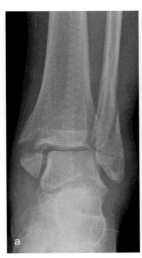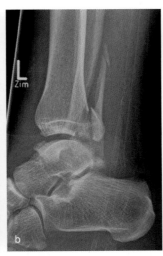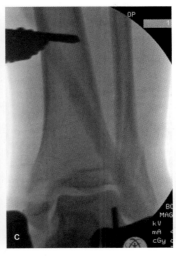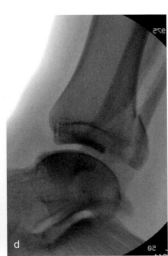

图 3-13　临时外固定（与图 3-11、图 3-14 和图 3-15 为同一患者）。

a-b. 对于不宜立即行内固定的，严重不稳定的骨折和骨折脱位，应行闭合复位和临时外固定架固定。

c-d. 保留外固定架直至软组织条件改善，最终更换为内固定。

节）。为了避免刺激腓骨长短肌腱，接骨板尾端应置于腓骨尖近端至少 1 cm 以上。对于不规则和高度不稳定的腓骨骨折，可能需要使用桥接接骨板，最好是锁定接骨板（详见第 3 章第 9 节）。将所有的骨性结构损伤固定之后，钩住腓骨向外侧和后方牵拉来检查下胫腓联合稳定性（详见第 3 章第 1 节至第 9 节）。或是相对于胫骨远端将足外旋，或在胫腓骨远端插入椎板撑开器来检查。当 TCS 增宽 ≥ 2 mm 时，需要直视下触摸着胫腓骨前缘，采用点式复位（Weber）钳将腓骨复位到胫骨切迹中。然后在关节间隙上方 1~4 cm 处，向前约呈 30° 角，即抓持内外踝尖的复位钳方向，置入下胫腓螺钉（或缝合纽扣等弹性内固定物）（详见第 3 章第 6 节）。

下胫腓联合以近（Weber C 型）骨折采用外侧接骨板固定（详见第 3 章第 4 节）。必须注意每例患者不同的腓骨生理性扭转，以避免应用坚强的直接骨板造成腓骨旋转异常。在所有骨性损伤固定之后，将腓骨远端复位至胫骨切迹内，采用下胫腓螺钉或动态内植物稳定下胫腓联合。

Maisonneuve 损伤中的高位腓骨骨折无需内固定。但必须解剖复位以重建正确的腓骨长度和旋转。经由下胫腓联合区域的前外侧入路小切口探查

下胫腓前联合，清理嵌入的韧带或碎片。将腓骨远端复位至胫骨切迹内，置入 2 枚下胫腓螺钉（或弹性内植物）（详见第 3 章第 5 节）。虽然传统 C 臂机透视容易判断腓骨长度，但 2D 图像难以发现腓骨远端前后向移位，特别是旋转不良。下胫腓联合固定后，建议术后 CT 扫描或术中 3D 影像检查以确保腓骨远端准确复位于胫骨切迹内。如果发现复位不足，应尽快纠正。

多项生物力学研究均未发现不锈钢螺钉较之钛钉，4.5 mm 较之 3.5 mm 螺钉，四皮质较之三皮质螺钉具有力学优势。聚乳酸材料的生物可吸收螺钉以及微钮孔缝合似乎也能提供足够的稳定性。因此，在下胫腓联合固定中具有重要的临床意义的是复位质量，而不是内植物种类。

内侧入路

直接通过内踝表面切口显露内踝，切口远端稍向前弯曲。清理骨折端嵌插的骨膜和小骨块。清理内侧关节间室内的碎片，探查距骨顶是否存在软骨损伤。探查胫骨穹隆内侧面是否存在塌陷，尤其是合并内踝垂直骨折（详见第 3 章第 3 节）的 Weber A 型（SA 2）损伤。直视内侧关节角，控制解剖复

位。根据骨质和骨块大小，采用加压螺钉（详见第3章第2节）、橄榄头克氏针（详见第3章第6节）或张力带钢丝等固定内踝骨折。内植物应置于前丘或丘间沟，避免损伤围绕后丘走行的胫后肌腱。

对于骨折块足够大的 SA 2 期损伤，需要水平螺钉固定内踝垂直骨折。或者使用内侧支撑接骨板（详见第3章第3节）。如果存在胫骨内侧穹隆塌陷，必须将其抬高复位并从胫骨干骺端取自体骨松质填充支撑。对于断裂的三角韧带复合体，并非必须要加以缝合。

后方入路

尽管近年来对于后踝骨折病理解剖的理解取得了一定的进展，但对于何时以及如何固定胫骨后方骨折块仍存在争议。目前没有文献支持后踝骨折固定的传统指征，即当后踝骨折块所含关节面超过25%（或33%）时须固定。当然，后踝骨折脱位、存在嵌插骨块和/或关节面压缩，是 ORIF 的指征（图3-14）。此外，固定累及胫骨切迹的后踝骨折块能重建胫骨切迹的完整性和附着于其上的下胫腓联合的生理张力。后踝骨折块的解剖复位内固定有可能避免下胫腓螺钉固定，而且术后 CT 扫描发现的下胫腓联合复位异常的发生率较低（详见第3章第9节）。

后外侧入路的切口平行跟腱。在切口近侧的皮下组织中找到腓肠神经，将其与小隐静脉一起向内侧轻柔牵开。纵行切开浅筋膜和深筋膜，将拇长屈肌腱及其肌腹向内侧牵开以保护胫后神经血管束。将胫骨后方骨折块以下胫腓后韧带为铰链翻开，清理骨折端碎屑。复位较大的嵌插骨块，将其固定在胫骨前方（详见第3章第7节），清除小的骨块。然后复位后侧骨块，使用拉力螺钉或背侧抗滑接骨板固定骨折（详见第3章第6节至第9节）。

有些病例的后踝单个大骨折块（Bartoníček 4型）与腓骨斜行骨折线在同一平面，可以做外侧入路经腓骨斜行骨折显露和复位，然后从前向后置入螺钉间接固定骨折。做前方小切口置入螺钉，注意保护伸肌腱和前方神经血管束。但生物力学研究表明后方接骨板比前方螺钉固定的稳定性更高。在固定腓骨之前复位后踝骨折块，能够在侧位片上控制关节复位情况（图3-14）。而在固定后踝骨块之前

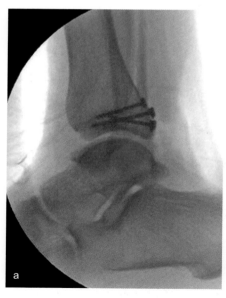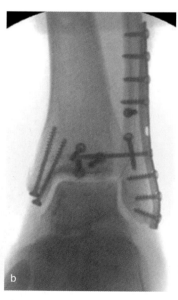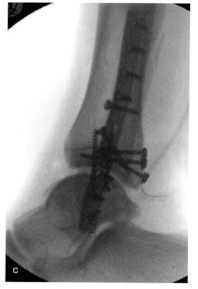

图 3-14　患者俯卧位行三踝骨折固定（与图3-11、图3-13和图3-15为同一患者）。
a.　经后外侧入路使用螺钉固定后踝粉碎骨折。
b-c. 经外侧入路使用外侧接骨板固定腓骨远端骨折，经内侧入路使用2枚拉力螺钉固定内踝。

先复位腓骨，能够恢复腓骨长度，帮助复位后踝骨折。这是因为后踝骨折块与完整的下胫腓后韧带相连，会随腓骨一同短缩。

由于平片无法可靠评估腓骨远端在胫骨切迹内的确切位置以及腓骨旋转，因此，在不稳定性下胫腓联合以及合并部分胫骨穹隆塌陷的复杂损伤手术固定后，术后 CT 检查（或术中 3D 影像检查）非常有用（图 3-15）。由于胫骨切迹形态个体间差异较大，因此双侧踝关节影像检查更具优势。

7　术后治疗

术后早期使用夹板或石膏管型固定患侧踝关节。如果合并广泛的软组织损伤，或开放骨折，可应用外固定架固定直至软组织条件稳定。届时如果患者依从性良好且能挂拐行走，可使用可拆卸式行走靴固定，允许患者部分负重（15~20 kg）。允许患者脱下行走靴进行活动度练习。对于三踝骨折、骨质疏松性骨折以及粉碎性骨折，应使用短腿石膏管型保护患肢，部分负重或完全不负重。

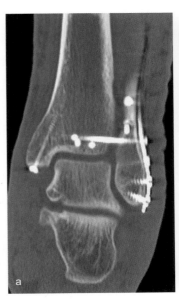
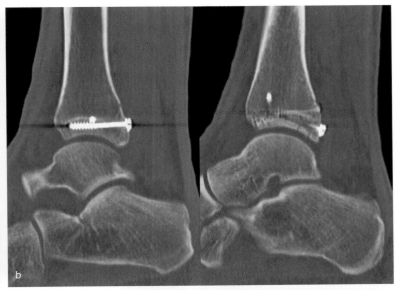
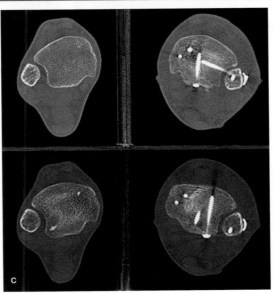

图 3-15　建议在下胫腓联合固定以及复杂类型骨折固定术后行 CT 检查以确保解剖复位（与图 3-11、图 3-13 和图 3-15 为同一患者）。
a. 冠状位图像评估腓骨长度和踝穴匹配。
b. 矢状位图像评估后踝粉碎骨折块关节面匹配。
c. 轴位像评估腓骨远端旋转及其在胫骨切迹中的位置。

在影像学检查有骨愈合证据之后，通常在术后6 周时开始逐渐向完全负重过渡。对于存在内科合并症的患者，尤其是合并糖尿病或其他神经病变的患者，这一阶段可能会持续相当长的时间。从已发表文献来看，除非有症状，否则不需要取出下胫腓螺钉。应告知患者螺钉松动或断裂的可能性。

单纯腓骨或内踝骨折可使用可拆卸式行走靴，并在可耐受范围内完全负重。

8 并发症和预后

并发症

踝关节骨折后的短期并发症发生率较低。在加利福尼亚的一个超过 57 000 例患者的数据库中，伤口感染发生率为 1.44%，截肢率为 0.16%。开放性骨折、高龄、内科合并症与术后并发症风险增加相关。糖尿病患者伤口感染率高达 50%，特别是血糖控制不佳及糖尿病性神经病变患者。

稳定内固定术后的骨折不愈合相对罕见，骨折不愈合的可能原因是固定不当或骨质较差。畸形愈合会出现疼痛、功能障碍，有时可见明显畸形。这类患者发生创伤后关节炎的风险更高，对于无症状关节炎患者，截骨矫形术治疗效果良好。慢性下胫腓联合不稳定的治疗方法包括复位腓骨和弹性内固定，或做腓骨长肌劈开韧带成形术重建下胫腓联合的三束韧带，或行下胫腓融合。对于进行性创伤后关节炎，需行畸形矫正关节融合或畸形矫正全踝关节置换。

预后

大量的大样本量临床研究结果表明：无论是哪种骨折类型，受术者因素影响的踝关节骨折最重要的预后因素是踝关节解剖复位。将腓骨远端精确复位至胫骨切迹内对于治疗合并下胫腓联合不稳定的踝关节骨折最为重要。后踝骨折块的精确复位不仅能恢复关节面匹配，也能恢复腓骨切迹形态和下胫腓联合稳定性。因此，只要后踝骨折有移位或是切迹受累，即便骨块很小，将其解剖复位和稳定内固定也具有非常重要的预后意义。然而，即便完全解剖复位，原始软骨损伤也可能导致创伤后关节炎和临床结果不理想。

踝关节周围受累的骨性和韧带结构越多，预后越差。与腓骨骨折合并三角韧带断裂相比，双踝骨折的 1 年预后偏差；当存在后踝骨折时，预后更差。

有前瞻性随机研究和非随机对照研究结果显示：对于不稳定性移位踝关节骨折，ORIF 的临床结果明显优于闭合复位石膏固定。对于稳定的单纯内踝或外踝骨折，当除外其他骨性和韧带损伤时，非手术治疗可获得良好的治疗效果。

如果没有严重系统合并症，60 岁以上和 60 岁以下的踝关节骨折患者 ORIF 术后治疗效果几乎相同，而非手术治疗的结果明显较差。因此，老年患者的手术适应证与年轻患者一致。当存在相关合并症时，尤其是伴有神经病变的糖尿病患者、严重骨质疏松、老年痴呆和周围血管病，治疗方案必须根据上述内容进行相应调整。

推荐阅读

[1] Bartoníček J, Rammelt S, Kašper Š, et al. Pathoanatomy of Maisonneuve fracture based on radiologic and CT examination. Arch Orthop Trauma Surg. 2019 Apr;139(4):497–506.

[2] Bartoníček J, Rammelt S, Kostlivý K, et al. Anatomy and classification of the posterior tibial fragment in ankle fractures. Arch Orthop Trauma Surg. 2015 Apr;135(4): 505–516.

[3] Bartoníček J, Rammelt S, Kostlivý K. Bosworth fracture: A report of two atypical cases and literature review of 108 cases. FussSprungg. 2017 June 15(2):126–137.

[4] Baumbach SF, Herterich V, Damblemont A, et al. Open reduction and internal fixation of the posterior malleolus fragment frequently restores syndesmotic stability. Injury. 2019 Feb;50(2):564–570.

[5] Berkes MB, Little MT, Lazaro LE, et al. Articular congruity

is associated with short-term clinical outcomes of operatively treated SER IV ankle fractures. J Bone Joint Surg Am. 2013 Oct 2;95(19):1769–1775.

[6] Boszczyk A, Fudalej M, Kwapisz S, et al. X-ray features to predict ankle fracture mechanism. Forensic Sci Int. 2018 Oct;291:185–192.

[7] Boszczyk A, Fudalej M, Kwapisz S, et al. Ankle fracture — correlation of Lauge-Hansen classification and patient reported fracture mechanism. Forensic Sci Int. 2018 Jan;282:94–100.

[8] Broos PL, Bisschop AP. Operative treatment of ankle fractures in adults: correlation between types of fracture and final results. Injury. 1991 Sep;22(5):403–406.

[9] Davidovitch RI, Walsh M, Spitzer A, et al. Functional outcome after operatively treated ankle fractures in the elderly. Foot Ankle Int. 2009 Aug;30(8):728–733.

[10] Dingemans SA, Rammelt S, White TO, et al. Should syndesmotic screws be removed after surgical fixation of unstable ankle fractures? A systematic review. Bone Joint J. 2016 Nov;98-b(11):1497–1504.

[11] Donken CC, Verhofstad MH, Edwards MJ, et al. Twenty-one-year follow-up of supination-external rotation type II-IV (OTA type B) ankle fractures: a retrospective cohort study. J Orthop Trauma. 2012 Aug;26(8):e108–114.

[12] Drijfhout van Hooff CC, Verhage SM, Hoogendoorn JM. Influence of fragment size and postoperative joint congruency on long-term outcome of posterior malleolar fractures. Foot Ankle Int. 2015 Jun;36(6):673–678.

[13] Egol KA, Amirtharajah M, Tejwani NC, et al. Ankle stress test for predicting the need for surgical fixation of isolated fibular fractures. J Bone Joint Surg Am. 2004 Nov;86(11):2393–2398.

[14] Egol KA, Koval KJ, Zuckerman JD. Handbook of Fractures. 4th ed. Philadelphia: Lippincott Williams & Wilkins; 2010.

[15] Futamura K, Baba T, Mogami A, et al. Malreduction of syndesmosis injury associated with malleolar ankle fracture can be avoided using Weber's three indexes in the mortise view. Injury. 2017 Apr;48(4):954–959.

[16] Gardner MJ, Demetrakopoulos D, Briggs SM, et al. The ability of the Lauge-Hansen classification to predict ligament injury and mechanism in ankle fractures: an MRI study. J Orthop Trauma. 2006 Apr;20(4):267–272.

[17] Haraguchi N, Armiger RS. A new interpretation of the mechanism of ankle fracture. J Bone Joint Surg Am. 2009 Apr;91(4):821–829.

[18] Hartwich K, Lorente Gomez A, Pyrc J, et al. Biomechanical analysis of stability of posterior antiglide plating in osteoporotic pronation abduction ankle fracture model with posterior tibial fragment. Foot Ankle Int. 2017 Jan;38(1):58–65.

[19] Heim D, Niederhauser K, Simbrey N. The Volkmann dogma: a retrospective, long-term, single-center study. Eur J Trauma Emerg Surg. 2010 Dec;36(6):515–519.

[20] Heim U, Pfeiffer KM. Internal Fixation of Small Fractures: Techniques Recommended by the AO-ASIF Group. 3rd ed. Berlin Heidelberg New York: Springer; 1988.

[21] Herscovici D Jr, Scaduto JM, Infante A. Conservative treatment of isolated fractures of the medial malleolus. J Bone Joint Surg Br. 2007 Jan;89(1):89–93.

[22] Lauge-Hansen N. Fractures of the ankle. II. Combined experimental-surgical and experimental-roentgenologic investigations. Arch Surg. 1950 May;60(5):957–985.

[23] Lindsjö U. Operative treatment of ankle fractures. Acta Orthop Scand Suppl. 1981;189:1–131.

[24] Makwana NK, Bhowal B, Harper WM, et al. Conservative versus operative treatment for displaced ankle fractures in patients over 55 years of age. A prospective, randomised study. J Bone Joint Surg Br. 2001 May;83(4):525–529.

[25] McConnell T, Tornetta P 3rd. Marginal plafond impaction in association with supination-adduction ankle fractures: a report of eight cases. J Orthop Trauma. 2001 Aug;15(6):447–449.

[26] Miller AN, Carroll EA, Parker RJ, et al. Posterior malleolar stabilization of syndesmotic injuries is equivalent to screw fixation. Clin Orthop Relat Res. 2010 Apr;468(4):1129–1135.

[27] Mont MA, Sedlin ED, Weiner LS, et al. Postoperative radiographs as predictors of clinical outcome in unstable ankle fractures. J Orthop Trauma. 1992;6(3):352–357.

[28] Ovaska MT, Makinen TJ, Madanat R, et al. A comprehensive analysis of patients with malreduced ankle fractures undergoing re-operation. Int Orthop. 2014 Jan;38(1):83–88.

[29] Pankovich AM, Shivaram MS. Anatomical basis of variability in injuries of the medial malleolus and the deltoid ligament. II. Clinical studies. Acta Orthop Scand. 1979 Apr;50(2):225–236.

[30] Pelton K, Thordarson DB, Barnwell J. Open versus closed treatment of the fibula in Maissoneuve injuries. Foot Ankle Int. 2010 Jul;31(7):604–608.

[31] Rammelt S, Boszczyk A. Computed tomography in the diagnosis and treatment of ankle fractures: a critical analysis review. JBJS Rev. 2018 Dec;6(12):e7.

[32] Rammelt S, Obruba P. An update on the evaluation and treatment of syndesmotic injuries. Eur J Trauma Emerg Surg. 2015 Dec;41(6):601–614.

[33] Rammelt S, Zwipp H. Ankle fractures. In: Bentley G, ed. European Instructional Course Lectures, Volume 12. Berlin Heidelberg New York: Springer; 2012:205–219.

[34] Rammelt S. Management of ankle fractures in the elderly. EFORT Open Rev. 2016 May;1(5):239–246.

[35] Sagi HC, Shah AR, Sanders RW. The functional consequence of syndesmotic joint malreduction at a minimum 2-year follow-up. J Orthop Trauma. 2012 Jul;26(7):439–443.

[36] Saltzman CL, Salamon ML, Blanchard GM, et al. Epidemiology of ankle arthritis: report of a consecutive series of 639 patients from a tertiary orthopaedic center. Iowa Orthop J. 2005;25:44–46.

[37] Schock HJ, Pinzur M, Manion L, et al. The use of gravity or manual-stress radiographs in the assessment of supinationexternal rotation fractures of the ankle. J Bone Joint Surg Br. 2007 Aug;89(8):1055–1059.

[38] SooHoo NF, Krenek L, Eagan MJ, et al. Complication rates following open reduction and internal fixation of ankle fractures. J Bone Joint Surg Am. 2009 May;91(5):1042–1049.

[39] Stufkens SA, van den Bekerom MP, Kerkhoffs GM, et al. Long-term outcome after 1822 operatively treated ankle fractures: a systematic review of the literature. Injury. 2011 Feb;42(2):119–127.

[40] Tejwani NC, McLaurin TM, Walsh M, et al. Are outcomes of bimalleolar fractures poorer than those of lateral malleolar

fractures with medial ligamentous injury? J Bone Joint Surg Am. 2007 Jul;89(7):1438–1441.

[41] Thordarson DB, Motamed S, Hedman T, et al. The effect of fibular malreduction on contact pressures in an ankle fracture malunion model. J Bone Joint Surg Am. 1997 Dec;79(12):1809–1815.

[42] Tochigi Y, Rudert MJ, Saltzman CL, et al. Contribution of articular surface geometry to ankle stabilization. J Bone Joint Surg Am. 2006 Dec;88(12):2704–2713.

[43] Vasarhelyi A, Lubitz J, Gierer P, et al. Detection of fibular torsional deformities after surgery for ankle fractures with a novel CT method. Foot Ankle Int. 2006 Dec;27(12):1115–1121.

[44] Verhage SM, Krijnen P, Schipper IB, et al. Persistent postoperative step-off of the posterior malleolus leads to higher incidence of post-traumatic osteoarthritis in trimalleolar fractures. Arch Orthop Trauma Surg. 2019 Mar;139(3):323–329.

[45] Weber BG, Colton C. Malleolar fractures. In: Müller M, Allgöwer M, Schneider R, et al, eds. Manual of internal fixation: Techniques Recommended by the AO-ASIF Group. Berlin: Springer; 1991:595–612.

[46] Weber BG. Lengthening osteotomy of the fibula to correct a widened mortice of the ankle after fracture. Int Orthop. 1981;4(4):289–293.

[47] Weber M. Trimalleolar fractures with impaction of the posteromedial tibial plafond: implications for talar stability. Foot Ankle Int. 2004 Oct;25(10):716–727.

[48] Weber M, Burmeister H, Flueckiger G, et al. The use of weightbearing radiographs to assess the stability of supinationexternal rotation fractures of the ankle. Arch Orthop Trauma Surg. 2010 May;130(5):693–698.

[49] Weening B, Bhandari M. Predictors of functional outcome following transsyndesmotic screw fixation of ankle fractures. J Orthop Trauma. 2005 Feb;19(2):102–108.

第 1 节 | 经下胫腓联合的腓骨远端骨折（Weber B）
Distal fibular transsyndesmotic fracture (Weber B)

—— Lubomír Kopp, Petr Obruba

1 病例摘要

32 岁男性，在潮湿的草地上滑倒，扭伤右踝关节。伤后第 2 天，因右下肢持续疼痛就诊于急诊。踝关节 X 线片显示外踝骨折（AO/OTA 44B1.1，Danis/Weber B，Lauge-Hansen 分型旋后 - 外旋型 2 期）（图 3.1-1）。该患者无合并症。尽管诊治时间延误 1 天，踝关节并无明显肿胀，足部神经血管未见异常（图 3.1-2）。

2 术前计划

手术指征

AO/OTA 44B1 骨折移位，软组织轻度肿胀，是早期切开复位内固定（ORIF）的指征。一般来说，纵向或向外移位超过 2 mm 是手术适应证。根据骨折类型，预计在腓骨固定后下胫腓联合稳定。因为任何踝关节骨折类型都可能发生下胫腓联合不稳定，所以对于所有手术治疗的踝关节骨折，都必

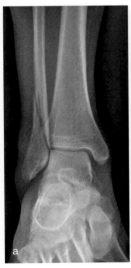
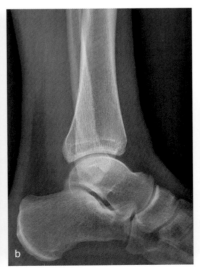

图 3.1-1 伤后 X 线片显示腓骨简单斜行骨折，移位超过 2 mm。可见内踝间隙增宽。
a. AP 位片。
b. 侧位片。

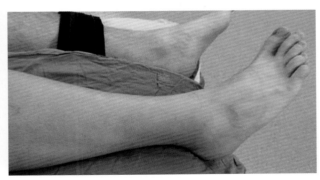

图 3.1-2 临床体位像显示外踝周围轻度肿胀。

须仔细评估下胫腓联合稳定性。

手术考虑因素

腓骨单纯斜行骨折通常采用外侧入路，使用一枚骨块间拉力螺钉和一枚中和接骨板进行固定（图3.1-3）。

完成腓骨固定后，需要在 C 臂机透视下检查三角韧带和下胫腓韧带的稳定性。三角韧带和下胫腓联合是恢复正常踝穴的必要因素。

3 手术室准备

有关麻醉注意事项的插图和概述，请参阅第1章。

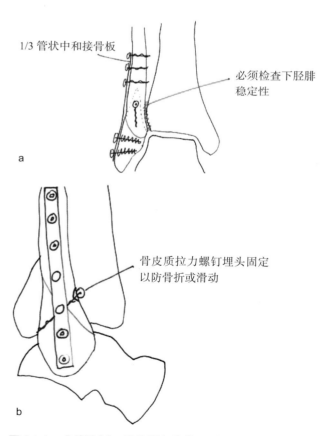

图 3.1-3 术前计划。经外侧入路使用骨折块间拉力螺钉和中和接骨板固定腓骨简单斜行骨折。然后 C 臂机透视下判断下胫腓联合稳定性。

患者体位	· 仰卧位，同侧髋部垫高
麻醉方式	· 全身麻醉，区域阻滞或椎管内麻醉
C 臂机位置	· C 臂机置于患者对侧，显示屏放在患者肩部附近，C 臂机与手术床成 90° 夹角
止血带	· 简单骨折类型通常无需使用止血带
技巧	· 将患肢用可透 X 线垫或一叠手术单垫高，便于器械操作；而且可以防止对侧肢体干扰 C 臂机透视侧位片

手术器械

· 3.5 mm（2.7 mm 或 2.4 mm）骨皮质螺钉。

· 4.0 mm 骨松质螺钉。

· 1/3 管状接骨板。

· 点式复位（Weber）钳。

4 手术操作

腓骨简单斜行骨折的切开复位内固定，通常采用外侧入路。腓骨骨折固定后，C 臂机透视检查下胫腓联合稳定性。

在腓骨远端中线上做外侧纵切口（图3.1-4）。注意轻柔操作软组织。显露斜行骨折线，清理折端血肿（图3.1-5），采用复位钳复位骨折。必须恢复远折端的长度和旋转（3.1-6）。从前到后、从头侧至尾侧、垂直骨折线方向置入骨皮质拉力螺钉。如果患者骨质良好，螺钉需要埋头以防止在拧紧螺钉时螺钉尖和骨折线出现移位（图3.1-7）。

C 臂机透视检查螺钉位置（图3.1-8）。

采用 1/3 管状接骨板作为中和接骨板，在腓骨尖部轻微预弯接骨板以适应腓骨远端轮廓。接骨板中央部分预弯不足，这样在拧紧螺钉的过程中，会对腓骨远端骨折块起到最大加压作用，进一步推挤腓骨远端恢复正常力线（图3.1-9）。

腓骨远端骨折块至少拧入两枚全螺纹螺钉，近端最好拧入 3 枚骨皮质螺钉。自攻螺钉可用于骨皮质坚硬的患者，但很少需要这样做（图3.1-10）。

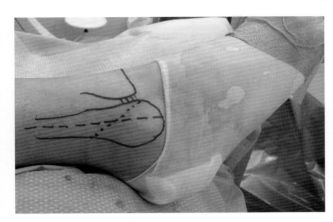

图 3.1-4　腓骨固定的标准外侧入路。

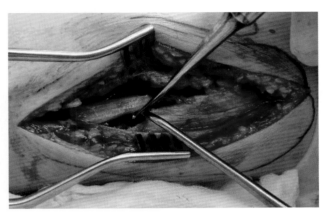

图 3.1-5　显露斜行骨折线，清理血肿后冲洗。用骨钩轻柔牵开远折端。

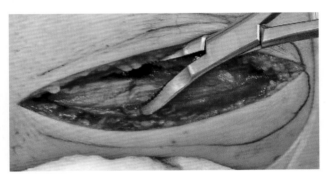

图 3.1-6　用复位钳复位骨折。必须恢复正常的远折端长度和旋转。

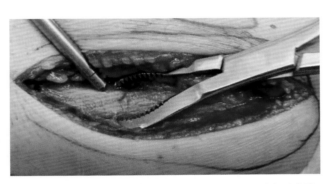

图 3.1-7　拉力螺钉埋头处理能防止在螺钉拧紧过程中螺钉尖和骨折线移位。

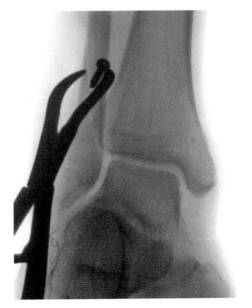

图 3.1-8　从前向后垂直于骨折线拧入骨皮质拉力螺钉。C 臂机透视踝穴位检查螺钉位置和距骨在踝穴内的位置。

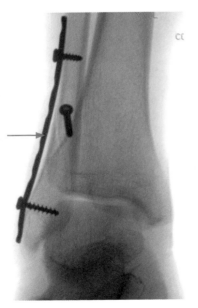

图 3.1-9　接骨板预弯不足能够对远折端产生最大加压作用。在拧紧螺钉前，接骨板应稍远离骨面（红色箭头所示）。

完成腓骨固定后，检查下胫腓联合韧带。如果存在胫骨或腓骨前方的下胫腓联合撕脱（Tillaux-Chaput 或 Wagstaffe 骨折），应将其复位并用 2.7 mm 或 3.5 mm 螺钉、克氏针或缝合锚固定，以恢复下胫腓联合稳定性和胫骨切迹完整性。将一把椎板撑开器或骨钩插入腓骨远端前内缘，并向背外侧牵拉，C 臂机透视检查下胫腓联合稳定性（图 3.1-11）。

或者，将小腿固定，然后外旋患足。但要特别注意在检查下胫腓联合时，在患者骨密度改变的情况下，施加过大的应力可导致内植物失效或拔出。如果下胫腓联合不稳定，需要在 C 臂机透视和直视下将其复位至胫骨切迹中，并用下胫腓螺钉或弹性内植物固定。

只有在无法达到踝穴完美复位的情况下，才考虑切开内侧。有时三角韧带可能会嵌入距骨和内踝之间的内侧沟中，阻碍距骨在踝穴中的正确对位。否则无需切开内侧，因为在腓骨骨折内固定后踝穴匹配良好的情况下，无需直接修复内侧韧带。

内固定完成后，拍摄标准的 AP 位、踝穴位和侧位 X 线片（图 3.1-12）。

5 陷阱和并发症

陷阱

腓骨远端骨折块长度和旋转复位不足

当腓骨远端骨折块的外侧或前方有细小粉碎骨折区域时，可能会导致复位不足。沿骨折线后缘去除 1 mm 长骨膜后，可以更好地判断复位。此处，远端骨折块的近端呈尖刺状，可将其精确复位到近折端相对应的沟槽中（图 3.1-13）。

检查胫腓骨远端前侧面的下胫腓前韧带附着处是否有骨性撕脱，因为这些撕脱骨块可能会阻碍正确复位，并导致下胫腓不稳定。检查关节外侧部分是否存在游离体和距骨顶骨软骨块。

对于严重粉碎的骨折病例，拍摄对侧踝关节 X 线片能够指导准确的解剖结构。必须恢复腓骨长度，矫正旋转异常。可以借助撑开器恢复腓骨的长度和旋转。或者也可以先将接骨板固定在远折端，在接骨板近端的腓骨上拧入一枚推挤螺钉，然后使用椎板撑开器和推挤螺钉将接骨板和远折端向远端推挤恢复腓骨长度。在撑开前必须先纠正旋转畸

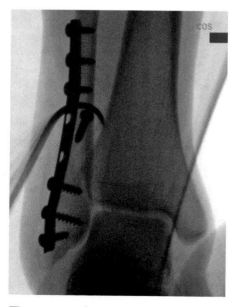

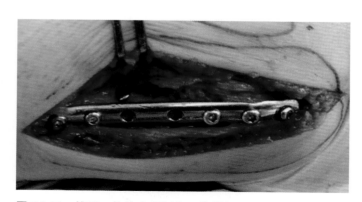

图 3.1-10　使用一枚拉力螺钉和一枚外侧中和接骨板完成骨折内固定。远端使用 3 枚全螺纹骨松质螺钉，近端使用 3 枚骨皮质螺钉固定。

图 3.1-11　C 臂机透视下（踝穴位）做拉钩试验检查下胫腓联合稳定性。向外侧和背侧牵拉腓骨。

形。必须注意在推挤接骨板时不要将其整个拔出腓骨，这在骨质疏松时尤为如此。这也是特别适用于松软骨质的锁定接骨板的常见问题。骨缺损处要植骨。

远端螺钉固定入关节内

在远端骨块钻孔时，钻透对侧皮质可能会造成螺钉长度测量错误。钻孔时最好轻轻向后拉钻头。测深尺置于接近对侧皮质的位置，并从所测长度中减去 2 mm（图 3.1-14）。这样做可确保置入正确长度的螺钉。

忽略下胫腓不稳定

AO/OTA 44B1.1 型踝关节骨折可能存在下胫腓韧带断裂，因此术中在腓骨固定完成后需除外下胫腓联合不稳定。如果未处理下胫腓联合骨性撕脱，可能会造成下胫腓不稳定和不匹配。

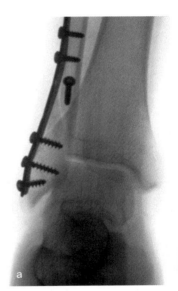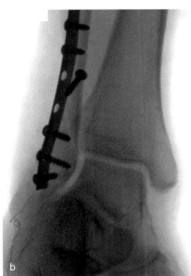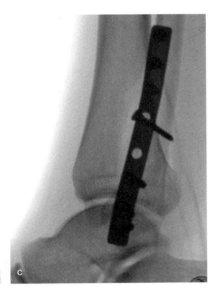

图 3.1-12　术后 C 臂机透视显示骨折解剖复位，内植物位置满意。
a. AP 位片。
b. 踝穴位片。
c. 侧位片。

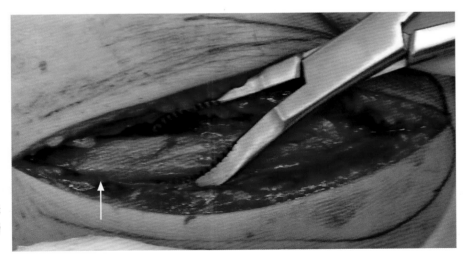

图 3.1-13　判断解剖复位最好的标志是骨折线的背侧缘，此处远折端向近侧延续为尖刺状（白箭头）。

并发症

- 损伤腓浅神经——在切口近端仔细分离解剖可避免此并发症。

- 固定丢失（图 3.1-15）。

- 腓骨远端畸形愈合（主要是旋转不良，也会出现短缩，外翻少见）导致踝关节炎（参阅"陷阱预防"一节）。

- 慢性下胫腓不稳定引发距骨脱位和关节炎（参阅"陷阱预防"一节）。

6 其他技术

对于腓骨长斜行骨折，可以使用 2~3 枚拉力螺钉固定，无需使用中和接骨板（图 3.1-16）。患者必须严格遵从术后治疗方案，术后 6 周内不允许负重。

短斜行或横行腓骨骨折可在外侧或后方使用张力带接骨板固定。

可以在后侧使用 1/3 管状抗滑接骨板固定，经接骨板拧入拉力螺钉。无需预弯接骨板。接骨板可以贴附在平滑的腓骨后外侧。这一技术常用于经后外侧入路复位三踝骨折或 Pilon 骨折（图 3.1-17）。

使用后侧接骨板固定时，远折端螺钉可以采用双皮质固定，从腓骨前方穿出。但如果螺钉距离腓骨尖在 1 cm 以内，螺钉尖可能会造成腓骨长短肌腱刺激症状。

7 术后治疗和康复

本例患者在拔除引流管之后开始术后被动活动度（range-of-motion，ROM）训练。患者部分负重和关节活动后复查 X 线片提示无复位丢失（图 3.1-18）。

术后 6 周，开始包含 ROM 练习、肌肉训练在内的康复计划。在接下来的 4 周逐渐增加负重。患者术后 10 周完全骨性愈合，最终 ROM 与健侧相似。

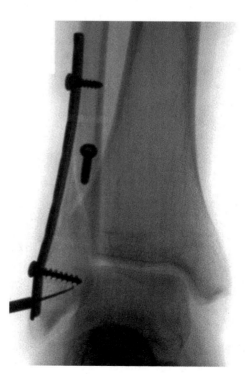

图 3.1-14 在远折端钻孔时应向后回拉为宜。测深尺应插入到靠近对侧皮质部位，并从测量的长度中减去 2 mm。

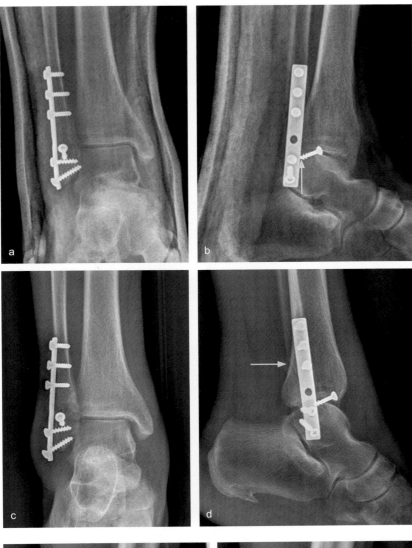

图 3.1-15 另一病例显示由于内固定不良导致内固定丢失。

a-b. Weber B 型骨折使用拉力螺钉与中和接骨板固定。拉力螺钉长度太短而不能起到加压作用（b 图中黄色箭头所示）。接骨板远端的螺钉过长。接骨板最远端塑形不足。

c-d. 拉力螺钉长度过短导致内固定丢失。远折端向近侧移位（d 图中黄色箭头所示），内植物远端松动。

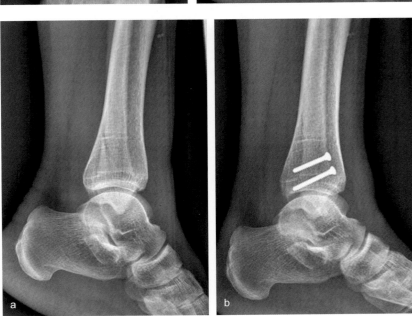

图 3.1-16 另一病例显示使用 2 枚拉力螺钉固定腓骨远端斜行骨折。骨质很好的患者可以尝试使用这种技术。

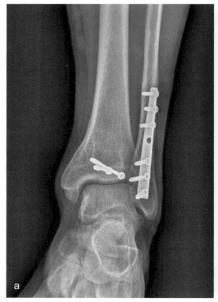
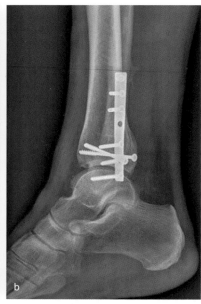

图 3.1-17 另一例三踝骨折经后外侧入路手术，使用后方抗滑接骨板并经接骨板拉力螺钉固定。接骨板最远端应距腓骨尖至少 1 cm 以免刺激腓骨肌腱。

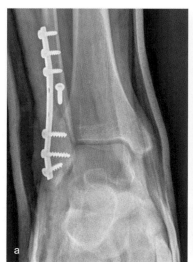
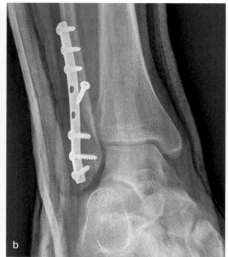
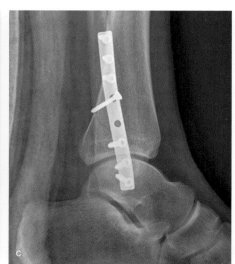

图 3.1-18 拔除引流管后复查三平面 X 线片。
a. AP 位片。
b. 踝穴位片。
c. 侧位片。

推荐阅读

[1] Heim D, Schmidlin V, Ziviello O. Do type B malleolar fractures need a positioning screw? Injury. 2002 Oct;33(8):729–734.

[2] Jenkinson RJ, Sanders DW, Macleod MD, et al. Intraoperative diagnosis of syndesmosis injuries in external rotation ankle fractures. J Orthop Trauma. 2005 Oct;19(9):604–609.

[3] Kortekangas T, Flinkkila T, Niinimaki J, et al. Effect of syndesmosis injury in SER IV (Weber B)-type ankle fractures on function and incidence of osteoarthritis. Foot Ankle Int. 2015 Feb;36(2):180–187.

[4] McKenna PB, O'Shea K, Burke T. Less is more: lag screw only fixation of lateral malleolar fractures. Int Orthop. 2007 Aug;31(4):497–502.

[5] Michelson JD. Ankle fractures resulting from rotational injuries. J Am Acad Orthop Surg. 2003 Nov-Dec;11(6):403–412.

[6] Nortunen S, Lepojarvi S, Savola O, et al. Stability assessment of the ankle mortise in supination-external rotation-type ankle fractures: lack of additional diagnostic value of MRI. J Bone Joint Surg Am. 2014 Nov 19;96(22):1855–1862.

[7] Rammelt S, Zwipp H. Ankle fractures. In: Bentley G, ed. European Instructional Course Lectures, Volume 12. Berlin Heidelberg New York: Springer; 2012:205–219.

[8] Spering C, Lesche V, Dresing K. Osteosynthesis of Weber B ankle fractures using the one-third tubular plate and refixation of the syndesmosis. Oper Orthop Traumatol. 2015 Aug;27(4):317–333.

第 **2** 节 | # 合并内踝横行骨折的经下胫腓联合双踝骨折（Weber B）

Bimalleolar transsyndesmotic fracture (Weber B) with transverse medial malleolar fracture

———— Lubomír Kopp, Petr Obruba

1 病例摘要

52 岁男性，在不平路面上行走时扭伤左踝。现场有位护理人员立即将伤后的严重脱位予以复位，并用充气夹板固定患肢。静脉镇痛后将患者转运至医院。踝关节 X 线片显示双踝骨折脱位（AO/OTA 分型 44 B3.2，Danis/Weber B 型，Lauge-Hansen 分型为旋后 – 外旋 4 期）（图 3.2-1）。

患者没有其他合并症。初期复位缓解了软组织受压。闭合性损伤，复位后神经血管无明显异常（图 3.2-2）。

CT 扫描加 2D 和 3D 重建，除外后踝骨折。如果存在后踝骨折，治疗方案需采用不同的手术切口（图 3.2-3）。

2 术前计划

手术指征

本例患者是不稳定（AO/OTA 44B3.2）双踝骨折脱位，是手术指征；软组织轻微肿胀，允许早期

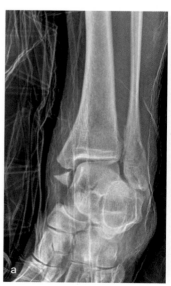
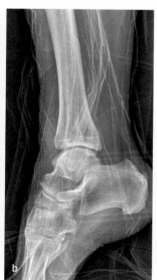

图 3.2-1 伤后大致复位，使用真空夹板制动后拍摄左踝关节 X 线片。
a. 踝穴位片。
b. 侧位片。

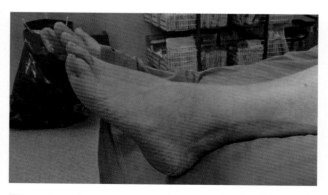

图 3.2-2 正确的早期复位保护软组织免受进一步损伤，使早期手术成为可能。

切开复位内固定（ORIF）。根据损伤机制和骨折类型，在固定腓骨远端之后，下胫腓联合通常恢复稳定。但必须要做应力试验确保没有下胫腓联合不稳定。

短斜行腓骨简单骨折需要使用一枚拉力螺钉与中和接骨板或后侧抗滑接骨板固定。

根据内踝骨折块大小，经内侧轴向入路，使用螺钉或张力带钢丝固定内踝骨折（图 3.2-4）。使用一枚加压螺钉加一根克氏针固定不能在骨折端产生均匀加压和坚强固定。

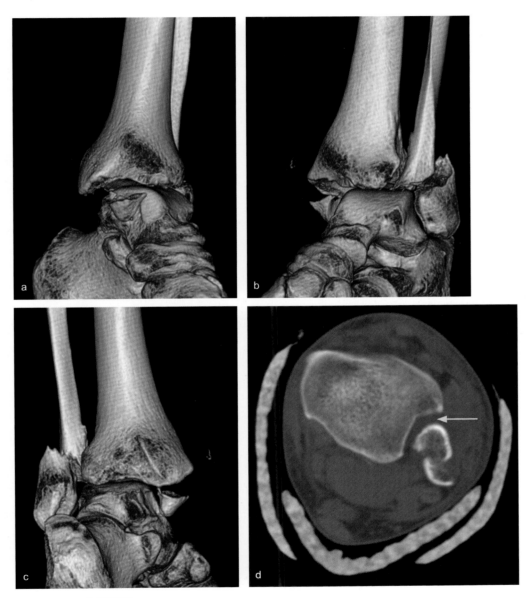

图 3.2-3　CT 扫描图像。

a-c. CT 扫描 3D 重建显示典型的旋后－外旋型损伤。排除下胫腓联合骨性撕脱和胫骨后缘骨折（后踝骨折）。

d.　轴位 CT 图像显示在下胫腓联合水平腓骨近折端与胫骨远端之间位置关系正常，提示下胫腓前韧带和骨间韧带完整（黄色箭头所示）。

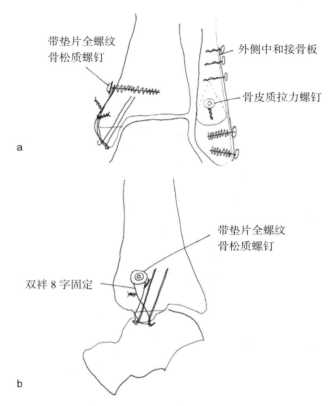

图 3.2-4　术前计划。

a. 首先经外侧入路使用一枚拉力螺钉和一枚中和接骨板固定腓骨短斜行简单骨折。

b. 经内侧入路使用张力带钢丝固定内踝骨折。

3　手术室准备

患者体位	· 仰卧于可透 X 线手术床上，患肢置于泡沫块上垫高。使术者能同时显露内外踝
麻醉方式	· 区域阻滞或全身麻醉（或区域阻滞联合全身麻醉）
C 臂机位置	· C 臂机置于患者健侧，显示屏放在患者头部附近
止血带	· 根据术者要求使用

有关麻醉插图和注意事项的说明和概述，请参阅第 1 章。

手术器械

· 1.6~2.0 mm 克氏针，张力带钢丝。

· 3.5 mm（2.7 mm 或 2.4 mm）全螺纹骨皮质螺钉。

· 4.0 mm 骨松质螺钉，垫片。

· 1/3 管状接骨板（可使用锁定螺钉，用于疏松骨质）。

· 骨钩或椎板撑开器。

4　手术步骤

双踝骨折 ORIF，需要采用外侧和内侧入路。首先复位 B 型腓骨骨折，然后直视下检查下胫腓前韧带和踝关节前外侧部分。

腓骨固定

外侧纵切口稍偏前方以便直接显露下胫腓前韧带（图 3.2-5）。找到腓浅神经并加以保护（图 3.2-6）。也可更靠后侧做切口，使神经被保护在前方软组织中，但要注意神经走行存在变异。切口应足够长，以避免软组织张力过大。仔细放置小拉钩，直视下骨折复位。显露腓骨斜行骨折线，清理骨折端血肿和嵌插的骨膜，然后用点式复位钳复位。注意纠正远端骨折块的长度和旋转。然后从前向后垂直骨折线方向拧入一枚骨皮质拉力螺钉，拧紧螺钉时注意不要造成前方皮质断裂。根据腓骨远端形态将中和接骨板的远端部分预弯。接骨板中部无需预弯（图 3.2-7）。将这样预弯后的接骨板拧紧到腓骨干上时，预弯不足的接骨板部分会将远端骨块向内挤压至外旋的距骨上，从而有助于复位并加强内植物的稳定性。至少两枚螺钉固定接骨板远端，最好用 3 枚螺钉固定接骨板近端。虽然绝大多数螺钉是自攻螺钉，但对于骨皮质坚硬的患者也可使用攻丝，不过此类情况少见。

腓骨固定完成后，检查下胫腓联合是否有下胫腓前韧带和骨间韧带嵌插，分别检查胫骨或腓骨前结节是否存在 Tillaux-Chaput 或 Wagstaffe 撕脱骨块。C 臂机透视下行应力试验检查下胫腓联合稳定性。用骨钩或椎板撑开器做应力检查。必须透视踝穴位方能准确观察腓骨远端活动情况（图 3.2-8）。

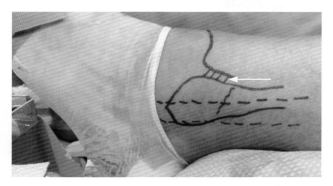

图 3.2-5　做腓骨外侧入路时稍偏前方，可以直视下检查下胫腓前韧带（白色箭头所示）。

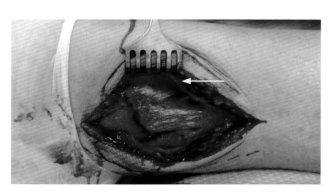

图 3.2-6　需要保护腓浅神经（白色箭头所示）。

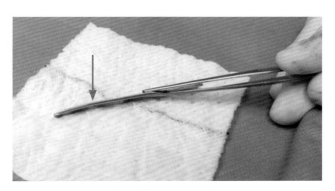

图 3.2-7　中和接骨板远端稍塑形（红色箭头所示）以适应腓骨远端形态。接骨板中间部分施加预负荷可以对远折端起到向内侧加压的作用。

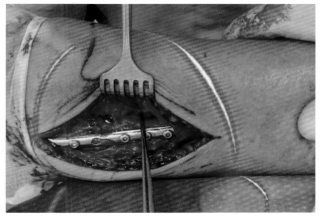

图 3.2-8　拉钩试验检查下胫腓联合稳定性。向外侧和后方牵拉腓骨，C 臂机透视和直视下评估下胫腓联合韧带稳定性。激光标记有助于定位 C 臂机减少术中辐射。

然后向外向后牵拉腓骨，C 臂机透视加肉眼观察评价下胫腓联合韧带稳定性。任何可见的下胫腓不稳定都必须行下胫腓稳定术（详见第 3 章第 4 节）。

内踝固定

　　经内侧轴向入路复位内踝骨折，沿着内踝做切口，稍向前弯曲至内踝间隙线（图 3.2-9）。查看骨折线和深层关节部分，注意有无距骨撞击伤。清除内侧沟和上方关节间隙中可能影响解剖复位的碎骨屑和骨折块（图 3.2-10）。检查骨折块后缘是否有软组织嵌入。

　　通常应用点式复位钳或牙科钩来复位，沿着内踝肩部观察前 / 上缘关节匹配情况。有时骨折块可

能较小，可以用 2.7 mm 螺钉或张力带钢丝进行固定。如果采用张力带技术，克氏针应固定到对侧完整的骨皮质上，以达到稳定固定。将两枚克氏针垂直骨折线平行置入复位后的内踝。在骨折线上方约 2 cm 处，平行关节面拧入一枚带垫片单皮质骨松质螺钉。将钢丝绕成两环，呈 8 字形。沿同一方向同时收紧两环，以防止因压力不均导致复位丢失（图 3.2-11）。使用 2.0 mm 克氏针平行导向器有助于平行置入克氏针，同时还能维持复位。

　　如果采用拉力螺钉技术，骨折复位后用克氏针临时固定。C 臂机透视 AP 位和侧位片确认复位效果，然后用螺钉代替克氏针进行最终固定。逐一去除克氏针。然后用 2.7 mm 钻头在克氏针针道内钻

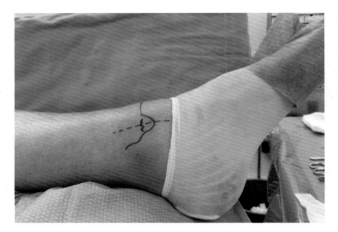

图 3.2-9 内侧入路纵切口。需要注意保护大隐静脉。

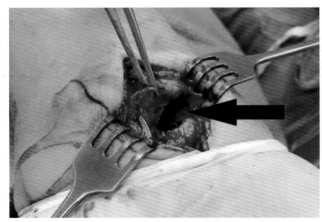

图 3.2-10 内侧入路纵切口。清理骨折端内影响复位的骨膜和骨碎片（黑色箭头所示）。从切口前方可以直视下观察关节面，注意保护内踝后方的屈肌腱。

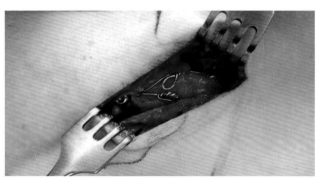

图 3.2-11 张力带钢丝固定。用钢丝拧成两个襻构成 8 字形，近端使用带垫片骨松质螺钉固定。

孔，小心拧入一枚长 40~50 mm 螺钉，但不要过度拧紧。在拧入第 1 枚螺钉后，才取出第 2 枚克氏针，并用 2.7 mm 钻头扩大钉道，然后拧入第 2 枚 2.7 mm 螺钉，同样注意不要过度拧紧，以防骨折块移位。必要时可使用垫片，但 2 枚螺钉尖足以固定骨折块，故此很少使用。如果骨折块非常小或者骨折粉碎，可使用包括 2.4 mm 在内的小直径螺钉。或者可用细克氏针复位骨折，然后折弯后打入皮质骨内留置。

内固定完成后，C 臂机精确透视 3 个平面（AP 位、踝穴位和侧位）（图 3.2-12）。如果怀疑复位质量，特别是腓骨远折端旋转和内踝位置时，如果有条件可以做术中三维 C 臂机透视。由于腓骨远端旋转情况会随患者骨骼解剖形态而变化，因此

这种检查的特异性不高，如果不对健侧进行透视，不推荐常规进行此类检查。

5 陷阱和并发症

陷阱
腓骨远折端的长度、轴线和旋转复位不足

在使用拉力螺钉接近垂直骨折线方向固定短斜行骨折时，在将螺钉拧紧的过程中，螺钉尖背侧部分会与近折端接触，造成螺钉偏斜和复位丢失。对于短斜行骨折，可能无法实现拉力螺钉固定，此时需要一直用复位钳维持解剖复位，直到将所有内植物置入。或者可以将接骨板置于后方，对短斜行骨折产生抗滑作用。

如果把腓骨外侧中和接骨板放在偏心位，拧紧接骨板会因为压力分布不均匀而在远折端产生扭转力，导致远折端旋转移位。如果将接骨板放在外侧，必须将接骨板放置于腓骨长轴中央。

对于腓骨简单斜行骨折，充分直视下观察骨折线，加以术中透视应用 Weber 放射学指数（图 3.2-13）判断合适的腓骨长度，可有效避免腓骨远端复位不足（短缩、旋转、前后移位）：

· 踝关节的内、上、外 3 条关节间隙应相等且平行。

- 腓骨内侧尖（"Weber 鼻"）对应胫骨软骨下骨水平（踝关节 Shenton 线）。
- 距骨关节面外侧轮廓与腓骨远端的腓骨肌腱隐窝延续为一条完整平滑的曲线 [Weber 球（硬币征）]。

骨质疏松患者内踝固定不充分

骨质疏松骨使用单皮质螺钉固定可能会出现螺钉拔出。双皮质螺钉固定能增加稳定性；如果使用两枚螺钉平行固定，只要螺钉长度足够进入干骺端，则复位丢失非常少见。

如果内踝骨折块较小且伴有骨质疏松，在拧紧螺钉或张力带时可能会出现骨折块粉碎、压缩或向内移位（图 3.2-14）。在这种情况下，应轻轻拧紧螺钉或张力带。有些病例可能需要使用较小直径的螺钉进行固定。

任何内植物都应置于内踝的前 2/3，以避免激惹胫后肌腱。

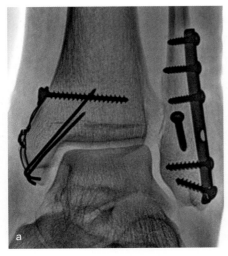
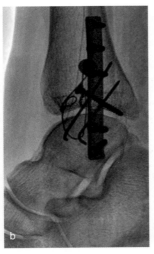
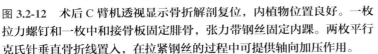

图 3.2-12　术后 C 臂机透视显示骨折解剖复位，内植物位置良好。一枚拉力螺钉和一枚中和接骨板固定腓骨，张力带钢丝固定内踝。两枚平行克氏针垂直骨折线置入，在拉紧钢丝的过程中可提供轴向加压作用。
a. 踝穴位片。
b. 侧位片。

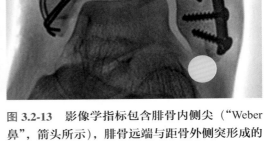

图 3.2-13　影像学指标包含腓骨内侧尖（"Weber 鼻"，箭头所示），腓骨远端与距骨外侧突形成的圆环 [Weber 球（硬币征）]，圆环所示。

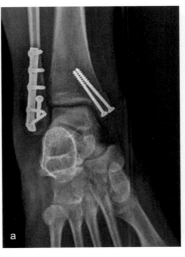
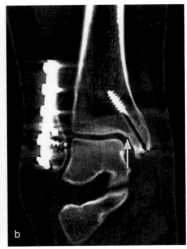

图 3.2-14　另一例显示在拧紧螺钉的过程中内踝发生移位。
a. 对于骨质疏松患者，拉力螺钉产生的载荷过大可导致内侧皮质压缩及骨折块向内侧移位。
b. CT 扫描的 2D 冠状面重建显示骨折块向内移位（黄色箭头所示）。对于骨质疏松患者，应轻柔拧紧拉力螺钉或张力带。

并发症

- 腓浅神经损伤。
- 大隐静脉损伤。
- 漏诊下胫腓联合韧带性不稳定造成慢性下胫腓联合不稳定伴距骨外侧移位和创伤后关节炎。
- 畸形愈合导致创伤后关节炎。
- 内踝或外踝不愈合（多见于固定不足时）。

6 其他技术

较大的内踝骨折可平行拧入 2 枚 4.0 mm、3.5 mm 或 2.7 mm 拉力螺钉固定。所需手术入路长度更短（图 3.2-15）。粗螺钉可能会激惹软组织（图 3.2-16）。

对于无法使用拉力螺钉固定的短斜行腓骨骨折，可采用张力带接骨板固定（图 3.2-17）。对于骨质疏松患者，锁定接骨板可增加固定稳定性（图 3.2-18）。

或者可以用 1/3 管状接骨板置于腓骨后方固定腓骨，发挥抗滑作用。而且在远折端可以使用骨皮质螺钉进行双皮质固定。

7 术后治疗和康复

本例患者术后采用短腿石膏固定踝关节和冰敷治疗。拍摄标准的踝关节三平面 X 线片（图 3.2-19）。

如有任何疑问，建议 CT 检查骨折复位不足或内植物位置不良。如果担心复位不足，需扫描双侧踝关节，与健侧踝关节对照评价患侧腓骨远折端的长度和旋转是否正常。

本例患者在术后第 2 天即开始主动和被动关节活动度训练，6 周内限制患者部分负重（不超过 20 kg）。在 X 线片确认骨愈合之后，在接下来的 4 周逐步增加负重。

术后 10 周，患者骨折完全愈合（图 3.2-20），患侧踝关节最终活动度与健侧相当。

内植物取出

理想的内植物在术后至少放置一年。只有在骨折完全愈合，而且临床表现为内植物激惹时，才可取出内踝和外踝突出的内植物。

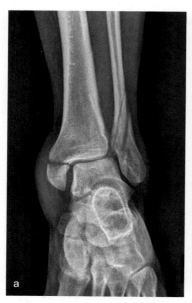 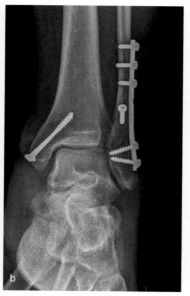 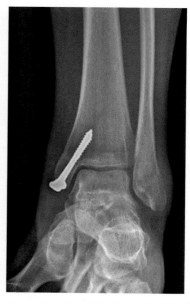

图 3.2-15　另一病例显示使用 4.0 mm 拉力螺钉固定内踝。所需入路切口长度比张力带钢丝术切口要短。

图 3.2-16　另一病例显示这些"踝"螺钉的大钉尖很容易刺激软组织，并使小骨折块碎裂。与小尺寸螺钉相比，这些螺钉没有任何优势，因此无需使用此类螺钉。

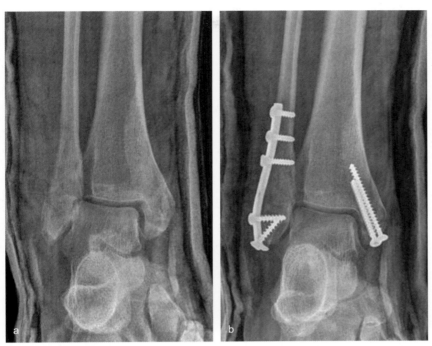

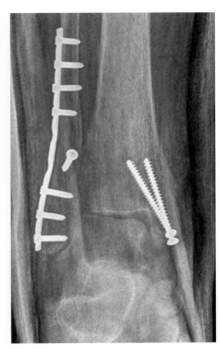

图 3.2-17 另一病例显示使用张力带接骨板固定很短的腓骨斜行或横行骨折。

图 3.2-18 另一例严重骨质疏松患者使用锁定接骨板作为中和接骨板以增加内固定的稳定性。

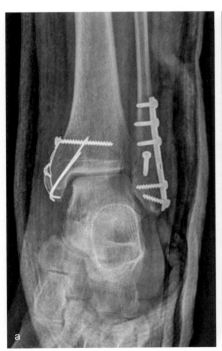

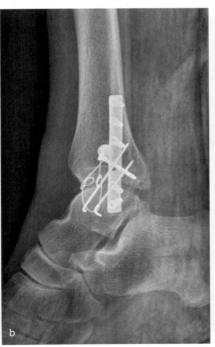

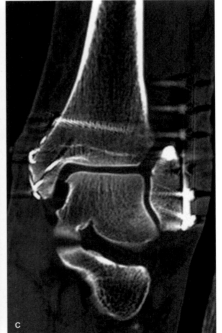

图 3.2-19 拔除引流管后复查 X 线和 CT 图像。

a-b. 小腿石膏管型制动后复查 AP 位和侧位片。

c. CT 冠状面 2D 图像证实内外踝解剖复位。

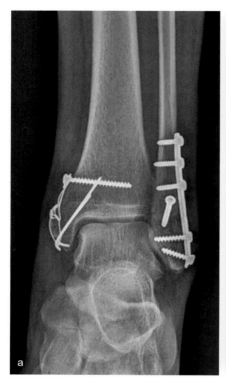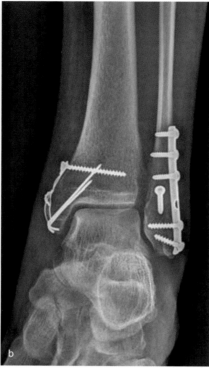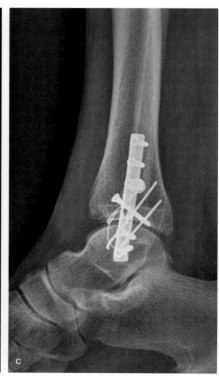

图 3.2-20 术后 10 周 X 线片显示完全骨愈合，踝穴位提示距骨在踝穴内位置良好。

a. AP 位片。

b. 踝穴位片。

c. 侧位片。

推荐阅读

[1] Barnes H, Cannada LK, Watson JT. A clinical evaluation of alternative fixation techniques for medial malleolus fractures. Injury. 2014 Sep;45(9):1365–1367.

[2] Heim D, Schmidlin V, Ziviello O. Do type B malleolar fractures need a positioning screw? Injury. 2002 Oct;33(8):729–734.

[3] Kwon JY, Gitajn IL, Walton P, et al. A cadaver study revisiting the original methodology of Lauge-Hansen and a commentary on modern usage. J Bone Joint Surg Am. 2015 Apr 1;97(7):604–609.

[4] Lauge-Hansen N. Fractures of the ankle: II. Combined experimental-surgical and experimental-roentgenologic investigations. Arch Surg. 1950 May;60(5):957–985.

[5] McKenna PB, O'Shea K, Burke T. Less is more: lag screw only fixation of lateral malleolar fractures. Int Orthop. 2007 Aug;31(4):497–502.

[6] Michelson JD. Ankle fractures resulting from rotational injuries. J Am Acad Orthop Surg. 2003 Nov–Dec;11(6):403–412.

[7] Mohammed AA, Abbas KA, Mawlood AS. A comparative study in fixation methods of medial malleolus fractures between tension bands wiring and screw fixation. Springerplus. 2016;5:530.

[8] Rammelt S, Boszczyk A. Computed tomography in the diagnosis and treatment of ankle fractures: a critical analysis review. JBJS Rev. 2018 Dec;6(12):e7.

[9] SooHoo NF, Krenek L, Eagan MJ, et al. Complication rates following open reduction and internal fixation of ankle fractures. J Bone Joint Surg Am. 2009 May;91(5):1042–1049.

[10] Tan EW, Sirisreetreerux N, Paez AG, et al. Early weightbearing after operatively treated ankle fractures: a biomechanical analysis. Foot Ankle Int. 2016 Jun;37(6):652–658.

[11] Verhage SM, Schipper IB, Hoogendoorn JM. Long-term functional and radiographic outcomes in 243 operated ankle fractures. J Foot Ankle Res. 2015 Aug 25;8:45.

[12] Wang X, Zhang C, Yin JW, et al. Treatment of medial malleolus or pure deltoid ligament injury in patients with supinationexternal rotation type IV ankle fractures. Orthop Surg. 2017 Feb;9(1):42–48.

[13] Weber BG, Colton C. Malleolar fractures. In: Müller M, Allgöwer M, Schneider R, et al, eds. Manual of Internal Fixation. Berlin: Springer; 1991:595–612.

第 **3** 节

下胫腓联合以远腓骨远端骨折（Weber A），内踝垂直骨折合并关节面塌陷

Distal fibular infrasyndesmotic fracture (Weber A) with medial malleolar vertical fracture and joint impaction

———— Lubomír Kopp, Petr Obruba

1 病例摘要

46 岁男性，从脚手架上摔落严重扭伤左踝。据述主要损伤是旋后位导致的踝关节脱位。伤后踝关节自行复位。患者被立即送往医院。使用真空夹板固定踝关节，静脉注射镇痛剂。踝关节 X 线片检查显示下胫腓联合以远腓骨远端横行骨折，疑似内踝骨折，胫骨前缘骨折（图 3.3-1）。

CT 扫描加 2D 和 3D 重建显示 AO/OTA 44A2.3 骨折（Danis/Weber A 型，Lauge-Hansen 旋后－内

收 2 期），内踝垂直骨折，关节面压缩，胫骨前缘撕脱骨折，下胫腓联合以远腓骨横行骨折（图 3.3-2）。患者无其他合并症。

2 术前计划

手术指征

不稳定的 AO/OTA 44A2.3 骨折、软组织肿胀轻微，可考虑早期切开复位内固定术（ORIF）。根据骨折类型，预计下胫腓联合未受损。双踝损伤属

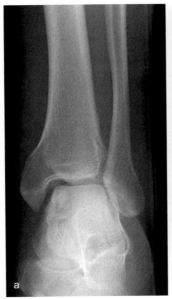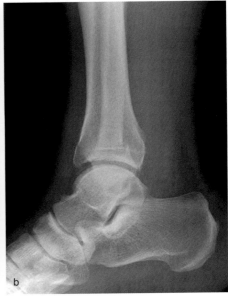

图 3.3-1　伤后 X 线片提示内踝和胫骨前缘可疑骨折。
a. AP 位片。
b. 侧位片。

于不稳定损伤，需手术治疗。

胫骨远端内侧关节面压缩也是手术治疗的另一指征。

治疗选择

首先应临时固定腓骨简单横行骨折，恢复正常解剖力线，从而恢复距骨的正常解剖位置；并有助于对内侧粉碎骨折进行精确重建。可以经外侧入路采用张力带接骨板、接骨板或轴向螺钉固定腓骨骨折（图 3.3-3）。由于腓骨远端皮质存在细小的粉碎骨折，首选接骨板治疗。可将接骨板放在腓骨前方，发挥骨性支撑的作用。

内踝垂直骨折合并关节面压缩可以经前内侧入路进入，在松解复位关节面压缩后，采用螺钉与中和接骨板进行固定（图 3.3-4）。

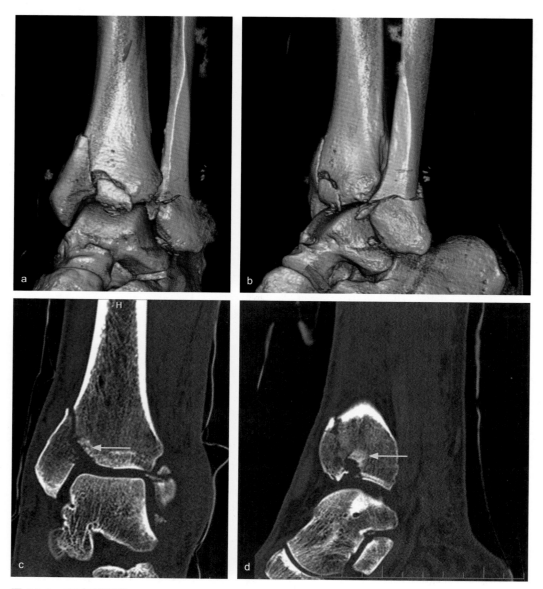

图 3.3-2　CT 扫描图像。
a-b. CT 三维重建显示内踝垂直骨折，胫骨前缘撕脱骨折，下胫腓联合以远水平腓骨近似横行骨折。
c-d. 二维 CT 重建冠状位（c）和矢状位（d）图像提示关节面内侧塌陷骨折（黄色箭头所示）。

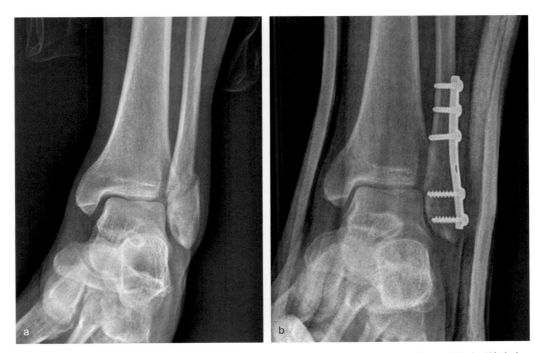

图 3.3-3　另一病例显示张力带接骨板固定腓骨短斜行骨折。腓骨远端皮质完好，可承受压缩应力。因此可以在外侧放置接骨板。

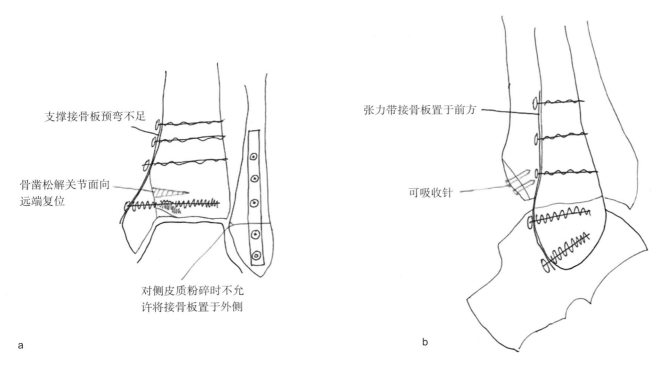

图 3.3-4　术前计划。

a. 首先经外侧入路在前方使用张力带接骨板固定腓骨简单斜行骨折。需要经前内侧入路使用拉力螺钉和支撑接骨板固定内踝垂直骨折及关节面压缩部分。

b. 可使用可吸收针或小螺钉固定胫骨前缘小撕脱骨折。张力带接骨板先在近端用骨皮质螺钉固定，然后偏心位拧入远端第一枚螺钉实现加压作用。

3 手术室准备

患者体位	· 仰卧于可透X线手术床上，患肢抬高。有助于术者同时显露踝关节内外侧进行手术操作，也有利于C臂机透视侧位片
麻醉方式	· 区域阻滞或全身麻醉（或区域阻滞联合全身麻醉）
C臂机位置	· 根据内踝骨折和关节面压缩的复杂程度，C臂机置于患侧或健侧，显示屏置于患者头部附近
止血带	· 可以加快骨折端清理和复位，但并非必需使用

有关麻醉的插图和注意事项的说明和概述，请参阅第1章。

手术器械

· 1.6~1.8 mm 克氏针。

· 3.5 mm（2.7 mm 或 2.4 mm）骨皮质螺钉。

· 4.0 mm 骨松质螺钉。

· 可吸收针。

· 使用1/3管状接骨板，如果骨质较差则使用2.7万向锁定腓骨远端接骨板，但很少需要使用锁定内固定。

· 骨刀或锐骨膜起子。

4 手术步骤

ORIF需采用外侧和前内侧入路。首先固定腓骨简单横行骨折，然后重建内踝垂直骨折和塌陷关节面。

固定腓骨简单横行骨折

外侧纵切口稍偏前，这样可以将接骨板置于腓骨前方（图 3.3-5）。找到腓浅神经并予以保护。对于骨质较好，下胫腓联合以远骨块较大的患者，可以使用张力带接骨板。腓骨骨折远近端上至少要经接骨板拧入2枚螺钉固定。接骨板塑形使其与下方骨骼形态相匹配。清理骨折端血肿，使用点式复位钳复位骨折。放置接骨板，近端拧入1枚骨皮质螺钉进行固定（图 3.3-6）。偏心置入最远端螺钉，发挥加压作用。在接骨板最远端钉孔处钻孔，置入1枚骨松质螺钉。然后在骨折线远近端垂直接骨板分别置入剩余的骨松质螺钉和骨皮质螺钉。

C臂机透视检查接骨板位置和螺钉长度，直视下检查骨折线以除外远折端旋转不良。

下胫腓联合以远损伤固定后，通常无需检查下胫腓联合稳定性。但对于少数不规则骨折类型，需要检查下胫腓联合稳定性。

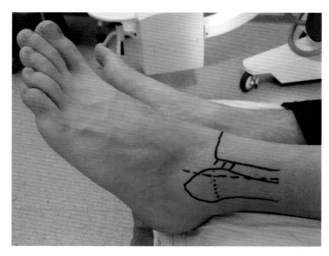

图 3.3-5　腓骨外侧入路。切口稍偏前方以便放置接骨板。

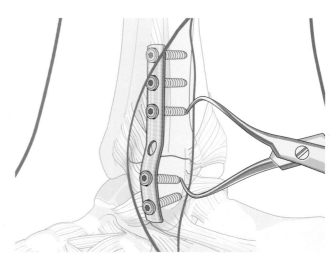

图 3.3-6　张力带接骨板固定腓骨横行骨折。接骨板精确塑形后，拧紧紧贴骨折线近端的螺钉可以在接骨板上产生张力。

重建内踝垂直骨折和关节面塌陷

经较长的前内侧轴向入路处理内踝垂直骨折（图 3.3-7）。找到大隐静脉并予以保护。从前内侧打开骨折端，将内踝骨折块轻柔地向远端牵拉，显露压缩的关节面骨折块，判断压缩范围和活性。如果软骨与软骨下骨相连，塌陷部位不粉碎，可将其复位固定。将骨刀或锐骨膜起子从内向外插入塌陷关节面近侧的干骺端松质骨内，然后向远端抬起关节面（图 3.3-8）。通常需要植骨填充所形成的干骺端骨缺损，例如从胫骨远端干骺端取骨。然后复位内踝骨块，并用点式复位钳或克氏针进行临时固定。

从踝关节前方直视下评估复位，并用 C 臂机透视验证。在胫骨和距骨颈之间安装一个小撑开器，改善术野和辅助复位。从内踝尖经骨折线向胫骨远端干骺端拧入一枚螺钉。可以使用内侧支撑接骨板，在骨折线远近端经接骨板置入螺钉。

将 1/3 管状接骨板末端稍微预弯以适应内踝形态，避免造成内植物突出（图 3.3-9）。无需预弯接骨板中央部分。贴近骨折线在其上方用一枚骨皮质螺钉固定接骨板。拧紧中央部位螺钉可以在远端骨折块上产生尽可能大的压力（图 3.3-10）。之后在接骨板近端拧入 2 枚骨皮质螺钉，然后经接骨板远

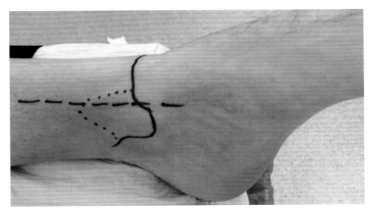

图 3.3-7　内踝前内侧入路。容易显露骨折线，翻开内踝骨折块，抬高被压缩的关节面。

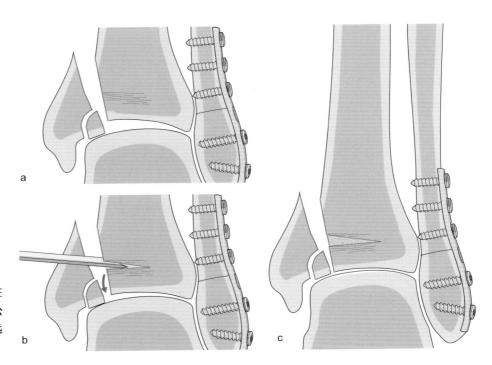

图 3.3-8　复位压缩关节面。在压缩关节面近端的干骺端骨松质内插入一把骨刀，然后向远端抬起关节面。

端钉孔置入 2 枚螺钉。因为胫骨前缘撕脱骨折块太小不能用螺钉固定（图 3.3-11），因此使用可吸收针固定。

内固定完成后 C 臂机精确透视（图 3.3-12）。如果担心中央塌陷关节面复位效果，可以根据条件进行术中 3D 扫描或术后 CT 扫描。

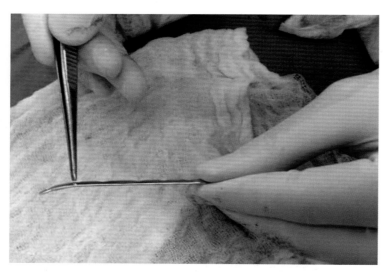

图 3.3-9　预弯塑形 1/3 管状接骨板的尾端，使之与内踝形态相匹配。无需预弯接骨板的中央部分。

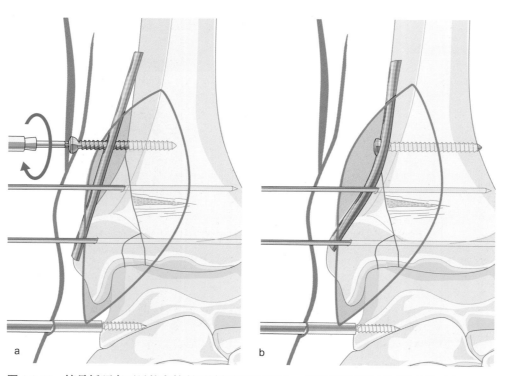

图 3.3-10　接骨板预弯不足能在拧紧近端螺钉的过程中，对远折端产生尽可能大的压力。

5 陷阱和并发症

陷阱

张力带接骨板或张力带钢丝治疗腓骨骨折的技术错误

当使用接骨板发挥张力带作用时，需要对其进行精确预弯，使其可以在对侧皮质上产生压力。对侧皮质必须完整。如果皮质粉碎，则必须改变接骨板位置（图 3.3-13）。

远端螺钉尖不能穿破后侧皮质，以免损伤位于

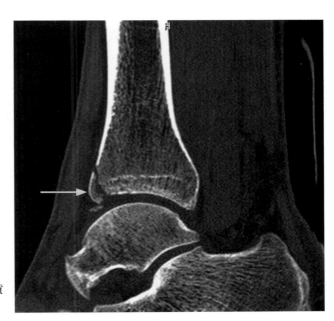

图 3.3-11　胫骨前缘撕脱骨折块太小无法使用螺钉固定（黄色箭头所示）。因此使用可吸收针固定撕脱骨块。

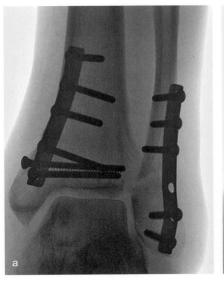
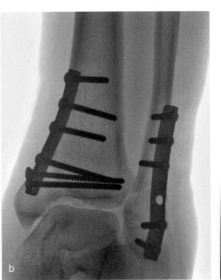
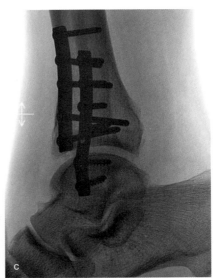

图 3.3-12　术后 C 臂机透视显示骨折复位良好，内植物位置满意。使用张力带接骨板固定腓骨，使用拉力螺钉和支撑接骨板固定内踝。

a. AP 位片。

b. 踝穴位片。

c. 侧位片。

腓骨后方的腓骨长短肌腱。

在使用张力带钢丝时，螺钉尖或克氏针尖可能会刺激下胫腓联合导致异位骨化（图 3.3-14）。因此，需要确保内植物长度适宜。

高能量骨折治疗时机不当

高能量损伤造成的内踝垂直骨折类型更为复杂，软组织损伤更为严重。一期 ORIF 的伤口愈合并发症和感染的发生率较高。对于此类损伤，建议采取分期治疗方案，初期采用外固定架治疗，待软组织恢复后进行最终内固定治疗。在粉碎骨折块之间可以用小接骨板和螺钉获得加压固定（图 3.3-15）。

漏诊关节面压缩

如果仅仅固定内踝，而没有抬高塌陷关节面和植骨，会使距骨承受内翻应力并出现踝关节早期退行性改变。在合并内踝垂直骨折的旋后 - 内收 2 期骨折中，通常伴有内侧关节面塌陷，应该放宽术前 CT 检查的指征。

并发症

· 损伤大隐静脉。
· 腓骨远端背侧接骨板或螺钉尖 / 克氏针尖穿透腓骨后侧皮质引起腓骨长短肌腱刺激。
· 距骨和胫骨远端穹隆软骨缺损导致创伤后关节炎。
· 骨折畸形愈合导致内翻畸形和关节炎。
· 内踝或外踝骨折不愈合。

6 其他技术

对于远折端较小且无法采用 2 枚螺钉固定的腓骨低位横行骨折，可采用张力带钢丝（图 3.3-16）、钩状接骨板固定，或是从外踝尖垂直向上置入一枚

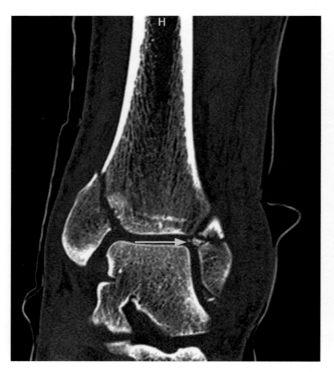

图 3.3-13 另一腓骨横行骨折病例。对侧皮质粉碎（黄色箭头所示），因此无法在外侧放置张力带接骨板。

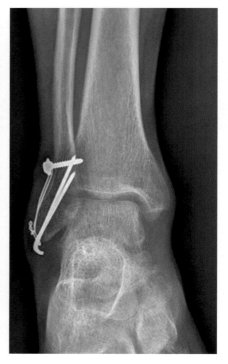

图 3.3-14 另一病例显示使用张力带钢丝固定腓骨横行骨折。近端螺钉尖可能会激惹下胫腓联合。

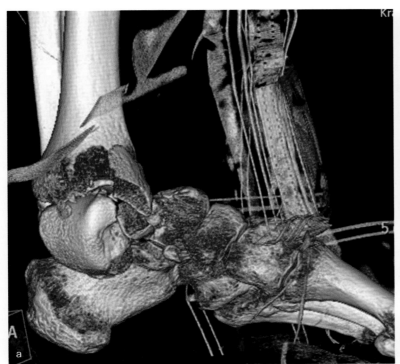
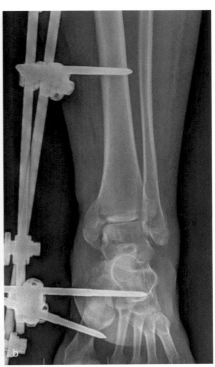
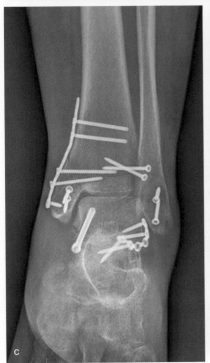
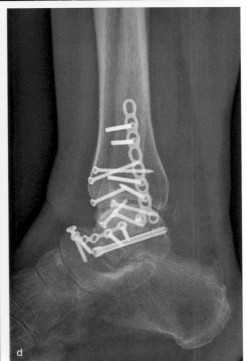

图 3.3-15　另一病例显示高能量创伤导致软组织损伤，以及内踝和距骨复杂类型骨折。

a.　距骨颈骨折脱位合并内踝垂直粉碎骨折。

b.　分期治疗使用跨踝关节外固定架作为一期治疗。

c-d. 使用 2.4 和 2.7 接骨板螺钉固定小骨折块。

螺钉进行固定。髓内螺钉固定适用于长度稳定的横行骨折类型。

对于骺板未闭的患者，需平行骺生长板置入螺钉。

固定内踝骨折的支撑接骨板放置可偏前，以适应更为复杂的骨折类型（图3.3-17）。

7 术后治疗和康复

术后短腿石膏固定踝关节并抬高患肢。由于患者存在关节面压缩和胫骨前缘小撕脱骨折，术后10天之后才开始进行关节活动度（ROM）锻炼。术后4周拆除短腿石膏，更换为踝关节支具。之后的2周限制患者部分负重（约20 kg），同时开始以下康复训练：包括ROM训练，肌肉力量和步态训练。在X线片检查确认骨愈合后，开始逐步增加负重。患者在术后4月骨折完全愈合（图3.3-18），患侧关节ROM与健侧相当（图3.3-19）。术后3年随访X线片显示胫骨前缘骨赘形成，这是轻度创伤后关节炎的X线征象（图3.3-20）。可以用关节镜清除骨赘。

内植物取出

术后9~12个月，在确定完全骨性愈合后，可经原切口取出内外侧突出的接骨板和螺钉。对于因黏连和瘢痕形成导致的关节ROM受限病例，可以在取出内植物的同时松解关节。

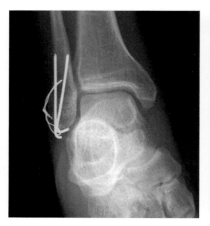

图3.3-16 另一病例显示使用张力带钢丝固定腓骨远端小横行骨折块。

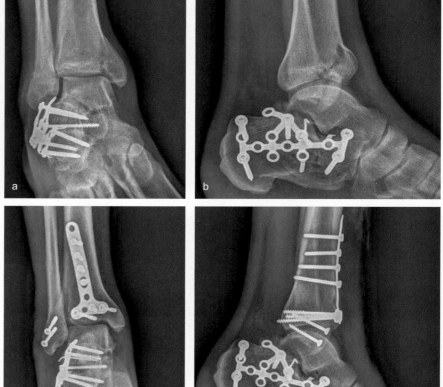

图3.3-17 另一病例显示，复杂骨折类型（伴跟骨骨折）使用支撑接骨板进行骨折固定。

a-b. AP位和侧位X线片显示内踝垂直骨折，骨折线向前方延伸。

c-d. 支撑接骨板置于前方（垂直于主骨折线）。

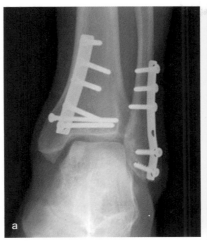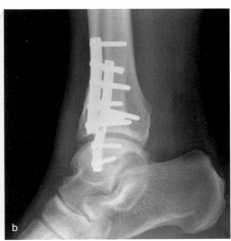

图 3.3-18 术后 4 个月复查 X 线片提示完全骨性愈合。

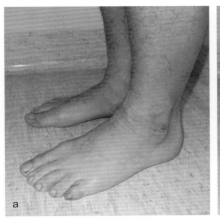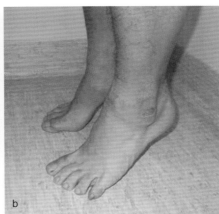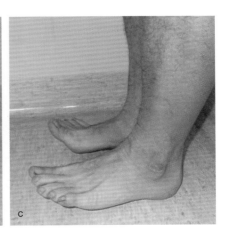

图 3.3-19 术后 3 年随访时的关节活动度。

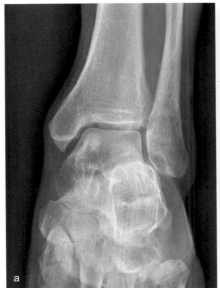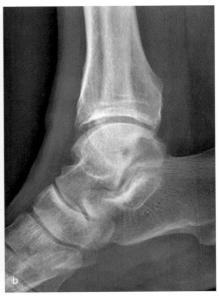

图 3.3-20 术后 3 年随访 X 线片提示胫骨前缘（之前撕脱骨折部位）骨赘形成，是轻度创伤后踝关节炎的一个影像学征象。

a. 踝穴位片。

b. 侧位片。

推荐阅读

[1] Barnes H, Cannada LK, Watson JT. A clinical evaluation of alternative fixation techniques for medial malleolus fractures. Injury. 2014 Sep;45(9):1365–1367.

[2] Davidovitch RI, Egol KA. The medial malleolus osteoligamentous complex and its role in ankle fractures. Bull NYU Hosp Jt Dis. 2009;67(4):318–324.

[3] Ebraheim NA, Ludwig T, Weston JT, et al. Comparison of surgical techniques of 111 medial malleolar fractures classified by fracture geometry. Foot Ankle Int. 2014 May;35(5):471–477.

[4] Futamura K, Baba T, Mogami A, et al. Malreduction of syndesmosis injury associated with malleolar ankle fracture can be avoided using Weber's three indexes in the mortise view. Injury. 2017 Apr;48(4):954–959.

[5] Lauge-Hansen N. Fractures of the ankle. II. Combined experimental-surgical and experimental-roentgenologic investigations. Arch Surg. 1950 May;60(5):957–985.

[6] Lübbeke A, Salvo D, Stern R, et al. Risk factors for post-traumatic osteoarthritis of the ankle: an eighteen-year follow-up study. Int Orthop. 2012 Jul;36(7):1403–1410.

[7] McConnell T, Tornetta P 3rd. Marginal plafond impaction in association with supination-adduction ankle fractures: a report of eight cases. J Orthop Trauma. 2001 Aug;15(6):447–449.

[8] Parada SA, Krieg JC, Benirschke SK, et al. Bicortical fixation of medial malleolar fractures. Am J Orthop (Belle Mead NJ). 2013 Feb;42(2):90–92.

[9] Rammelt S, Zwipp H. Ankle fractures. In: Bentley G, ed. European Instructional Course Lectures, Volume 12. Berlin Heidelberg New York: Springer; 2012:205–219.

[10] Rammelt S, Boszczyk A. Computed tomography in the diagnosis and treatment of ankle fractures: a critical analysis review. JBJS Rev. 2018 Dec;6(12):e7.

[11] Weber BG, Colton C. Malleolar fractures. In: Müller M, Allgöwer M, Schneider R, et al, eds. Manual of Internal Fixation. Berlin: Springer; 1991:595–612.

[12] Zhenhua F, Waizy H, Ming X, et al. Lateral malleolus hook plate for comminuted Weber A and B fractures: a retrospective study. Indian J Orthop. 2013 Jul;47(4):364–369.

第 4 节　合并下胫腓联合损伤的双踝骨折

Bimalleolar fracture with syndesmotic disruption

Michaël Houben, Martijn Poeze

1 病例摘要

35 岁女性，绊倒致左踝旋前损伤。伤后即感踝关节内外侧疼痛，无法行走。患者既往史仅有左膝内侧半月板损伤。

急诊就诊时可见左踝严重肿胀，内、外踝周围可见血肿。

体格检查提示内外踝压痛。踝关节肿痛造成各方向活动受限。无足踝神经血管损伤征象。

踝关节正侧位 X 线片提示双踝关节骨折合并距骨外移（图 3.4-1）。内踝横行骨折，AO/OTA 44C2.2（Weber C 型）腓骨干骨折，(Lauge-Hansen) 旋前－外旋型损伤。此类骨折不稳定，需行手术固定踝关节。

闭合复位、石膏夹板固定后，复查 X 线片（图 3.4-2）。在伤后 7 天，软组织严重肿胀充分消退后进行手术。术前 2 天检查患侧皮肤，评估肿胀和软组织条件。患侧皮肤出现"皱褶征"提示软组

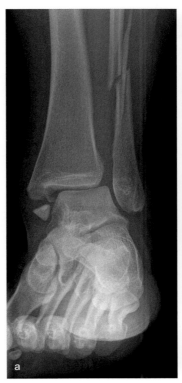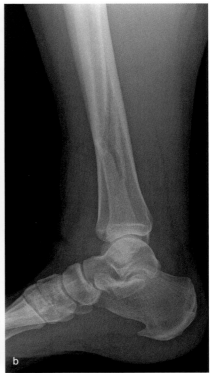

图 3.4-1　急诊 X 线片检查提示典型的旋前－外旋损伤。
a. AP 位片。
b. 侧位片。

织肿胀消退（图 3.4-3），可行手术治疗。

2 术前计划

本例患者采用的手术入路是：
- 腓骨远端外侧直切口（图 3.4-4a）。

- 内踝骨折部内侧直切口（图 3.4-4b）。

C 臂机透视确定外侧骨折位置，以减小切口长度。后外侧入路不适用于高位腓骨骨折。

使用外侧干骺端接骨板固定腓骨。根据内踝骨折块大小，使用克氏针或螺钉固定内踝。

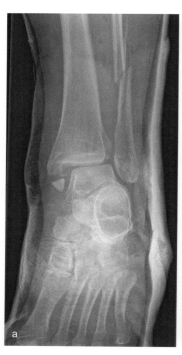
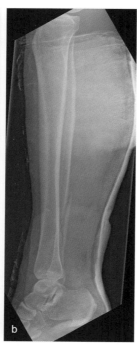

图 3.4-2　闭合复位管型石膏固定后拍摄小腿 X 线片。
a. AP 位片。
b. 侧位片。

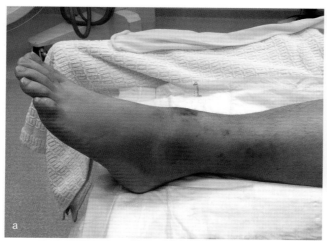
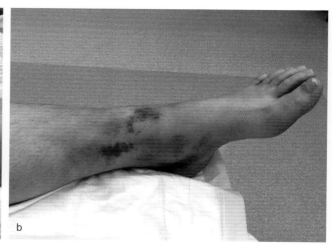

图 3.4-3　伤后 8 天左踝体位像显示皮肤皱纹征。

3　手术室准备

患者体位	• 仰卧于可透 X 线手术床上，同侧臀部用沙袋垫高，膝关节轻微屈曲，为外侧入路创造更好的视野 • 在做直接外侧入路时，术者通常位于踝关节外侧 • 对于踝关节复杂重建，术者可位于患足跖侧
麻醉方式	• 根据术者要求和患者合并症，选择全身麻醉，区域阻滞或椎管内麻醉
C 臂机位置	• C 臂机置于患者对侧，显示屏放在术者对面 • 置于患者头部附近，患侧或健侧均可
止血带	• 临时使用止血带（仅在出血影响视野时应用）

有关麻醉插图和注意事项的说明和概述，请参阅第 1 章。

手术器械

- 克氏针。
- 2.5 mm 和 3.5 mm 钻头，导向器和电钻。
- 各种拉钩。
- 点式复位（Weber）钳。
- 硅胶血管袢（可选）。
- 2-0 合成编织可吸收缝线，2-0 和 3-0 合成不可吸收尼龙缝线，3-0 可吸收合成缝线。
- 石膏管型。
- 干骺端接骨板。
- 骨块间螺钉。
- 根据术者习惯、骨块大小和骨质情况，选择各种类型螺钉。

4　手术步骤

外侧入路

首先做外侧入路，充分恢复腓骨的长度和旋转。

做外侧切口时要特别注意位于皮肤切口近端的腓浅神经（图 3.4-5）。应用钝性拉钩牵开显露。深层剥离至骨折端。清除折端血肿和碎骨屑以利于复位（图 3.4-6a）。

应用点式复位（Weber）钳解剖复位腓骨骨折

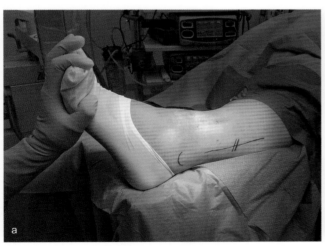
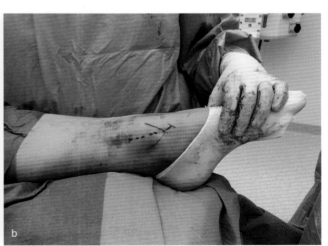

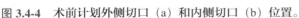

图 3.4-4　术前计划外侧切口（a）和内侧切口（b）位置。

（图 3.4-6b-c）。通过恢复腓骨的长度和旋转，将更容易复位胫骨骨折。骨折端拉力螺钉固定能达到绝对稳定。然后在骨折端使用干骺端中和接骨板固定。使用 6 枚皮质螺钉固定，如果骨质条件需要更坚强固定时，可使用锁定螺钉固定（图 3.4-7a）。C 臂机透视确认解剖复位（图 3.4-7b）。根据踝穴位 X 线片（第五跖骨内旋 10°）上的 Weber 标准确认关节复位对合，即踝关节 Shenton 线——胫骨远端外侧关节面至腓骨远端关节面的连线，以及 Weber 球（"硬币征"）——在腓骨远端和距骨之间画圆（图 3.4-8）。

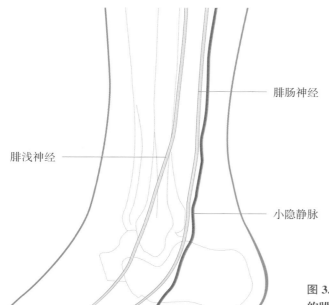

腓肠神经

腓浅神经

小隐静脉

图 3.4-5　外侧切口需特别注意切口前方的腓浅神经和切口后方的腓肠神经和小隐静脉。

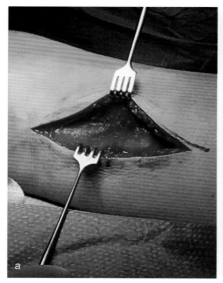
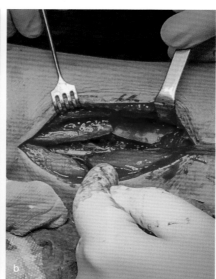
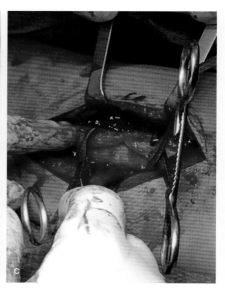

图 3.4-6　腓骨骨折的固定步骤。

a. 外侧皮肤切口显露 Weber C 型骨折。

b. 用钝性（Hohmann）拉钩显露 3 个骨折块。

c. 用两把点式复位（Weber）钳夹持闭合骨折间隙，复位腓骨骨折块。

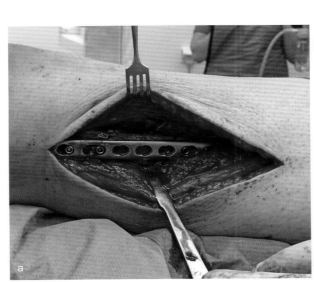
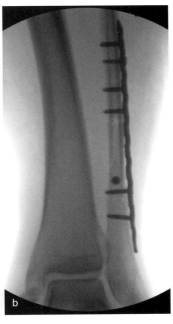

图 3.4-7 外侧固定结果。

a. 使用干骺端接骨板固定腓骨远端起到中和骨块间拉力螺钉的作用。

b. 干骺端接骨板螺钉固定腓骨远端，同时使用一枚拉力螺钉固定。

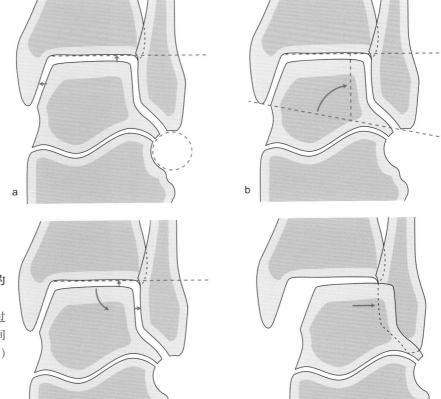

图 3.4-8 踝穴位片评价关节面对合的影像学标准。

a. 内侧关节间隙 ≤ 4 mm，且不超过上方关节间隙（箭头所示），胫腓间隙 ≤ 5 mm，Weber 球（"硬币征"）（虚线环）。

b. 胫距角 83° ± 4°。

c. 距骨倾斜 ≤ 2 mm。

d. 无距骨移位。

内侧入路

外踝固定后，解剖复位内踝。以内踝尖为中心，做 10 cm 长纵切口，切口远端稍弯向中足内侧。或者选择与上述切口相切的切口，以便更好地显露踝关节前缘（图 3.4-9a-b 中的虚线）。牵开皮肤以及内踝前方的大隐静脉和隐神经（使用血管襻）。

在踝关节前内侧关节囊做一小纵切口，在内踝后方纵向切开胫后肌腱表面的屈肌支持带（图 3.4-9c）。

直视下应用点式复位（Weber）钳复位固定内踝（图 3.4-9d-e）。可选择不同的最终固定方式：较

大的骨折块首选 2 枚螺钉固定（图 3.4-9f-g）。较小的骨折块可选择钢丝或克氏针两种骨折内固定系统。对于严重粉碎的病例，可使用小接骨板固定（图 3.4-9h）。

内踝固定后，进行下胫腓固定。所有伴有高位（Weber C）腓骨骨折的旋前－外旋型损伤均存在下胫腓联合损伤，必须加以处理。如果在踝关节骨折固定后，胫腓骨远端无明显分离的话，需要采取某一种下胫腓联合应力试验测试下胫腓联合的稳定性。沿踝关节轴线放置一把点式复位钳（理想的位置是从内踝尖至外踝尖，且骨量允许在此处钳夹）

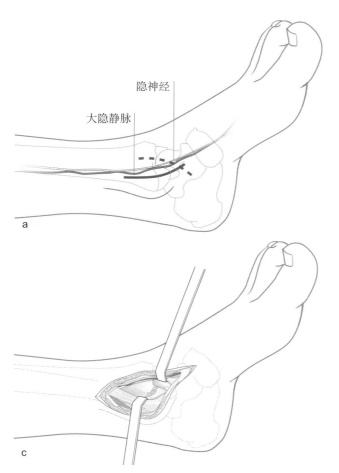

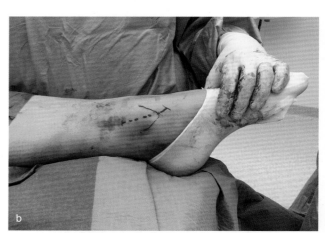

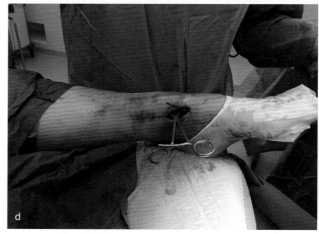

图 3.4-9　内踝骨折固定步骤。
a. 大隐静脉和隐神经位于内踝和切口前方。
b. 以内踝尖为中心作一纵切口。
c. 切开踝关节囊前内侧以及胫后肌腱表面的屈肌支持带。
d. 在使用 2 枚螺钉固定前，使用复位钳临时固定内踝骨折。

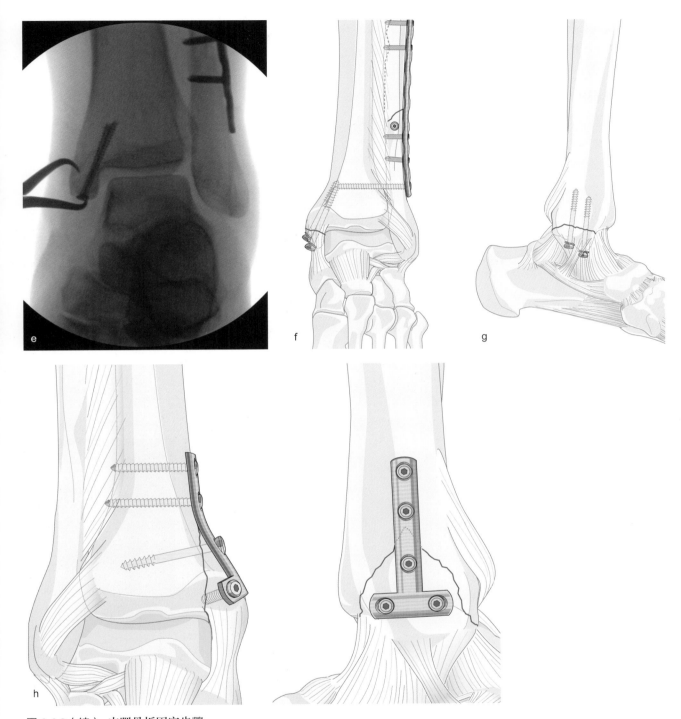

图 3.4-9（续） 内踝骨折固定步骤。

e.　术中 C 臂机透视内踝和腓骨固定。

f-g. 内踝和腓骨固定。

h.　3 孔微型接骨板固定。

（图 3.4-10a）。仔细将腓骨远端复位至胫骨切迹中。为避免腓骨远端前后向复位不足，建议直视下检查下胫腓前联合。再次透视并用 Weber 标准确认踝穴解剖复位情况（图 3.4-8）。

经外侧切口置入 1 枚三皮质或四皮质螺钉，或者使用纤维钢丝或缝合纽扣固定下胫腓关节（图 3.4-10b-c）。根据术者习惯，无张力闭合切口。

5 陷阱和并发症

陷阱
螺钉位置不佳

在固定内踝时，存在螺钉穿入胫距关节软骨（螺钉在内上角进入关节内）或螺钉激惹胫后肌腱的风险。直视下检查关节腔以及 C 臂机透视踝关节正侧位能够避免内植物位置不佳（图 3.4-11）。螺钉固定的安全区是内踝前丘。激惹或损伤胫后肌腱的风险区是丘间沟（高风险），而螺钉从后丘拧入将不可避免出现的胫后肌腱激惹。

腓骨复位不足

对于腓骨（多段）骨折，必须恢复其长度和旋转以防踝关节复位不足。先做外侧切口，有可能获得踝穴的解剖复位。

下胫腓联合复位不足

下胫腓联合不稳定会造成康复过程中的持续性疼痛和不适，是慢性踝关节功能不良的最常见原因。

下胫腓螺钉位置不佳和固定不足

应用术中三维 C 臂机透视或术后 CT 扫描能够发现下胫腓螺钉位置不佳和固定不足（图 3.4-12）。因此，应放宽术中或术后三维成像的检查指征，

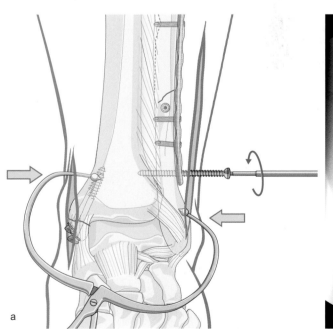
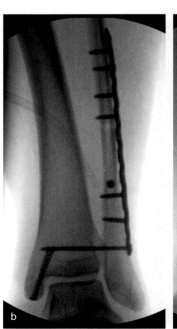
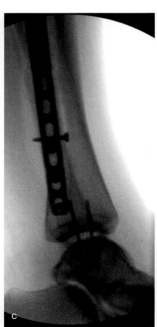

图 3.4-10　置入下胫腓螺钉。
a. 使用复位钳帮助置入下胫腓螺钉。
b. 在胫腓骨间拧入下胫腓螺钉，将其固定在正确位置上（踝穴位片）。
c. 下胫腓螺钉，内侧固定和外侧干骺端接骨板固定（侧位片）。

但前提是术者本人愿意让患者回手术室调整螺钉位置。

并发症

- 腓浅神经损伤（外侧入路）。
- 如果内侧剥离范围超过 FHL，有可能损伤胫后神经血管束。
- 内踝偏后方置入螺钉激惹胫后肌腱。
- 下胫腓联合复位欠佳和 / 或固定不足。

- 内固定丢失。
- 畸形愈合。
- 不愈合。
- 创伤后关节炎。

6 其他技术

高位腓骨骨折的治疗请详见第 3 章第 5 节。同时还有胫骨后侧骨折时，需要按照三踝骨折经后外

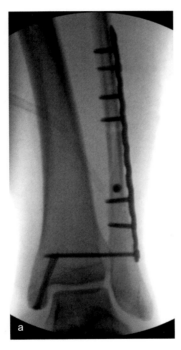

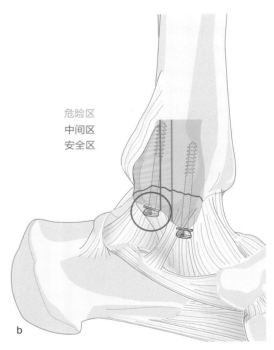

图 3.4-11 内踝固定的陷阱。
a. C 臂机透视正确的 AP 位。
b. 如果后方螺钉过于偏后，将造成胫后肌腱激惹（圆圈所示）。

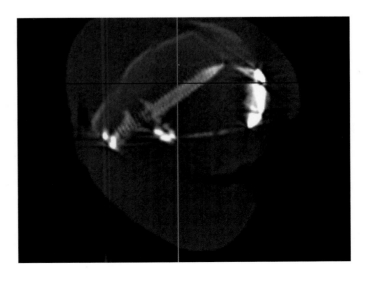

图 3.4-12 术中 3D 图像显示下胫腓联合解剖复位。

侧入路治疗，请详见第 3 章第 6 节。

7 术后治疗和康复

术后石膏夹板固定 2 周，患肢抬高以利于消肿并促进皮肤愈合。建议在复位允许的情况下尽早负重。允许患者拄拐活动，并在疼痛能够耐受的范围内负重。

建议分别在术后 2、6、12、26 周时复查随访，直至影像学提示骨折愈合。建议在术后 6、12、26 周随访时复查 X 线。

内植物取出

因为没有证据表明取出内植物可以改善患者功能预后，通常不建议取出内植物；除非存在内植物突出激惹软组织或存在客观功能受限时才考虑取出。现有证据建议：除非螺钉未断裂但患者有主诉或有活动受限伴疼痛，否则可以保留下胫腓螺钉。

推荐阅读

[1] Abu-Laban RB, Rose N. Ankle and foot. Emergency Medicine. June 2015. Available at: https://clinicalgate.com/ankle-and-foot-3/. Accessed March 11, 2018.

[2] Del Buono A, Florio A, Boccanera MS, et al. Syndesmosis injuries of the ankle. Curr Rev Musculoskelet Med. 2013 Dec;6(4):313–319.

[3] Dingemans SA, Rammelt S, White TO, et al. Should syndesmotic screws be removed after surgical fixation of unstable ankle fractures? A systematic review. Bone Joint J. 2016 Nov;98-b(11):1497–1504.

[4] Femino JE, Gruber BF, Karunakar MA. Safe zone for the placement of medial malleolar screws. J Bone Joint Surg Am. 2007 Jan;89(1):133–138.

[5] Graves M. Ankle Fracture Update, OTA Resident Core Curriculum Lecture Series, Updated November 2010. University of Mississippi Medical Center. Available at: https://slideplayer.com/ slide/4329303/. Accessed March 11, 2018.

[6] Rammelt S, Obruba P. An update on the evaluation and treatment of syndesmotic injuries. Eur J Trauma Emerg Surg. 2015 Dec;41(6):601–614.

第 **5** 节

合并下胫腓联合损伤的高位腓骨骨折（Maisonneuve）

High fibular fracture with syndesmotic disruption (Maisonneuve)

———— Michaël Houben, Martijn Poeze

1 病例摘要

25 岁男性，骑滑板车时摔倒致伤。伤后即感右踝疼痛，但仍能负重。回家后立刻冰敷、抬高患肢以减轻肿胀。伤后第 2 天早上发现踝关节内侧肿痛进行性加重。就诊于全科医生。

右踝关节 X 线片提示踝关节移位，主要表现为内侧关节间隙增宽（图 3.5-1a-b）。

患者既往没有踝关节外伤史和其他合并症。体格检查发现踝关节内侧明显肿胀伴有浅表裂伤。三角韧带区域和腓骨近端压痛明显。转至急诊拍摄胫腓骨全长 X 线片，提示高位腓骨骨折合并后踝骨折（AO/OTA 44C3.3）（图 3.5-1c）。

完善 CT 扫描制订术前计划——尤其是用来判断后踝骨折块大小和形态，以确定后踝是否需要切开复位内固定（ORIF）（图 3.5-2）。

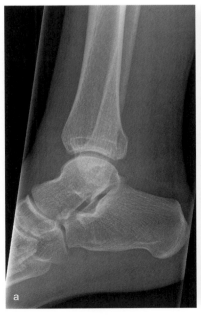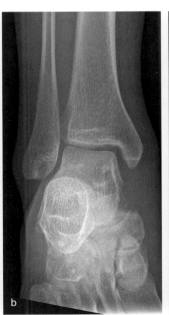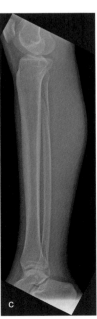

图 3.5-1 术前 X 线片。

a. 踝关节侧位片显示后踝无移位小骨折。

b. 踝关节 AP 位片显示距骨倾斜，下胫腓间隙增宽，胫腓间重叠消失。

c. 小腿侧位片显示高位腓骨骨折合并胫骨后方无移位骨折。

2 术前计划

踝关节对合不良合并高位腓骨骨折和后踝骨折即可诊断下胫腓联合损伤。

本例患者后踝骨折块相对较小（小于会对后踝稳定产生影响的范围），而且腓骨切迹无移位，所以无需固定后踝。高位腓骨骨折本身无需固定，但需要注意恢复腓骨长度和旋转，因此需要准确复位和固定下胫腓联合腓骨切迹。

3 手术室准备

患者体位	· 仰卧于可透 X 线手术床上，同侧臀部沙袋垫高，膝关节轻微屈曲，足位于中立位
麻醉方式	· 全身麻醉或椎管内麻醉
C 臂机位置	· C 臂机置于手术床尾端，显示屏位置根据术者视野调整
止血带	· 临时止血带（置于大腿根部，仅在出血影响视野时应用）

有关麻醉插图和注意事项的说明和概述，请参阅第 1 章。

手术器械

- 克氏针。
- 钻头加保护套筒。
- 术者习惯使用的各种拉钩。
- 点式复位（Weber）钳。
- 关节周围复位钳。
- 根据术者习惯、骨折块大小和骨质，准备不同型号的螺钉。
- 骨质疏松患者需配备垫片。

4 手术步骤

平行腓骨远端做皮肤切口。锐性分离至骨膜并向前方剥离。显露下胫腓联合，清理下胫腓联合间隙中影响腓骨复位到腓骨切迹中的所有嵌入组织。

应用点式复位（Weber）钳牵拉腓骨远端，恢复腓骨长度和旋转。通常需要牵引加内旋复位下胫

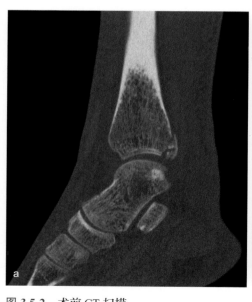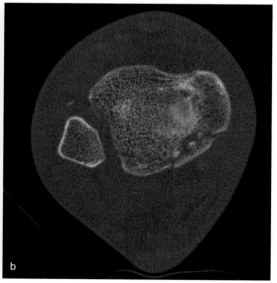

图 3.5-2 术前 CT 扫描。
a. 矢状位图像显示后踝骨折较小。
b. 轴位图像显示后方骨块较小，下胫腓联合不匹配但在切迹中无移位。

腓联合切迹。当下胫腓关节对位和关节对合恢复满意后，使用一枚 2.0 mm 克氏针临时固定维持复位。克氏针位于拟固定螺钉位置的远端。螺钉距离胫骨远端穹隆上方大约 1~2 cm（图 3.5-3a）。

或者可以用大关节周围复位钳恢复腓骨远端在切迹中的位置，注意复位钳不要偏离轴线以免造成腓骨远端移位。理想情况下，复位钳应置于外踝尖和内踝尖，这样正好位于踝关节轴上。经切口直视下检查和触摸下胫腓联合，或用术中 C 臂机透视确认下胫腓关节复位效果，即腓骨远端准确复位至胫骨切迹中。

复位效果应符合 Weber 标准（图 3.5-3b）。这需要拍摄踝穴位（下肢内旋 10°，第 5 跖骨与跟骨中心共线）X 线片评估。评估时，以下 3 个特征需与健侧相一致：

- 踝关节 Shenton 线——从胫骨关节面外侧缘至腓骨远端关节面是一条连续的光滑线，不能中断。
- Weber 球（"硬币征"）——如果复位满意，腓骨尖和距骨外侧突可形成一圆环（图 3.5-3b）。
- 内外侧关节间隙与上方关节间隙一致。

维持踝关节中立位，平行于胫骨远端穹隆，从后向前成 30° 角，从腓骨向胫骨钻 2.5 mm 孔（图 3.5-3c）。测深尺测量螺钉长度，使用 3.5 mm 或 4.0 mm 骨皮质螺钉完成 3 皮质或 4 皮质固定（图 3.5-3d）。

通常在第一枚螺钉近端 1.5~2 cm 处固定第 2 枚螺钉（图 3.5-3e），取出临时固定克氏针（图 3.5-3f-g）。

术者也可以使用一枚小 1/3 管状接骨板固定在腓骨后外侧，使用 2 枚螺钉经接骨板固定。这样有助于分散在螺钉拧入或患者开始行走后的应力，预防腓骨骨折。

术后 X 线片检查确定距腓关节对合和下胫腓联合复位良好（图 3.5-4）。

如果术中没有 3D 影像学检查，建议术后双踝关节 CT 扫描，以确保腓骨远端准确复位至胫骨切迹中。如果术后 CT 图像提示复位不完美，术者应与患者就翻修 ORIF 的目的进行沟通和讨论。

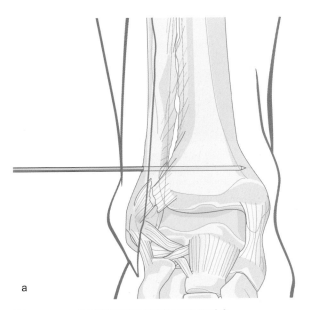
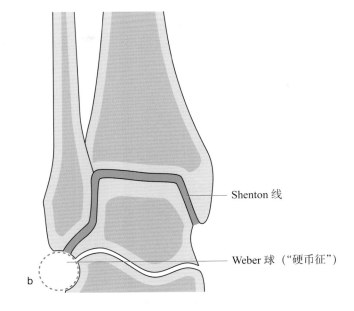

Shenton 线

Weber 球（"硬币征"）

图 3.5-3　2 枚下胫腓螺钉固定下胫腓联合。
a. 腓骨复位后使用一枚克氏针临时固定。
b. Shenton 线——从胫骨外侧关节面至腓骨远端关节面的一条连续的绿色线。Weber 球（"硬币征"）——如果复位良好，腓骨尖和距骨外侧突之间可连成一个圆环。

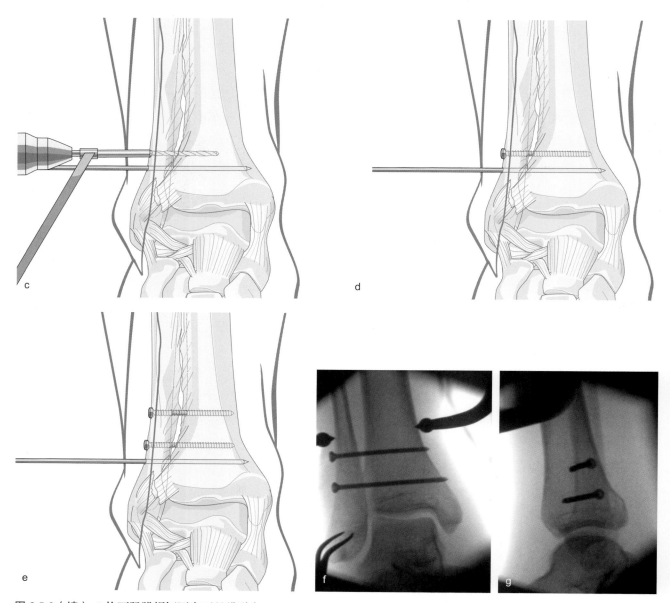

图 3.5-3（续） 2 枚下胫腓螺钉固定下胫腓联合。

c. 用 2.5 mm 钻经腓骨和胫骨钻孔。

d. 一枚 3.5 mm 骨皮质螺钉从腓骨拧入胫骨进行 3 皮质或 4 皮质固定。

e. 使用相同方式置入第 2 枚螺钉。

f. C 臂机透视 AP 位片，可见复位钳在下胫腓联合近端固定，螺钉从后外向前内侧斜行拧入。

g. C 臂机透视侧位片，可见复位钳在下胫腓联合近端固定，螺钉从后外向前内侧斜行拧入。

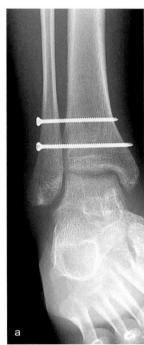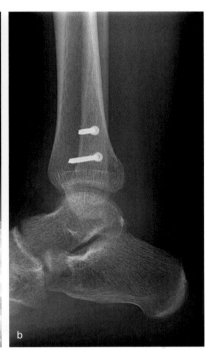

图 3.5-4　术后 X 线片显示下胫腓联合复位，2 枚螺钉固定下胫腓联合。
a. 下胫腓联合复位良好，固定满意（AP 位片）。
b. 后方骨折位置可接受（侧位片）。

5　陷阱和并发症

陷阱

下胫腓联合复位不佳导致胫距关节对合不佳

这可能由以下原因导致：

- 腓骨远端长度、前后位置以及旋转复位不佳（尤其是后 2 种原因很难通过 2D 影像判断）。
- 下胫腓螺钉位置不良，导致腓骨位置不佳。

复位不足

通过正确轴向放置复位钳，加上术中直视下观察和触摸胫腓骨远端对线，可以尽量降低复位不足风险；通过术中 C 臂机准确透视踝穴位和侧位片，使用 Weber 指数分析能进一步降低复位不足风险。克氏针临时固定维持复位可以避免螺钉拧入过程中的二次移位。

胫骨切迹的对合不良及完整性丢失

如果未能将移位的后踝骨折块复位固定，可能会出现胫骨切迹对合不良以及完整性丢失，进一步导致腓骨远端位置不佳。虽然目前对于多大的后踝骨块需要内固定尚存争议，但踝关节外侧对合不佳表明存在可能会导致临床症状的后踝损伤。如果这些骨折块复位固定失败，将导致下胫腓联合持续性不稳定。不过由于后踝骨折块与腓骨远端之间有下胫腓后韧带相连，良好的腓骨远端复位通常会使后踝和腓骨一同向远端移动，更容易被复位。

并发症

- 腓浅神经损伤（外侧入路）。
- 下胫腓联合韧带不愈合造成慢性不稳定。

6　其他技术

有关后踝移位骨折固定讨论请参见第 3 章第 6 节至第 9 节。

可以应用弹性内植物（纤维钢丝或缝合纽扣）固定下胫腓联合。螺钉可以经两孔 1/3 管状接骨板拧入，以降低腓骨所受应力。

7 术后治疗和康复

术后两周内使用 3 边（"AO"）夹板固定患肢。复查伤口拆线后，使用管型石膏或可行走靴固定 4~6 周。术后患肢免负重 6~8 周。

内植物取出

有些医生愿意在术后 8 周患者开始负重前取出下胫腓螺钉。是否需要取出下胫腓螺钉并不明确，目前已经发现在完全负重后下胫腓螺钉断裂可能会进一步改善患者功能疗效。弹性内植物仅在有症状时才取出。

推荐阅读

[1] Bartoníček J, Rammelt S, Kašper Š, et al. Pathoanatomy of Maisonneuve fracture based on radiologic and CT examination. Arch Orthop Trauma Surg. 2019 Apr;139(4):497–506.

[2] Dingemans SA, Rammelt S, White TO, et al. Should syndesmotic screws be removed after surgical fixation of unstable ankle fractures? A systematic review. Bone Joint J. 2016 Nov;98-b(11):1497–1504.

[3] Miller AN, Barei DP, Iaquinto JM, et al. Iatrogenic syndesmosis malreduction via clamp and screw placement. J Orthop Trauma. 2013 Feb;27(2):100–106.

[4] Mittal, A. Ankle fractures. Available at: https://www.slideshare.net/mittal87/ankle-fractures-final. Accessed March 22, 2019.

[5] Peek AC, Fitzgerald CE, Charalambides C. Syndesmosis screws: how many, what diameter, where and should they be removed? A literature review. Injury. 2014 Aug;45(8):1262–1267.

[6] Pelton K, Thordarson DB, Barnwell J. Open versus closed treatment of the fibula in Maisonneuve injuries. Foot Ankle Int. 2010 Jul;31(7):604–608.

[7] Phisitkul P, Ebinger T, Goetz J, et al. Forceps reduction of the syndesmosis in rotational ankle fractures: a cadaveric study. J Bone Joint Surg Am. 2012 Dec 19;94(24):2256–2261.

[8] Rammelt S, Zwipp H, Grass R. Injuries to the distal tibiofibular syndesmosis: an evidence-based approach to acute and chronic lesions. Foot Ankle Clin. 2008 Dec;13(4):611–633.

[9] Walley KC, Hofmann KJ, Velasco BT, et al. Removal of hardware after syndesmotic screw fixation: a systematic literature review. Foot Ankle Spec. 2017 Jun;10(3):252–257.

[10] Wang C, Ma X, Wang X, et al. Internal fixation of distal tibiofibular syndesmotic injuries: a systematic review with meta-analysis. Int Orthop. 2013 Sep;37(9):1755–1763.

第**6**节 合并下胫腓联合损伤的三踝骨折

Trimalleolar fracture with syndesmotic disruption

—— Michaël Houben, Martijn Poeze

1 病例摘要

69 岁女性，上自行车时失去平衡摔倒，右足着地致伤。伤后即感右踝剧烈疼痛。踝关节出现严重移位，无法活动右足。伤后紧急行踝关节复位。

急诊就诊体格检查显示：右小腿严重肿胀。局部压痛明显。踝关节和小腿正侧位 X 线片提示经下胫腓联合的三踝骨折（AO/OAT 44B3.2）（图 3.6-

1）。下肢全长正侧位 X 线片除外邻近关节的其他骨折。踝关节复位后使用石膏夹板临时制动。

为制订术前计划和手术入路，完善 CT 检查，扫描图像提示后踝骨折块较大（Volkmann）和 Weber B 型腓骨骨折（图 3.6-2）。后踝骨折块（至少 30%）对力学稳定有影响，向后上方移位，伴有关节内粉碎，属于 Haraguchi 2 型 /Bartonicek 和 Rammelt 4 型骨折。

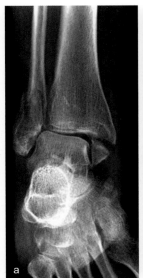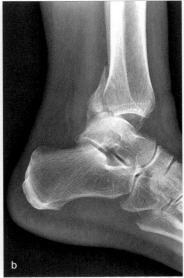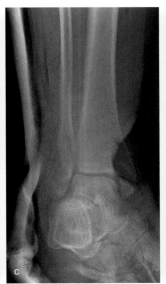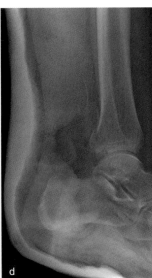

图 3.6-1　就诊时 X 线片检查。

a.　AP 位 X 线片提示胫距关节间隙变窄，内外踝骨折明显（AO/OTA 44B3.2）。

b.　侧位 X 线片提示踝穴向后脱位。

c-d. 手法整复后 AP 位和侧位 X 线片显示管型石膏固定，踝关节复位良好。

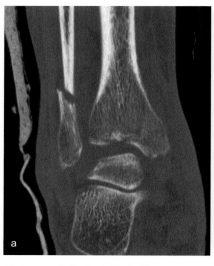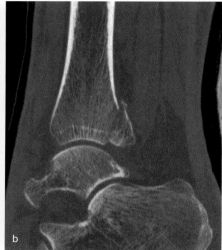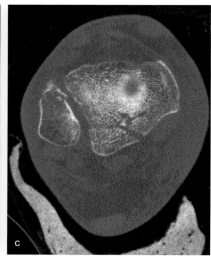

图 3.6-2 术前 CT 扫描提示 Haraguchi 2 型后踝骨折。
a. 冠状位图像。
b. 矢状位图像。
c. 轴位图像。

2 术前计划

手术指征
本例手术指征是踝关节骨折不稳定。

手术考虑因素
后外侧入路最适于显露后踝骨折块（图 3.6-3）。
内踝骨折复位可使用标准内侧入路，也可选择后内侧入路。切开复位使用支撑接骨板和螺钉内固定。在其他部位骨折固定后，应力试验检查有助于发现下胫腓联合残留不稳定。如果存在持续性下胫腓联合不稳定，可以使用 1 或 2 枚螺钉（经 3 层或 4 层皮质），或缝合纽扣固定下胫腓联合。

3 手术室准备

患者体位	· 俯卧位能获得后外侧入路最佳术野，显露后踝骨折块。可在胫骨远端用小垫抬高，以便调整患足位置
麻醉方式	· 全身麻醉，或区域阻滞麻醉
C 臂机位置	· C 臂机置于患肢侧方
止血带	· 临时止血带（仅在出血影响视野时应用）

有关麻醉插图和注意事项的说明和概述，请参阅第 1 章。

手术器械
· 克氏针。
· 2.5 mm，3.5 mm，4.0 mm 钻头和软组织保护套筒。
· 电钻。

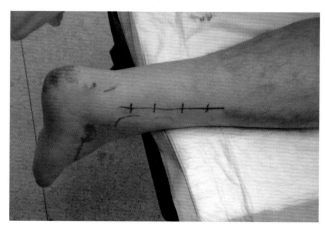

图 3.6-3 术前体位以及后外侧入路切口标记。

- 各式拉钩。
- 点式复位（Weber）钳。
- 硅胶血管袢（可选）。
- 1/3 管状接骨板。
- T 型支撑接骨板。
- 螺钉。
- 垫片。
- 螺纹克氏针。

4 手术操作

固定腓骨骨折

后外侧入路是在腓骨和跟腱正中间做 10 cm 长纵切口（图 3.6-4a）。牵开皮肤，注意找到腓肠神经并加以保护。切开小腿筋膜，经踇长屈肌（FHL）和腓骨短肌间隙进行分离（图 3.6-4b）。应用深拉钩（Hohmann）以便于显露。小心操作注意避免损伤皮缘。向外侧和前方牵开腓骨肌支持带，沿

FHL 起始部位（外侧纤维）纵行切开。向内侧拉开 FHL，显露胫腓骨后方骨膜，同时保护内侧的神经血管束。

应用牵开器撬拨复位腓骨骨折，克氏针临时固定。然后显露后踝骨折块。将后踝骨折块复位至踝关节面水平，先用克氏针临时固定（图 3.6-4c-d）。使用抗滑支撑接骨板固定可以在加压固定后踝骨折块的同时防止骨块向上移位。使用半螺纹或全螺纹拉力螺钉固定能保证后踝骨折块远端的加压效果。注意不要过度加压远端螺钉，否则可能造成胫骨远端关节面变形。

在近端骨折块上经接骨板拧入骨皮质螺钉和锁定螺钉完成最终固定（图 3.6-4e）。远端要进行加压固定。术中 C 臂机透视验证复位情况，确认螺钉没有穿透关节面（图 3.6-4f）。固定腓骨远端同样可以经 FHL 和腓骨短肌间隙进入，使用后外侧抗滑接骨板固定。腓骨接骨板最远端应置于腓骨尖近端至少 1 cm 以上，以免刺激腓骨肌腱。

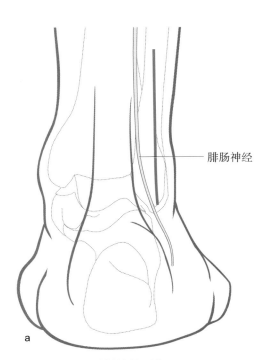

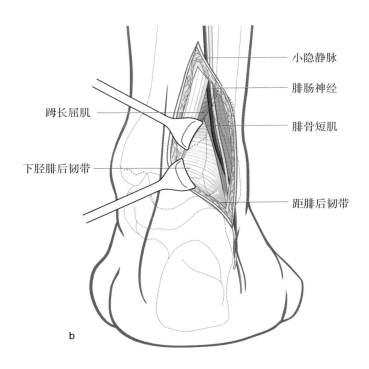

图 3.6-4　后方骨折块的固定。
a. 后外侧入路，显露腓肠神经。
b. 深层剥离，注意保护内侧的神经血管束。

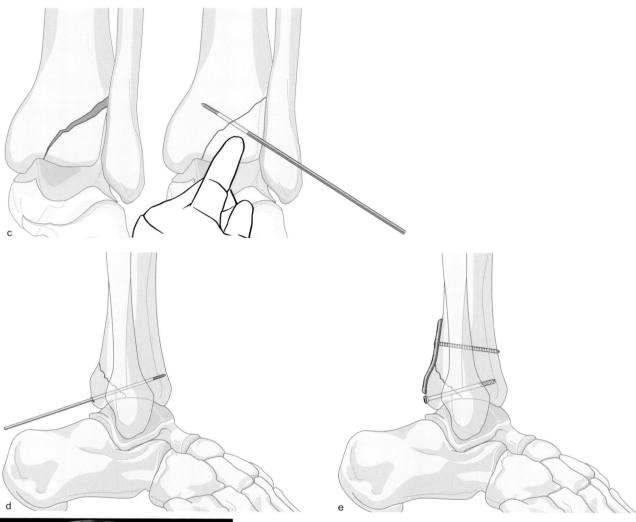

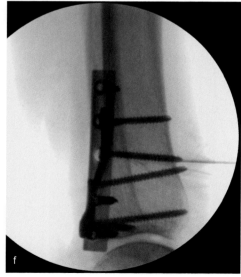

图 3.6-4（续） 后方骨折块的固定。

c. 复位 Volkmann 骨折块。

d. 克氏针临时固定。

e. 解剖复位后，经接骨板使用加压螺钉进行加压固定，然后拧入 1 枚半螺纹空心钉防止骨折块向头侧移位。

f. 术中透视后方骨折块固定和腓骨固定。

固定内踝骨折

然后以内踝尖为中心做纵切口。切口远端弯向舟骨结节（图 3.6-5a）。牵开皮肤后，找到内踝前方的大隐静脉和隐神经，用血管袢保护或将其拉向前方。在踝关节前内侧关节囊做纵向小切口，并切开内踝后侧胫后肌腱表面的屈肌支持带（图 3.6-5b）。直视下用两枚骨折固定系统钢丝固定内踝。如果骨折块较大，可以使用螺钉固定（图 3.6-5c-d）。

骨折固定后有几种不同方法来检查下胫腓联合稳定性：

- 应用后移和外移应力试验。
- 固定胫骨、外旋患足。
- 在胫腓骨远端之间用复位钳或椎板牵开器撑开。

检查下胫腓联合稳定性时，操作要轻柔以免破坏刚刚固定的骨折。如果评估显示下胫腓明显分离，表明存在下胫腓联合不稳定，需经后外侧切口置入一枚下胫腓螺钉固定胫骨切迹（图 3.6-5e-f）。但多数情况下，固定大块后踝骨折即可恢复下胫腓联合的稳定性。

5　陷阱和并发症

陷阱

维持复位和固定困难

对于后踝粉碎骨折，可能难以维持骨折端复位和固定。如果内固定丢失，将给患者带来严重的后果。使用支撑接骨板是达到充分固定的必要手段，这在骨质疏松的老年患者中尤为重要。

损伤胫后肌腱和神经血管结构

在做内侧切口，在内踝后半部分放置内植物时，有可能损伤胫后肌腱。需要特别注意不要损伤内踝前后方的神经血管结构。

关节内粉碎性骨折

关节内粉碎性骨折是一种非常棘手的情况。根据粉碎的严重程度和位置，以及关节内骨折块的大小，应慎重决定是否固定或是取出骨折块，以免出现关节内游离体。

并发症

- 腓肠神经损伤（后外侧入路）。
- 腓浅神经损伤（外侧入路）。
- 如果内侧剥离超过 FHL 肌腱，可能损伤胫后神经血管束。
- 内植物置于内踝后方可能刺激胫后肌腱。
- 下胫腓联合固定不足。
- 固定丢失。
- 畸形愈合。
- 不愈合。
- 创伤后关节炎。

6　其他技术

对于单个较大后踝骨折块，可以做外侧入路经腓骨骨折线显露后间接复位，然后从前向后使用 2 枚螺钉进行固定。

对于后踝粉碎骨折，建议经后外侧入路充分显露骨折，直视下固定后方骨块（详见第 3 章第 9 节）。

对于内踝骨折，可以利用后内侧入路进行复位和内固定（图 3.6-6）。

7　术后治疗和康复

术后夹板制动 2 周，抬高患肢以消肿，为皮肤愈合提供充足的时间。根据复位和固定情况，可以早期在可耐受范围内逐渐增加负重。之后根据疼痛情况进行负重活动。

建议术后 2、6、12、26 周复查直至骨折愈合；

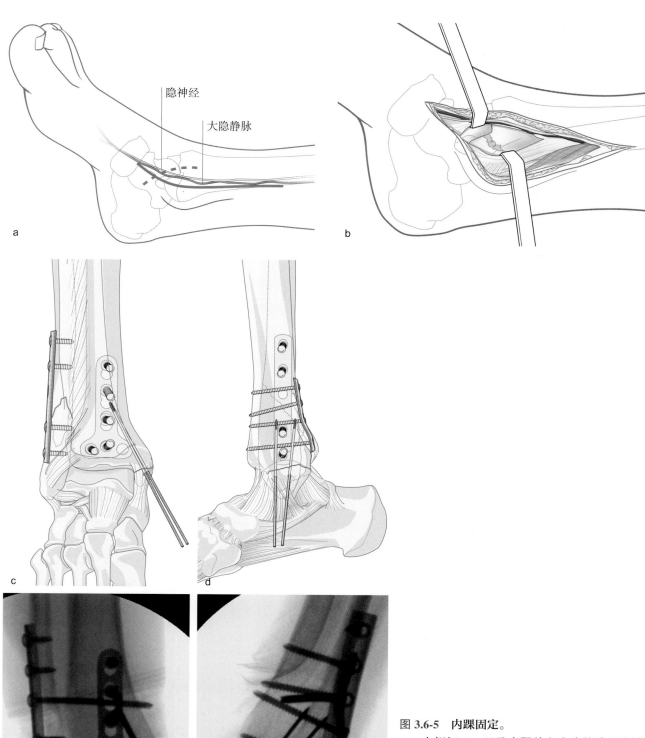

隐神经

大隐静脉

a

b

c

d

e

f

图 3.6-5 内踝固定。

a. 内侧切口,以及内踝前方大隐静脉和隐神经的位置关系。

b. 切开前内侧关节囊,以及覆盖在胫后肌腱表面的屈肌支持带。

c-d. 固定后方骨折块和腓骨。

e-f. 后方骨折块固定、腓骨固定以及内踝固定之后的最终 AP 位和侧位片。

术后 6、12、26 周随访时要拍摄 X 线片（图 3.6-7）。

内植物取出

不常规取出内植物。仅在内植物突出或产生症状时取出。由于目前没有证据表明，在没有客观功能受限时取出内植物能够获得更好的功能结果；所以也可以不取出下胫腓螺钉。现有证据建议：除非螺钉未断裂但患者有主诉或有活动受限伴疼痛，否则可以保留下胫腓螺钉。只有在缝合纽扣出现症状时才考虑取出，文献报道其发生率为 17%。

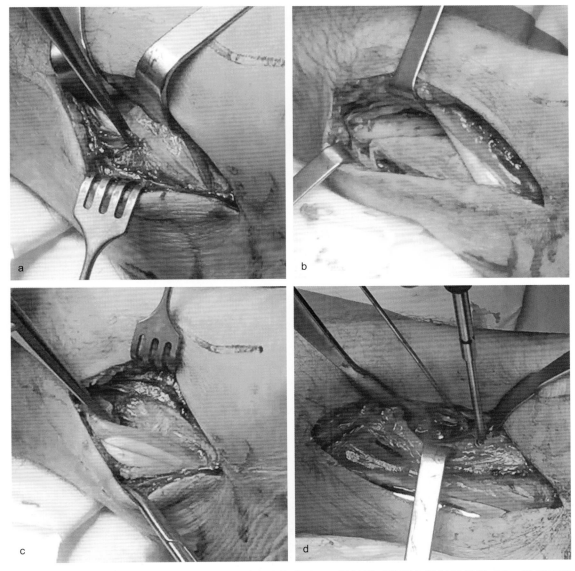

图 3.6-6　另一病例显示后内侧入路打开胫后肌腱筋膜（a），提起胫后肌腱和趾长屈肌腱（b），胫后肌腱与趾长屈肌腱和神经血管束之间的间隙（c），在神经血管束外侧使用接骨板固定，检查下胫腓联合稳定性（d）。

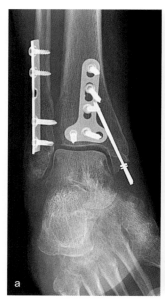
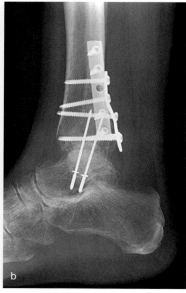

图 3.6-7 术后 3 个月 X 线片。因功能受限取出下胫腓螺钉。

a. AP 位片。

b. 侧位片。

推荐阅读

[1] Bartoníček J, Rammelt S, Tuček M. Posterior malleolar fractures: changing concepts and recent developments. Foot Ankle Clin. 2017 Mar;22(1):125–145.

[2] Degroot H, Al-Omari AA, El Ghazaly SA. Outcomes of suture button repair of the distal tibiofibular syndesmosis. Foot Ankle Int. 2011 Mar;32(3):250–256.

[3] Dingemans SA, Rammelt S, White TO, et al. Should syndesmotic screws be removed after surgical fixation of unstable ankle fractures? A systematic review. Bone Joint J. 2016 Nov;98-b(11):1497–1504.

[4] Hoppenfeld S, de Boer P, Buckley R. Surgical Exposures in Orthopaedics: The Anatomic Approach. 5th ed. Philadelphia: Lippincott Williams & Wilkins; 2016.

[5] Peek AC, Fitzgerald CE, Charalambides C. Syndesmosis screws: how many, what diameter, where and should they be removed? A literature review. Injury. 2014 Aug;45(8):1262–1267.

[6] Sman AD, Hiller CE, Refshauge KM. Diagnostic accuracy of clinical tests for diagnosis of ankle syndesmosis injury: a systematic review. Br J Sports Med. 2013 Jul;47(10):620–628.

[7] Verhage SM, Boot F, Schipper IB, et al. Open reduction and internal fixation of posterior malleolar fractures using the posterolateral approach. Bone Joint J. 2016 Jun;98-b(6):812–817.

[8] Walley KC, Hofmann KJ, Velasco BT, et al. Removal of hardware after syndesmotic screw fixation: a systematic literature review. Foot Ankle Spec. 2017 Jun;10(3):252–257.

[9] Wiesel SW, ed. Operative Techniques in Orthopaedic Surgery (4 Volume Set). 1st ed. Philadelphia: Wolters Kluwer; 2015.

第7节 合并胫骨后缘压缩骨折的三踝骨折

Trimalleolar ankle fracture with impaction of the posterior tibial rim

—— Stefan Rammelt

1 病例摘要

55 岁女性，从自行车上摔下，被路边台阶严重扭伤左踝。伤后即感踝部锐痛，并发现左足明显移位。急诊医生现场静脉注射镇痛剂后，大致复位足踝外形后使用真空夹板固定。送至医院后做踝关节和下肢全长 X 线片检查，提示三踝骨折脱位（AO/OTA 44B3.3，根据 Lauge-Hansen 分型为旋前 – 外展 3 期踝关节骨折）。除外高位腓骨骨折或腓骨头脱位（图 3.7-1）。

完善 CT 扫描，全面评估骨折，尤其是胫骨后缘形态（图 3.7-2）。

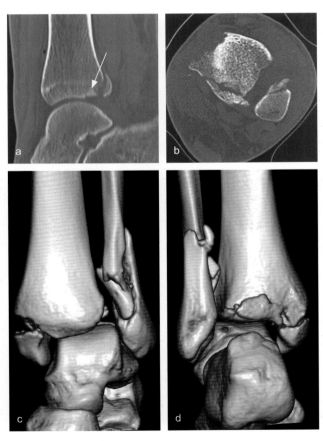

图 3.7-2　CT 扫描图像。

a-b. CT 扫描图像显示胫骨远端后外侧缘骨折，中间有一压缩骨块（白色箭头所示，BartonicekII 型），腓骨粉碎骨折以及内踝骨折。

c-d. CT 扫描 3D 重建。

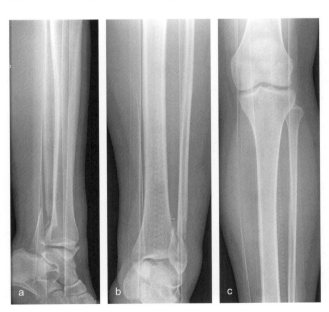

图 3.7-1　伤后 X 线片。

a-b. 手法大致整复和真空夹板制动后的踝关节 X 线片。

c.　包括膝关节在内的小腿全长 X 线片除外高位腓骨骨折。

2 术前计划

本例手术指征非常明确：健康患者、三踝骨折脱位。通常使用接骨板固定腓骨骨折。包括使用外侧中和接骨板或后方抗滑接骨板。本例腓骨多段骨折可使用桥接接骨板固定。

对于内踝斜行骨折，可经内侧入路显露，使用加压螺钉、张力带钢丝固定；对于粉碎骨折，可使用内侧小接骨板固定内踝。

胫骨后方骨块需要从后方直接固定，这样能够获得移位的胫骨后缘骨块和压缩的中间骨块的满意复位（图 3.7-3）。

3 手术室准备

有关麻醉插图和注意事项的说明和概述，请参阅第 1 章。

患者体位	· 俯卧位，可透 X 线手术床上，患足垫高
麻醉方式	· 全身麻醉 · 或者使用椎管内 / 区域阻滞麻醉
C 臂机位置	· C 臂机置于手术床尾端，显示屏朝向手术台头端
止血带	· 根据术者要求酌情应用

手术器械

· 克氏针，可吸收针。

· 1/3 管状接骨板（骨质不良患者使用锁定接骨板）。

· 3.5 mm（或 2.7 mm）骨松质螺钉。

· 3.5 mm（或 2.7 mm）骨皮质螺钉。

· 钝性和锐性骨膜起子。

根据患者解剖结构选择不同尺寸的内固定系统、器械和内植物。

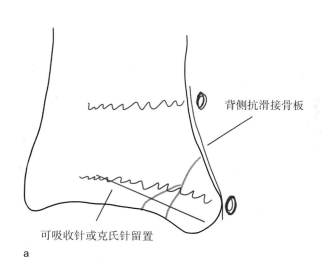

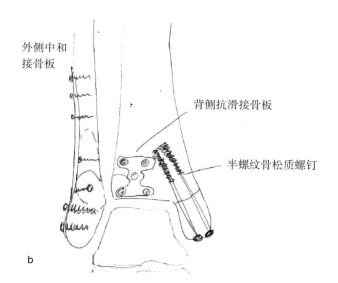

图 3.7-3　术前计划。

a. 从后方使用小抗滑接骨板直接固定后踝。评估中间嵌插骨块的稳定性和软骨覆盖情况，最终使用可吸收针或克氏针固定。

b. 经外侧入路使用拉力螺钉固定腓骨大骨折块，然后使用外侧中和接骨板固定。内侧入路微弧行切开，使用骨松质拉力螺钉固定内踝。

4 手术步骤

根据术前计划进行内固定，需要做后外侧、外侧和内侧三个入路。

复位固定胫骨后方骨折——后外侧入路

应首先复位胫骨后方骨块，以便于 C 臂机能充分透视侧位片。后外侧入路切口与跟腱平行（图 3.7-4）。在切口近端皮下组织内找到腓肠神经，将其向内侧轻柔牵开。纵行切开深浅筋膜，将姆长屈肌（FHL）肌腹和肌腱牵向内侧以保护胫后神经血管束。显露胫骨后方骨折块，清理折端血肿和碎骨块，向外侧翻开。保留下胫腓后韧带完好，发挥铰链作用。

显露中间压缩骨块，评估骨质和表面软骨情况。如果软骨完整，而且骨块稳定且直径不小于 5 mm，则将其复位到胫骨穹隆前方的完整部分，

再用克氏针进行临时固定。

中间骨折块的最终固定方法包括：使用可吸收针，或将克氏针剪断与骨块平齐当做留置克氏针。然后将与下胫腓后韧带相连的后外缘骨折块复位至与胫骨后穹隆对齐。使用 C 臂机透视侧位片验证胫骨关节面解剖复位。根据骨折块大小和骨质情况，使用螺钉（骨折块较薄时可加用垫片）或后方抗滑接骨板进行最终固定（图 3.7-5）。后方骨块的固定稳定了下胫腓联合后方，重建了胫骨切迹，有利于腓骨复位。

复位固定腓骨多段骨折——外侧入路

保持俯卧位，经标准外侧入路复位腓骨多段骨折（图 3.7-6）。

先用两枚拉力螺钉固定主骨折块。然后用外侧桥接接骨板固定，近端 3 枚骨皮质螺钉固定，远端骨皮质螺钉和骨松质螺钉各一枚进行固定。

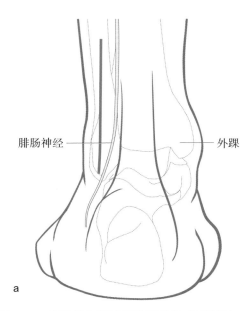

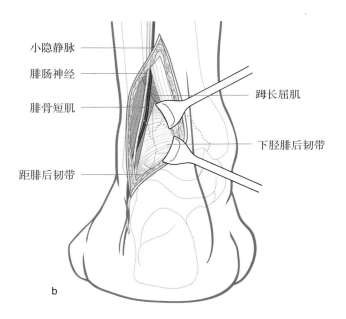

图 3.7-4 后外侧入路显露胫骨后方（和腓骨）。
a. 皮肤切口（红线）的体表标记。
b. 术中显露与下胫腓后韧带相连的胫骨后方骨折块。

经标准内侧入路复位内踝骨折（图 3.7-7）。清理骨折端血肿和骨碎片。直视踝关节内侧部分，将内踝骨折块复位至胫骨远端。使用 3.5 mm 骨松质螺钉加压固定。用 C 臂机透视检查是否解剖复位（图 3.7-8）。

检查下胫腓联合稳定性

复位固定胫骨后方骨折块和与之相连的下胫腓后韧带，可以提供骨对骨固定，能够增加下胫腓联合稳定性。通常在后踝和腓骨远端稳定固定后，将恢复下胫腓联合稳定，无需使用下胫腓螺钉或弹性内植物（缝合纽扣）再行固定。

术中使用外旋试验或拉钩试验评估下胫腓联合稳定性（图 3.7-9）。将腓骨向外向后牵拉，观察下胫腓联合有无不稳定。如果存在下胫腓前韧带和骨间韧带断裂，尽管固定了后踝，仍可能存在持续性下胫腓联合不稳定。此时需要使用下胫腓螺钉或弹性内植物固定下胫腓联合（详见第 3 章第 6 节）。

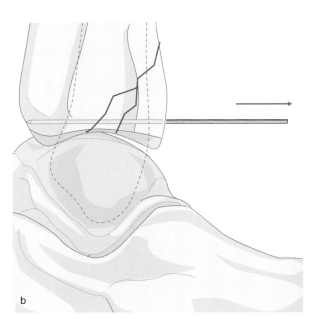

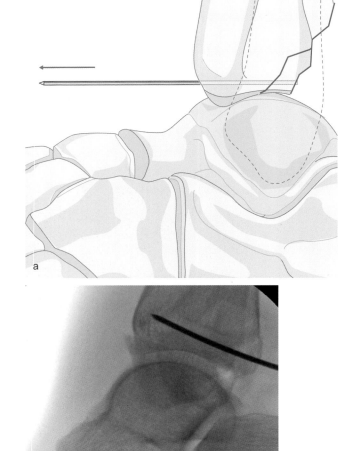

图 3.7-5 胫骨后缘骨折复位和固定的顺序。
a-b. 复位中间嵌插骨折块，然后使用克氏针临时固定。经腓骨长短肌和 FHL 之间的间隙复位固定胫骨后缘骨折。可将距骨滑车作为复位模板。
c. 术中 X 线片。

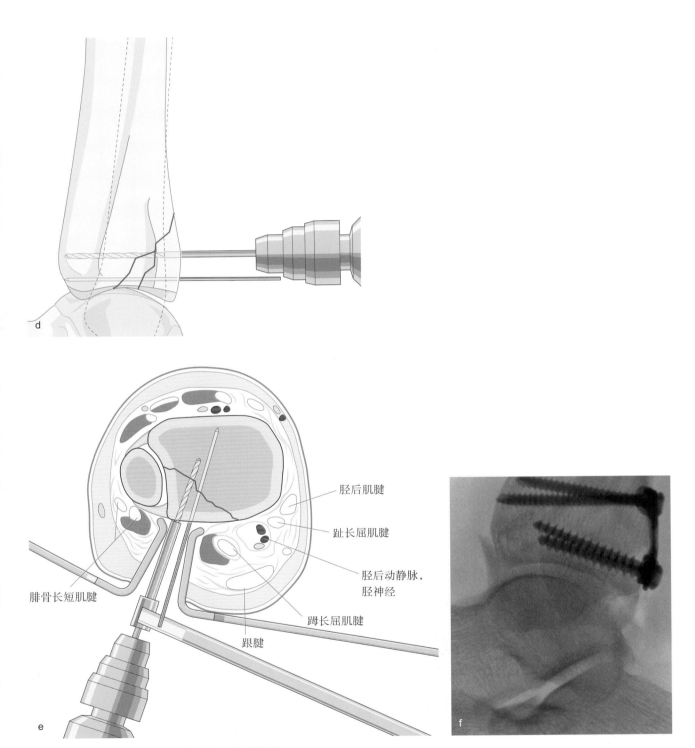

图 3.7-5（续） 胫骨后缘骨折复位和固定的顺序。

d-e. 克氏针向前方钻出直至与中间嵌插骨折块平齐。然后复位后方骨折块，再将克氏针从前向后钻出。

f.　使用后方抗滑接骨板固定，C 臂机透视确认关节解剖复位情况。

图中标注：胫后肌腱　趾长屈肌腱　胫后动静脉，胫神经　踇长屈肌腱　跟腱　腓骨长短肌腱

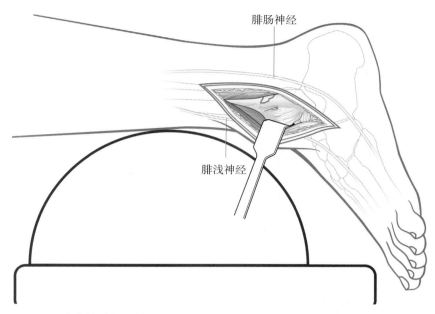

腓肠神经

腓浅神经

图 3.7-6　患者俯卧位，外侧入路显露腓骨远端。

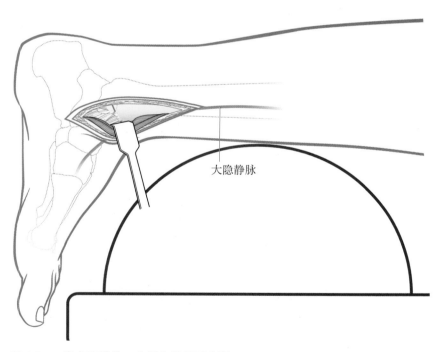

大隐静脉

图 3.7-7　患者俯卧位，内侧入路显露内踝。

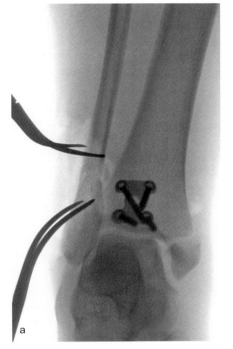
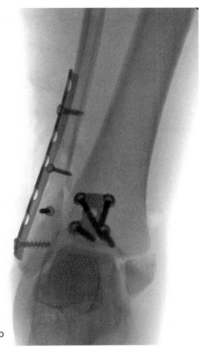
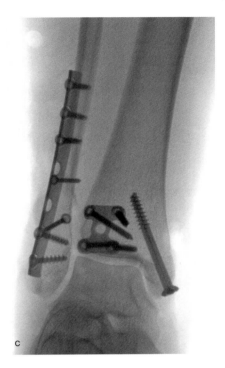

图 3.7-8　术中 C 臂机透视内外踝固定情况。
a. 使用点式复位钳复位腓骨主骨折块。
b. 使用两枚拉力螺钉和一枚外侧中和接骨板固定腓骨。
c. 使用两枚螺钉固定内踝。

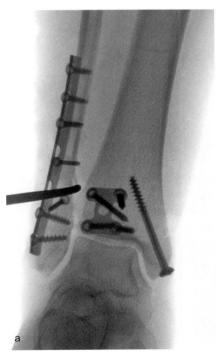
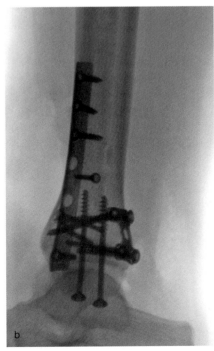

图 3.7-9　内固定术后 C 臂机透视图像。
a. 经典拉钩试验显示：固定后踝和腓骨
　 远端骨折后，下胫腓联合稳定性恢
　 复。因此，无需使用螺钉固定下胫腓
　 联合。
b. 内固定术后透视侧位片。

5 陷阱和并发症

陷阱

胫骨后方骨折复位固定不良

对于胫骨后方骨折块，可以从前向后使用螺钉进行间接固定。从生物力学角度看，其稳定性不如后方抗滑接骨板。因此，这种方法仅用于后方骨折块较大，螺钉能够充分把持骨折块获得骨折端加压的情况。而且间接复位还存在复位不足的风险（图3.7-10），类似本例患者这样的存在中间骨折块的情况就无法实现良好的复位。

俯卧位时 C 臂机透视不充分

踝关节骨折俯卧位手术固定的应用比仰卧位少。术中必须注意 C 臂机透视标准踝穴位和侧位，以便能够控制骨折复位。

对于复杂骨折类型，如果有条件做三维 C 臂机透视，将会很有价值。如对骨折复位有担心，建议术后进行双踝 CT 扫描。

中间嵌插骨块无法复位

对于较小的嵌插骨块（即直径小于 5 mm）和表面无软骨附着的骨折块，无需尝试固定，可将其取出。这种骨折块并不影响关节面对合，却有可能妨碍解剖复位，甚至进入关节成为游离体。

并发症

· 损伤腓肠神经（后外侧入路）和腓浅神经（外侧入路）。

· 如果内侧剥离超过 FHL 肌腱，可能损伤胫后

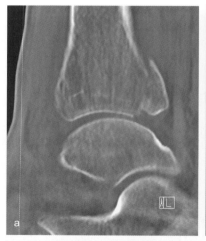
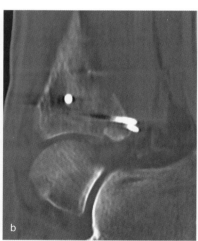
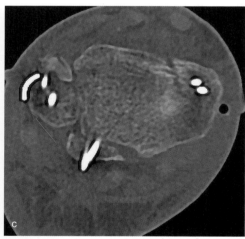
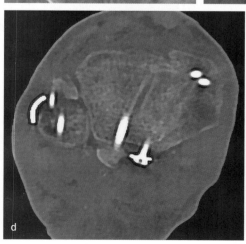
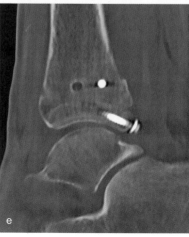

图 3.7-10　另一病例显示复位和固定效果。

a-d. 间接复位固定胫骨后方骨折（a）可能导致复位固定不佳（b）。

c. 胫骨后方移位骨折随向前移位的腓骨移位（黄色箭头所示）。

d. 后踝解剖复位能恢复胫骨远端腓骨切迹，有助于腓骨远端复位。

e. 胫骨后缘和关节面也得以复位。

神经血管束。

· 内踝螺钉偏后时可能刺激胫后肌腱。

· 固定丢失。

· 畸形愈合。

· 不愈合。

· 创伤后关节炎。

6 其他技术

可以使用螺钉（2.7~3.5 mm）和垫片固定较小

的骨折块（图 3.7-11）。

骨质疏松患者可使用锁定接骨板，也可以使用后方抗滑接骨板固定腓骨骨折以增加稳定性（图 3.7-12）。

7 术后治疗和康复

术后使用夹板或小腿石膏管型制动，小腿抬高。术后第一天或第二天拔除引流管。术后第一天开始主动和被动活动度锻炼，如果有条件的话可以

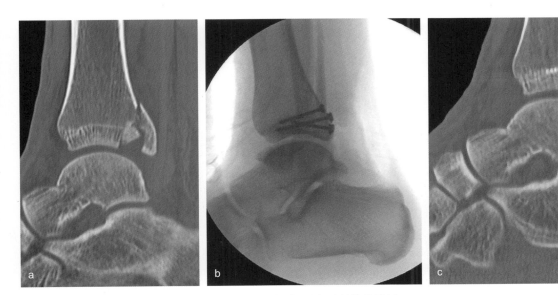

图 3.7-11 另一病例显示使用 3 枚 3.5 mm 骨皮质螺钉固定后踝粉碎骨折。

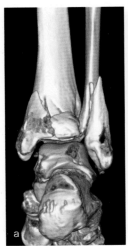
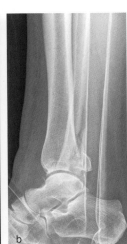
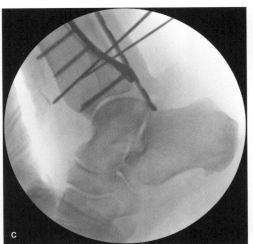
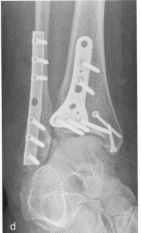

图 3.7-12 另一例骨质疏松的三踝骨折患者，使用锁定接骨板固定后踝骨折。经同一后外侧入路使用后方接骨板固定腓骨。

使用持续被动活动器。应用硬底靴或足支具，6 周内患肢部分负重（不超过 20 kg）。术后拍摄标准 X 线片确认解剖复位。对于有疑问的病例或是下胫腓联合不稳定手术固定的情况，建议术后行双踝 CT 扫描，观察双侧差异是否需要翻修或再次复位。术后 6 周如果 X 线片显示骨愈合，开始逐渐增加负重。然后开始包括活动度练习、肌肉平衡和步态训练在内的积极康复方案（图 3.7-13）。

内植物取出

一般无须去除胫骨远端后方的接骨板或螺钉。内外踝突出的内植物通常在术后 1 年经原切口取出。

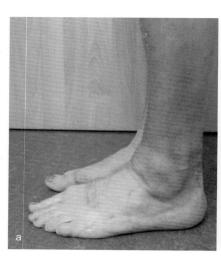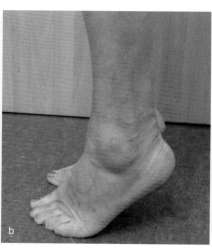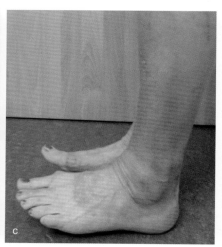

图 3.7-13 术后 3 年随访的关节活动度，瘢痕不明显。

推荐阅读

[1] Bartoníček J, Rammelt S, Kostlivý K, et al. Anatomy and classification of the posterior tibial fragment in ankle fractures. Arch Orthop Trauma Surg. 2015 Apr;135(4):505–516.

[2] Bartoníček J, Rammelt S, Tuček M. Posterior malleolar fractures: changing concepts and recent developments. FootAnkle Clin. 2017 Mar;22(1):125–145.

[3] Gardner MJ, Brodsky A, Briggs SM, et al. Fixation of posterior malleolar fractures provides greater syndesmotic stability. Clin Orthop Relat Res. 2006 Jun;447:165–171.

[4] Heim U. Trimalleoar fractures: late results after fixation of the posterior fragment. Orthopedics. 1989 Aug;12(8):1053–1059.

[5] Rammelt S, Zwipp H, Mittlmeier T. Operative treatment of pronation fracture-dislocations of the ankle. Oper Orthop Traumatol. 2013 Jun;25(3):273–291.

[6] Rammelt S, Zwipp H. Ankle Fractures. In: Bentley G, ed. European Instructional Course Lectures, Volume 12. Berlin Heidelberg New York: Springer; 2012:205 -219.

[7] Shi HF, Xiong J, Chen YX, et al. Comparison of the direct and indirect reduction techniques during the surgical management of posterior malleolar fractures. BMC Musculoskelet Disord. 2017 Mar 14;18(1):109.

[8] Verhage SM, Boot F, Schipper IB, et al. Open reduction and internal fixation of posterior malleolar fractures using the posterolateral approach. Bone Joint J. 2016 Jun;98-B(6):812–817.

[9] Weber M. Trimalleolar fractures with impaction of the posteromedial tibial plafond: Implications for talar stability. Foot and Ankle Int. 2004 Oct;25(10):716–727.

第 **8** 节　合并胫骨后缘压缩的固定性腓骨骨折脱位（Bosworth）

Locked fracture-dislocation of the fibula (Bosworth) with impaction of the posterior tibial rim

Jan Bartoníček, Stefan Rammelt

1 病例摘要

35 岁女性，行走时滑倒扭伤右踝。伤后即感踝关节剧痛，同时注意到足部明显移位。医护人员在现场用真空夹板固定踝关节。患者到达医院时可见踝部明显肿胀，右足相对小腿外旋将近 90°。

踝关节和小腿 X 线片显示骨折脱位，腓骨锁定在胫骨远端后方（AO/OTA 44B3.1，Bosworth 骨折）（图 3.8-1）。

静脉镇痛下尝试闭合复位。患足位置有所改

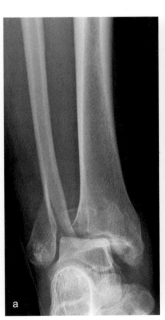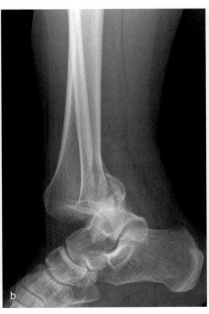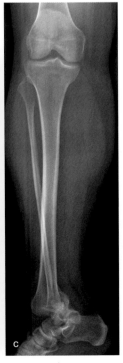

图 3.8-1　就诊时的右踝关节 X 线片，使用真空夹板固定患肢。

a. AP 位片。

b. 侧位片。

c. 小腿 AP 位 X 线片提示旋转对线不良（"膝关节正位伴足侧位征"）。

善，但右踝关节仍脱位。脱位大致整复后复查X线片显示残留胫腓关节半脱位，AP位表现为典型的胫腓骨远端重叠（图3.8-2）。CT扫描显示复位不完全，腓骨仍铰锁在胫骨后方，合并胫骨后外侧缘骨折（图3.8-3）。

目前认为Bosworth骨折－脱位是足被动外旋造成的。这类损伤所具有的共同特征是：完整/骨折的腓骨向后脱位位于切迹外，嵌插在胫骨后结节后方；或者位于切迹内，嵌插在胫骨远端和胫骨后缘撕脱骨折块之间的缝隙之间，如本例所示（图3.8-4）。

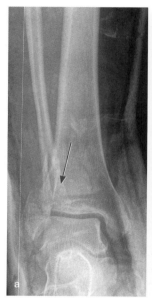
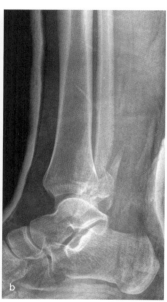

图3.8-2　脱位大致整复后X线片显示仍然存在下胫腓脱位，在AP位片可见典型的胫腓骨远端明显重叠（a）（黄色箭头所示），侧位片（b）可见胫骨远端边缘（"后踝"）轮廓不规则。

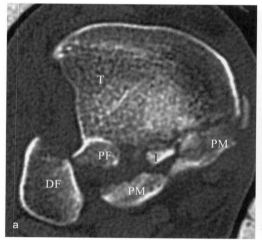
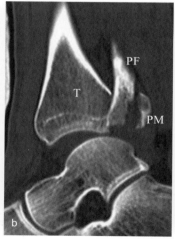
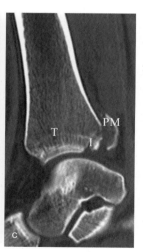

图3.8-3　CT扫描图像。
a. CT扫描图像显示腓骨远折端（DF）持续脱位嵌插在胫骨远端（T）后方，合并后踝骨折（PM），后踝骨折线延伸至内踝（Bartonicek和Rammelt 3型），中间嵌插骨折块旋转（I），无法间接复位。
b. 腓骨近折端（PF）卡在胫骨远端（T）骨折端，位于胫骨远端后侧和后踝骨折（PM）前方。
c. 中间嵌插骨折块（I）倾斜并压缩。

2 术前计划

手术指征

本例患者早期手术的指征是：35 岁健康成人，腓骨远端持续性脱位锁定在胫骨后方，不稳定性三踝骨折，以及由此导致的周围软组织损伤和张力过大。如果软组织过于肿胀无法早期行最终固定，需要分期手术。切开复位后使用跨踝关节外固定架固定，待软组织肿胀改善后行最终内固定手术。

治疗方案

使用骨块间加压螺钉和接骨板固定旋转应力造成的腓骨简单斜行骨折。或者可以使用外侧中和接骨板或后方抗滑接骨板。本例患者使用外侧接骨板固定。

直接通过后外侧入路固定胫骨后方骨折。使用抗滑接骨板能够复位移位的后缘骨折以及中间嵌插旋转的骨块（图 3.8-5）。

通过后外侧入路或附加后内侧入路可以显露后

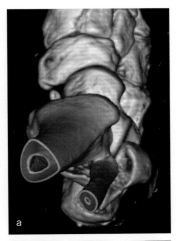

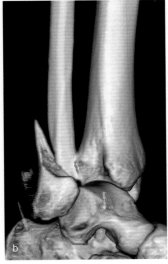

图 3.8-4　CT 扫描三维重建显示腓骨移位至胫骨后方，切迹内空虚。

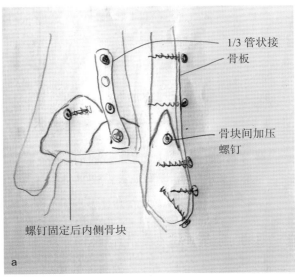

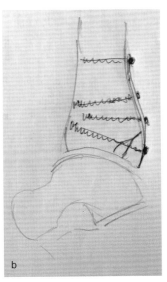

1/3 管状接骨板

骨块间加压螺钉

螺钉固定后内侧骨块

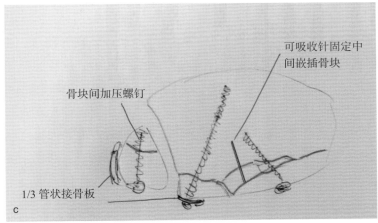

可吸收针固定中间嵌插骨块

骨块间加压螺钉

1/3 管状接骨板

图 3.8-5　术前计划。

踝骨折延伸至内踝的部分。从后向前置入加压螺钉将骨折块直接固定在胫骨远端。

3 手术室准备

患者体位	· 俯卧位，可透 X 线手术床，直接固定后踝骨折。可使用腓骨外侧入路，无需更改患者体位 · 能够内外旋和屈膝，是完成所有必要切口的基本条件
麻醉方式	· 俯卧位，所以采用全身麻醉 · 或者使用椎管内 / 区域阻滞麻醉
C 臂机位置	· C 臂机置于手术床尾 · 显示屏置于靠近手术床头的位置，便于术者复位时观看
止血带	· 固定在大腿，切开皮肤前充气 · 关节复位后松止血带
技巧	· 如果患肢过度外旋，可在对侧髋关节前方垫高，以便于透视标准的踝穴位和侧位片 · 有时将 C 臂机稍向患者头侧倾斜，能获得更好的 AP 位和踝穴位片

有关麻醉插图和注意事项的说明和概述，请参阅第 1 章。

手术器械

· 克氏针，可吸收针。
· 接骨板（常用 1/3 管状接骨板，骨质不好的患者可使用锁定接骨板）。
· 3.5 mm（2.7 mm）骨松质螺钉和骨皮质螺钉。
· 钝性和锐性骨膜起子。

内植物和器械的大小可能会因患者解剖、骨质以及骨折块大小而有所不同。

4 手术操作

后外侧入路

首先复位胫骨后方骨折块，以便 C 臂机能充分透视侧位片。后外侧入路切口与跟腱平行（图 3.8-6）。在切口近端的皮下组织中找到腓肠神经，将其轻柔牵向内侧。纵向切开浅筋膜和深筋膜，然后将蹞长屈肌（FHL）肌腹和肌腱牵向内侧。这样 FHL 可以保护胫后神经血管束。显露胫骨后方骨折块，清理折端血肿，将其牵向外侧。保持下胫腓后韧带完整性，以其作为铰链翻开骨折端。

显露中间嵌插的骨折块，评估骨质情况和软骨覆盖。如果软骨覆盖完整，骨折块大小不小于 5 mm，可将中间骨块复位至完整的胫骨穹隆前方，克氏针临时固定。最终固定可以使用可吸收针，或将克氏针剪断与中间骨块平齐后留置。然后复位与下胫腓联合后韧带相连的胫骨后外缘骨折块，使之与胫骨穹隆后方平齐。C 臂机透视侧位片验证胫骨关节面解剖复位情况。

本例患者由于后踝骨折块相对较小且较粉碎，因此使用后方 1/3 管状抗滑接骨板进行最终固定。

本例内踝骨折是后踝骨折向内侧的延伸，可以经同一入路用加压螺钉直接固定（图 3.8-7）。或者另作后内侧入路。后方骨块的固定有助于通过下胫腓后韧带的骨对骨固定来稳定下胫腓联合复合体和重建胫骨切迹，这将有助于腓骨骨折的精确复位。

外侧入路

俯卧位经标准外侧入路复位腓骨远端骨折（图 3.8-8）。清理折端血肿和碎骨块。

使用点式复位（Weber）钳解剖复位斜行骨折。以腓骨后缘作为模板来复位骨折端。拉力螺钉固定主骨折块。然后用外侧 1/3 管状接骨板作为中和接骨板，远近端使用 3.5 mm 骨皮质螺钉进行固定。

虽然固定后踝骨折通常都可以恢复下胫腓联合稳定性，但在本例特殊患者使用了一枚下胫腓螺钉固定，用来保护相对较小且粉碎的胫骨后方骨折块。

C 臂机透视和术后 X 线片验证解剖复位情况（图 3.8-9）。

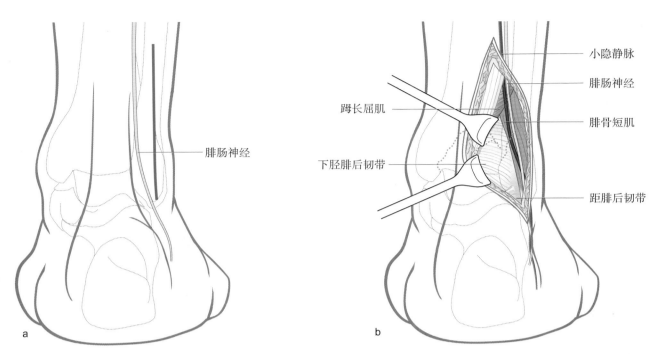

图 3.8-6　后外侧入路显露胫骨后方（和腓骨）。

a. 手术切口位于跟腱和腓骨长短肌腱之间。仔细找到腓肠神经并加以保护。

b. 深层剥离需将 FHL 牵向内侧。下胫腓后韧带完整，但由于腓骨远端向后移位导致下胫腓联合不稳定。

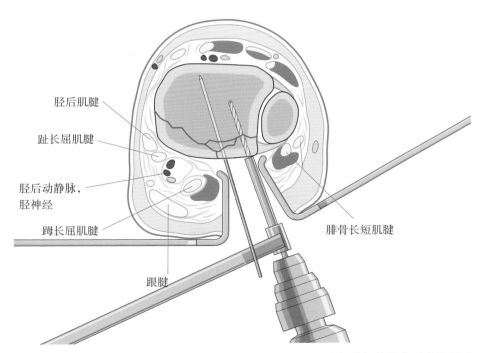

图 3.8-7　复位固定胫骨后方骨折块。经腓骨长短肌和 FHL 之间的间隙复位固定胫骨后方骨折块。复位中间嵌插骨折块并使用克氏针临时固定（详见第 3 章第 9 节）。后踝骨折向内侧延伸部分经同一入路使用一枚加压螺钉进行直接固定。

术后常规 CT 检查胫腓联合稳定性，确保腓骨远端精确复位至胫骨切迹中，除外腓骨旋转不良和 / 或前后方移位（图 3.8-10）。术后 CT 检查还能评估后踝压缩骨折情况，正如本例患者一样。

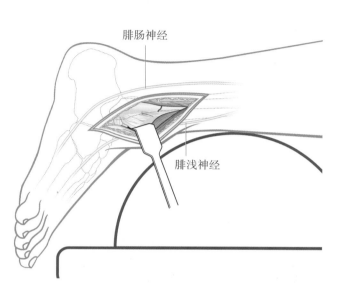

图 3.8-8 俯卧位，外侧入路显露腓骨远端。

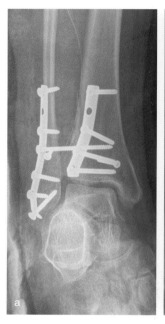

图 3.8-9 术后 X 线片。
a. 踝穴位片。
b. 侧位片。

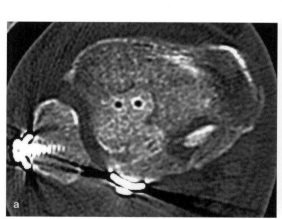

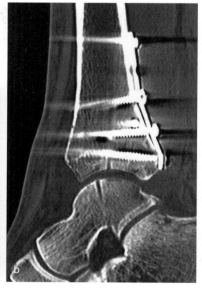

图 3.8-10 术后 CT（轴位和矢状位）图像证实腓骨远端精确复位至胫骨切迹中。

5　陷阱和并发症

陷阱

闭合复位失败

Bosworth 骨折脱位时腓骨铰锁在胫骨后方，因此闭合复位很难成功。本例患者的腓骨嵌顿在后踝骨折端，无法闭合复位。反复尝试闭合复位不成功会对周围软组织造成二次损伤，而且会引起疼痛。因此应避免反复闭合复位，如果闭合复位不成功，应切开复位。

胫骨后方骨折块复位和固定不足

间接复位胫骨后方小骨折块有复位不佳风险，像本例患者这样的中间移位嵌插骨块更是无法闭合复位。只有在后外侧三角形骨折块较大且没有粉碎（Bartonicek 和 Rammelt 4 型）时，从前向后拧入螺钉间接固定才能提供足够的稳定性。

俯卧位 C 臂机透视不佳

踝关节骨折俯卧位固定的应用比仰卧位手术要少。术中必须注意 C 臂机透视标准踝穴位和侧位，以便能够判断骨折复位情况。俯卧位时患肢通常有明显的外旋。在对侧髋关节前方垫以沙袋或手术单可以改善下肢力线，有助于术中透视标准的侧位和踝穴位图像。有时将 C 臂机稍向头侧倾斜能更好地透视 AP 位和踝穴位。在踝关节前方垫高可以使患肢抬高。

对于复杂骨折类型，有条件时可行三维成像。建议术后行双踝关节 CT 扫描进一步评估复位固定情况（图 3.8-10）。

中间嵌插骨折块无法复位

对于较小的嵌插骨块（即直径小于 5 mm）和表面无软骨附着的骨折块，无需尝试固定，可将其取出。这种骨折块并不影响关节面对合，却有可能妨碍解剖复位，甚至进入关节成为游离体。

并发症

· 腓肠神经损伤（后外侧入路），腓浅神经损伤（外侧入路）。
· 胫后神经血管束损伤（向内剥离超过 FHL 肌腱时可能发生）。
· 在内踝偏后部分置入螺钉刺激胫后肌腱。
· 固定丢失。
· 畸形愈合。
· 不愈合。
· 创伤后关节炎。

6　其他技术

不同类型 Bosworth 骨折脱位需要不同的手术入路。

小的后外侧骨折块也可使用 2.7~3.5 mm 螺钉固定。骨折块大小和骨质条件决定了内植物的大小。

骨质疏松病例也可以使用锁定接骨板。

7　术后治疗和康复

术后石膏夹板或小腿石膏管型制动患足，小腿抬高。术后第 1 天开始主动和被动活动度练习，如果有条件可进行持续被动活动练习。术后 6 周使用硬底靴或足支具，患肢部分负重（不超过 20 kg）。对于有疑问的病例或是下胫腓联合不稳定手术固定的情况，建议术后行双踝 CT 扫描，观察双侧差异是否需要翻修或再次复位。术后 6 周如果 X 线证实骨愈合，可取出包括下胫腓螺钉在内的所有临时内植物（图 3.8-11）。

在接下来的 2 周逐步增加负重直至可以完全负重。同时开始包括关节活动度练习、肌肉平衡、本体感觉和步态训练在内的积极康复方案（图 3.8-12）。

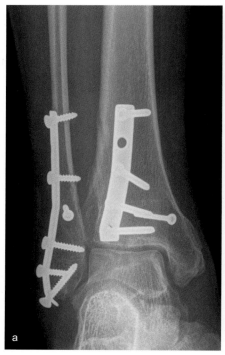
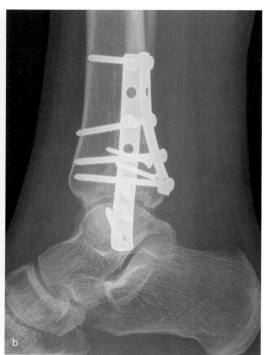

图 3.8-11　术后 8 周复查 X 线片显示骨愈合，下胫腓螺钉取出。

a. 踝穴位片。

b. 侧位片。

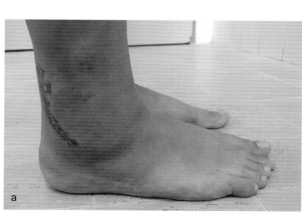
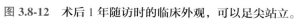
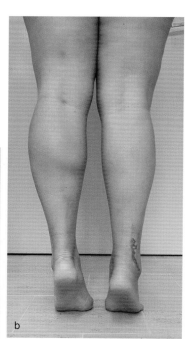

图 3.8-12　术后 1 年随访时的临床外观，可以足尖站立。

内植物取出

一般无需取出胫骨远端后方的接骨板或螺钉。当内外踝内植物突出产生症状时，通常在术后 1 年经相同入路取出。目前对于下胫腓联合内植物的取出仍有争议，有关取出时机及其必要性尚未达成共识。

推荐阅读

[1] Bartoníček J, Fri V, Svatoš F, et al. Bosworth-type fibular entrapment injuries of the ankle: the Bosworth lesion. A report of 6 cases and literature review. J Orthop Trauma. 2007 Nov–Dec;21(10):710–717.

[2] Bartoníček J, Rammelt S, Kostlivý K, et al. Anatomy and classification of the posterior tibial fragment in ankle fractures. Arch Orthop Trauma Surg. 2015 Apr;135(4):505–516.

[3] Bartoníček J, Rammelt S, Kostlivý K. Bosworth fracture: a report of two atypical cases and literature review of 108 cases. Fuß Sprunggelenk. 2017 June;15(2):126–137. German.

[4] Bosworth DM. Fracture-dislocation of the ankle with fixed displacement of the fibula behind the tibia. J Bone Joint Surg Am. 1947 Jan;29(1):130–135.

[5] Delasotta LA, Hansen RH 3rd, Sands AK. Surgical management of the posterior fibula fracture dislocation: case report. Foot Ankle Int. 2013 Oct;34(10):1443–1446.

[6] Rammelt S, Zwipp H, Mittlmeier T. [Operative treatment of pronation fracture-dislocations of the ankle]. Oper Orthop Traumatol. 2013 Jun;25(3):273–291. German.

[7] Woods RS. Irreducible dislocation of the ankle-joint. Br J Surg. 1942;29:(115)359–360.

————— Stefan Rammelt

第9节 合并胫骨前缘骨折（Chaput）的骨质疏松性三踝骨折

Osteoporotic trimalleolar fracture with additional fracture of the anterior tibial rim (Chaput)

1 病例摘要

66 岁男性，驾驶汽车时迎头相撞，车祸致伤。伤后可见足向外移位，没有其他明显外伤。急救医生就地使用塑料夹板制动患足踝关节。然后用救护车将其送至医院。

到达医院时，患者神志清楚。右踝关节非常不稳定。内侧皮肤被牵拉，张力较大，但没有开放性伤口。整个右足和踝关节明显肿胀，伴有踝下血肿。没有发现急性神经血管损伤，但患者双足整体感觉均略有下降，表明既往存在神经病变。既往史包括终末期 / 慢性肾功能衰竭，慢性静脉功能不全伴双小腿、双足慢性水肿。

右踝关节 X 线片显示三踝骨折脱位（AO/OTA 44B3.3）。静脉镇痛后，尝试大致复位。使用充气夹板制动患足。复查 X 线片提示仍旧存在距骨向外半脱位（图 3.9-1）。体格检查和包括膝关节在内的小腿全长 X 线片，除外腓骨高位骨折或腓骨头

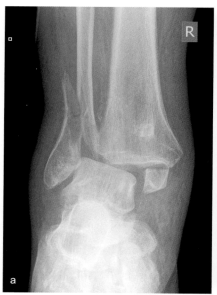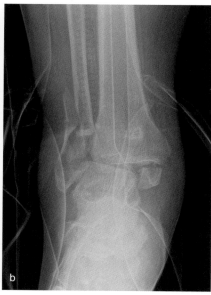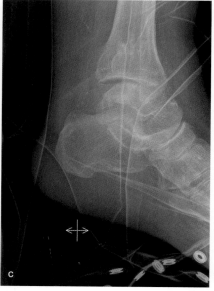

图 3.9-1 就诊时 AP 位 X 线片显示右踝关节骨折脱位（a）。在尝试复位、充气夹板固定后，仍旧存在距骨向外侧半脱位。是外固定架手术的指征（b-c）。

脱位。

由于骨折高度不稳定，同时踝关节内侧软组织有破裂风险，因此立即急诊手术进行闭合复位跨踝关节外固定架固定（图 3.9-2）。

闭合复位外固定架固定后完善 CT 检查，在最终内固定前全面评估骨折情况。CT 扫描图像显示本例患者为"四踝"骨折，即外踝、内踝、后踝及 Chaput 结节骨折（图 3.9-3）。

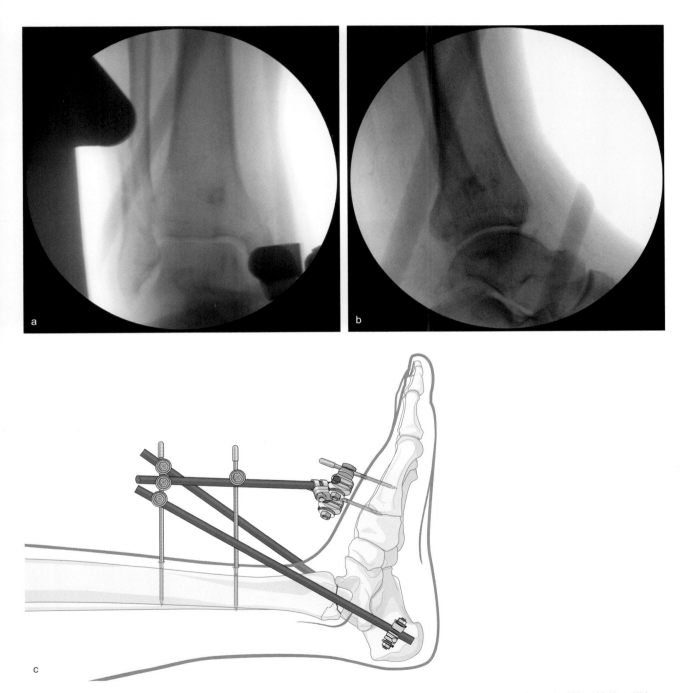

图 3.9-2　本例患者在椎管内麻醉下行闭合复位外固定架固定术（a-b）。由于骨折类型高度不稳定且骨质情况较差，附加一枚经跟骨穿针以增加胫骨距骨外固定架的稳定性（c）。

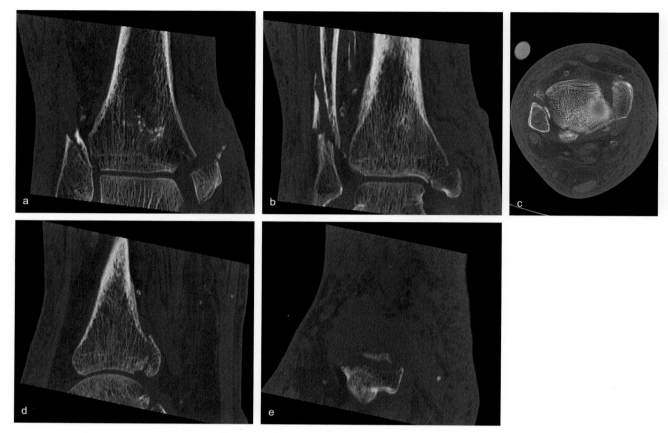

图 3.9-3　CT 扫描提示腓骨远端经下胫腓联合水平的多段骨折（Weber B 型）（a-b），胫骨远端后外侧骨折合并中间嵌插骨折块塌陷（Bartonicek 和 Rammelt 2 型）（c）、胫骨前（Tillaux-Chaput）结节骨折（d）、内踝骨折（e）。四踝均有骨折且移位（"四踝骨折"）。

2 术前计划

手术指征

本例患者是高度不稳定的踝关节骨折脱位，手术指征非常明确。除三踝骨折外，还有胫骨前结节（Tillaux-Chaput 结节）骨折，造成"四踝"骨折。患者合并有轻度多发性神经病变以及终末期慢性肾功能衰竭并导致骨质疏松。骨密度检查显示中重度骨质疏松（T 值 −1.5）。

治疗方案

由于骨折粉碎，骨质不良，因此使用锁定接骨板固定腓骨骨折。接骨板发挥桥接接骨板作用。

内踝斜行丘上骨折（即包含前丘和后丘在内较

大的内踝骨折块）可经内侧小切口显露，使用两枚加压螺钉或张力带钢丝固定，如果骨折粉碎也可使用内侧小接骨板固定。

胫骨后外侧骨折块从后外侧进行直接固定。这有助于复位移位的胫骨后缘骨折以及中间嵌插的骨折块。由于骨质较差，需要使用后方抗滑接骨板固定。

胫骨前外侧骨折块可用一枚螺钉固定。由于骨质较差，需要加用垫片（图 3.9-4）。

胫骨前后方骨折块的解剖复位能重建胫骨切迹。这样不仅能重建胫骨切迹解剖结构，还能通过下胫腓前后韧带的骨对骨固定恢复下胫腓联合的稳定性。

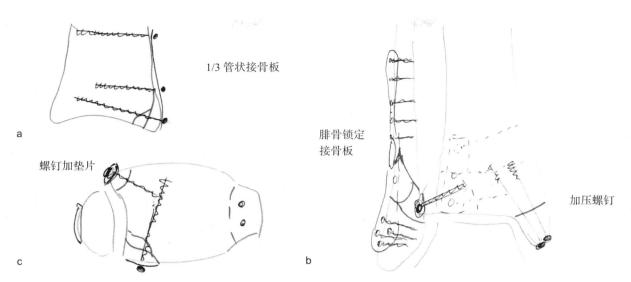

图 3.9-4　术前计划。

a. 直接从后方置入一枚小抗滑接骨板固定后踝。评估中间嵌插骨块稳定性和软骨覆盖情况，最终使用可吸收针或克氏针固定。

b. 经外侧入路使用外侧锁定接骨板桥接固定腓骨远端多段骨折。经内侧小弧形切口使用拉力螺钉固定内踝。

c. 使用一枚螺钉和垫片固定胫骨前外侧（结节）骨折块。

3　手术室准备

患者体位	· 俯卧位，可透 X 线片手术床，患肢消毒铺巾 · 能够内外旋和屈膝，是完成所有必要切口的基本条件
麻醉方式	· 俯卧位，所以采用全身麻醉 · 或者使用椎管内 / 区域阻滞麻醉
C 臂机位置	· C 臂机置于手术床尾 · 显示屏置于靠近手术床头的位置，便于术者复位时观看
止血带	· 固定在大腿，切开皮肤前充气，复位后松止血带
技巧	· 如果患肢过度外旋，可在对侧髋关节前方垫高，以便于透视标准的踝穴位和侧位片 · 有时将 C 臂机稍向患者头侧倾斜，能获得更好的 AP 位和踝穴位片

有关麻醉插图和注意事项的说明和概述，请参阅第 1 章。

手术器械

· 克氏针，可吸收针。

· 小骨折系列 1/3 管状接骨板和锁定接骨板（用于骨质疏松患者）。

· 3.5 mm（2.7 mm）螺钉。

· 钝性和锐性骨膜起子。

· 弯的点式复位（Weber）钳用于将腓骨远端复位至胫骨切迹中（必要时）。

内植物和器械的大小可能会因患者解剖、骨质以及骨折块大小而有所不同。

4　手术步骤

根据术前计划，使用三种手术入路进行内固定：

· 后外侧入路用于胫骨后方骨折。

· 外侧入路用于腓骨骨折。

· 内侧入路用于内踝骨折。

后外侧入路用于胫骨后方骨折

首先复位胫骨后方骨折块，以便C臂机能充分透视侧位片。后外侧入路切口与跟腱平行（图3.9-5）。在切口近端的皮下组织中找到腓肠神经，将其轻柔牵向内侧。纵向切开浅筋膜和深筋膜，然后将姆长屈肌（FHL）肌腹和肌腱牵向内侧，这样可以保护胫后神经血管束。显露胫骨后方骨折块，将其牵向外侧，清理折端血肿。保持下胫腓后韧带完整性，将其作为铰链翻开。

显露中间嵌插的骨折块，评估骨质情况和软骨覆盖。如果骨块完整，骨折块不小于5 mm，可将中间骨块复位至完整的胫骨穹隆前方，克氏针临时固定（图3.9-6a）。

最终固定可以使用可吸收针，或将克氏针剪断与中间骨块平齐后留置。然后复位与下胫腓联合后韧带相连的胫骨后外缘骨折块，使之与胫骨穹隆后方平齐。复位后无法直视下评估关节面情况。因此需要术中C臂机透视侧位片，评价胫骨关节面解剖复位情况。由于骨质疏松，因此使用后方抗滑接骨板进行最终固定（图3.9-6b）。

外侧入路用于腓骨骨折

保持俯卧位，经标准外侧入路复位腓骨粉碎骨折（图3.9-7）。根据骨折操作需要可将患肢适度内旋。

由于骨质较差，因此使用锁定接骨板固定腓骨骨折。首先用锁定螺钉将接骨板固定在腓骨远折端。然后在接骨板近端拧入一枚螺钉。在这枚近端螺钉和接骨板最近端之间放置一把椎板牵开器。撑开椎板牵开器，将接骨板和远折端一起向远端轻轻推开，恢复腓骨长度和对线（图3.9-8）。或者也可以使用线性撑开器。有些接骨板系统有橄榄针推-拉设计，也可用于恢复腓骨长度。关键是要恢复腓骨长度，获得解剖重建。

然后在近折端拧入螺钉。第一枚螺钉以非锁定方式拧入，将接骨板压在腓骨上。其他螺钉使用锁

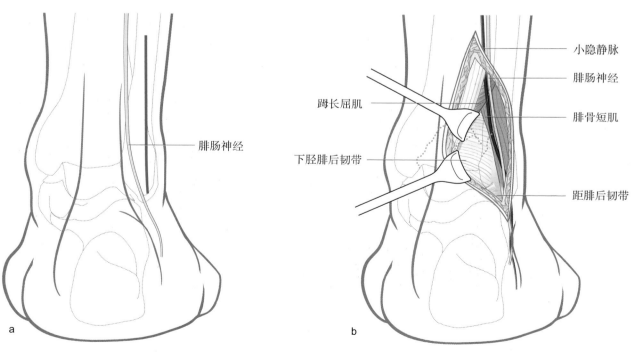

图 3.9-5　后外侧入路。
a. 踝关节后外侧入路的体表标记。切口位于跟腱和腓骨长短肌腱之间。仔细找到位于切口近端的腓肠神经并加以保护。
b. 深层显露需要切开小腿深浅筋膜，将FHL牵向内侧。下胫腓后韧带附着于胫骨后外侧骨折块和腓骨远端骨块上。

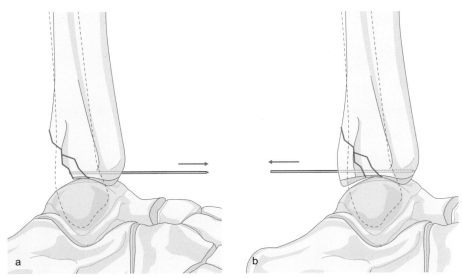

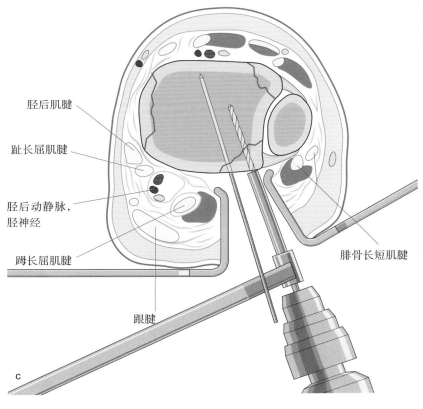

胫后肌腱

趾长屈肌腱

胫后动静脉，
胫神经

踇长屈肌腱

跟腱

腓骨长短肌腱

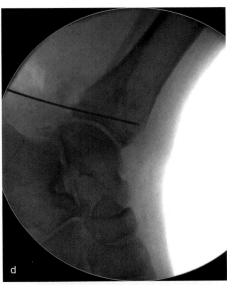

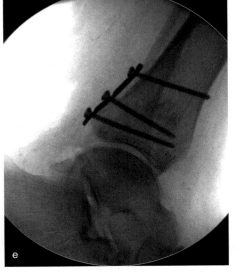

图 3.9-6 复位胫骨后方骨折块。

a-b. 复位胫骨后方嵌插骨块时，可将距骨滑车作为复位模板。向前钻出克氏针直至与中间嵌插骨块平齐。复位后方骨块后再将克氏针向后钻出。

c. 向前钻出克氏针直至与中间嵌插骨块平齐。复位后方骨块，然后将克氏针重新打入后方。

d. 一枚克氏针临时固定。

e. 使用 1/3 管状抗滑接骨板最终固定后外侧骨折块。C 臂机透视关节侧位，检查关节面解剖复位情况。

定螺钉拧入。粉碎骨折区域使用接骨板桥接，无需使用螺钉固定。

经外侧切口远端前方显露胫骨前结节（Tillaux-Chaput 骨折块）。助手可将膝关节屈曲 90° 以便显露胫骨前缘。清理折端碎片和嵌插的下胫腓前韧带纤维。大骨折块解剖复位后可以用一枚螺钉固定，

必要时加用垫片。小的薄骨折块，可使用缝合锚或经骨缝合固定。

内侧入路用于内踝骨折

俯卧位，经标准内侧入路复位内踝骨折（图 3.9-9）。轻微外旋小腿至接近中立位。

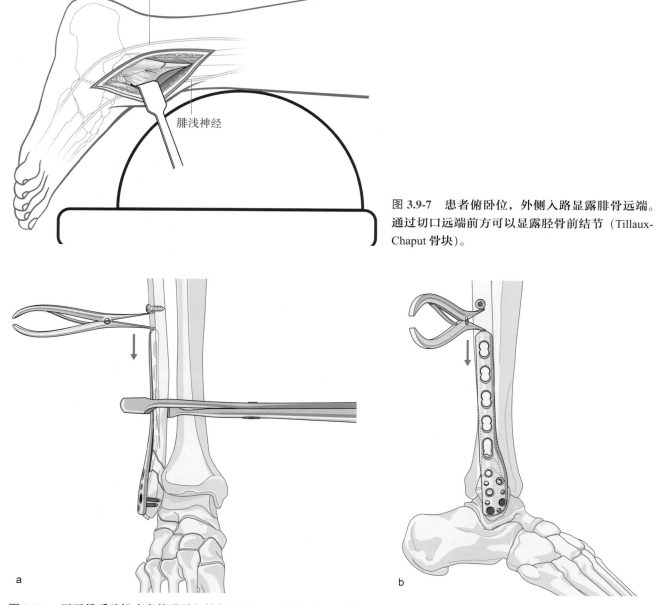

图 3.9-7　患者俯卧位，外侧入路显露腓骨远端。通过切口远端前方可以显露胫骨前结节（Tillaux-Chaput 骨块）。

图 3.9-8　用于骨质疏松患者的腓骨间接复位技术，先将接骨板固定在远折端。使用点式复位钳直接加持操作远折端有造成骨折块粉碎的风险。在腓骨远端存在多个骨折块的情况下，使用加压螺钉也存在相同风险。

清理折端碎片和血肿。然后直视踝关节内侧面，将内踝复位至胫骨远端。使用螺钉进行固定，然后 C 臂机透视检查解剖复位情况（图 3.9-10）。

胫骨前后方骨折块以及与之相连的下胫腓前后韧带的复位和稳定固定，通过提供骨对骨固定，恢复了下胫腓联合的稳定性。这样就稳定了下胫腓联合复合体。无需再使用下胫腓螺钉或弹性内植物（缝合纽扣）固定。术中外旋试验或拉钩试验检查下胫腓联合稳定性（图 3.9-11）。在做拉钩试验时，向外侧和后方牵拉腓骨，检查是否存在下胫腓联合不稳定。

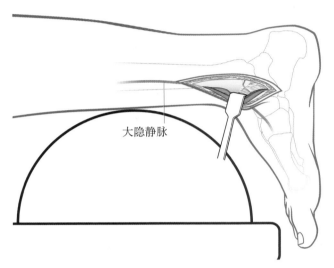

图 3.9-9　患者取俯卧位，内侧入路显露内踝。

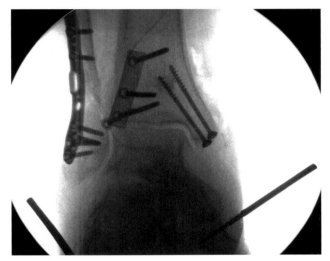

图 3.9-10　使用一枚外侧锁定中和接骨板复位固定腓骨远端；两枚螺钉固定内踝；一枚带垫片螺钉固定胫骨前方；使用抗滑接骨板固定胫骨后方，最终踝穴对合良好，距骨位于胫骨远端正下方。

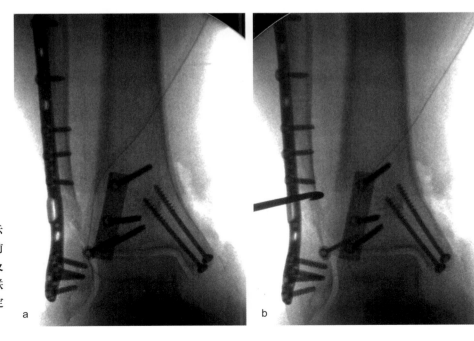

图 3.9-11　经典拉钩试验显示通过固定附着有下胫腓韧带前后韧带的胫骨前后骨折块以及腓骨远端骨折，恢复下胫腓联合的稳定性。因此，无需固定下胫腓联合。

5 陷阱和并发症

陷阱

胫骨后方骨折复位固定不足

尝试从前向后拧入螺钉间接固定胫骨后方小骨折块，所提供的稳定性不如后方抗滑接骨板。从前方间接复位还存在复位不足的风险，像本例患者这样的中间嵌插骨块是无法获得良好复位的。

俯卧位 C 臂机透视不佳

踝关节骨折俯卧位固定的应用比仰卧位手术要少。术中必须注意 C 臂机透视标准踝穴位和侧位，以便能够判断骨折复位情况。消毒铺单时要注意保证患肢能够充分内外旋，膝关节可以充分屈曲。俯卧位时患肢通常有明显的外旋。在对侧髋关节前方垫以沙袋或手术单可以改善下肢力线，有助于术中透视标准的侧位和踝穴位图像。有时将 C 臂机稍向头侧倾斜能更好地透视 AP 位和踝穴位。在踝关节前方垫高可以使患肢抬高（图 3.9-5）。

应该在外侧切开复位内固定（ORIF）之前，经后方入路复位。如果先做外侧 ORIF，外侧接骨板会影响 C 臂机透视踝关节后侧，妨碍后方骨折 ORIF。

对于复杂骨折类型，有条件时可行三维成像。对于担心复位固定的病例，或是类似本例患者这样的复杂类型骨折，建议术后双踝关节 CT 扫描进一步评估（图 3.9-12）。

中间嵌插骨折块无法复位

对于较小的嵌插骨块（即直径小于 5 mm）和表面无软骨附着的骨折块，无需尝试固定，可将其取出。这种骨折块并不影响关节面对合，却有可能妨碍解剖复位，甚至进入关节成为游离体。

并发症

- 腓肠神经损伤（后外侧入路），或腓浅神经损伤（外侧入路）。
- 胫后神经血管束损伤（向内剥离超过 FHL 肌腱时可能发生）。
- 内踝偏后方置入螺钉刺激胫后肌腱。
- 固定丢失。
- 畸形愈合。
- 不愈合。
- 创伤后关节炎。

6 其他技术

骨质疏松性踝关节骨折的发生率正逐渐增加。文献报道了多种固定技术，包括：

- 使用背侧抗滑接骨板（而非外侧中和接骨板）或钩状接骨板固定腓骨远端。
- 辅助使用扇形克氏针髓内固定腓骨远端。
- 髓内钉固定腓骨远端。
- 锁定接骨板固定内踝和后踝可加强稳定性。
- 经腓骨接骨板固定多枚下胫腓螺钉（胫骨加强腓骨技术，即利用胫骨远端作为腓骨远端固定点的作用）。
- 骨水泥加强螺钉。
- 对于痴呆症患者、卧床患者或 Charcot 神经性骨关节病患者，可使用逆行髓内钉或外固定架进行胫距跟融合。
- 内踝双皮质螺钉固定技术。

对于严重骨质疏松患者，可同时使用上述技术。需要根据骨折类型、合并症、患者依从性以及骨质情况制订具体治疗方案。

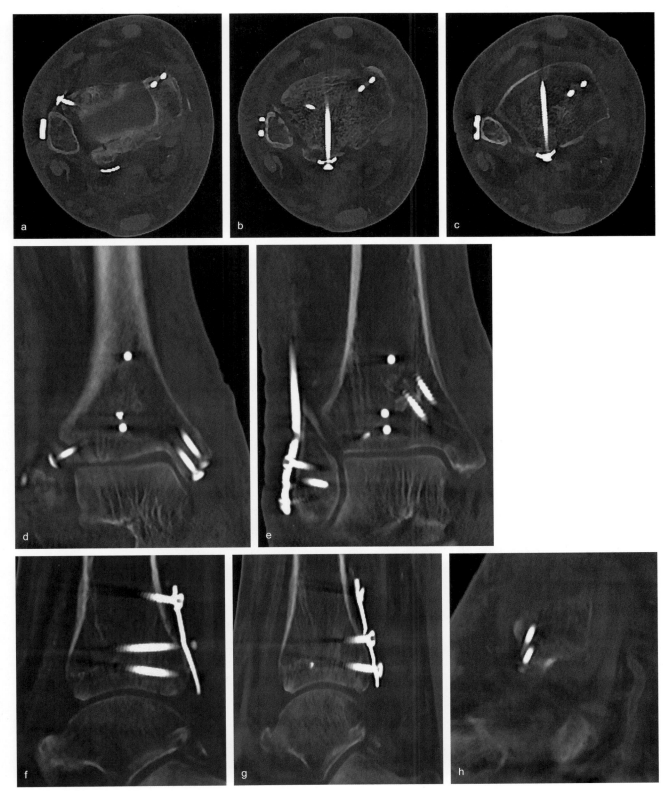

图 **3.9-12**　术后 CT 扫描提示四踝均解剖重建：内踝、外踝、胫骨前后方骨折块以及压缩嵌插的后侧中间骨块，最终获得对合良好的关节面和踝穴。

7 术后治疗和康复

术后使用夹板或小腿管型石膏制动患足，小腿抬高。术后第一天或第二天拔除引流。

本例患者首诊时骨折不稳定严重，骨质较差，伴既往多发神经病变，在最终内固定手术之后，仍然保留外固定架6周以保护内固定（图3.9-13）。在取出外固定架后的6周内，仅允许患者穿着跨踝关节行走靴进行部分负重（不超过20 kg）。

待影像学检查确认骨愈合后开始逐渐增加负重。然后开始包括关节活动度练习、肌肉平衡和步态训练在内的积极康复方案（图3.9-14）。

内植物取出

一般无需取出胫骨远端后方的接骨板或螺钉。当内外踝内植物突出且有症状时，通常在术后一年X线片显示骨愈合之后经原手术入路取出。

治疗合并症

治疗骨质疏松症和相关合并症对伤口和骨折愈合非常必要。其中包括使用抗骨吸收药物、补充维生素 D_3、严格控制糖尿病患者的血糖水平，以及为神经病变患者提供专业的足部护理。控制可疑患者的骨密度。在很多情况下，是由治疗骨质疏松性骨折的骨科医生首先发现诊断骨质疏松的。骨科医生有义务对此进行进一步的诊断和治疗，通常可以将患者转诊至全科医生或代谢性骨病专家。

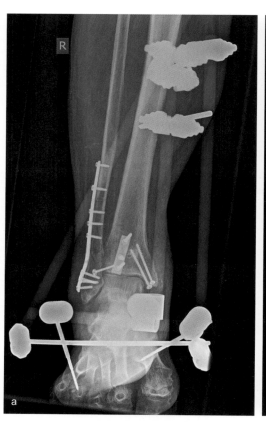
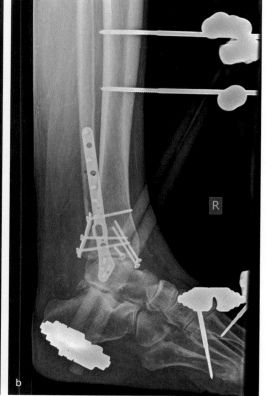

图 3.9-13 术后1周带外固定架复查X线片。
a. AP位片。
b. 侧位片。

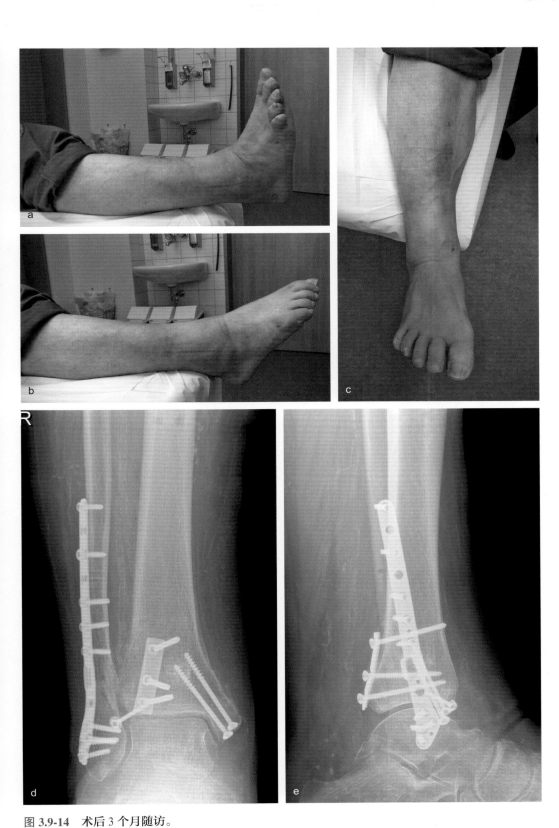

图 3.9-14　术后 3 个月随访。

a-c. 软组织状态和关节活动度。

d-e. 站立位 X 线片提示力线良好和骨愈合。此时允许患者完全负重。

推荐阅读

[1] Anand N, Klenerman L. Ankle fractures in the elderly: MUA versus ORIF. Injury. 1993 Feb;24(2):116–120.

[2] Bartoníček J, Rammelt S, Kostlivý K, et al. Anatomy and0 classification of the posterior tibial fragment in ankle fractures. Arch Orthop Trauma Surg. 2015 Apr;135(4):505–516.

[3] Court-Brown CM, Biant LC, Clement ND, et al. Open fractures in the elderly. The importance of skin ageing. Injury. 2015 Feb;46(2):189–194.

[4] Davidovitch RI, Walsh M, Spitzer A, et al. Functional outcome after operatively treated ankle fractures in the elderly. Foot Ankle Int. 2009 Aug;30(8):728–733.

[5] Koval KJ, Petraco DM, Kummer FJ, et al. A new technique for complex fibula fracture fixation in the elderly: a clinical and biomechanical evaluation. J Orthop Trauma. 1997 Jan;11(1):28–33.

[6] Makwana NK, Bhowal B, Harper WM, et al. Conservative versus operative treatment for displaced ankle fractures in patients over 55 years of age. A prospective, randomised study. J Bone Joint Surg Br. 2001 May;83(4):525–529.

[7] Panchbhavi VK, Mody MG, Mason WT. Combination of hook plate and tibial pro-fibular screw fixation of osteoporotic fractures: a clinical evaluation of operative strategy. Foot Ankle Int. 2005 Jul;26(7):510–515.

[8] Rammelt S. Management of ankle fractures in the elderly. EFORT Open Rev. 2016 May;1(5):239–246.

[9] Rammelt S, Zwipp H. Ankle fractures. In: Bentley G, ed. European Instructional Course Lectures, Volume 12. Berlin Heidelberg New York: Springer; 2012:205–219.

[10] Rammelt S, Zwipp H, Mittlmeier T. [Operative treatment of pronation fracture-dislocations of the ankle]. Oper Orthop Traumatol. 2013 Jun;25(3):273–291. German

第4篇

跟 骨

Michael Swords

第**4**章　跟骨骨折

Calcaneal fractures

1　简介

跟骨骨折发病率较低，但在所有跗骨骨折中约占 60%。后足解剖结构复杂，增大了骨折治疗难度。与其他多数创伤性骨科损伤不同的是，跟骨骨折的最佳治疗方式目前仍有争论。某些类型跟骨骨折，保守治疗可能是最佳方案。要根据跟骨骨折类型和患者情况选择手术治疗。

2　解剖与发病机制

跟骨属于不规则骨，上表面有 3 个关节面，与距骨下表面构成距下关节。后关节面是其中最大的关节面，位于跟骨体部。中关节面即载距突上表面。前关节面位于距骨前突，有时是一个独立关节面，有时是中关节面向前延伸形成（呈 8 字形）。跟骨远端关节面与骰骨相关节，对于维持外侧柱长度及功能有非常关键的作用（图 4-1）。

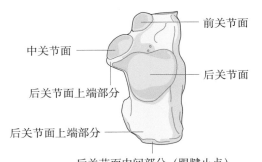

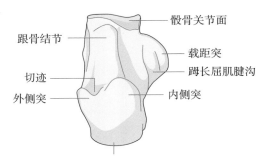

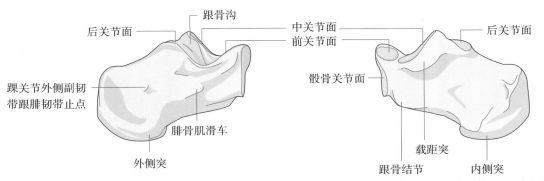

图 4-1　跟骨具有三个关节面。后关节面最大，前关节面和中关节面位于跟骨前突。中关节面位于载距突上表面。

跟腱止于跟骨结节后侧。腓骨肌腱沿跟骨外侧壁斜行走行，近端在腓骨后侧被上腓骨肌支持带固定，远端被连接在跟骨外侧壁腓骨肌结节的下腓骨肌支持带固定。蹬长屈肌沿着跟骨后关节面的内侧走行，从载距突下方通过。

足跖侧光滑皮肤的特殊构造有助于吸收冲击力和分散剪切力。但跟骨其他部分的皮肤和软组织较为薄弱，在遭受创伤时容易受损，在创伤后畸形时又容易形成慢性伤口。

了解跟骨外侧软组织的血液供应知识非常重要。多数手术治疗病例需要在跟骨外侧做切口。跟骨外侧血供大多来自跟骨外侧动脉。跖侧脂肪垫血供来自胫后动脉的跟骨内侧支。跟骨后侧部分血供来自腓动脉穿支和胫后动脉分支（图 4-2）。腓肠神经走行于足外侧，在做外侧扩大入路的远近端有损伤风险。

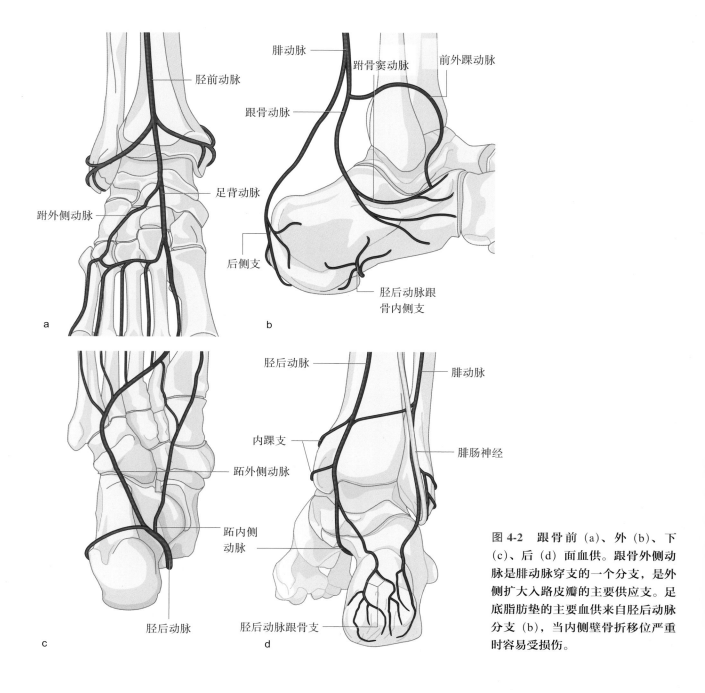

图 4-2 跟骨前（a）、外（b）、下（c）、后（d）面血供。跟骨外侧动脉是腓动脉穿支的一个分支，是外侧扩大入路皮瓣的主要供应支。足底脂肪垫的主要血供来自胫后动脉分支（b），当内侧壁骨折移位严重时容易受损伤。

跟骨骨折多由轴向暴力致伤，最常见于高处坠落或机动车事故伤。距骨外侧突撞击跟骨，在 critical 角形成初级骨折线。次级骨折线向上延伸产生关节内压缩骨折，向后延伸则会形成舌型骨折。

载距突骨折由内翻应力造成，既可以单独发生，也可以与跟骨骨折或其他后足骨折同时发生。

跟骨鸟嘴样骨折多见于骨质异常或神经疾病患者，常常是低能量损伤的结果。

3　骨折分型

跟骨骨折分型包括 X 线分型和 CT 分型。最常用的 X 线片分型是 Essex-Lopresti 分型（图 4-3）。此分型系统将跟骨骨折分为关节外骨折和关节内骨折。关节内骨折又进一步分为关节压缩型和舌型骨折。

AO/OTA 骨折脱位分型兼顾了 Essex-Lopresti 分型和 Sanders 分型。此分型系统复杂，几乎涵盖了除个别罕见类型骨折外的所有跟骨骨折（详见索引之 AO/OTA 跟骨骨折分型）。分型如下：

- 关节外骨折分为两类：撕脱骨折或关节外舌型骨折或结节骨折（82A1），关节外体部骨折（82A2）。

- 关节内舌型骨折：是指关节内骨折块含有跟腱止点的骨折类型。包括简单骨折（82B1）和粉碎骨折（82B2）。

- 关节压缩骨折（82C）所包括的关节内骨折是指：关节面骨折不含有跟骨后上方跟腱止点的骨折类型。关节压缩类型遵循 Sanders 关节分型（图 4-4）。有 2 个关节面骨折块的关节压缩骨折（82C1）等同于 Sanders 2 型；有 3 个骨折块（82C2）的等同于 Sanders 3 型；关节内粉碎骨折（82C3）等同 Sanders 4 型。

4　术前评估

临床评估

跟骨骨折的初期评估应尽可能全面详细。感觉检查应包含腓肠神经支配区。还要检查和记录由足底内外侧神经支配的跖侧感觉。少数情况下跟骨结节骨折移位也会牵拉胫神经。由于足底外侧神经在跟骨区走行最长，所以也更容易出现牵拉性神经损伤。

必须检查软组织。多数跟骨骨折是高能量损伤所致，例如高处坠落或机动车事故伤。这些损伤会造成明显的软组织肿胀，且随时间越加严重。需要

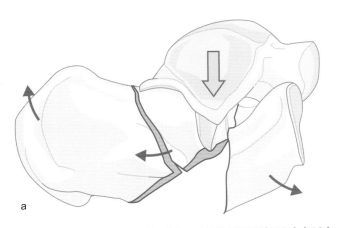
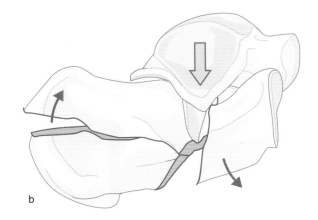

图 4-3　Essex-Lopresti 分型示例。两种骨折类型都是冲击暴力在 critical 角处产生初级骨折线。

a. 在关节压缩型骨折中：次级骨折线向上方延伸，产生后关节面骨折块。

b. 舌型骨折的次级骨折线向后方延伸，产生的跟骨后上方骨块是带后关节面的关节内骨折块。

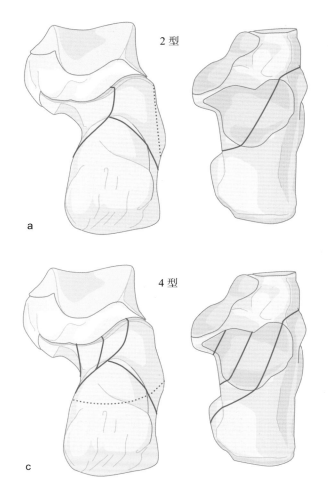

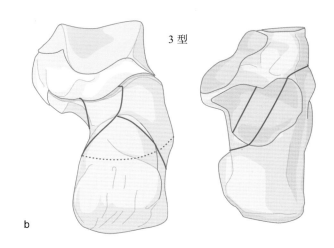

图 4-4 基于后关节面冠状位 CT 扫描图像的 Sanders 分型。随着 Sanders 分型的增大，关节面粉碎程度变大、手术难度增加，患者预后也随之变差。Sanders 2 型（a）的后关节面骨折成 2 部分骨块。2 型骨折比 Sanders 3 型（b）容易复位且预后较好；而 Sanders 4 型（c）骨折的复位更加困难，更有挑战性，且预后更差。

密切观察软组织，如果骨折需要手术内固定治疗，只有在肿胀消退，切口可以安全缝合的情况下，才能考虑进行手术。通常需要等待到软组织肿胀消退到皮纹试验检查出现皱褶为止（图 4-5）。手术时机常在伤后 7~21 天。

同时应检查后足的后侧部分。在跟骨结节或鸟嘴样骨折时，皮肤颜色可能发白或缺血，如果不早期进行急诊手术干预，可能会导致严重的伤口并发症（图 4-6）。Gardner 报道舌型骨折出现后侧软组织合并症的风险为 10%~20%。预防此类并发症的最好方法是在使用石膏托或夹板固定时加以适当的衬垫，在抬高患肢时不要压迫跟骨后侧。

跟骨结节向外移位时出现的内侧骨折尖有可能损伤内侧软组织。由于开放骨折造成的水疱和开放伤口常见于内侧面，所以仔细检查后足内侧很重要。开放骨折应手术清创。当骨折移位严重时，应考虑早期临时复位。

影像学检查

跟骨骨折早期影像学检查应包括足侧位、轴位和 Brodén 位片。足侧位 X 线片测量 Böhler 角能提示（图 4-7）关节损伤和移位（压缩）的严重程度。轴位片观察关节移位、跟骨增宽和后足内外翻异常。特殊角度的 Brodén 位片是在与水平面成 30°、50° 及 70° 夹角时投照，来观察距下关节面，评估距下关节对合情况。有时拍摄健侧 X 线片会有价值。根据损伤检查结果，可能需要再拍摄足部或踝关节 X 线片评估。

关节内骨折最好用 CT 分析，包括矢状位、轴位以及半冠状位片（垂直于后方关节面）（图 4-8）。

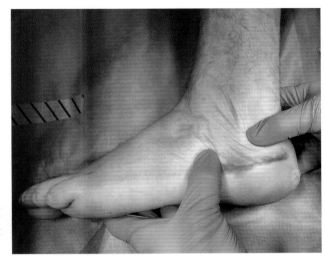

图 4-5 只有在肿胀消退到足以安全缝合伤口时，才可考虑使用扩大外侧入路进行手术。通常需要在肿胀消退至皮纹试验出现皱褶时（皱褶征）。多在伤后 7~21 天。

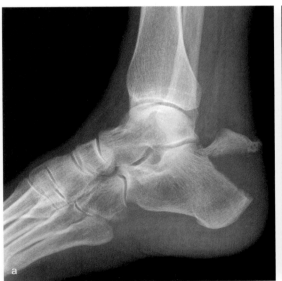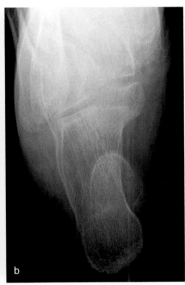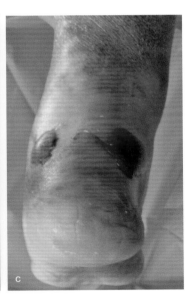

图 4-6 侧位（a）和轴位（b）X 线片显示：撕脱（鸟嘴样）骨折移位明显。移位的骨折块会损伤后侧软组织，必须及时处理，以免出现皮肤压迫性坏死（c）。

可以全面分析骨折类型，辅助制订手术计划。

5 非手术治疗

手术禁忌证包括致密性神经病变、周围血管病变、控制不佳的糖尿病等全身系统性疾病，以及滥用药物等。

非手术治疗适用于移位轻微的骨折类型。跟骨总体形态和力线变化轻微的关节外骨折可以选择非手术治疗。跟骨形态变化过大可能会影响穿鞋或引起负重问题。骨折导致后足内外翻小于 10° 时也可以考虑非手术治疗。

某些类型的关节内骨折也可以考虑非手术治疗。当关节内骨折的 Böhler 角减小轻微，关节面台阶小于 2 mm，或间隙小于 3 mm 时，可以考虑非手术治疗。

6 手术治疗

急诊手术指征包括：开放骨折、骨折脱位、骨折移位或力线异常导致软组织有破溃风险的情况，如鸟嘴样骨折；合并潜在的骨筋膜室综合征。

手术指征还包括：骨折造成跟骨形态变化明显可能影响穿鞋，或是导致足底畸形长时间后可能出现痛性胼胝或足跟溃疡的情况。

导致后足内外翻超过10°的关节外骨折同样需要手术治疗。跟骨短缩、延长或增宽明显时，也应考虑手术治疗。许多关节外骨折可以通过小切口螺钉固定治疗。

关节面台阶超过2 mm或间隙大于3 mm的关节内移位骨折应考虑手术治疗。Böhler角减小严重的跟骨骨折也应手术治疗，以增加获得良好功能的机会。

患者体位

患者取侧卧位，患肢平放在可透X线手术床尾端。可以用沙袋维持患者体位。健侧肢体在下，置于患肢前方，并用软衬垫防止腓总神经受压出现损伤。楔形泡沫体位垫置于患肢下方，并将泡沫垫的斜型尖端插入沙袋下方。或者可以用手术单垫高

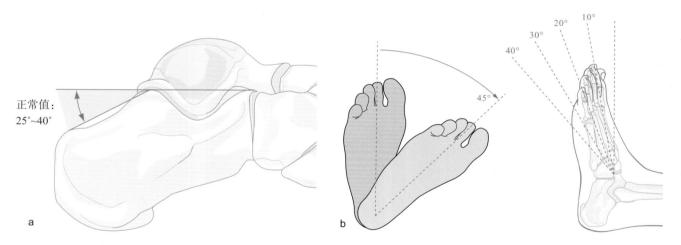

图 4-7 Böhler 角。
a. 在侧位 X 线片上测量 Böhler 角，正常值为 25°~40°。
b. Brodén 位可以评估距下关节对合情况，拍摄时足内旋 45°，投照角度与水平面成 10°~40°。

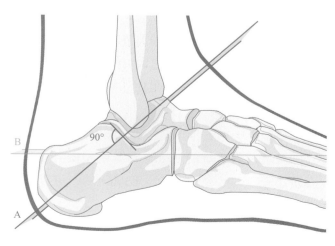

图 4-8 要想获得最佳的 CT 图像，患足体位摆放非常重要。重建层面（A）应垂直于后方关节面（B），平行足底。

患肢，以免影响 C 臂机透视。止血带置于大腿近端，在其远端用非无菌 U 形单环形包裹（图 4-9）。

患侧膝关节轻度屈曲，使患足放置于手术床尾一角。术者坐在患足跟部后方。

C 臂机摆放

C 臂机斜放在手术床尾，显示屏放在患者前方（图 4-10）。这种摆放有利于在整个手术过程中，以最小范围的移动获得最全面的影像（图 4-11）。

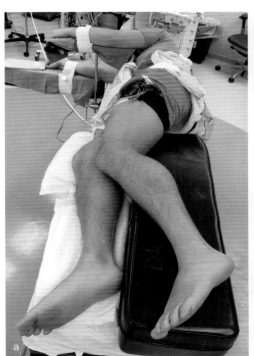
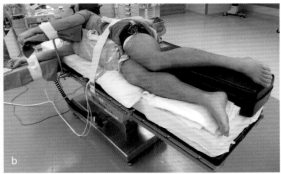
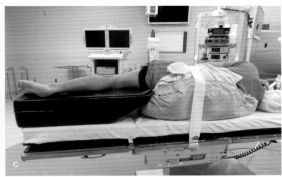

图 4-9　患者侧卧位，术肢抬高，以便进行跟骨外侧入路操作。

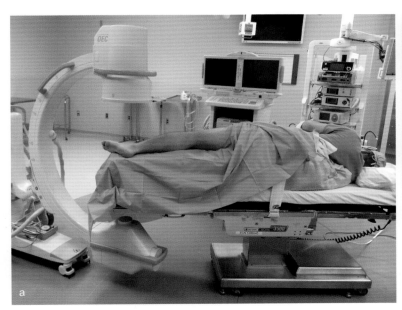
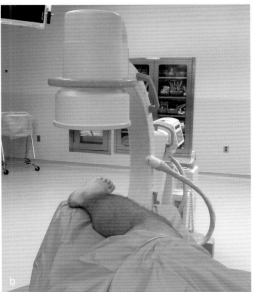

图 4-10　C 臂机斜放于手术床尾，显示屏置于患者前方。

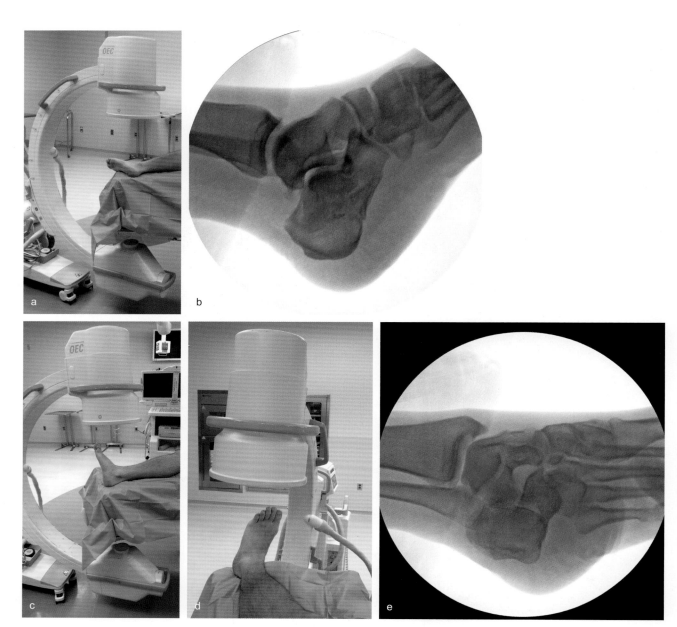

图 4-11 术中获取必要影像的方法如下。

a-b. 透视侧位 X 线片体位和图像：C 臂机从足侧位向下直接透射。在摆放患者体位时，要保证患者位于纯侧位。

c-e. 透视 Brodén 位 X 线片体位和图像：膝关节伸直，同时控制下肢旋转角度适当旋转患足。必要时旋转 C 臂机拍摄必要的影像。

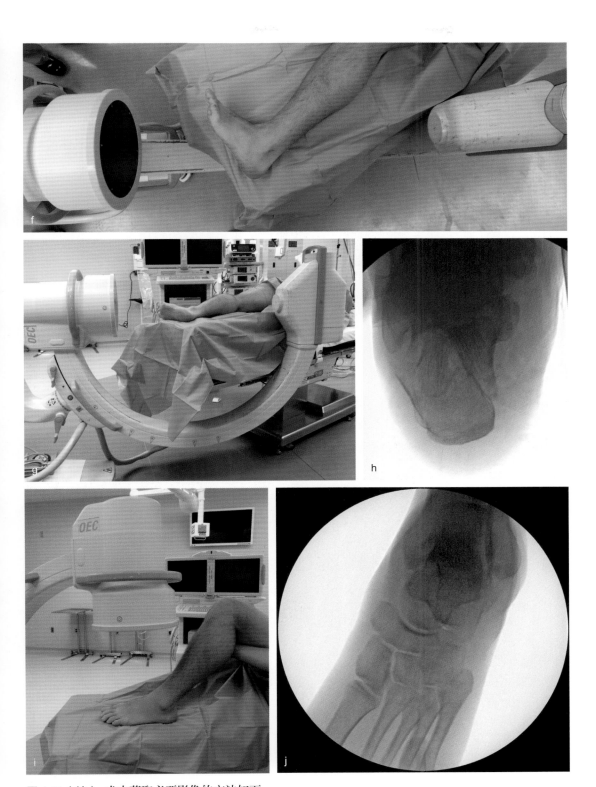

图 4-11（续）　术中获取必要影像的方法如下。

f-h. 透视 Harris 位 X 线片体位和图像：膝关节屈曲，踝关节背伸。C 臂机旋转至侧位。

i-j. 透视后足前后位 X 线片体位和图像：髋关节外旋，膝关节屈曲，足底平放在手术床上。C 臂机从上
　　垂直投照足部。

手术入路

外侧扩大入路

外侧扩大入路适用于骨折明显移位和关节内多条骨折线的患者。此入路可以全面观察跟骨前突，外侧壁和后关节面。手术应该推迟到软组织肿胀完全消退后。小心处理软组织和缝合技术对于减少切口愈合并发症非常必要。软组织瓣应为全厚皮瓣。由于该入路位于 2 个血管供应区交界处，切口位置准确很有必要。即使小心操作，也可能出现切口顶端的皮肤坏死，感染和僵硬，但经验丰富的术者发生率会有所降低。

更多外侧扩大入路治疗跟骨骨折的详细信息请参见第 4 章第 7 节。

跗骨窦入路

此入路是在 Gissane 角水平做一外侧小切口。游离腓骨长短肌腱并将其牵至跖侧。由于术后伤口并发症发生率较低，该入路目前越来越流行。此切口可直视下复位关节面。关节外骨折需要经皮复位。固定选择包括螺钉、经切口滑入接骨板或带锁髓内针。通常需要额外拧入螺钉辅助固定。此入路的软组织并发症发生率低，而且可以直视下复位关节面。

更多跗骨窦入路治疗跟骨骨折的详细信息，请参见第 4 章第 5 节。

经皮技术

关节外骨折和关节内简单骨折，可以经小切口复位和螺钉固定。这种技术的软组织并发症发生率最低。但复杂骨折采用经皮技术出现复位不足的风险较大。可以根据术者情况，采用关节镜技术判断关节复位情况。

更多小切口或经皮入路治疗跟骨骨折的详细信息，请参见第 4 章第 4 节。

脱位入路

当跟骨向外脱位靠近腓骨远端时，此入路较为有利。切口起自腓骨，在腓骨长短肌腱上方沿着跟骨外侧切开。对于这种骨折脱位，此入路能把外侧关节面骨块从腓骨下复位和固定，同时修复此类骨折脱位常见的腓骨肌腱半脱位。

更多脱位入路治疗跟骨骨折脱位的详细信息，请参见第 4 章第 7 节。

载距突入路

此切口位于可触及的载距突表面，长 3 cm。最常用于单纯载距突骨折，少数情况下可以联合外侧入路处理复杂骨折。向上牵开胫后肌和趾长屈肌能显露跟骨内侧壁，直视下复位内侧关节面。

更多载距突入路治疗跟骨骨折的详细信息，请参见第 4 章第 3 节。

7 术后治疗

指导患者抬高患肢以防止与术后肿胀相关的切口并发症。在伤口情况稳定后，鼓励尽早进行关节活动以改善距下关节活动度。关节活动度改善有利于术后功能结果和步态改善。

切口愈合后拆线。定期复查 X 线片评估愈合情况。骨折愈合后开始负重。

8 并发症和术后疗效

并发症

跟骨骨折手术治疗的技术有难度。该技术存在明显的学习曲线，随着术者经验的积累，疗效会有改善。与手术量较多的医生相比，手术量较少的医生的术后并发症发生率较高。

骨折手术总量较少的医院出现跟骨骨折术后并发症较多，效果也较差。

术后并发症包括：切口顶端坏死及其他切口并发症、感染、骨折复位不足、需要取出内植物。外侧扩大入路的切口并发症发生率较高。跗骨窦入路和经皮入路的切口并发症发生率较低，但对于复杂骨折可能出现复位不足。

术后疗效

严重骨折类型、开放骨折、双侧骨折、工伤患者和 Böhler 角恢复不良时，术后疗效较差。有两项随机对照研究（Agren 2013，Buckley 2002）报道跟骨骨折术后有 22%~40% 的患者残留距下关节面台阶。跟骨骨折术后关节复位不足既可能出现手术治疗并发症，也可能出现复位不足相关并发症，如功能受损和关节炎等。

在 Böhler 角恢复，关节面复位小于 2 mm 的患者，术后疗效较好。

Sanders 等学者报道的 10~20 年长期随访结果显示，跟骨骨折固定术后有 29% 的患者需行关节融合术。Sanders 3 型骨折患者术后关节融合率是 47%，而 Sanders 2 型为 19%。如果切开复位内固定手术操作良好，无需关节融合的话，预期患者功能疗效能够达到轻度疼痛、日常生活和工作轻微改变、能够正常穿鞋的程度。

Rammelt 在近期发表的一项大样本手术治疗跟骨骨折的长期随访中发现：功能预后改善的相关因素包括非工伤、轻度骨折经皮固定、Böhler 角恢复至相较健侧 5° 之内、Zwipp 分型轻度患者。距下关节和踝关节活动度较好的患者，术后步态改变较小，动态足底压力图和功能评分更好。

推荐阅读

[1] Agren PH, Mukka S, Tullberg T, et al. Factors affecting long-term treatment results of displaced intraarticular calcaneal fractures: a post hoc analysis of a prospective, randomized, controlled multicenter trial. J Orthop Trauma. 2014 Oct;28(10):564–568.

[2] Agren PH, Wretenberg P, Sayed-Noor AS. Operative versus nonoperative treatment of displaced intraarticular calcaneal fractures: a prospective, randomized, controlled multicenter trial. J Bone Joint Surg Am. 2013 Aug 7;95(15):1351–1357.

[3] Buckley R, Tough S, McCormack R, et al. Operative compared with nonoperative treatment of displaced intraarticular calcaneal fractures: a prospective, randomized, controlled multicenter trial. J Bone Joint Surg Am. 2002 Oct;84-a(10):1733–1744.

[4] Crosby LA, Fitzgibbons T. Intraarticular calcaneal fractures. Results of closed treatment. Clin Orthop Relat Res. 1993 May;(290):47–54.

[5] Dürr C, Apinun J, Mittlmeier T, et al. Foot function after surgically treated intraarticular calcaneal fractures: correlation of clinical and pedobarographic results of 65 patients followed for 8 years. J Orthop Trauma. 2018 Dec;32(12):593–600.

[6] Essex-Lopresti P. The mechanism, reduction technique, and results in fractures of the os calcis, 1951-52. Br J Surg. 1952 Mar;39(157):395–419.

[7] Gardner MJ, Nork SE, Barei DP, et al. Secondary soft tissue compromise in tongue-type calcaneus fractures. J Orthop Trauma. 2008 Aug;22(7):439–445.

[8] Griffin D, Parsons N, Shaw E, et al. Operative versus non-operative treatment for closed, displaced, intra-articular fractures of the calcaneus: randomised controlled trial. Bmj. 2014 Jul 24;349:g4483.

[9] Poeze M, Verbruggen JP, Brink PR. The relationship between the outcome of operatively treated calcaneal fractures and institutional fracture load. A systematic review of the literature. J Bone Joint Surg Am. 2008 May;90(5):1013–1021.

[10] Rammelt S, Zwipp H, Schneiders W, et al. Severity of injury predicts subsequent function in surgically treated displaced intraarticular calcaneal fractures. Clin Orthop Relat Res. 2013 Sep;471(9):2885–2898.

[11] Sanders R, Fortin P, DiPasquale T, et al. Operative treatment in 120 displaced intraarticular calcaneal fractures. Results using a prognostic computed tomography scan classification. Clin Orthop Relat Res. 1993 May;(290):87–95.

[12] Sanders R, Vaupel ZM, Erdogan M, et al. Operative treatment of displaced intraarticular calcaneal fractures: long-term (10–20 Years) results in 108 fractures using a prognostic CT classification. J Orthop Trauma. 2014 Oct;28(10):551–563.

[13] Sharr PJ, Mangupli MM, Winson IG, et al. Current management options for displaced intra-articular calcaneal fractures: nonoperative, ORIF, minimally invasive reduction and fixation or primary ORIF and subtalar arthrodesis. A contemporary review. Foot Ankle Surg. 2016 Mar;22(1):1–8.

[14] Thordarson DB, Krieger LE. Operative vs nonoperative treatment of intra-articular fractures of the calcaneus: a prospective randomized trial. Foot Ankle Int. 1996 Jan;17(1):2–9.

[15] Zwipp H, Tscherne H, Thermann H, et al. Osteosynthesis of displaced intraarticular fractures of the calcaneus. Results in 123 cases. Clin Orthop Relat Res. 1993 May(290):76–86.

第 1 节 | 关节外骨折（鸟嘴样骨折）

Extraarticular fracture (beak)

Michael Swords, Candice Brady

1 病例摘要

78 岁女性，在走出前门取邮件时不慎绊倒，即感左足跟部疼痛、无法行走。闭合性损伤。患者合并疾患只有骨质疏松，伤前各项日常活动均不受限，身体健康。

X 线显示跟骨后结节关节外撕脱骨折（鸟嘴样骨折），AO/OTA 分型 82A1（图 4.1-1）。

2 术前计划

手术指征

尽早确诊，早期手术固定才能恢复正常。

手术指征包括结节明显移位、跟腱功能丧失及跖屈无力。另外，手术目的还包括预防后方软组织破溃。骨折块移位有可能会造成后方软组织压迫性缺血和坏死，造成软组织破溃。术前要告知患者此

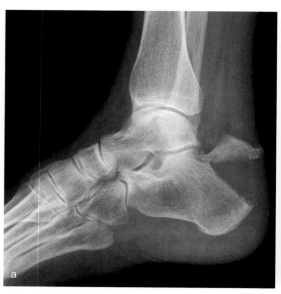
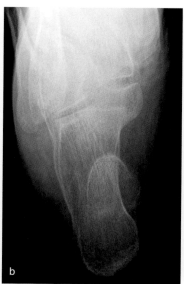
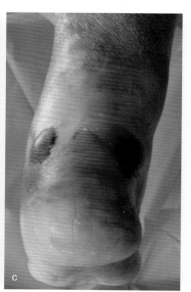

图 4.1-1　术前图像。
a-b. 侧位（a）和轴位（b）X 线片显示撕脱（鸟嘴样）骨折明显移位。
c.　移位骨折块损伤后侧软组织，需要及时处理以免出现皮肤压力性坏死。

类损伤并发症发生率较高，包括软组织破溃、内固定丢失以及穿鞋疼痛。

手术注意事项

手术入路包括直接后侧入路或做外侧扩大入路纵切口。开放性损伤的伤口多为横行，需要经开放伤口手术，此时需要在伤口边缘向远端垂直切开扩大切口。

骨折复位是恢复后足功能和解剖的关键。必须将移位的结节骨折块恢复至原位以修复足跖屈机制。结节骨块复位时必须同时纠正旋转，否则旋转畸形会与鞋后跟形态不匹配，引起刺激症状。骨折线偶尔也会延伸至后关节面，但大多数情况都是关节外损伤。

术中有可能需要同时延长跟腱或腓肠肌筋膜。注意检查对侧肢体，排除马蹄挛缩畸形。若对侧存在马蹄挛缩畸形，则默认患侧同时存在此畸形。此时需要手术治疗术前就已存在的畸形，或是改善伤后发生的挛缩。总的来说，骨折移位越大，患者同时存在马蹄畸形的概率越高。

手术治疗关节外鸟嘴样骨折有难度。此类骨折最常见于存在以下合并疾患的患者：骨密度异常、糖尿病、神经病变等。如果存在上述情况，术前计划时要加以考虑。为了恢复正常解剖结构、消除致畸应力，可以选择多种技术。但目前还没有一种能够提供充分稳定性的理想方法，所有技术都有失败的风险。

通常后方软组织有损伤，不适合做切口。可以利用外侧扩大入路的纵向切口部分，在更好的软组织切开，同样也能很好地处理这种损伤。

3 手术室准备

有关麻醉相关内容的插图和概括请参考第 1 章。有关跟骨骨折侧卧位治疗的 C 臂机位置摆放详情请参考第 3 章。

患者体位	· 侧卧位于可透 X 线手术床上（患肢在上）
麻醉方式	· 全身麻醉或椎管内麻醉 · 需要充分肌松，减轻比目鱼肌 - 腓肠肌复合体的致畸应力
C 臂机位置	· 显示屏置于手术床对侧，C 臂机从手术床尾斜向推入
止血带	· 根据术者要求 · 通常能改善观察解剖结构
技巧	· 避免伸直膝关节 · 屈膝、患足尽量靠近术者以放松腓肠肌，有利于术中复位

设备

· 点氏复位钳（Weber 钳）。
· 克氏针。
· 小锁定接骨板。
· 拉力螺钉（用于大 / 小骨块固定）。
· 缝线用于必要时加强缝合。
· C 臂机。
· 术后固定用石膏托。

4 手术步骤

仔细检查对侧肢体是否存在马蹄畸形。若存在畸形，术中必须考虑处理马蹄畸形以助复位。做 Silfverskjöld 检查判断属于跟腱挛缩还是腓肠肌挛缩畸形。此试验应在对侧肢体检查。

手术入路采用足外侧垂直短切口。该切口基本上就是外侧扩大入路的垂直切口部分（图 4.1-2a）。切开后使用吸引器和刮勺仔细清理所有骨折端血肿。因为骨折位于松软的跟骨体骨松质内，处理骨折端时应小心操作。如果刮除过度，可能会导致骨质丢失，无法达到精准的骨折复位。血肿清除完毕后，将点氏复位（Weber）钳置于跟骨上缘。如果骨折块过大，可在后方做一小切口，沿骨折块纵向钻入一枚 Schanz 针翘拨骨折块。小心闭合复位钳和操控 Schanz 针的同时，跖屈踝关节复位骨折

（图 4.1-2b）。观察骨折的前后缘，判断复位情况，以免出现旋转畸形。然后使用多根克氏针和其他复位钳来临时固定骨折端。

如果采用小锁定接骨板固定，可将其置于跟骨外侧面。在近段骨折块上通过接骨板钻头导向器钻入克氏针。如果使用的是非万向锁定（VAL）接骨板，在拧入接骨板外拉力螺钉前必须经接骨板先钻入克氏针，否则拧入拉力螺钉可能会占据近端骨折块的锁定螺钉轨道。然后从跟骨上缘拧入拉力螺钉，保证长度足够贯穿跟骨跖侧皮质（图 4.1-2c）。如果骨折块较大，可从跟骨后侧向前突拧入其他螺钉。然后在接骨板近端拧入锁定螺钉（图 4.1-2d）。

接骨板加压固定可以通过外加压装置或标准接骨板加压技术实现。在 X 线透视引导下在接骨板远端表面做一小切口。在接骨板最远端第二个钉孔内应用加压接骨板技术拧入一枚标准螺钉（图 4.1-2e）。然后在最远端跖侧钉孔内拧入一枚锁定螺钉（图 4.1-2f）。最后取下所有临时固定物。闭合伤口（图 4.1-2g），石膏固定踝关节轻度跖屈位，避免牵拉腓肠肌比目鱼肌复合体。

5 陷阱和并发症

陷阱

复位失败和复位无法维持

复位方法应该是让患足尽量向撕脱骨折块靠近，而不是将骨折块拉向患足。在固定完成前要保持最大跖屈位。

结节骨折块可能骨质较差或粉碎。反复钳夹或使用其他复位工具可能会进一步损伤移位骨折块。可以在跟腱远端穿入缝线，向远端牵拉缝线辅助骨折块复位，以减少对移位骨折块的牵拉。

手术固定时常常需要做跟腱或腓肠肌腱膜延长，应在术前计划中加以考虑。

灾难性软组织缺损

手术治疗延迟可能会导致包括跟腱止点在内的灾难性的后方软组织缺损。这类损伤必须尽早诊断、急诊手术。如果必须延期手术，需要使用石膏托将患足固定在跖屈位。

跟腱骨性止点缺损

如果与跟腱相连骨折块过小，或者骨质极为疏松，可以缝合跟腱，向远端牵拉跟腱帮助骨折复位，以减少骨折块变碎的风险。在骨折固定后可以去除缝线，或者在跟骨横行钻孔穿过缝线以增加稳定性。在极少数情况下，可以去除小碎骨折块，将跟腱用缝合锚或经骨钻孔缝合重新固定到跟骨上。

并发症

软组织破溃

此类骨折经常出现软组织问题。轻者后侧皮肤出现淤青和水疱，重者出现皮肤全层坏死。与多数跟骨骨折不同的是，这种骨折需要及时处理。尽早手术治疗恢复跟骨后方正常的骨骼形态，以防出现软组织破溃。如果必须使用石膏固定，则应固定在最大跖屈位，使患足尽量靠近撕脱骨折块。需要反复叮嘱患者切勿直接压迫足跟后方的软组织。用来垫高患肢的枕头应放在小腿后侧，以免压迫跟骨后侧（图 4.1-3）。

固定失败

此类骨折常发生于合并骨质疏松、糖尿病、神经病变的患者。此类患者在手术固定时存在相当风险。同时还有可能存在马蹄足畸形，术中需行腓肠肌松解（图 4.1-4）。

畸形愈合

内植物部分失效可能会导致移位，但不至于使整体固定丢失。结果可能导致结节骨折块畸形愈合，但不至于整个切开复位内固定完全失败（图 4.1-5）。

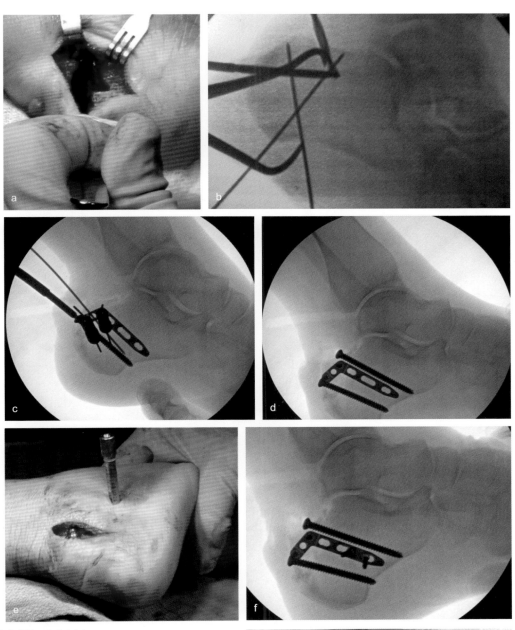

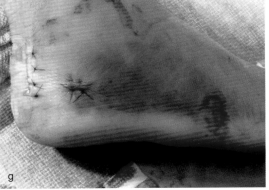

图 4.1-2 锁定接骨板加拉力螺钉手术固定。

a. 骨折入路采用足外侧短垂直切口。相当于外侧扩大切口的垂直支。

b. 通过向在骨折块钻入一枚 Schanz 针，向下旋转骨折块，同时最大限度跖屈踝关节使其靠近撕脱骨折块，实现骨折复位。复位完成后使用点氏复位钳和多枚克氏针临时固定。

c. 将一枚小接骨板插入并滑至后足软组织下。经接骨板在骨折块内钻入两枚克氏针。从撕脱骨折块向跖侧皮质拧入 2 枚拉力螺钉，加压固定撕脱骨折块。

d. 接骨板近端使用 2 枚锁定螺钉固定。

e. X 线引导下做小切口。

f. 在接骨板最远端第二个钉孔内按照加压接骨板技术拧入一枚标准螺钉。在最远端跖侧钉孔内拧入最后一枚锁定螺钉完成内固定。

g. 关闭切口。

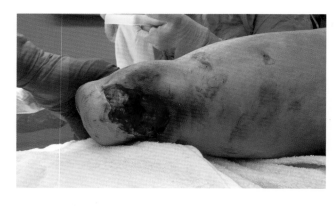

图 4.1-3　另一例严重软组织损伤患者。患者伤后初期治疗不当，后期就诊较晚。已经出现跟骨后方软组织坏死。将无活力组织清创后，出现大面积软组织缺损。最终行小腿截肢术。

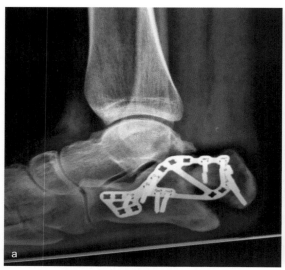
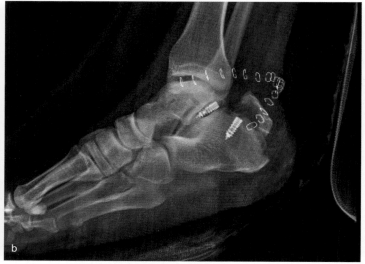

图 4.1-4　其他固定失败病例。
a. 外侧接骨板固定失败。接骨板后上方的螺钉断裂，复位丢失。
b. 缝合锚固定术后失败。

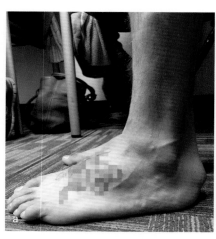
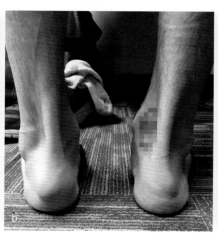
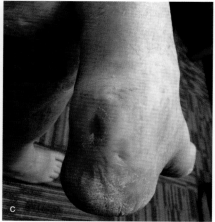

图 4.1-5　跟骨后方畸形愈合患者。
a-b. 畸形愈合造成跟骨后方形态异常，常常导致穿鞋困难。
c. 撕脱骨折畸形愈合，下方骨性突起与鞋子磨损进而产生慢性伤口。

6　其他技术

此类骨折固定的最佳选择目前尚无共论。治疗方法包括螺钉、锁定接骨板、缝合锚、经跟骨钻孔跟腱缝合固定、侧方接骨板、后侧接骨板和外侧延长接骨板。没有一种方法能免于失败的风险（图 4.1-6）。

7　术后治疗和康复

要告知患者：抬高患肢时不应将枕头直接置于跟骨后侧，否则会进一步损伤后方软组织。同时提醒患者康复练习应逐渐缓慢加强。大多数此类骨折患者都有骨密度降低，存在内固定失败风险。另外，许多患者因为存在感觉和痛觉改变而不会停止增加活动量，而且也无法及时警示患者可能已经出现术后并发症。

术后使用石膏固定于轻度马蹄位，以减轻内植物结构受力。跖屈幅度取决于内植物的牢固程度和骨质情况。术后 2 周拆线后固定于中立位。某些特殊病例可以使用楔形鞋垫，术后逐渐减少鞋垫高度。

踝关节和距下关节活动练习通常在术后 6~8 周开始。在 X 线片显示骨折愈合前，患者均应保持非负重状态。

内植物取出

只有在内植物引起刺激反应时才需要取出。最常见于穿鞋时磨擦。此类骨折患者穿鞋时跟骨后方极为敏感。如果骨折复位和内植物放置良好，内植物通常不会产生症状，患者可以正常穿鞋（图 4.1-7）。

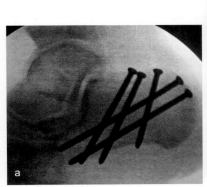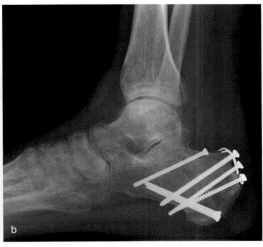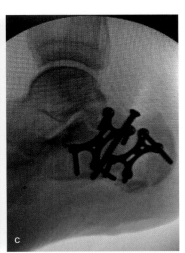

图 4.1-6　其他不同固定方式示例：单纯螺钉固定（a），螺钉加后侧接骨板固定（b），锁定接骨板加拉力螺钉（c）。

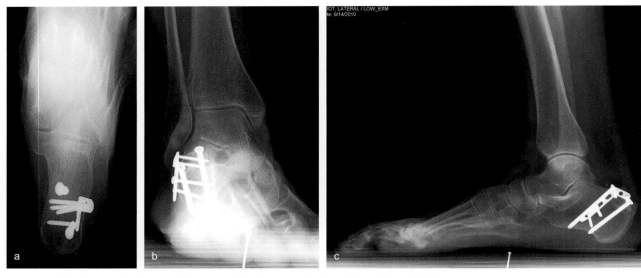

图 4.1-7 伤后 3 年 X 线片可见骨折愈合、复位良好。患者没有症状，能够正常穿鞋。

推荐阅读

[1] Beavis RC, Rourke K, Court-Brown C. Avulsion fracture of the calcaneal tuberosity: a case report and literature review. Foot Ankle Int. 2008 Aug;29(8):863–866.

[2] Lee SM, Huh SW, Chung JW, et al. Avulsion fracture of the calcaneal tuberosity: classification and its characteristics. Clin Orthop Surg. 2012 Jun;4(2):134–138.

[3] Swords MP, Penny P. Early fixation of calcaneus fractures. Foot Ankle Clin. 2017 Mar;22(1):93–104.

第 2 节 | 内侧结节骨折

Medial tuberosity fracture

-------- Stefan Rammelt

1 病例摘要

58 岁建筑工人，脚手架上跌落，左足着地。伤后即感足跟钝痛，左足不能负重，被急救车送入医院。

体格检查可见左后足明显肿胀，未见明显血肿。后足跟触痛，最大痛点位于跟骨跖内侧靠近跖筋膜跟骨止点处。未发现神经血管损伤。行左跟骨侧位和轴位 X 线片检查（图 4.2-1）。

诊断为跟骨骨折后完善 CT 检查（图 4.2-2），确诊为关节外跟骨结节内侧突骨折移位，有 2 个主

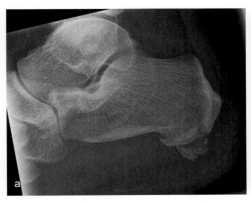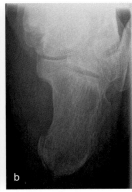

图 4.2-1　左跟骨 X 线片显示跟骨结节内侧突骨折。骨折块倾斜并向跖侧移位。
a. 侧位片。
b. 轴位片。

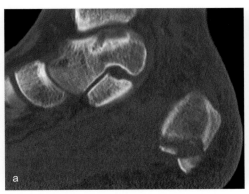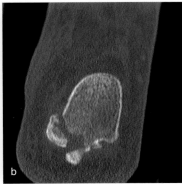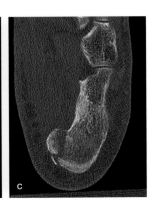

图 4.2-2　CT 扫描图像显示单纯关节外骨折，跟骨结节内侧突骨折移位，有 2 个主要骨折块。
a. 矢状位片。
b. 冠状位片。
c. 轴位片。

要骨折块。骨折线未延伸至距下或跟骰关节。AO/OTA 骨折分型为 82A1。

2 术前计划

手术指征

关节外骨折的手术指征包括：跟骨畸形严重可能造成后足机械轴偏移，或骨折块移位影响局部软组织造成穿鞋问题。

跟骨结节内侧突骨折不常见。可能是跖筋膜止点撕脱所致，也可能是跖侧直接暴力冲击（如本例所示）或者是复杂损伤的一部分。需要与跟骨结节下的罕见副骨（os subcalcis，跟骨下副骨）相鉴别。副骨没有创伤病史，位于结节正下方，表现为椭圆形且与跟骨间没有任何骨性连接。副骨表面的骨皮质光滑且规则。

本例患者的手术指征是有跖侧移位骨折块。如果出现畸形愈合，这些骨折块会对足跟跖侧高度特异化的皮肤产生局部压力，最终导致痛性胼胝甚至皮肤溃疡。鉴于这 2 个骨折块较大，计划使用 2 枚螺钉固定（图 4.2-3）。

3 手术室准备

患者体位	· 仰卧位，可透 X 线手术床，患足消毒铺巾
麻醉选择	· 全身麻醉或区域阻滞麻醉
C 臂机位置	· 置于手术床对侧，术者在术中复位时方便观察
止血带	· 可以选择
技巧	· 足部垫高，轻度外旋，患肢处于自然位

有关麻醉相关内容的插图和概括请参考第 1 章。

设备

· 点氏复位（Weber）钳。
· 2.7 mm（3.5 mm）骨皮质螺钉和钻头。
· 克氏针（用于临时固定）。

根据解剖选择不同的器械和内植物的种类和型号。

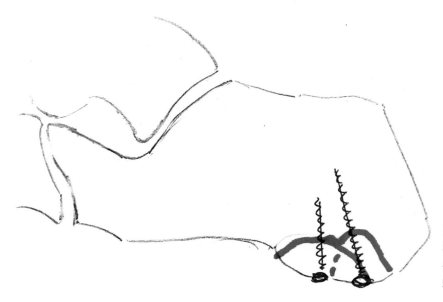

图 4.2-3　术前计划。2 个骨折块复位后均用 1 枚螺钉固定。2 个骨折块在矢状位和冠状位上均有部分重叠（见图 4.2-1 和图 4.2-2）。

4　手术步骤

经内侧小切口暴露跟骨结节内侧突（图 4.2-4）。皮肤切口长约 3~5 cm，平行足底，位于跖侧和背侧皮肤移行区。尽量避免做跖侧切口，后者可能造成痛性瘢痕和过度角化。注意不要损伤斜行走行于跟骨内侧壁的足底外侧神经终末支。仔细剥离移位骨折块上的屈肌支持带扇形止点和蹈展肌。不要剥离骨折块跖侧皮肤。

观察骨折块上缘，从外侧骨折块复位开始，将跖侧的 2 个骨折块解剖复位至结节上。复位时前足尽量跖屈，以放松跖筋膜利于复位。1.6 mm 克氏针临时固定（图 4.2-5a）。从内侧拧入螺钉维持最终的内固定。螺钉尖应与骨折块跖内侧面平齐，不要突出于跖侧。因此也不推荐使用垫片。通过 C 臂机透视侧位和轴位确定骨折解剖复位（图 4.2-5b-c）。

逐层缝合切口。通常无需使用引流管，但需要加压包扎。

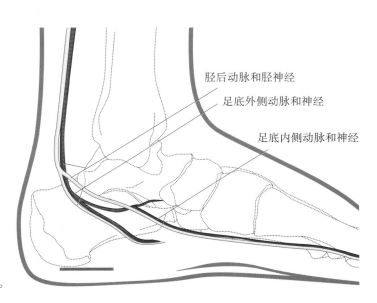

图 4.2-4　跟骨结节内侧突骨折的内侧入路。

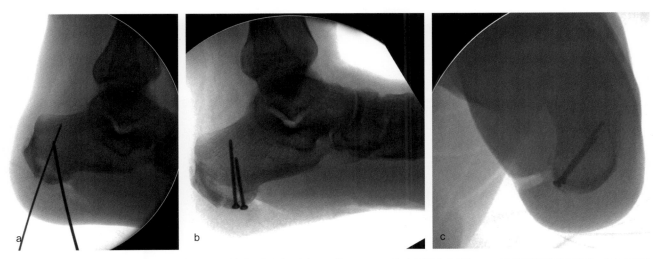

图 4.2-5　2 个骨折块解剖复位后使用克氏针临时固定（a）。2 枚 2.7 mm 骨皮质螺钉固定，C 臂机透视标准侧位（b）和轴位（c）片判断螺钉长度和位置准确。

5 陷阱和并发症

陷阱
复位不足

小切口手术潜在的并发症是复位不足。相关因素包括：韧带或骨碎片影响，不稳定以及复位固定时骨折块粉碎。此时需要考虑其他固定方法（可吸收针，缝合锚等）。

移位骨折非手术治疗

闭合非手术治疗可能会导致畸形愈合，由于骨折块向跖侧或内侧移位产生局部压迫从而引起疼痛。畸形愈合还会影响穿鞋，产生痛性胼胝甚至溃疡。

并发症

· 足底内侧神经终末支损伤。
· 跖侧皮肤损伤。

· 复位固定丢失。
· 畸形愈合。
· 不愈合。
· 瘢痕增生，角化。

6 其他技术

对于小的移位骨折块，或者为了防止骨折块进一步碎裂，可以选择可吸收针、缝合锚及经骨缝合固定。对于易碎的小块骨折，可考虑切除。骨折线延伸至跟骨体部的开放骨折可以采用接骨板固定。接骨板的位置和大小必须适应每个骨折块的形态。影响复位的移位骨折块要去除。

对于无移位或轻微移位的骨折，非手术治疗即可。6 周内部分负重（WB），早期进行活动度（ROM）锻炼（图 4.2-6）。

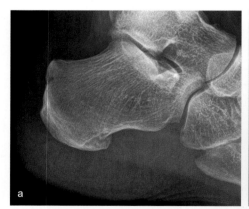
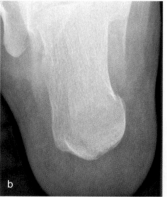
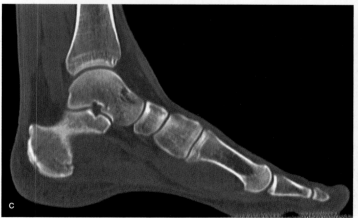
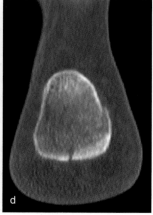

图 4.2-6 跟骨内侧结节骨折轻微移位病例非手术治疗，部分负重（WB）和早期活动。侧位（a）和轴位（b）X线片及 CT 片（c-d）。

7　术后治疗和康复

术后抬高患肢。对于单纯内侧结节骨折，无需石膏固定。

术后第一天，开始踝关节、距下关节及中跗关节的主被动 ROM 练习。待肿胀减轻后患者可以正常穿鞋，术后 6 周内患肢部分 WB（最高 20kg）。同时复查站立下侧位和轴位 X 线片。如果 X 线片显示骨愈合，随后 1~2 周可逐步增加负重。术后康复方案可以根据每个患者的骨质、合并疾患、损伤类型及是否多发骨折来选择（图 4.2-7）。

内植物取出

只有在螺钉尖突出造成局部皮肤刺激或影响穿鞋时才需要取出内植物。

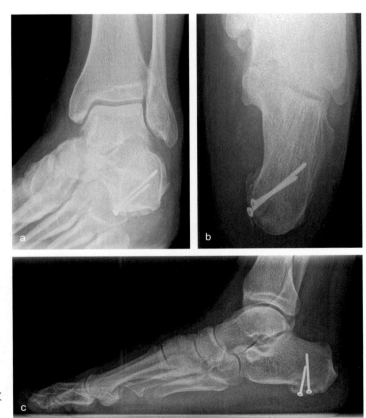

图 4.2-7　术后 6 周正位（a）、轴位（b）和站立侧位（c）X 线片确认解剖位置愈合。

推荐阅读

[1] Li B, Wu G, Yang Y. Conservative versus surgical treatment for displaced fracture of the medial process of the calcaneal tuberosity. J Orthop Surg (Hong Kong). 2016 Aug;24(2):163–166.

[2] Milliken RA. Os subcalcis. Am J Surg. 1937; 37:116–117.

[3] Rammelt S, Zwipp H. Calcaneus fractures: facts, controversies and recent developments. Injury. 2004 May;35(5):443–461.

[4] Sanders RW, Rammelt S. Fractures of the calcaneus. In: Coughlin MJ, Saltzman CR, Anderson JB, eds. Mann's Surgery of the Foot & Ankle. 9th ed. Philadelphia: Elsevier Saunders; 2013:2041–2100.

[5] Squires B, Allen PE, Livingstone J, et al. Fractures of the tuberosity of the calcaneus. J Bone Joint Surg Br. 2001 Jan;83(1):55–61.

[6] Zwipp H, Rammelt S. Tscherne Unfallchirurgie: Fuß. Berlin: Springer; 2014:434–435.

第 3 节 | 载距突骨折
Sustentacular fracture

Michael Swords

1 病例摘要

45 岁男性,摩托车事故致右后足闭合性损伤,急救车送至急诊。

受伤当时畸形明显,急救人员复位后石膏托固定。无其他相关损伤。

足部 X 线片显示距下关节面不规则,可疑骨折(图 4.3-1a-b)。CT 扫描明确是距骨外侧突骨折和载距突骨折(图 4.3-1c-g)。

2 术前计划

手术指征

· 载距突上表面即距下关节内侧关节面对合

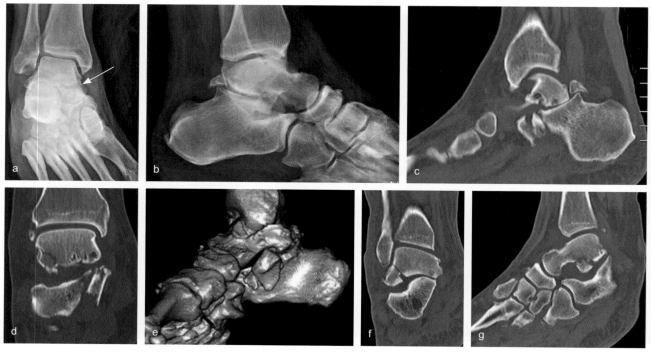

图 4.3-1 载距突骨折合并距骨外侧突骨折。
a-b. 首诊 AP 位和侧位 X 线片。注意距骨外侧突轻微不规则(白色箭头)。
c-g. CT 扫描图像显示载距突粉碎移位骨折(c-e)和外侧突骨折(f-g)。

丧失。

- 此类损伤多数合并距下关节脱位，会造成距下关节僵硬。

如果无法将下移的载距突向上抬高至距骨内侧关节水平，将出现关节对合丧失和后足内翻。术前应仔细全面考虑手术入路和手术时机，以及足踝其他损伤的治疗（图 4.3-2~ 图 4.3-4）。

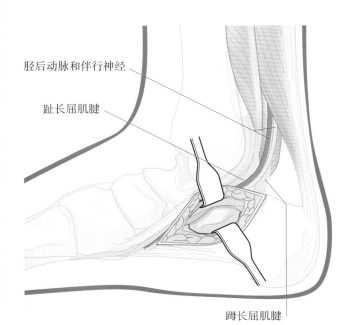

图 4.3-2　内固定手术入路间隙位于趾长屈肌腱和𧿹长屈肌腱之间。

3　手术室准备

患者体位	· 仰卧
麻醉选项	· 全身麻醉，椎管内麻醉或区域阻滞麻醉
C 臂机位置	· 置于患肢外侧，显示屏朝向患者头部
止血带	· 根据术者要求使用 · 通常能改善手术视野
技巧	· 患侧髋关节下垫高帮助摆放体位 · 患肢下方垫高，方便 C 臂机透视和器械操作

有关麻醉相关内容的插图和概括请参考第 1 章。

设备

- 头灯。
- 克氏针。
- 骨膜起子。
- 小螺钉或微型骨折螺钉。
- 2.0 mm 或 2.4 mm 微型接骨板，用于粉碎骨折。
- 外固定架或撑开器，必要时可用于改善手术视野。

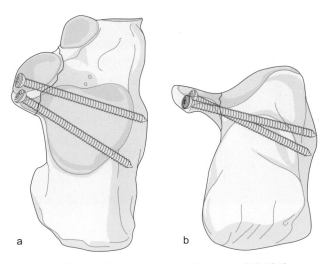

图 4.3-3　简单骨折可使用 2.7 mm 或 3.5 mm 螺钉稳定。

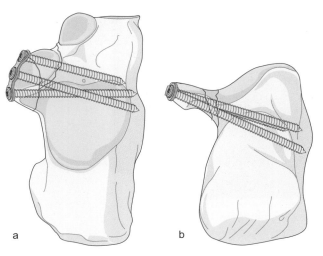

图 4.3-4　粉碎骨折可使用微型接骨板固定。

4 手术步骤

下述方法可单独使用，也可以与其他术式共同使用。

用标记笔画出内踝远端和舟骨结节的轮廓。触摸胫后肌腱。在胫后肌腱下方做纵切口（图4.3-5）。解剖分离至趾长屈肌（FDL）。将这2根肌腱从腱鞘中分离出来并向上方牵开（图4.3-6）。此时可以看到跟骨内侧壁的骨折线。距下关节囊常常在创伤中被撕裂，如其仍完整则需要切开。有时为了更好地观察关节，需要切开屈肌支持带。注意不要伤及三角韧带胫跟束，以免造成踝关节内侧不稳定。

向上牵开胫后肌腱和FDL肌腱，或从二者之间观察关节损伤。分离姆长屈肌（FHL）并将其牵向跖侧。沿内侧壁剥离显露骨折端，确保骨折端内没有组织嵌入，如FHL肌腱。在载距突骨折块上钻入一枚克氏针翘拨活动骨折块。清除骨折端所有影响复位的血肿、骨或软骨片。然后复位所有关节移位骨折块。

通过控制骨折块上的克氏针，向上抬高骨折块进行复位（图4.3-7）。判断关节复位需要直接观察关节面来做评估，而不应以内侧壁骨折线的复位进行判断。克氏针钻透骨折线固定至跟骨体。对于1个大骨折块，需要2根克氏针固定以防旋转畸形。对于粉碎骨折，需要多枚克氏针进行固定。

复位时可以使用大点氏复位（Weber）钳，钳子尖一侧置于载距突，另一侧经外侧小切口置于跟骨外侧壁，注意勿伤及腓骨长短肌腱。这样可以帮助复位和临时固定（图4.3-8）。如果骨折粉碎，钳夹复位时应小心避免过度加压骨折端，造成内侧关节面和与之相对应的距骨关节面之间对合不良。如果只有1个大骨折块，可以用2枚螺钉固定。如果骨折粉碎，需要直视下检查关节面复位，并用小骨膜起子（Freer）触摸验证复位（图4.3-9）。然后使用多枚克氏针临时固定以防旋转（图4.3-10）。然后顺着克氏针滑入一枚微型接骨板（图4.3-11）。然后逐一用螺钉替代克氏针（图4.3-12）。最终固定结构是低切迹且稳固的（图4.3-13）。当骨性结构完整时，可以以拉力螺钉方式固定；如果骨折严重粉碎或存在骨缺损，按照非拉力螺钉固定。术毕做影像学检查（图4.3-14）。

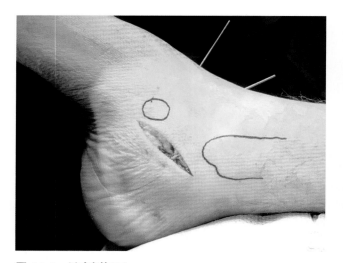

图4.3-5 足内侧切口。

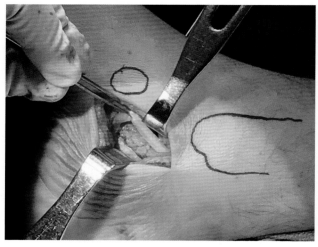

图4.3-6 拉开FDL肌腱。

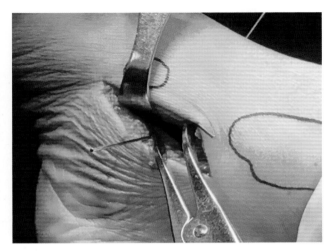

图 4.3-7　使用椎板撑开器撑开距下关节，在载距突临时固定一枚克氏针。

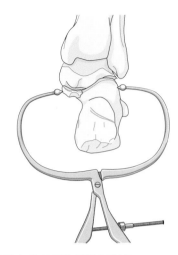

图 4.3-8　使用大点氏复位钳进行复位。

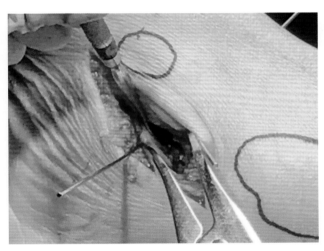

图 4.3-9　复位完成后克氏针临时固定，使用小骨膜起子（Freer）触摸关节面评估关节面是否残留复位不足。

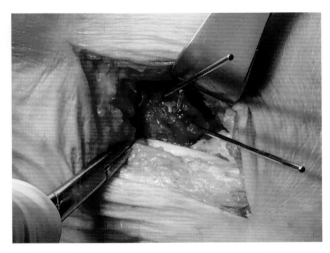

图 4.3-10　多枚克氏针临时固定以防骨折块旋转。

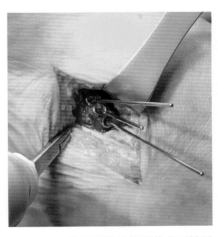

图 4.3-11　将微型接骨板顺着克氏针滑至骨面。

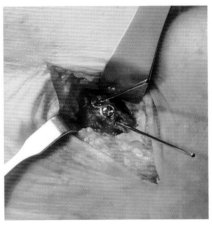

图 4.3-12　使用螺钉逐一替换克氏针。中央克氏针已用 2.4 mm 螺钉代替。

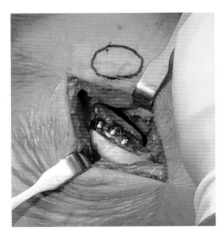

图 4.3-13　使用 2.0 mm 微型接骨板螺钉完成固定。

5 陷阱和并发症

陷阱

暴露不充分

使用头灯可以显著改善术野观察。如果需要进一步改善，可以在胫骨内侧和跟骨内侧用小撑开器或外固定架增加显露。撑开后能够改善内侧关节面的显露。

并发症

· 切口裂开。

· 距下关节僵硬，无法耐受关节面不平整，后期有可能出现距下关节炎。早期距下关节活动度（ROM）训练是避免僵硬发生的最好方法，但多数患者仍会发生距下关节僵硬。

· 创伤后关节炎
  − 通过解剖重建能够尽量避免，但由于损伤的高能量特性，多数患者仍会发生。
  − 合并距骨骨折患者更容易出现。
  − 如果创伤后关节炎严重，后期需要做距下关节融合术（图4.3-15）。

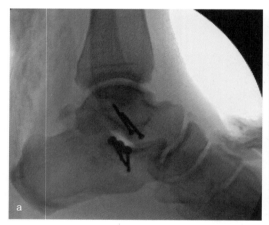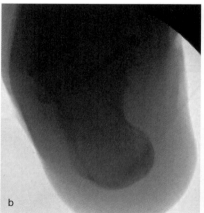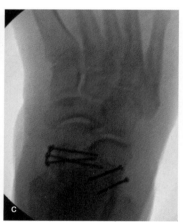

图 4.3-14　后足固定完成。
a. 侧位片。
b. 轴位片。
c. AP 位片。

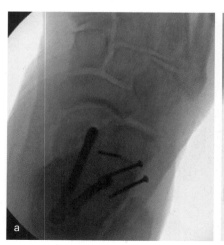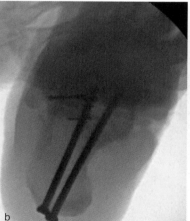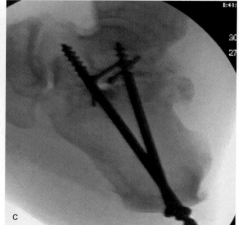

图 4.3-15　另一例载距突骨折后距下关节创伤性关节炎，行距下关节融合治疗术后 X 线片。
a. AP 位片。
b. 轴位片。
c. 侧位片。

- 内植物刺激胫后肌腱和或 FDL 肌腱，取出内植物可改善。
- 骨折漏诊可能会导致后足内翻畸形。如果出现跗骨管神经症状，必须考虑神经是否被移位骨折块压迫。
- 神经血管束或肌腱损伤，更常见于经皮入路手术。
- 还有可能出现肌腱嵌顿，这在骨折漏诊时更常见。由于距下关节脱位经常伴发骨折，所以在距下关节脱位被复位后，均应完善 CT 扫描判

断是否合并骨折。晚期还有可能因骨隧道过度增生卡压 FHL 肌腱。

6 其他技术

对于较小的周围骨折，可以手术切除后尽早积极 ROM 练习。但必须注意不要切除较大的骨折块，否则会导致后足内翻。

如果同时存在距骨颈骨折，可以同期固定载距突或者分期手术（图 4.3-16）。距骨颈骨折通常从

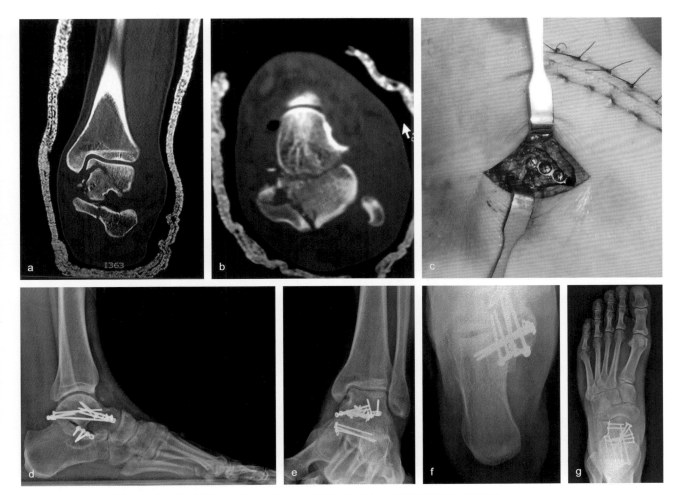

图 4.3-16　另一例梯子坠落伤所致载距突粉碎骨折，合并距骨体后方和距骨颈粉碎骨折病例。

a-b. 冠状位和轴位 CT 扫描图像显示距骨颈和体部粉碎骨折合并载距突骨折。

c. 患者经历三次手术。第一次手术经双切口入路固定距骨颈骨折。第二次手术固定距骨体后侧骨折。第三次手术另做切口固定载距突。

d-g. 末次随访，后足侧位片（d）、踝穴位片（e）、轴位片（f）和 AP 位片（g）可见骨愈合。

胫前肌与胫后肌间隙显露。偶尔也可以将此切口向下移动，同时手术固定距骨颈和载距突骨折。如果下移切口无法处理距骨颈骨折，可以先通过传统入路进行距骨颈骨折手术，暂不处理载距突骨折。待皮肤切口和肿胀恢复后，二期手术另做切口固定载距突骨折。

骨质疏松患者可能需要使用锁定接骨板。

即使跟骨骨折脱位存在后关节面内侧骨折，也不能将其当做载距突骨折。此类损伤需要从外侧入路处理。在这种骨折类型中，后关节面向外向上脱位与腓骨贴近（骨折脱位类型治疗的更多细节请参见第 4 章第 7 节）。

7 术后治疗和康复

功能锻炼

对于单纯载距突骨折，术后第 2 天开始距下关节、距舟关节和胫距关节的活动度锻炼。如果合并其他足部损伤，关节活动度锻炼可适当延后。

随访

- 2 周：术后 2 周拆线拆石膏。更换为可拆卸式骨折靴。再次指导患者关节活动度锻炼后，多数患者都可以开始在家进行踝关节、距下关节和跖趾关节锻炼。如果存在足部多发骨折，ROM 锻炼应根据其他损伤的情况开展。

- 6 周：复查术后 X 线片。对于单纯载距突骨折，如果显示有愈合，可以开始负重（WB）。如果因为术中不稳定使用外固定架固定的话，需要去除外固定架开始 ROM 锻炼。如果合并距骨骨折，不负重期应延长至 12 周。

- 12 周：复查术后 X 线片。单纯载距突骨折患者可以完全 WB，如果患者职业需要 WB，要评估复工可能。复杂损伤通常在 12 周开始WB。

- 6 个月、12 个月：术后 6 个月和 12 个月复查；根据需要制订其他随访时间。注意分析创伤后关节炎的相关因素，告知患者应避免在不平路面行走。每次随访时都应检查 ROM（图 4.3-17）。

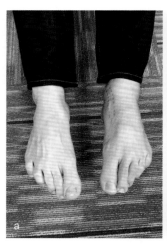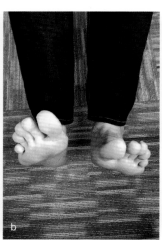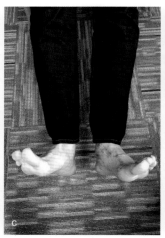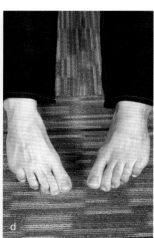

图 4.3-17　载距突骨折合并距骨骨折患者的最终活动度（图 4.3-16 患者）。
a. 跖屈。
b. 背伸。
c. 外翻。
d. 内翻。

内植物取出

一般不建议取出。只有在内植物引起症状时才建议取出，但这种情况并不多见。如果出现严重的创伤后关节炎需要关节融合时，可能需要取出。取出原有的内植物后方能置入融合术所需的内植物。

推荐阅读

[1] Della Rocca GJ, Nork SE, Barei DP, et al. Fractures of the sustentaculum tali: injury characteristics and surgical technique for reduction. Foot Ankle Int. 2009 Nov;30(11):1037–1041.

[2] Dürr C, Zwipp H, Rammelt S. Fractures of the sustentaculum tali. Oper Orthop Traumatol. 2013 Dec;25(6):569–578.

第 **4** 节

关节内简单骨折（Sanders 2 型）：微创螺钉固定

Simple articular fracture (Sanders 2)—minimally invasive screw fixation

Tim Schepers

1 病例摘要

23 岁男性擦窗工从 3 m 高梯子跌落，左足着地。伤后左足无法负重，被送至当地医院。既往有吸烟史（每天 20 支）。

完善体格检查，除双足疼痛外没有其他损伤。胸腰椎无疼痛。双足和踝关节 X 线片检查。左足侧位和轴位 X 线片发现跟骨骨折（Essex-Lopresti 舌型跟骨骨折），Böhler 角 13°（图 4.4-1）。

完善 CT 检查，进一步评估距跟关节 / 距下关节后关节面对合情况。骨折分型为 AO/OTA 82C1（Sanders 2C）型（图 4.4-2 和图 4.4-3）。伤后第 5 天，患者被转至治疗跟骨移位骨折经验更丰富的另一家医院。

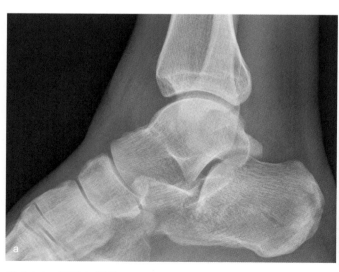
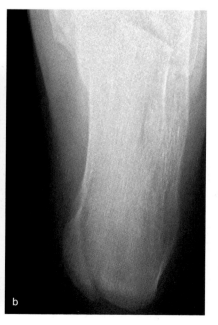

图 4.4-1　伤后 X 线片。
a. 跟骨侧位 X 线片显示跟骨舌型骨折。
b. 轴位 X 线片显示跟骨轻度增宽，力线正常。

2 术前计划

手术指征

目前对于轻度移位的跟骨关节内骨折的手术指征尚存在争议。在决定治疗方案时，与患者就手术治疗的利弊进行了反复讨论。

选择手术入路的相关因素：

- 患者年龄。
- 后关节面台阶。
- Böhler 角变化小于 15°。

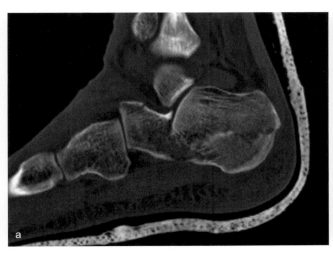 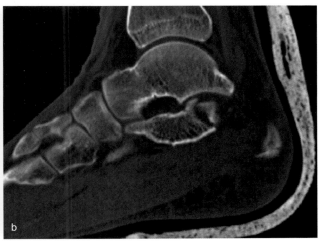

图 4.4-2　CT 影像。

a. 位于 Gissane 角处的跟骨外侧矢状位片，显示关节塌陷骨折块。

b. 跟骨内侧部分的矢状位片显示距跟关节后关节面台阶。

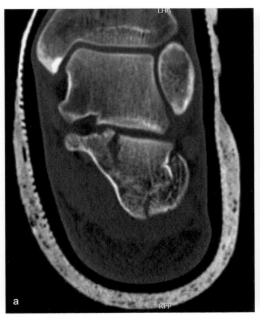 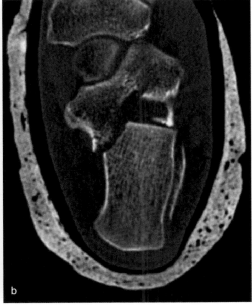

图 4.4-3　CT 影像。

a. 轴位片显示外侧壁膨出，骨折线贯穿距跟关节的最内侧部分。

b. 半冠状位重建显示为 Sanders 2C 型骨折。

手术考虑因素

不同手术方法：

· 完全经皮手术，或者辅助关节镜。

· 微创跗骨窦入路。

· 完全切开外侧扩大入路。

对于本例患者，由于骨折类型并不粉碎，舌型骨折，有吸烟史等因素，选择经皮入路单纯螺钉固定。术前计划如下图（图 4.4-4）。

3 手术室准备

患者体位	· 侧卧位（患肢在上），患肢垫高
麻醉选择	· 全身麻醉，椎管内麻醉或区域阻滞麻醉
C 臂机位置	· 显示屏置于手术床对侧，C 臂机斜行从床角推入
止血带	· 根据术者需求使用。 · 能够改善对关节和复位情况的观察 · 使用关节镜时必须使用止血带
技巧	· 必要时在内踝近端垫一手术巾，能够方便足部器械操作，同时可以内翻距下关节改善观察术野（切开或者镜下）

有关麻醉相关内容的插图和概括请参考第 1 章。跟骨骨折侧卧位 C 臂机放置详见第 4 章。

设备

· 不同长度克氏针。

· 小撑开器。

· 3.0~5.0 mm 的 Schanz 针。

· 3.5 mm 或 4.0 mm 骨松质螺钉或骨皮质螺钉。

· 骨膜起子或者小骨膜起子（Freer 或 Howard）。

· 2.7 mm 30° 关节镜。

4 手术步骤

患者体位摆放好后，在皮肤上标出骨性解剖标志和切口（图 4.4-5）。手术全程在 C 臂机引导下进行。在皮肤上标记出跗骨窦入路。如果微创技术无法达到骨折复位，可以改为跗骨窦入路进行（请参见第 4 章第 5 节跗骨窦入路和技术）。

在 C 臂机透视下，将 5.0 mm 的 Schanz 针从后方打入舌型骨折块。针尖指向距跟关节后关节面下方，紧临坚强的软骨下骨下缘。在足外侧置入小牵

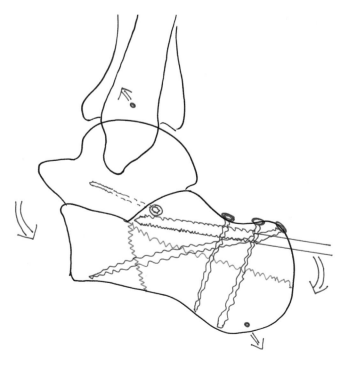

图 4.4-4 术前计划草图。

开器，可以为关节复位创造空间。1 枚 Schanz 针置入结节下方，第 2 枚针从距骨外侧突或腓骨远端前方打入距骨颈，这样既可以方便牵开距下关节，又不会影响内植物的植入（图 4.4-6）。同时还可以将跟骨结节向下向后移动，使舌型骨折块后侧皮质复位至结节上方。

　　跖屈前足，向下推动 Schanz 针。即可将包括关节面在内的骨折块向上推挤，旋转恢复至解剖位。有时因为手术延期或骨折块压缩，会使舌型骨折块复位困难。

　　在腓骨尖的前下方另作一小切口（在之前标记的跗骨窦入路切口上）。通过此小切口，从外侧壁将骨膜起子向里插入次级骨折线，直至关节面骨折块最大移位处。同时下压 Schanz 针和抬高骨膜起

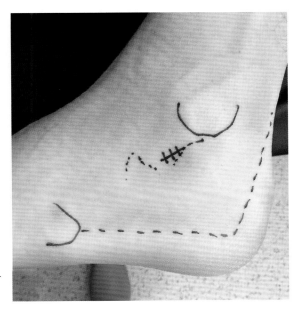

图 4.4-5　标记出跗骨窦入路和外侧扩大入路（虚线）。可以在跗骨窦入路上做小切口，插入关节镜。

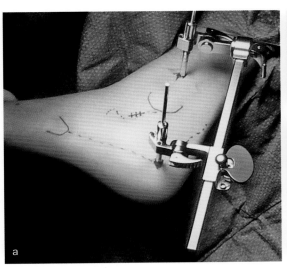

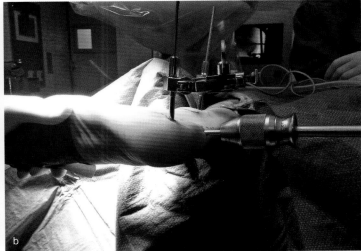

图 4.4-6　术中体位相。
a. 放置小牵开器，2 枚针分别固定在跟骨结节和腓骨上。
b. 打入 Schanz 针。

子，可以将骨折块高度恢复。在植入内植物前，若有必要，可以经此切口插入关节镜（前外侧，跗骨窦口），直视下观察后关节面骨折线是否解剖复位。

透视侧位和 Brodén 位检查复位情况（图 4.4-7a-b）。复位满意后，克氏针临时固定（图 4.4-7c）。通过小切口，从外向内拧入一枚螺钉固定至载距突。这枚螺钉将 2 个关节面骨块固定为一体。结节的舌型骨折块部分就与其他部分连接在一起。最后将整个结节和关节面用轴向螺钉固定到跟骨前突骨折块上（图 4.4-7e）。一定要注意螺钉必须固定到跖侧骨皮质上，否则可能会出现固定丢失和结节骨折块后期移位。如果有条件，可行术中 CT 判断复位情况，或是术后 CT 检查（图 4.4-8、图 4.4-9）。

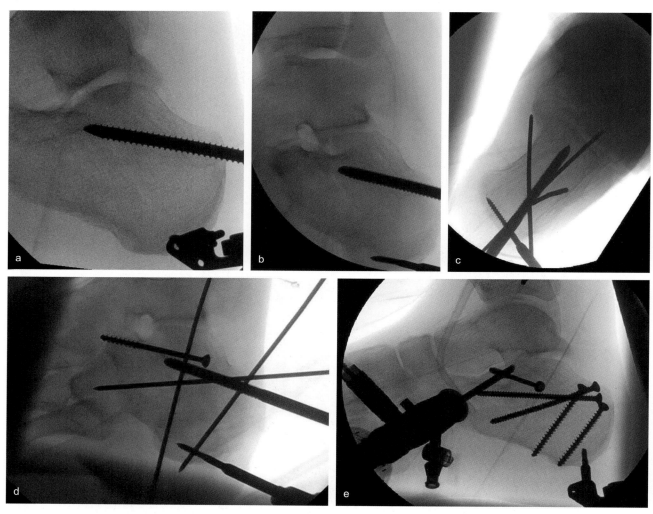

图 4.4-7 术中 C 臂机透视。
a. Schanz 针置入骨折块，使用小牵开器撑开，翘拨后侧舌型骨折块。
b. 抬高前足，Brodén 位透视检查距跟关节面复位情况。
c. 轴位片检查力线，克氏针临时固定。
d. 从外向内将一枚螺钉固定至载距突，复查 Brodén 位 X 线片。
e. 关节镜验证载距突螺钉固定后的关节复位和稳定情况。

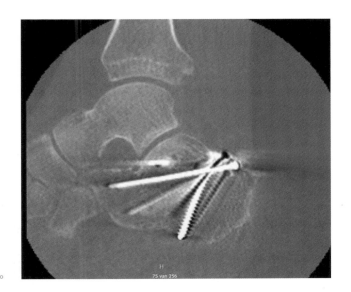

图 4.4-8　术中 3D 扫描验证复位和内植物位置。

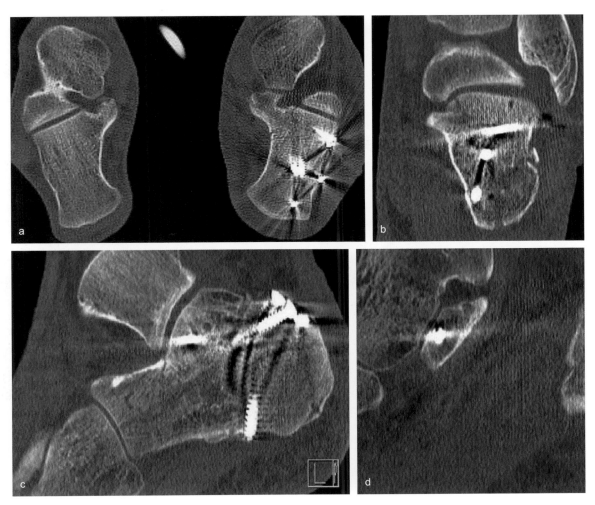

图 4.4-9　术后 CT 证实复位良好。

5 陷阱和并发症

陷阱

微创手术可能改为切开手术

术前谈话时需要告知患者：术中有可能从微创手术改为切开手术。如果手术时距离受伤时间过长，或是骨折块压缩明显，造成术中经皮复位困难时，需要切开复位。

开始手术前要先画出切口标记，以备经皮技术失败时使用。如果计划使用跗骨窦入路，可以做小切口插入骨膜起子。从舌型骨折块后方打入一枚 Schanz 针。如果 C 臂机透视下经皮复位失败，则需从经皮手术改为切开手术以确保复位效果。切开复位技术更有助于清理骨折端和复位骨折块（图 4.4-10）。

手术延迟导致局部缺血

舌型骨折塌陷严重会造成跟骨结节表面后侧皮肤缺血（详见第 4 章第 1 节）。对于这些皮肤有风险的损伤类型，属于骨科急症。需要急诊手术复位和（1.6 mm 克氏针）临时固定（图 4.4-11）。

也可以选择经皮或外侧入路切开复位螺钉固定。由于最大的致畸应力来自跟腱，必要时术中可行跟腱或三头肌松解以矫正马蹄足。

并发症

· 术后伤口感染。
· 腓肠神经损伤。
· 螺钉位置不良（进入关节内或内侧过长）。
· 距跟关节后关节面复位不足。
· 不稳定（复位失效）。
· 关节内骨折块。
· 创伤后关节炎。

6 其他技术

经皮技术是治疗跟骨关节内移位骨折的最古老的手术技术。针对此技术有许多改良，有些还使用了撑开器（韧带牵拉复位技术）。

复位后内植物可选择克氏针、经皮螺钉、外固定架（Ilizarov 外架）或者跟骨髓内钉。

某些病例可以使用可注射型骨缺损填充物，能

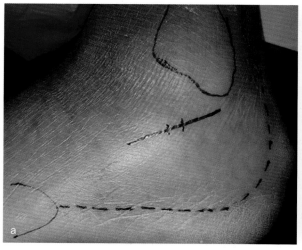
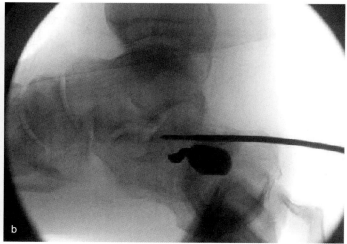

图 4.4-10 微创入路是否可行？术中试验（另一例患者）。

a. 术前在皮肤上标记手术切口。在跗骨窦入路上做一小切口。

b. 使用 Schanz 针和骨膜起子测试，观察舌型骨折块是否可以通过小切口复位。在此病例中，舌型骨折块未能复位。此时需要选择跗骨窦入路或外侧扩大入路，切开清理骨折端后再复位。

允许患者早期负重（WB），降低复位失效的概率。

除了经皮入路以外，其他最常见的手术入路包括：

- 跗骨窦入路（详见第 4 章第 5 节）。
- 外侧扩大入路（详见第 4 章第 6 节）。

7　术后治疗和康复

术后患足外辅料加压包扎。

术后待患者疼痛控制良好，患肢不负重能够使用辅助器械安全行走后，可以出院。待伤口愈合后尽早开始关节 ROM 锻炼。

术后 3 天后拆除绷带，2 周拆线。术后免负重时间是 8 周，这是应用经皮技术治疗此类骨折愈合通常所需要的时间。偶尔有些严重骨折需要推迟 WB 至有骨愈合表现后。

康复练习的重点包括踝关节和距下关节 ROM 练习、肌肉力量、本体感觉以及步态锻炼。足踝损伤后的物理康复计划应根据每个患者的具体情况而定。

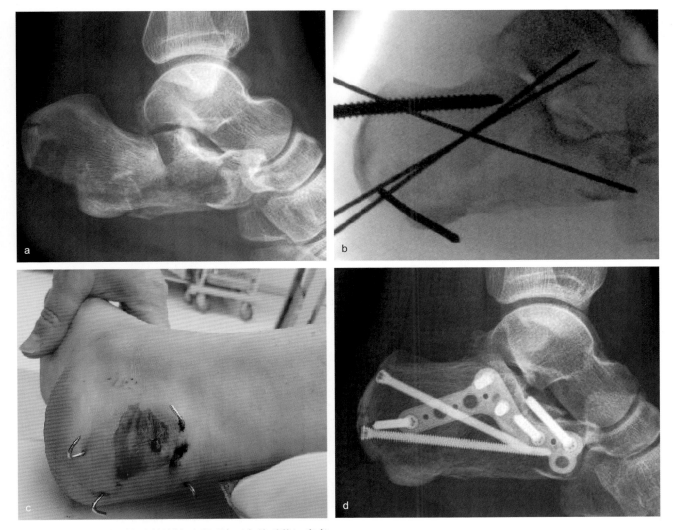

图 4.4-11　另一例跟骨舌型骨折严重压缩（合并后移）患者。
a. 伤后 X 线片清晰可见跟骨结节骨折块向后移位，皮肤有受压风险。
b. 1.6 mm 克氏针临时固定。
c. 伤后 7 天，术前体位相可见后方皮肤仍有水疱。
d. 跗骨窦入路复位固定后 X 线片。

术后 14~16 周随访，检查患者 WB 和恢复运动的情况。同时分析患者复工和其他职业要求（图 4.4-12）。

内植物取出

少数病例如果出现内植物相关疼痛，应予以取出。但由于本技术并未使用接骨板，所以此类现象极为少见。有时在跟骨结节后方可能会触及螺钉，或是引起穿鞋时刺激。单纯螺钉固定术后引起的腓骨肌腱刺激症状比较罕见。

本例患者可以触及一枚后外侧螺钉，而且穿鞋时不适，在术后 16 个月时取出。与健侧相比，患侧踝关节 ROM 正常，距下关节内外翻活动度基本正常。患者恢复正常工作。无需远期随访。

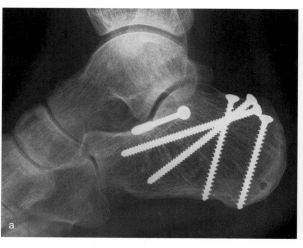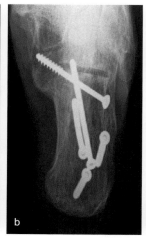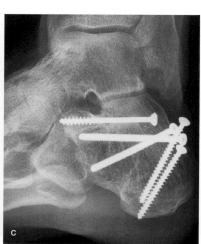

图 4.4-12 术后 6 个月随访 X 线片。
a. 侧位片。
b. 轴位片。
c. Brodén 位片。

推荐阅读

[1] Chen L, Zhang G, Hong J, et al. Comparison of percutaneous screw fixation and calcium sulfate cement grafting versus open treatment of displaced intraarticular calcaneal fractures. Foot Ankle Int. 2011 Oct;32(10):979–985.

[2] Chhabra N, Sherman SC, Szatkowski JP. Tongue-type calcaneus fractures: a threat to skin. Am J Emerg Med. 2013 Jul;31(7):1151. e1153–1154.

[3] Gardner MJ, Nork SE, Barei DP, et al. Secondary soft tissue compromise in tongue-type calcaneus fractures. J Orthop Trauma. 2008 Aug;22(7):439–445.

[4] Ghorbanhoseini M, Kwon JY. Percutaneous method to determine optimal surgical approach for delayed treatment of calcaneus fracture. Foot Ankle Int. 2017 Jan;38(1):76–79.

[5] Rammelt S, Gavlik JM, Barthel S, et al. The value of subtalar arthroscopy in the management of intra-articular calcaneus fractures. Foot Ankle Int. 2002 Oct;23(10):906–916.

[6] Sangeorzan BJ, Benirschke S, Mills W. Technique of minimally invasive reduction and small fragment fixation of tongue-type calcaneus fractures. Operative Tech Orthop. 2004 Jan;14(1):36–40.

[7] Schepers T, Backes M, Dingemans SA, et al. Similar anatomical reduction and lower complication rates with the sinus tarsi approach compared with the extended lateral approach in displaced intraarticular calcaneal fractures. J Orthop Trauma. 2017 Jun;31(6):293–298.

[8] Schepers T, Patka P. Treatment of displaced intraarticular calcaneal fractures by ligamentotaxis: current concepts' review. Arch Orthop Trauma Surg. 2009 Dec;129(12):1677–1683.

[9] Smerek JP, Kadakia A, Belkoff SM, et al. Percutaneous screw configuration versus perimeter plating of calcaneus fractures: a cadaver study. Foot Ankle Int. 2008 Sep;29(9):931–935.

[10] Tantavisut S, Phisitkul P, Westerlind BO, et al. Percutaneous reduction and screw fixation of displaced intraarticular fractures of the calcaneus. Foot Ankle Int. 2017 Apr;38(4):367–374.

[11] Tornetta P 3rd. Percutaneous treatment of calcaneal fractures. Clin Orthop Relat Res. 2000 Jun(375):91–96.

第 5 节 | 关节内移位骨折：跗骨窦入路
Displaced intraarticular fracture—sinus tarsi approach

———— Michael Swords, Candice Brady

1 病例摘要

56 岁男性，工作中从 1.5 m 高梯子坠落，左足着地。伤后即感足跟处疼痛。送至医院后行足踝 X 线片检查，显示为左侧关节内移位粉碎骨折，关节面压缩（图 4.5-1）。全身体格检查未发现其他损伤，无腰背部疼痛。闭合性损伤。使用良好衬垫的石膏托将患足固定在踝关节和后足中立位。

CT 检查对于理解损伤立体结构、制订术前计划非常必要。CT 扫描图像显示骨折类型和移位情况属于 OTA82C2，Sanders 3AC 型（图 4.5-2）。鉴于足跟肿胀严重，嘱患者回家休息，严格抬高患足至心脏水平，不允许负重（NWB）。伤后一周门诊检查肿胀和软组织情况。

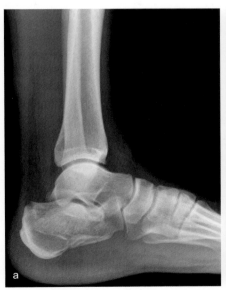
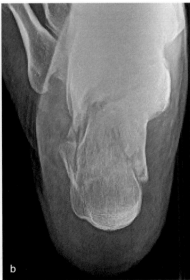
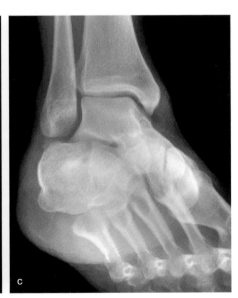

图 4.5-1 伤后跟骨 X 线片。
a. 侧位片。
b. 轴位片。
c. Brodén 位片。

2 术前计划

手术指征

本例患者的手术指征包括：关节面移位明显且对合不良，跟骨结节明显内翻，Böhler 角明显减小，Gissane 角增大合并跟骨高度明显下降。

治疗方法

手术入路的选择包括：

- 外侧扩大入路（详见第 4 章第 6 节）。
- 跗骨窦入路。

- 经皮技术（详见第 4 章第 4 节）。

本例患者选择跗骨窦入路的理由包括：能够充分显露关节面、软组织破坏有限、还能恢复跟骨整体解剖。选择跗骨窦入路治疗跟骨骨折的先决条件是对骨折类型及复位技术的深刻理解。选择此入路绝不能降低复位质量。可以使用外侧接骨板维持关节面复位。有多种接骨板可用于跟骨骨折固定。由于跗骨窦入路的手术切口小，通常使用较小的接骨板。锁定接骨板或传统 2.4 T 型接骨板可以达到维持后方关节面，将其固定至前结节并维持关节面复位的效果。对于粉碎骨折或骨密度下降患者，可以

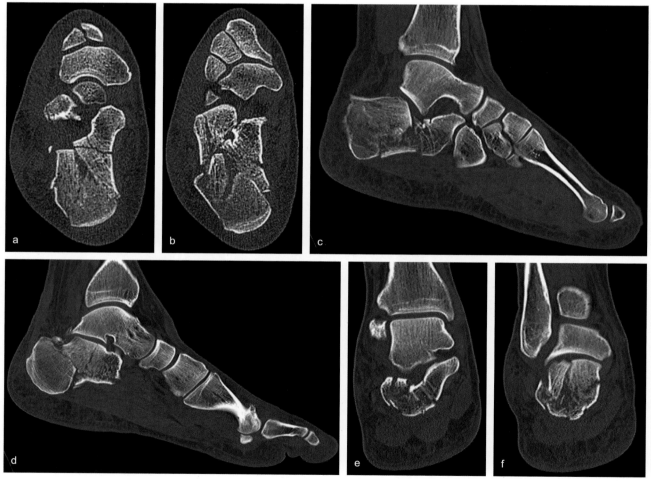

图 4.5-2　CT 扫描图像。
a-b. 轴位片可见关节面粉碎，关节对合丧失，跟骨体增宽。
c-d. 侧位可见骨折粉碎，骨折线延伸至关节内，后关节面塌陷。
e-f. 冠状位可见骨折粉碎，骨折线延伸至关节内，后关节面最宽部分的骨折块数量。

使用 2.7 跟骨前外侧万向锁定接骨板。

此患者为年轻患者，身体健康，无吸烟史且不合并糖尿病，故选用传统接骨板（非锁定）。与外侧扩大入路所用接骨板不同的是，跗骨窦入路接骨板无法固定跟骨结节。跟骨结节的固定和力线的维持需要额外使用螺钉，一般选用 3.5 mm 或 4.0 mm 螺钉经皮拧入跟骨结节（图 4.5-3）。

3　手术室准备

患者体位	· 侧卧位，可透 X 线手术床（患肢在上）
麻醉选择	· 全身麻醉，椎管内麻醉或区域阻滞麻醉
C 臂机位置	· 显示屏置于手术床对侧，C 臂机从手术床尾斜行推入
止血带	· 根据术者要求使用 · 通常可以改善骨折观察
技巧	· C 臂机放置得当时，不移动患肢就可获得必要的影像。跗骨窦入路需要使用 C 臂机透视大量的复位和内植物置入操作，这一点非常重要。

有关麻醉相关内容的插图和概括请参考第 1 章。有关跟骨骨折侧卧位治疗的 C 臂机位置摆放详情请参考第 4 章。

设备

· 骨刀。
· 小骨膜起子（Freer）。
· 克氏针和橄榄针。
· 小接骨板（2.7 前外侧万向锁定接骨板、2.4 锁定 T 型接骨板，以及传统 T 型接骨板）。
· 2.7 mm 全螺纹自攻骨皮质螺钉。
· 4.0 mm 全螺纹自攻骨皮质螺钉。
· 4.0 mm Schanz 针。
· 使用头灯改善视野。

4　手术步骤

检查皮肤确保皮肤已经出现皱纹，而且在跗骨窦切口（图 4.5-4）位置没有创伤性伤口或水疱。根据术者要求使用止血带，通常都能改善关节面观察。

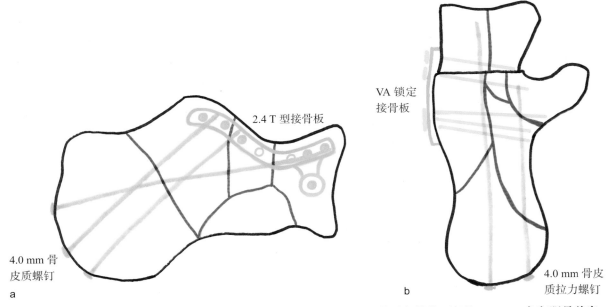

2.4 T 型接骨板

4.0 mm 骨皮质螺钉

a

VA 锁定接骨板

4.0 mm 骨皮质拉力螺钉

b

图 4.5-3　术前计划。经跗骨窦入路使用 2.7 万向锁定接骨板，可以维持后方关节面复位，critical 角和跟骨前突。经皮拉力螺钉固定维持内侧壁力线和跟骨结节固定。

在腓骨尖下缘、腓骨长短肌腱上方、跗骨窦表面做切口，向前方延伸至跟骨前结节。切口位于跟骨上缘，比距下关节融合术使用的切口略低（图4.5-5）。需要注意的是，腓肠神经位于切口跖侧，腓浅神经位于切口背侧。找到腓骨长短肌腱并将其从跟骨外侧壁上牵开。

用拉钩小心保护腓骨长短肌腱，向下剥离显露关节。跗骨窦内软组织需要清除以便显露，如果距下关节外侧关节囊仍然完好，需将其切开。在内踝

近端用手术单垫高，足部悬空，使患足内翻帮助改善显露。在后关节面下方骨折线内插入一把小骨膜起子（Freer），撬起后关节面外侧骨折块。在跟骨结节外侧做一小切口，由外向内打入一枚4.0 mm Schanz针（图4.5-6）。

从跟骨结节跖内侧打入2枚克氏针，位于偏上方的克氏针紧贴内侧壁并略向背侧倾斜穿过骨折线（图4.5-7）。从后外侧关节面骨折块的下方沿初级骨折线插入一把骨刀，直至内侧壁（图4.5-8）。在

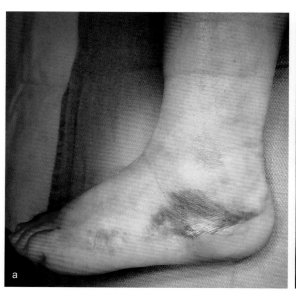
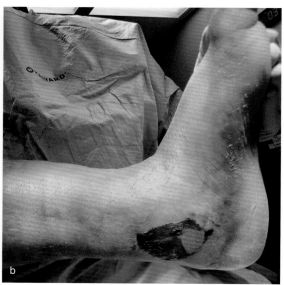

图 4.5-4　术前皮肤肿胀消退，外侧皮肤无创伤（a），内侧可见一较大的骨折水疱（b）。

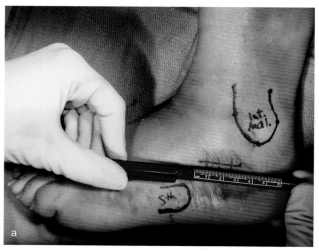
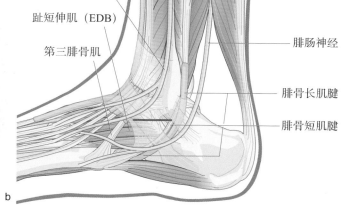

图 4.5-5　跗骨窦入路皮肤切口（a）以及下方相关解剖（b）。

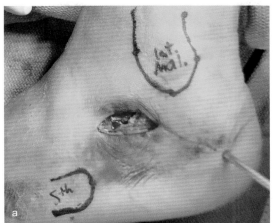
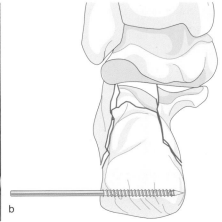

图 4.5-6　在跟骨结节拧入 Schanz 针，双皮质固定。

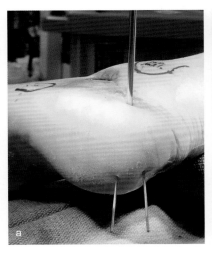
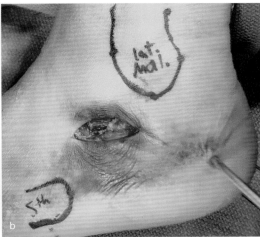
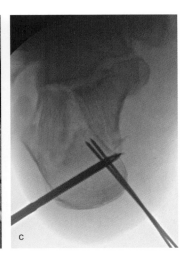

图 4.5-7　术中体位相显示在跟骨结节复位前先打入 2 枚克氏针。克氏针紧贴内侧皮质，指向后关节面，钻入至接近骨折线处停止。使用两枚克氏针防止旋转（a-b）。C 臂机透视确定克氏针位置良好（c）。

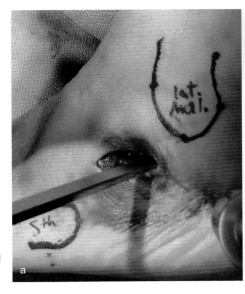
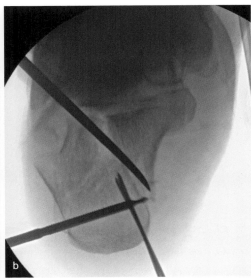

图 4.5-8　从初级骨折线插入骨刀直至内侧壁。

Schanz 针上安装 T 型手柄。用骨刀向上撬拨松解内侧关节面骨折块，复位内侧壁；同时旋转 Schanz 针恢复跟骨结节力线。如此即可恢复内侧壁高度、纠正内翻畸形。

　　C 臂机透视确认复位良好，术者保持复位，由助手将先前钻入的 2 枚克氏针继续钻过骨折线（图 4.5-9）。根据术者习惯可以使用小撑开器帮助复位。跟骨骨折固定术中使用牵开器帮助复位详情请参见第 4 章第 4 节。

　　接下来复位后关节面骨折块，此时需要将一枚细克氏针钻入后外侧关节面骨折块。针的位置紧贴关节面下方以免影响接骨板植入。在克氏针上套上钻头套筒，当做撬棒来控制骨折块，将其移动到正确的位置。通常需要使用不止一枚克氏针。骨折块复位后将克氏针继续打入，临时固定复位（图 4.5-10）。为了帮助复位，有时需要使用更多的克氏针。一般至少需要 2 枚克氏针维持复位、防止旋转。然后直视下复位跟骨前突和 critical 角。跟骨前突通常

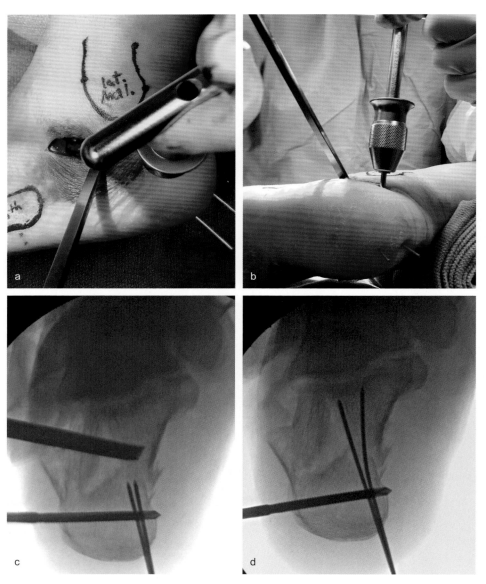

图 4.5-9　使用骨刀撬起内侧关节面，使用 Schanz 针帮助复位跟骨结节和内侧壁（a-c）。继续向前钻入克氏针（d）。

向上移位，使用牙科钩将其向下复位至 critical 角的后关节面边缘。此处骨质致密，可以看到骨折线准确复位的情况。维持骨折复位，从跟骨前突经皮钻入克氏针，向后钻入跟骨体部临时固定（图 4.5-11）。

使用接骨板固定后关节面和前突

将接骨板放置在跟骨外侧 critical 角跖侧，钉孔分别位于后关节面、critical 角和前突。小心操作保证接骨板没有卡压腓骨肌腱，同时能压住外侧壁骨折块。

最常见的错误是没有将腓骨长短肌腱从跟骨外侧壁的腓骨肌滑车上松解下来。外侧皮质骨折块常常被称为外侧壁爆裂骨片，被腓骨长短肌腱牵拉向外。如果不松解肌腱，接骨板可能会在不经意间被放置到外侧壁皮质与跟骨体之间。将接骨板放置到合适位置后，使用一枚带螺纹圆头加压针维持接骨板位置（图 4.5-12）。经接骨板使用 2 枚 2.7 mm 骨皮质拉力螺钉固定后关节面，以稳定关节面。在跟骨前突打入 2 枚螺钉，去除之前固定用克氏针。

使用螺钉固定跟骨结节和关节面骨折块

在跟骨结节后侧做一小切口，位于 2 枚维持内侧壁复位的结节克氏针之间。取下 Schanz 针以免影响螺钉置入。平行克氏针、紧贴跟骨结节内侧壁拧入一枚 4.0 mm 骨皮质螺钉，维持跟骨高度和力线。沿结节内侧壁向后方关节面打入第二枚 4.0 mm 骨皮质螺钉（图 4.5-13）。去除 2 枚后结节克氏针。为了防止复位失效，两点固定常常是必要的。

使用螺钉固定跟骨结节和前突

在跟骨结节中部做一小切口，从后结节向前突使用 4.0 mm 螺钉钻头钻孔，测深后置入螺钉（图 4.5-14）。根据骨折类型，可能需要固定多枚 4.0 mm 骨皮质螺钉。

直视下观察关节面，并用小骨膜起子（Freer）和 C 臂机透视检查关节面解剖复位情况（图 4.5-15）。彻底冲洗伤口。松止血带止血。在内踝远端垫手术巾使患足外翻，放松切口张力以便闭合伤口（图 4.5-16）。使用 2-0 可吸收编织线缝合跗骨窦切口皮下组织，3-0 尼龙线无张力缝合皮肤。小切口简单缝合（图 4.5-17）。无菌敷料包扎，使用柔软纱布或非粘性敷料作石膏衬垫。短腿石膏后托固定。

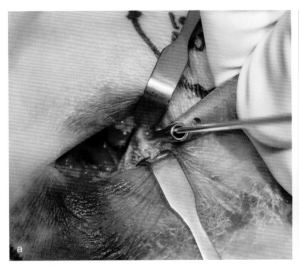
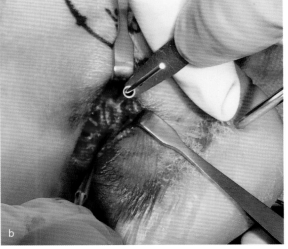

图 4.5-10　后关节面复位。
a. 后关节面复位，克氏针固定位置不要影响接骨板植入。在克氏针上放置套筒当作撬棒复位后关节面。通常需要使用一枚以上克氏针。
b. 后关节面复位后，将克氏针向前钻入，维持复位。

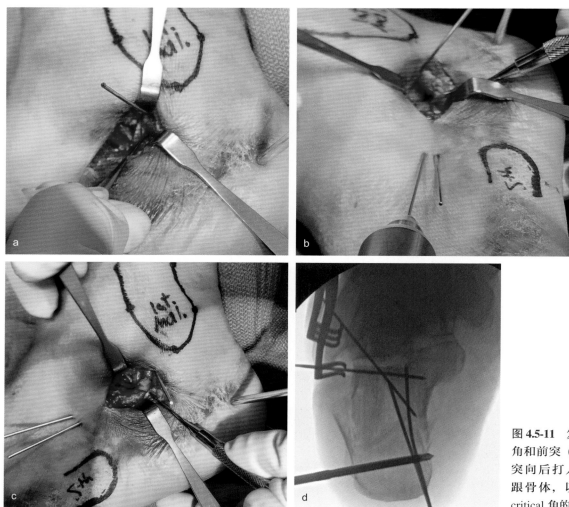

图 4.5-11 复位前的 critical 角和前突（a）。经皮从前突向后打入克氏针直至跟骨体，以维持前突和 critical 角的复位（b-d）。

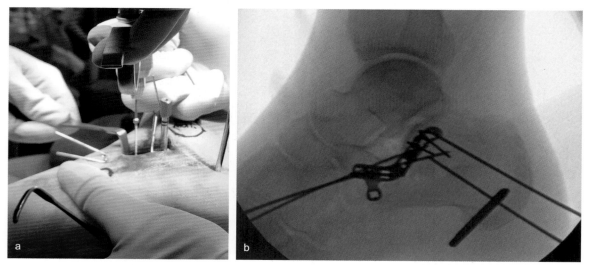

图 4.5-12 接骨板置于跟骨外侧壁，并用螺纹圆头加压针维持接骨板位置（a）。C 臂机透视接骨板位置良好（b）。

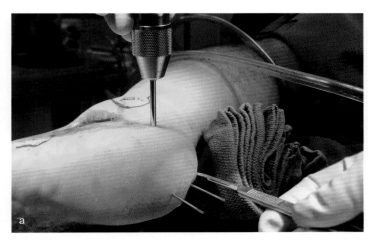
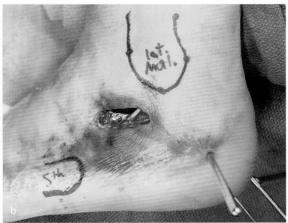

图 4.5-13　在维持内侧壁复位的克氏针上方做一小切口（a），平行克氏针拧入一枚长度合适的 4.0 mm 骨皮质螺钉（b）。第二枚螺钉位于 2 枚克氏针之间，维持内侧壁骨折线的固定。

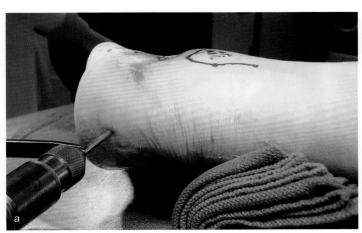
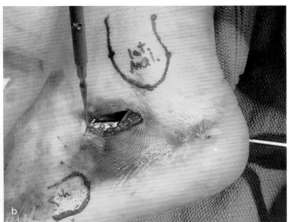

图 4.5-14　最后在先前 2 枚螺钉的外侧打入钻孔并准备拧入 4.0 mm 骨皮质螺钉（a），方向指向跟骨前突。螺钉最理想的位置是从接骨板下方钻向远端，即小骨膜起子（Freer）所示处（b）。

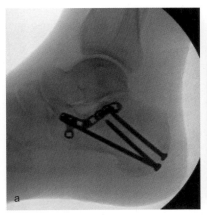
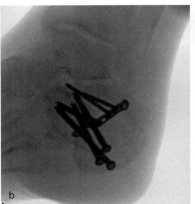
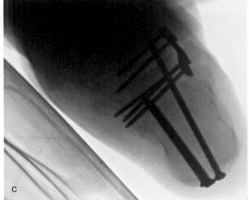

图 4.5-15　解剖复位、最终固定完成后的术中透视片。

a. 侧位片。

b. Brodén 位片。

c. 轴位片。

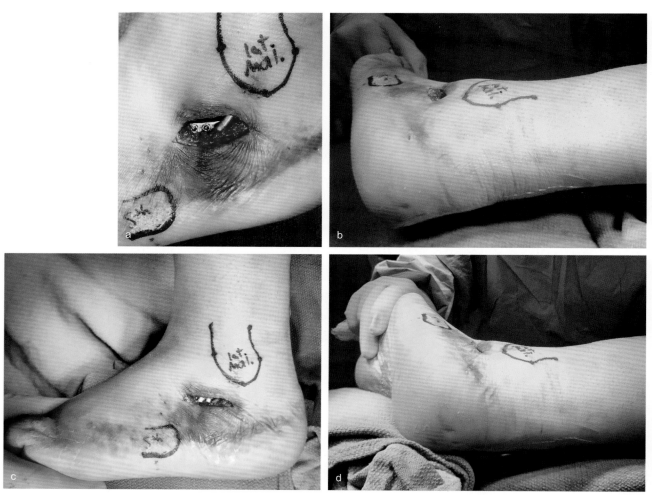

图 4.5-16 从跗骨窦切口可以看到部分腓骨肌腱和最终固定情况 （a）。手术单置于内踝近端，使距下关节内翻增大显露。经小切口从跟骨结节拧入螺钉固定 （b）。为了减少跗骨窦入路切口皮肤张力，将手术单置于内踝远端使患足外翻，以便在低张力下缝合 （c-d）。

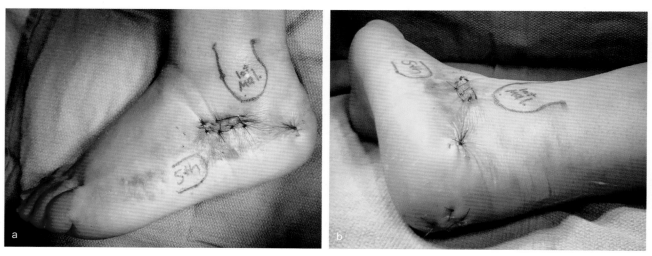

图 4.5-17 2-0 可吸收编织缝线缝合皮下组织，3-0 尼龙线缝合皮肤。

5 陷阱和并发症

陷阱

后关节面复位不足

跗骨窦入路能够直接观察后关节面。但在损伤移位严重时，解剖标志扭曲变形会导致切口偏上或偏下。切口位置不良会增加后关节面暴露的难度，此时可以通过延长切口以增大术野可移动范围来改善视野暴露。

术者的经验非常关键。术者需要非常熟悉跟骨三维几何形状、骨折类型及复位这些复杂骨折的复位技术。这些知识有助于增加成功恢复整体跟骨解剖结构的可能性。当术者经验不足时，建议从简单骨折类型开始。

内翻畸形复位和固定不足

内翻畸形需要间接复位。为了确定复位和内植物位置良好，术中必须能够透照出完美的 X 线片图像。如果 C 臂机放置不正确，或是操作者经验不足，都会导致影像质量不佳。在手术开始前，有必要花时间将 C 臂机摆放好，并与有经验的放射科技师沟通如何拍摄术中必要的影像，尤其是后足轴位 X 线片。

无法复位的骨折块

如果位于主骨块之间的小骨折块无法使用直接或间接固定方法稳定的话，可以将其去除。这些骨折块有可能进入关节内形成游离体。

并发症

- 切口愈合并发症。
- 腓骨长短肌腱刺激或损伤。
- 螺钉刺激足跟后侧。

- 固定丢失。
- 畸形愈合。
- 不愈合。
- 距下关节创伤后关节炎。

6 其他技术

其他入路包括：

- 经皮技术，详见第 4 章第 4 节和第 4 章第 6 节。
- 外侧扩大入路 详见第 4 章第 6 节。

接骨板选择包括 2.4 锁定接骨板（图 4.5-18）和非锁定接骨板、2.7 万向锁定接骨板。

7 术后治疗和康复

术后患足使用 Jones 石膏托固定，注意不要压迫足跟。术后 24 小时预防性使用抗生素。指导患者 NWB 和抬高患足，并告知这些措施对伤口愈合的重要性。

术后 2 周首次复查，拆石膏，检查切口并拆线。更换为后足支具固定，继续维持 NWB。开始主动 ROM 锻炼。

术后 6 周门诊复查做 X 线片检查（图 4.5-19）。详细观察解剖复位和愈合表现。如果骨折愈合，可以增加负重。在 2~4 周后逐步增加至完全负重。如果骨折尚未愈合，需要继续维持 NWB，2~4 周后再次复查。若对骨折愈合有怀疑，则行 CT 检查。

内植物取出

部分患者可能会出现内植物刺激症状。引起刺激症状的内植物可以考虑取出。通常在术后一年后才取出内植物。在取出内植物的同时可以松解距下关节。

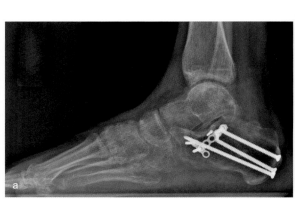
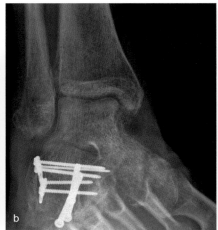
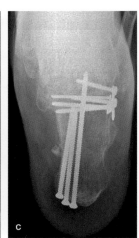

图 4.5-18　另一位 77 岁男性用 2.4 锁定接骨板固定的病例。

a. 侧位片。

b. Brodén 位片。

c. 轴位片。

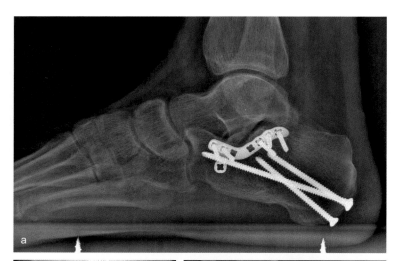
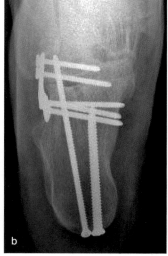
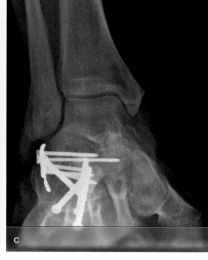

图 4.5-19　术后 6 周 X 线片。

a. 侧位片。

b. 轴位片。

c. Brodén 位片。

推荐阅读

[1] Basile A, Albo F, Via AG. Comparison between sinus tarsi approach and extensile lateral approach for treatment of closed displaced intraarticular calcaneal fractures: a multicenter prospective study. J Foot Ankle Surg. 2016 May–Jun;55(3):513–521.

[2] Rammelt S, Sangeorzan BJ, Swords MP. Calcaneal fractures—should we or should we not operate? Indian J Orthop. 2018 May–Jun;52(3):220–230.

[3] Schepers T, Backes M, Dingemans SA, et al. Similar anatomical reduction and lower complication rates with the sinus tarsi approach compared with the extended lateral approach in displaced intraarticular calcaneal fractures. J Orthop Trauma. 2017 Jun;31(6):293–298.

[4] Swords M, Brady C, Popovich J. Wound complications in calcaneus fractures treated with the sinus tarsi approach: results in 164 consecutive fractures. Foot Ankle Orthop. 2017 Sept 1;2(3).

[5] Swords MP, Rammelt S, Sands AK. Nonextensile techniques for treatment of calcaneus fractures. In: Pfeffer G, Easley M, Hintermann B, et al, eds. Operative Techniques: Foot and Ankle Surgery. 2nd Ed. New York: Elsevier; 2018:319–326.

[6] Swords MP, Penny P. Early fixation of calcaneus fractures. Foot Ankle Clin. 2017 Mar;22(1):93–104.

[7] Yao H, Liang T, Xu Y, et al. Sinus tarsi approach versus extensile lateral approach for displaced intraarticular calcaneal fracture: a meta-analysis of current evidence base. J Orthop Surg Res. 2017 Mar 14;12(1):43.

[8] Yeo JH, Cho HJ, Lee KB. Comparison of two surgical approaches for displaced intra-articular calcaneal fractures: sinus tarsi versus extensile lateral approach. BMC Musculoskelet Disord. 2015 Mar 19;16:63.

第 6 节 关节内复杂骨折（Sanders 3/4 型）：扩大入路

Complex articular fracture (Sanders 3/4)—extensile approach

Tim Schepers

1 病例摘要

47 岁健康女性，正面碰撞车祸致伤。被消防员从车内解救后送至医院，在急诊室进行相关检查。患者血流动力学稳定，没有呼吸系统问题，但存在多发创伤，包括胸骨骨折、骨盆稳定骨折，以及右足 - 踝关节损伤。在踝关节内侧可见 3 cm 裂伤和骨折端。

右足和右踝关节 AP 位和侧位 X 线片可见胫骨远端骨折和跟骨骨折（Esexs-Lopres 舌型骨折），Böheler 角减小至 −28°（图 4.6-1）。

Gustilo-Anderson Ⅱ度胫骨开放骨折需要使用外固定架治疗。由于跟骨骨折的最终手术治疗需要经外侧进入，所以将外固定架放置在内侧以保证外侧软组织完整（图 4.6-2）。

除了普通 X 线片检查外，作为术前检查的一部分，还需要进行 CT 检查评估 Pilon 骨折和跟骨骨折程度。跟骨骨折分型是 Sanders 3BC（AO/OTA

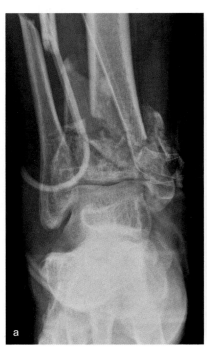
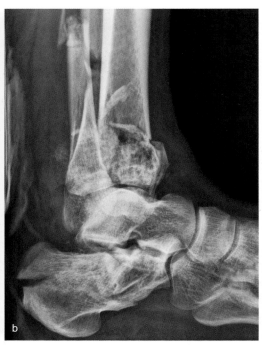

图 4.6-1　伤后影像学检查。
a. 踝关节 AP 位显示 Pilon 骨折。
b. 踝关节侧位可见 Pilon 骨折和跟骨舌型骨折。

82C2）（图 4.6-3 和 图 4.6-4）。AO/OTA 43C3 型 Pilon 骨折的治疗请参见第 2 章第 3 节。

2　术前计划

　　绝大多数医生都认为：严重移位的粉碎骨折手术治疗效果优于非手术治疗。根据骨折类型，可选择以下几种入路：

- 完全经皮或同时关节镜辅助。
- 微创跗骨窦入路。
- 完全切开外侧扩大入路（ELA）。

　　患者身体健康且无吸烟史，选择 ELA 入路。术前计划如下（图 4.6-5）。

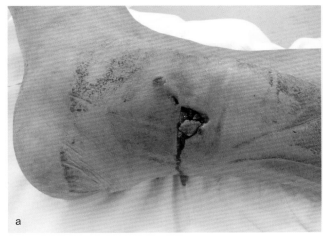
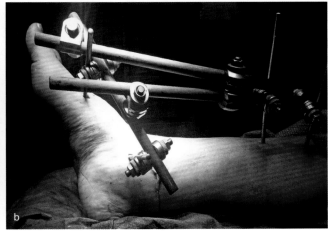

图 4.6-2　软组织和外固架定固定情况。
a. 踝关节内侧软组织损伤。
b. 外固定架放置在胫骨，距骨颈和第 1 跖骨。

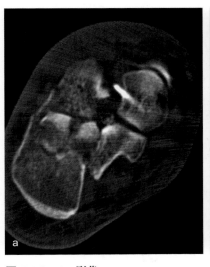
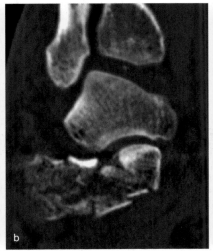
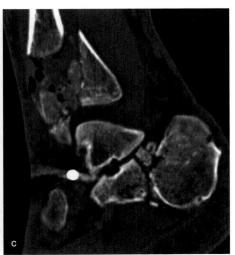

图 4.6-3　CT 影像。
a. 半冠状位片显示 Sanders 3BC 骨折。
b. 轴位片可见骨折粉碎，外侧壁膨出。
c. 矢状位片可见距跟关节后关节面粉碎骨折。

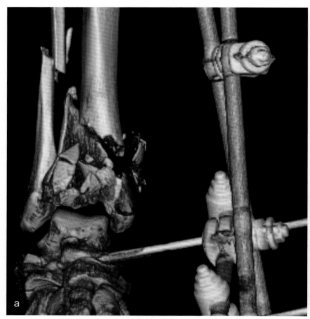 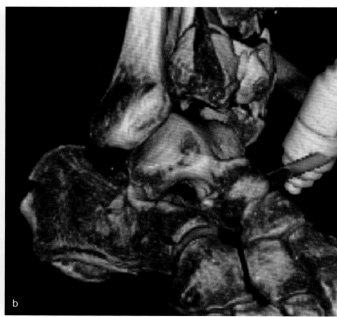

图 4.6-4　Pilon 骨折和跟骨骨折术前三维重建进行术前计划。

a. Pilon 骨折 AP 位片。

b. 3/4 角度投照显示跟骨骨折。

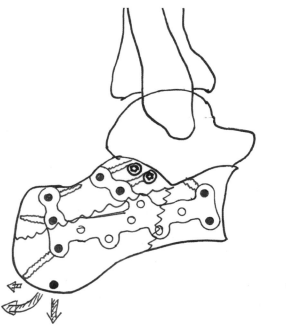 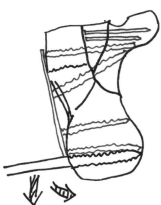

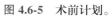

图 4.6-5　术前计划。

3　手术室准备

患者体位	· 侧卧位，可透 X 线手术床（患肢在上）
麻醉选择	· 全身麻醉，椎管内麻醉，区域阻滞麻醉
C 臂机位置	· 显示屏置于手术床对侧，C 臂机斜行推入手术床尾
止血带	· 根据术者需要 · 通常能改善手术视野
技巧	· 内踝近端用沙袋垫高，允许距下关节内翻（图 4.6-6） · 如果患肢整体用手术单垫高，可以在内踝近端放一小手术单，使距下关节内翻，改善手术视野

有关麻醉相关内容的插图和概括请参考第 1 章。有关跟骨骨折侧卧位治疗的 C 臂机位置摆放详情请参考第 4 章。

设备

· 不同长度的克氏针。
· 小牵开器。
· 3.0-5.0 Schanz 针。
· 3.5 mm 骨皮质和骨松质螺钉。
· 普通骨膜起子和小骨膜起子（Freer 或 Howard）。
· 跟骨接骨板。
· 动力装置（钻头或摆锯）。

4　手术步骤

自受伤至手术前应等待足够的时间让肿胀消退、软组织恢复。当足踝部皮肤皱褶恢复时，提示软组织恢复。

多数病例可以使用 100°~110° 锐性拐角的外侧扩大入路，垂直切口几乎位于跟腱外侧（图 4.6-6）。横行切口位于足外侧光滑皮肤向跖侧过度角质化（光滑无汗毛）皮肤的过渡部分，朝向第五跖骨基底稍下方。掀起全厚皮瓣，皮瓣内包括腓肠神经、跟腓韧带、腓骨长短肌腱，用手动拉钩向上牵开。也可以在腓骨、距骨和骰骨上钻入克氏针进行临时牵开。然后将克氏针折弯至 90°，以方便牵开软组织和暴露手术视野（通常被称为无接触技术）。为了防止软组织损伤，避免切口边缘坏死，尽量不要使用自动拉钩。可以将 Schanz 针打入跟骨结节近端跖侧来恢复跟骨高度，或者像本例患者这样使用小撑开器复位。

打开外侧壁，处理外侧关节面骨折块：将舌型骨折的外侧关节面骨折块向外倾斜；或将关节面塌

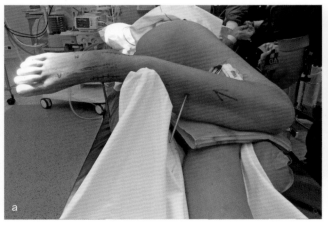
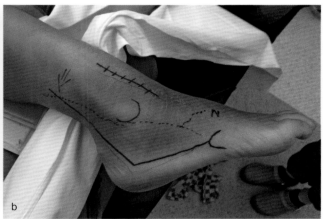

图 4.6-6　患者体位。
a. 患者侧卧位，患肢在上，膝关节屈曲。C 臂机置于对侧。充分衬垫。
b. 画出外侧扩大入路（虚线为腓肠神经走行方向）。

陷骨折的外侧关节面骨折块游离取出，放入手术桌的盐水中。将 Schanz 针从后方拧入舌型骨折块以便操作复位。将内侧关节面骨折块（载距突骨折）向上推向距骨，牵拉恢复跟骨结节长度，同时向内推挤至载距突骨折块下方，恢复高度和力线。使用骨刀或者光滑骨膜起子有助于将跟骨结节复位到载距突下方，从而恢复内侧壁（详见第 5 章第 5 节）。沿着内侧壁钻入克氏针，临时固定跟骨结节和内侧关节面骨折块。

下一步是复位并固定中央关节面骨折块。使用克氏针翘拨复位，复位满意后继续钻入克氏针临时固定。轴位 X 线片观察内侧壁，保证克氏针不穿透内侧壁，伤及神经血管束或踇长屈肌腱。将克氏针退出几毫米后剪断，然后用小骨锤向前打入使之与骨折块平齐。或者可以使用可吸收针固定中央骨折块。

中央骨折块复位后，将取出的外侧关节面骨折块放回并复位。复位后克氏针临时固定。C 臂机透视观察复位情况，或是轻柔活动后足以免骨折块再次移位来观察复位效果。下一步是复位跟骨前突，恢复 Gissane 角。有时这是一个游离骨折块，需要单独复位。在跗骨窦内插入一把光滑骨膜起子，向下推挤跟骨前突，直到与距下关节外侧关节面骨折块相平齐（图 4.6-7）。使用跟骨接骨板固定，在距下关节面下方可以单独固定 1 到 2 枚螺钉（图 4.6-8）。根据术者要求，可以放置封闭引流管。2.0 可吸收缝合线间断缝合皮下组织，不可吸收缝线垂直褥式减张缝合皮肤。外敷料包扎后，三面（AO）石膏托固定。

待伤口干燥后即可开始轻柔的关节活动度（ROM）锻炼（内翻、外翻、背伸、跖屈和旋转运动）。通常在术后第 3 天开始，对于有软组织问题或吸烟病史的患者需要延后。

根据术者要求，可以做术后 CT 扫描评估关节复位质量（图 4.6-9）。

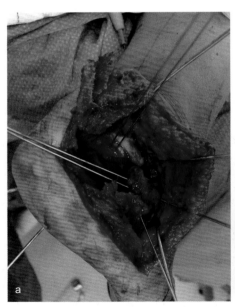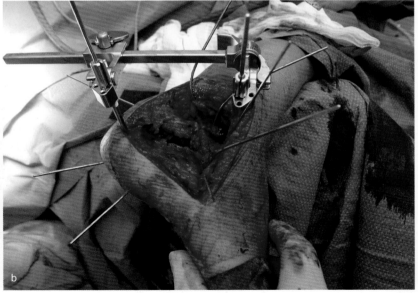

图 4.6-7 术中体位相。
a. 外侧扩大入路，克氏针牵开皮瓣。中央和前方关节面骨折块复位后，各使用 2 枚克氏针临时固定。
b. 使用小撑开器有助于恢复跟骨高度和长度。

5　陷阱和并发症

陷阱

术后伤口并发症

术前谈话要告知患者术后伤口并发症的可能性。外侧扩大入路术后出现切口并发症会使手术效果变差。复位不足和术后石膏固定时间过长也会影响手术效果。

手术时机

细心选择手术时机。过早或过晚手术都会增加术后并发症。

术者经验

完成跟骨骨折需要丰富的手术经验。经验不足会显著增加并发症发生率。

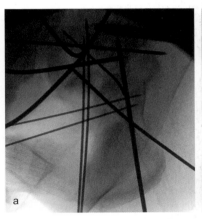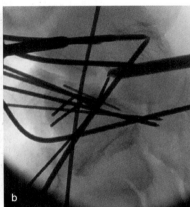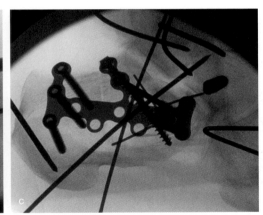

图 4.6-8　术中透视图像。
a. 轴位片判断力线和内侧皮质复位情况。
b. 术中 Brodén 位片。
c. 接骨板固定完成后透视侧位片。

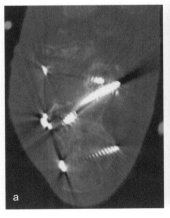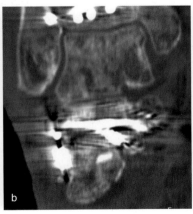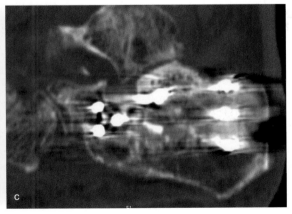

图 4.6-9　术后 3 个月 CT 检查。
a. 轴位片。
b. 半冠状位片。
c. 矢状位片。

并发症

- 术后伤口感染、皮瓣坏死、骨髓炎。
- 腓肠神经切口远近端的损伤。
- 螺钉位置不良（打入关节内或过长突出于内侧）。
- 跟骨形态和距下关节复位不足。
- 固定不充分（复位失效）。
- 创伤后关节炎。

6 其他技术

其他最常用的手术入路包括：

- 经皮螺钉固定入路（详见第4章第4节）。
- 跗骨窦入路（详见第4章第5节）。

可以替代"克氏针遗留技术"的方法是将克氏针穿出内侧皮肤，再从内侧拔出直至针尾与中央骨折块骨松质面平齐。在完成螺钉固定后，去除克氏针。

偶尔有些舌型骨折块非常难复位。此时可以采取 Sanders 介绍的截骨术，将舌型骨折转变为关节内压缩骨折，从而获得充分的复位（图4.6-10）。对于距下关节损伤严重的 Sanders IV型骨折，或骨折脱位、开放跟骨骨折，可以考虑一期关节融合术。但如果术者有信心复位固定骨折，则应避免一

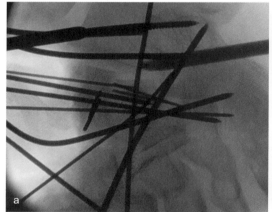
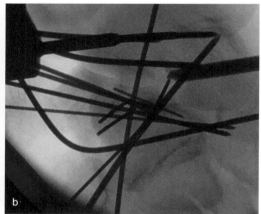
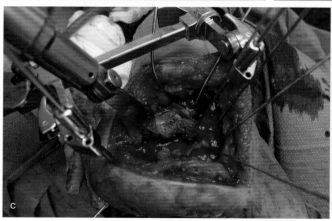
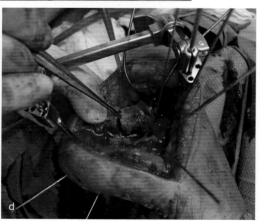

图 4.6-10　Sanders 截骨术以利骨折复位。
a. 复位后 Brodén 位片可见残留 3 mm 关节台阶。
b. 截骨后再次复位，残留 1 mm 台阶。
c. 截骨前术中体位相。
d. 截骨后术中体位相。

期融合关节。因为即使再小的距下关节活动对邻近关节也是有保护作用的。随着时间的延长，距下关节融合必然会导致 Chopart 关节和踝关节的问题。所以只要术者的技术和骨折类型允许，应该尽可能避免融合。并不是所有 Sanders Ⅳ 型骨折后期都需要距下关节融合的。

7　术后治疗和康复

术后外敷料包扎，石膏托固定，患肢用枕头垫高，注意不要压迫足跟部。如果术中留置引流管，多在术后 24~48 小时根据引流量拔出。

尽早开始完全 ROM 锻炼。通常在伤口和疼痛允许后，允许患者出院。许多医学中心都将此类骨折作为日间手术。这需要患者充分配合术后治疗。

术后 3 天拆除绷带，2 周拆线，8~12 周内不负重。

术后要想达到良好的关节功能，必须进行关节活动度锻炼。康复重点包括关节 ROM 锻炼、肌肉力量、本体感觉和步态训练。根据患者具体切口，开始足踝损伤后物理治疗。

术后 2 周（拆线和检查伤口）和 8 周分别随访（常规 X 线检查，如果骨愈合良好，可以开始负重）。单纯跟骨骨折患者术后 6 个月再次随访，术后 12 个月最后一次随访。本例患者合并 C 型开放 Pilon 骨折，末次随访时间定为术后 24 个月（图 4.6-11）。随访计划根据术者要求和骨折类型进行。

本例患者未出现术后伤口并发症。跟骨骨折顺利愈合。术后 2 年随访时，踝关节活动无痛，但距下关节僵硬、内外翻幅度较小。恢复全职工作。总体疗效为良。后期无需再复查。

内植物取出

患者有明确主诉时可取出内植物。接骨板可能会引起腓骨肌腱刺激，有时可能会触及螺钉或引起穿鞋时刺激。

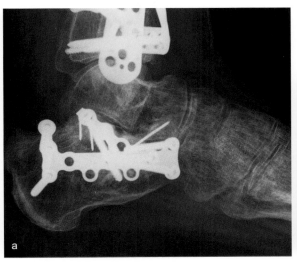
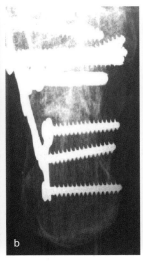
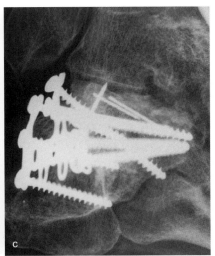

图 4.6-11　术后 24 个月随访 X 线片。
a. 侧位片。
b. 轴位片。
c. Brodén 位片。

推荐阅读

[1] Backes M, Spierings KE, Dingemans SA, et al. Evaluation and quantification of geographical differences in wound complication rates following the extended lateral approach in displaced intra-articular calcaneal fractures: a systematic review of the literature. Injury. 2017 Oct;48(10):2329–2335.

[2] Court-Brown CM, Schmied M, Schutte BG. Factors affecting infection after calcaneal fracture fixation. Injury. 2009 Dec;40(12):1313–1315.

[3] Dingemans SA, de Ruiter KJ, Birnie MFN, et al. Comparable postoperative pain levels using 2 different nerve blocks in the operative treatment of displaced intraarticular calcaneal fractures. Foot Ankle Int. 2017 Dec;38(12):1352–1356.

[4] Dingemans SA, Meijer ST, Backes M, et al. Outcome following osteosynthesis or primary arthrodesis of calcaneal fractures: a cross-sectional cohort study. Injury. 2017 Oct;48(10):2336–2341.

[5] Freeman BJ, Duff S, Allen PE, et al. The extended lateral approach to the hindfoot. Anatomical basis and surgical implications. J Bone Joint Surg Br. 1998 Jan;80(1):139–142.

[6] Rammelt S, Sangeorzan BJ, Swords MP. Calcaneal fractures—should we or should we not operate? Indian J Orthop. 2018 May–Jun;52(3):220–230.

[7] Rammelt S, Zwipp H, Schneiders W, et al. Severity of injury predicts subsequent function in surgically treated displaced intraarticular calcaneal fractures. Clin Orthop Relat Res. 2013 Sep;471(9):2885–2898.

[8] Sanders R, Fortin P, DiPasquale T, et al. Operative treatment in 120 displaced intraarticular calcaneal fractures. Results using a prognostic computed tomography scan classification. Clin Orthop Relat Res. 1993 May(290):87–95.

[9] Schepers T, Den Hartog D, Vogels LM, et al. Extended lateral approach for intraarticular calcaneal fractures: an inverse relationship between surgeon experience and wound complications. J Foot Ankle Surg. 2013 Mar–Apr;52(2):167–171.

[10] Zwipp H, Rammelt S, Barthel S. Calcaneal fractures: open reduction and internal fixation (ORIF). Injury. 2004 Sep;35 Suppl 2:Sb46–54.

Michael Swords, Stefan Rammelt

第 **7** 节 ｜ 跟骨骨折脱位
Calcaneal fracture dislocation

1 病例摘要

76 岁女性，出家门时从两层台阶摔倒。就诊于急诊室，诊断为踝关节扭伤。随后行 X 线检查发现跟骨骨折脱位。患者无其他病史或合并疾患（图 4.7-1 和图 4.7-2）。

2 术前计划

手术指征

跟骨骨折脱位必须手术治疗。手术目的包括将带有相当一部分后关节面的跟骨体 / 结节脱位骨折块复位，恢复后关节面力线，将腓骨长短肌腱还纳入腓骨肌腱沟内并固定，固定同时存在的腓骨远端压缩损伤。

如果不治疗跟骨骨折脱位，会导致严重的足部 3D 畸形，包括后足慢性外移、短缩和内翻畸形、跟腓撞击性疼痛、腓骨肌腱脱位等一系列问题。另外，后关节面脱位会造成距骨倾斜角变小，从而导致胫距撞击。

手术考虑因素

此类骨折的手术入路不同于治疗跟骨关节内骨折典型的手术入路。外侧扩大入路不是最理想的选

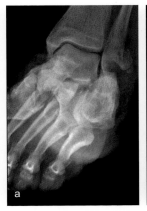
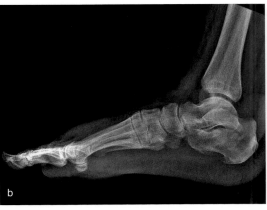
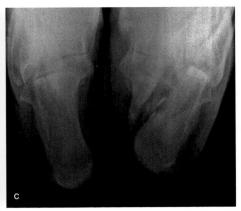

图 4.7-1 X 线片可见跟骨关节内骨折，外侧部分脱位。侧位片可见跟骨双边轮廓影，跟骨挤压造成腓骨远端粉碎骨折。
a. 踝穴位片。
b. 侧位片。
c. 轴位片。

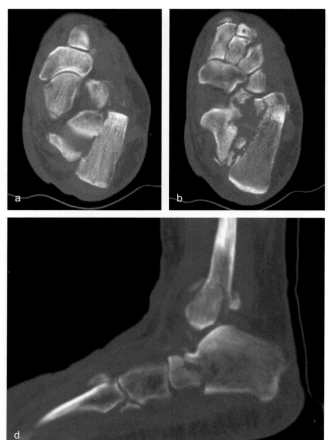

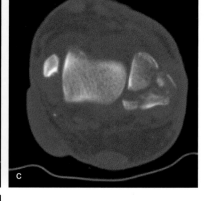

图 4.7-2　术前 CT 扫描。
a. 轴位片可见脱位明显。
b. 跟骨前突粉碎。
c. 腓骨远端大部分粉碎。
d. 整个跟骨外侧部分脱位并造成腓骨骨折。可见前突粉碎骨折。

择。脱位的后关节面外侧部分使得后关节面的显露极具挑战。跗骨窦入路又无法充分暴露腓骨远端和腓骨长短肌腱，而这是治疗跟骨骨折脱位所必需的。

脱位入路的切口起自腓骨尖，沿腓骨长短肌腱走行。该切口可以从上方复位向外脱位的关节面骨折块。后关节面清晰可见，有利于复位。如果需要修复半脱位或脱位的腓骨长短肌腱，可以向近端延长切口。如果合并腓骨远端骨折，也可以经切口的近端部分显露。本例患者骨折线延伸至跟骰关节，需要将切口向远端延长至跟骨前突。

此类骨折通常都有两大主要骨折块（载距突骨折块，跟骨结节 / 体部骨折块）。由于跟骨结节 / 体部骨折块带有相当一部分后关节面，造成的就是 Sanders 2B 或 2C 型骨折，同时合并后关节面外侧骨折块脱位。此类骨折很少需要使用跟骨接骨板固

定。如果骨折粉碎轻微，单纯使用拉力螺钉固定即可。通常使用 3.5 mm 螺钉。骨折线有可能会延伸至跟骨前突或跟骰关节。如果粉碎严重，可以使用 2.4 或者 2.7 小接骨板。如果骨密度下降，可以采用 2.4 或 2.7 锁定接骨板。

3　手术室准备

患者体位	· 侧卧位，可透 X 线手术床（患肢在上）
麻醉选择	· 全身麻醉，椎管内麻醉或区域阻滞麻醉
C 臂机位置	· 显示屏置于手术床对侧，C 臂机斜行插入手术床尾
止血带	· 根据术者需要 · 多能改善手术视野
技巧	· 延期手术会导致复位难度大增，故建议早期手术

有关麻醉相关内容的插图和概括请参考第 1 章。有关跟骨骨折侧卧位治疗的患者体位和 C 臂机位置摆放详情请参考第 4 章。

设备

- 头灯。
- 克氏针。
- 大点式复位（Weber）钳。
- 小骨折块螺钉。
- 不可吸收缝线。
- 微型接骨板。
- 骨密度下降时使用锁定微型接骨板。
- 骨膜起子。
- Schanz 针。

4　手术步骤

待皮肤消肿，软组织恢复后，进行手术。沿着腓骨肌腱上缘，在跟骨外侧壁做斜切口，切口起自腓骨尖（图 4.7-3）。注意不要伤及常常脱位至皮下组织内的腓骨长短肌腱。分离出肌腱并予以保护。沿跟骨外侧壁继续向下小心分离。找到脱位的外侧骨折块关节面（图 4.7-4）。然后将其复位回距骨下方。使用一把小骨刀从后关节面插入骨折端，向下

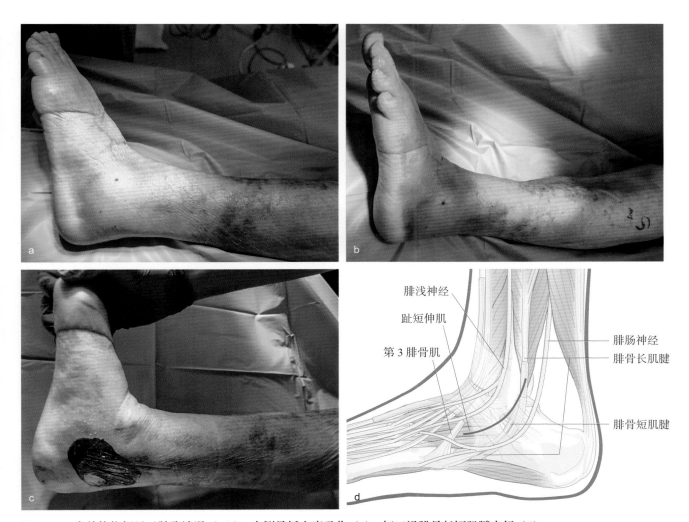

图 4.7-3　术前体位相显示肿胀消退（a-b），内侧骨折水疱吸收（c）。切口沿腓骨长短肌腱走行（d）。

翘拨外侧关节面将其复位到距骨下（图 4.7-5）。如果骨折陈旧造成复位困难时，可以使用撑开器。将一根固定针从外侧骨折块关节面上方打入距骨内，另一根从关节面下方打入跟骨外侧。使用小撑开器或椎板撑开器获得复位所必需的长度。

消除外侧骨折块脱位后，复位后关节面。如果需要，使用头灯能清晰地看到后关节面骨折线。通常后关节面骨折成两部分。直视下复位关节面骨折块，克氏针临时固定。需要时可以在内侧载距突表面做一小切口，将大点式复位钳的一端置于载距突

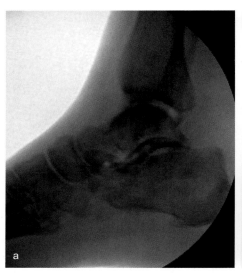
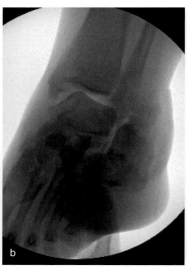
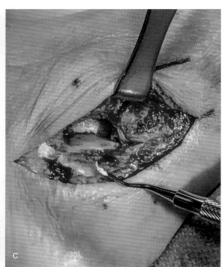

图 4.7-4　术中透视片和手术入路显示脱位。
a-b. C 臂机透视侧位和 Brodén 位可以清楚地看到骨折脱位和腓骨下撞击。
c. 脱位入路（Zwipp 等）沿腓骨长短肌腱走行。清晰可见向外脱位的跟骨骨折块与后关节面骨折块相连。

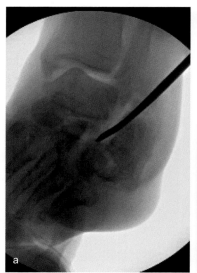
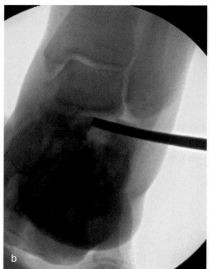
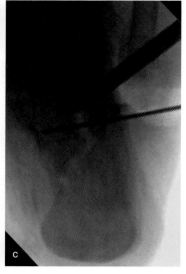

图 4.7-5　复位方法。
a. 从脱位的跟骨外侧骨折块上方小心插入一把骨刀或骨膜起子。然后将其从后关节面上方的骨折端插入。
b. 然后以此为杠杆，撬拨脱位的跟骨骨折块，将其复位至距骨下方。
c. 复位后使用克氏针固定。

上，一端钳夹跟骨外侧壁（图 4.7-6）。这样能复位和加压矢状面骨折线。然后从外向内钻入克氏针临时固定骨折。

直视下检查关节面复位情况。也可以用 Freer 骨膜起子触摸骨折线来评估复位情况。同时透视侧位，轴位和 Brodén 位 X 线片评估复位。

确定解剖复位后，根据粉碎程度以及骨质情况选取适当的内植物。如果骨折粉碎轻微，可以使用单纯螺钉固定。通常选择 3.5 mm 螺钉。如果粉碎明显，可以使用 2.4 或 2.7 接骨板固定在软骨下骨皮质上。对于类似本例患者这样的骨密度下降情况，可以使用锁定接骨板固定。同时也要处理前突粉碎骨折。

固定完成后，仔细检查腓骨长短肌腱是否稳定，或是存在腓骨肌支持带撕裂。如果存在支持带

撕裂和或腓骨肌腱不稳定，需要将肌腱复位回腓骨肌腱沟内，修复上腓骨肌支持带。损伤通常表现为腓骨肌支持带撕脱所造成的腓骨后方骨折。如果骨折块小于 1 cm，可以切除骨块再修复腓骨肌支持带。大骨折块可以复位后用微型接骨板或 2 枚拉力螺钉固定。固定撕脱骨折就能稳定腓骨长短肌腱（图 4.7-7）。

5 陷阱和并发症

陷阱

此类患者早期就诊时容易漏诊跟骨骨折，其原因在于 X 线片缺乏典型跟骨骨折表现，主要诊断通常是踝关节扭伤或下胫腓联合以远（Weber A 型）腓骨骨折，但实际上腓骨是被跟骨直接撞击

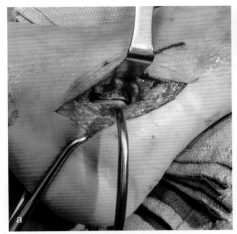
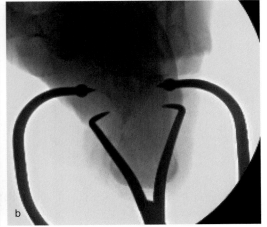
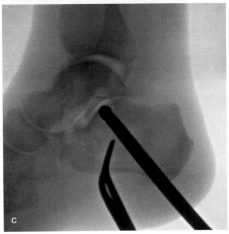

图 4.7-6　体位相（a）、轴位（b）和侧位（c）X 线片显示使用复位钳改善复位。在内侧放置复位钳时，必须小心以免损伤血管神经束。

导致的骨折。仔细阅读 X 线片是准确诊断的前提。在踝穴位和 Brodén 位片上可以看到关节外侧部分脱位靠近腓骨。在侧位片上可以看到距骨和跟骨重叠明显。

在所有跟骨骨折类型中，这是一种非常独特的损伤。切口选择非常重要。由于整个跟骨外侧完好，所以外侧扩大入路反而会增加手术难度。如果采取外侧扩大入路，显露观察和复位后关节面都将极为困难。

并发症
漏诊

由于这种骨折类型不典型，有时可能会被漏诊。结果是外侧脱位骨折块与腓骨远端和距骨相撞击。患者距下关节活动度丧失，出现剧烈疼痛。腓骨长短肌腱也会慢慢脱位。

慢性腓骨肌腱半脱位

有时可能会忽略腓骨远端后侧小骨折块的重要

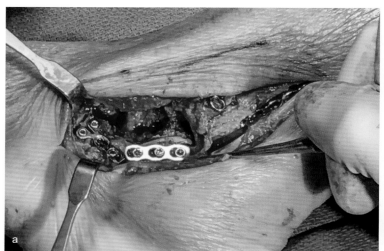
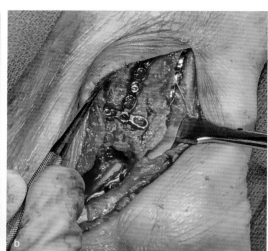
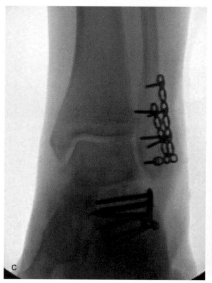
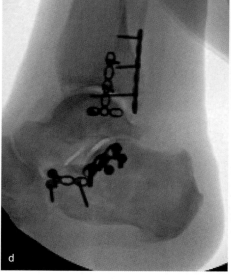
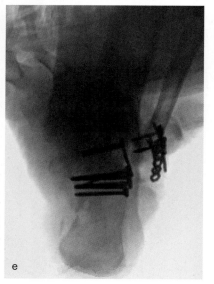

图 4.7-7　跟骨固定后图像，显示使用小锁定接骨板和拉力螺钉固定跟骨后关节面骨折脱位。跟骨前突使用 2.4 锁定 T 型接骨板固定。由于骨密度差，腓骨远端骨折和上腓骨肌支持带撕脱骨折使用微型锁定接骨板固定（a-b）。术毕透视踝穴位片（c）、侧位片（d）和轴位片（e）显示解剖重建。

性。理解以下问题非常重要：这其实是上腓骨肌支持带的撕脱骨折，需要将其修复来恢复腓骨长短肌腱的稳定性。

创伤后关节炎

与所有跟骨骨折一样，解剖重建关节面是降低创伤后关节炎风险的关键（图 4.7-8）。

6　其他技术

如果能早期诊断骨折，可使用 Schanz 针复位，但必须在受伤 3 天内进行。复位满意后可经皮螺钉固定。

如果患者就诊过晚，脱位骨折块的复位存在相当的难度。如果未能及时发现和治疗，跟腓接触会改变后足功能，腓骨长短肌腱会出现慢性脱位。如果损伤被漏诊或是未能早期治疗，可能需要截骨。如果脱位骨折块是一个较大的关节面外侧骨块，需要通过关节内截骨和重建来矫正。截骨术还包括将移位的跟骨体部内移后固定在内侧（载距突）骨折块上。可能还需要做内侧切口找到原始骨折线。需

要游离腓骨肌腱并切除所有粘连组织。由于软组织挛缩严重，需要使用 Schanz 针和撑开器辅助复位。

如果脱位关节面骨折块较小，且切除后仍有足够的距下关节面维持关节稳定性的话，可以考虑截骨后切除。

当主骨折块间分离较大而又未能及时发现时，可能会出现不愈合。此时需要切除所有的纤维瘢痕组织，清理原始骨折线，直到骨松质面渗血。然后再按照手术方法进行矫正。

如果骨折脱位漏诊后患者出现长期畸形和关节炎，需要考虑重建加关节融合术。

7　术后治疗和康复

术后伤口外敷料包扎，石膏托制动，抬高患肢。术后 2 周拆线。

功能锻炼

开始练习关节 ROM 的时间取决于腓骨长短肌腱的稳定性。如果术中发现腓骨长短肌腱没有不稳定，术后可以早期功能锻炼，但这种情况极少。多

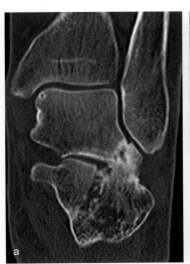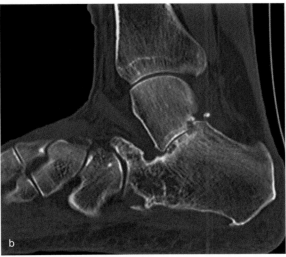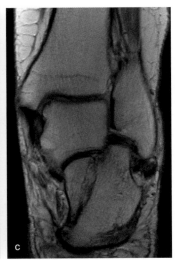

图 4.7-8　一例漏诊跟骨骨折脱位病例的晚期表现：轴位和矢状位 CT 扫描片（a-b）。跟骨外侧部分与距骨长期摩擦产生关节炎，关节活动受限。磁共振成像显示明显的跟骨外侧脱位（c）。

数情况下，术中都会发现存在腓骨长短肌腱不稳定。使用微型接骨板或拉力螺钉进行腓骨后缘骨性修复通常都能获得良好的稳定性，可以在术后 2 周开始活动度锻炼。如果腓骨肌支持带或腓骨长短肌腱本身损伤严重需要修复的话，距下关节活动度锻炼需要推迟到术后 4 周开始。

术后 2 周随访拆线。术后 6 周和 9 周 X 线片检查。通常在术后 9 周 X 线片可见骨性愈合表现，可以开始逐步负重。

内植物取出

很少需要取出内植物（图 4.7-9 和图 4.7-10）。只有在出现症状时才拆除。如果内植物较大，患者可能会出现腓骨长短肌腱刺激症状。

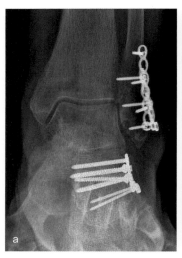
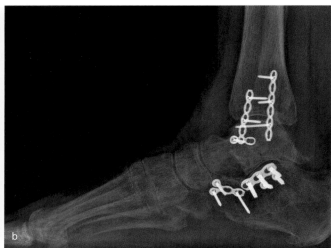
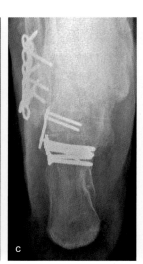

图 4.7-9 术后 1 年 X 线片显示骨折愈合，力线正常，未见骨性关节炎表现。
a. AP 位片。
b. 侧位片。
c. 轴位片。

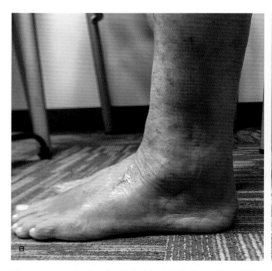
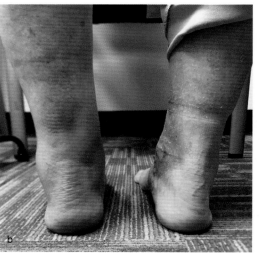

图 4.7-10 术后 1 年体位相可见力线正常，脱位入路手术切口愈合良好。

推荐阅读

[1] Biga N, Thomine JM. [Fracture-dislocation of the calcaneus. Apropos of 4 cases]. Rev Chir Orthop Reparatrice Appar Mot. 1977 Mar;63(2):191–202. French.

[2] Merle d´Aubigné MR. Fracture isolée de la petite apophyse du calcanéum traitée par ostéosynthèse (Rapport de M. Wilmoth). Mem Acad Chir Paris. 1936;62:1155–1159. French.

[3] Rammelt S, Zwipp H. Fractures of the calcaneus: current treatment strategies. Acta Chir Orthop Traumatol Cech. 2014;81(3):177–196.

[4] Rammelt S, Grass R, Zwipp H. Joint-preserving osteotomy for malunited intra-articular calcaneal fractures. J Orthop Trauma. 2013 Oct;27(10):e234–238.

[5] Rammelt S, Zwipp H. Corrective arthrodeses and osteotomies for post-traumatic hindfoot malalignment: indications, techniques, results. Int Orthop. 2013 Sep;37(9):1707–1717.

[6] Zwipp H, Rammelt S, Barthel S. Calcaneal fractures: open reduction and internal fixation (ORIF). Injury. 2004 Sep;35 Suppl 2:Sb46–54.

AO 足踝骨折治疗原则

Manual of Fracture Management Foot and Ankle

第5篇

距骨

Mandeep S Dhillon

第 5 章 | 距骨骨折和脱位
Talar fractures and dislocations

1 前言

距骨（Talus）一词源自希腊语"Talos"，Talos 是为保护欧洲免遭入侵而创造的一种机械巨人。他体内有一条从颈部到脚踝的静脉，其脆弱性被用来比作距骨脆弱的血供。

距骨的独特性在于其几乎完全被关节软骨覆盖，而没有肌肉附着。它通过以下 3 个重要关节参与踝关节、中足和后足的所有运动：胫距（踝）关节、距舟关节和距下关节。其中，胫距关节活动度最大，其次是距舟关节，距下关节活动度最小。由于这些关节错综复杂，所以很容易理解为什么距骨损伤会对足部生物力学产生深远的影响。

2 解剖和病理机制

距骨血供有 3 个重要来源（图 5-1 和图 5-2）。距骨的主要血供来自胫后动脉。跗骨管动脉是胫后动脉的一个分支，供应大部分距骨体；而胫后动脉的三角支供应距骨体的内侧部分。胫前动脉分支供应距骨头部和颈部。腓动脉穿支通过跗骨窦动脉供应距骨头部和颈部。值得注意的是，在距骨骨折中胫后动脉三角支可能是唯一残留的血供来源，因此手术医师应尽一切努力来保护它。

距骨颈骨折的损伤机制仍有争议。以往认为：暴力背伸加内翻或外翻是造成距骨颈骨折的主要损伤机制。但在 1977 年发现，当距骨体被卡在胫骨

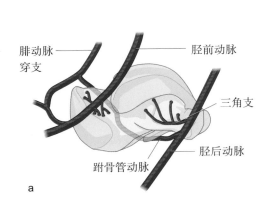

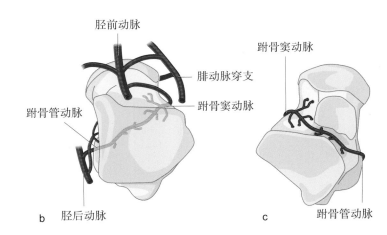

图 5-1 距骨血供。注意胫后动脉三角支和跗骨管动脉。距骨体后内侧入路会破坏该血液供应。因此，如果必须暴露距骨体，可采取内踝截骨术（版权：Patrick Cronier）。

远端关节面与跟骨之间的同时，从足底侧施加轴向暴力，通过距骨颈的悬臂弯曲作用，会造成距骨颈骨折。与之相反，距骨体骨折是由轴向暴力引起的，总会伴有不同程度的粉碎。距骨头骨折比较少见，是由通过舟骨的轴向暴力导致的。外侧突骨折常由暴力外翻所致，通常又被称为"滑雪板损伤"。后侧突骨折常由暴力跖屈所致，与外侧突骨折同样都常伴有距下关节脱位。而距下关节脱位则有多种不同的创伤机制：距下关节内侧脱位是由跖屈内翻暴力所致；距下关节外侧脱位是由外翻暴力所致。暴力作用可以停止在任一阶段，也可以最终导致全距骨脱位或距骨脱出。

3 骨折分型

距骨骨折根据解剖位置可分为中央骨折和周围骨折。中央骨折包括距骨颈骨折和体骨折。为了便于分型，将位于外侧突前方的骨折分为距骨颈骨折，而位于外侧突或其后方的骨折分为距骨体骨折。周围骨折包括距骨头骨折、外侧突骨折和后侧突骨折。

在 2018 年修订的 AO/OTA 分类中，距骨骨折用"81"表示。距骨体骨折分为 3 个部位：体81.1、颈81.2、头81.3。外侧突骨折（81.1.A2）和后侧突骨折（81.1.A3）均包含在距骨体骨折中。距骨体骨折可以是单纯撕脱骨折、部分关节内骨折或复杂关节内骨折。距骨骨折的 AO/OTA 分类详见附录。

Hawkins 将距骨颈骨折分为 3 型（图 5-3）：
- 1 型：无移位的距骨颈骨折。
- 2 型：移位的距骨颈骨折，伴有或不伴距下关节脱位。
- 3 型：移位的距骨颈骨折，伴有距下关节与胫距关节脱位。

Canale 和 Kelly 描述了另外一种 4 型骨折：移位的距骨颈骨折，同时合并距下关节、胫距关节和

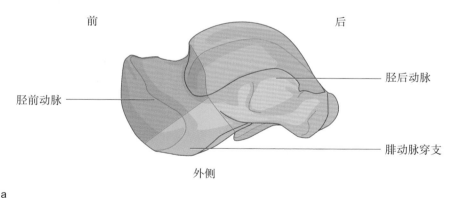

前　　　　　　　　　　　　后

胫后动脉

胫前动脉

腓动脉穿支

外侧

a

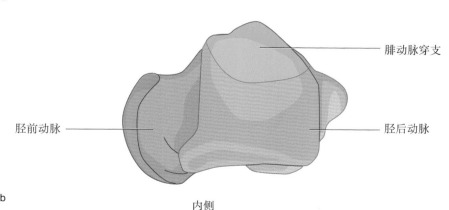

腓动脉穿支

胫前动脉

胫后动脉

b　　　　　内侧

图 5-2　三角支动脉对于距骨颈和体部的内侧血供非常重要。足背动脉分支供应距骨头和大部分背侧距骨颈。跗骨管动脉来自胫后动脉分支，供应大部分距骨体。腓动脉对外侧血供的贡献最小。

距舟关节（TN）脱位。

Marti 分型涵盖了所有周围型和中央型距骨骨折（图 5-3）。包括以下四种类型：

- 1 型：周围型骨折包括距骨突骨折和距骨头骨折。
- 2 型：无移位中央型骨折（颈部或体部）。
- 3 型：颈部或体部骨折，同时在距下关节和踝关节有移位。
- 4 型：颈部或体部骨折，同时在距下关节和踝关节有移位，距骨体粉碎，距舟关节移位。

4 距下关节脱位

距骨脱位包括距下、全距骨或距骨周围脱位。它们可能是开放性损伤，也可能是闭合性损伤。距下关节脱位通常被定义为距下关节与 TN 关节同时脱位，但某些损伤的确没有 TN 关节脱位。踝关节没有移位。这些损伤常合并距骨周围型骨折。单纯韧带型距骨脱位预后相对更好。

根据足部相对于距骨的移位方向，将脱位分为内侧或外侧，前方或后方。如果暴力继续作用，踝

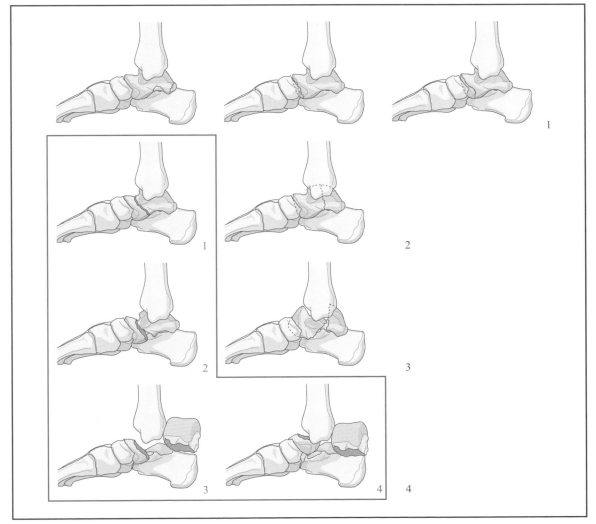

Marti分型（包含所有周围型和中央型距骨骨折）
Hawkins分型（只包含距骨颈骨折）

图 5-3　距骨骨折的 Marti 和 Hawkins 分型（版权：Hans Zwipp 和 Stefan Rammelt）。

关节也会脱位，从而导致全距骨或距骨周围脱位。这些脱位可能是闭合的，也可能是开放的，持续的暴力甚至可以使距骨完全脱出皮肤之外（详见第 5 章第 9 节）。

内侧脱位导致跟骨内移，足内翻跖屈。皮肤被下方突出的距骨头和外踝顶起，并伴有肿胀。

外侧脱位多为高能量损伤，常为开放性损伤。与距下关节内侧脱位相比，外侧脱位相对较少（15%~20%），由外翻暴力造成，合并骨折发生率较高。

跟舟韧带坚固，不易断裂。外翻暴力使较弱的 TN 和距跟韧带断裂，距骨仍然位于踝关节内，而跟骨、舟骨和所有足远端结构作为一个整体向外侧、背侧移位。临床表现为跟骨外移，足外翻外展。距骨头部突出于内侧，可以触及。

5 术前评估

临床评估

几乎所有距骨骨折和脱位都是高能量损伤。软组织损伤可表现为肿胀和瘀斑。距下关节内侧脱位表现为"获得性马蹄内翻足"畸形，而外侧脱位表现为"获得性扁平足"畸形。外侧突和后侧突损伤的临床表现较轻微，难以发现，诊断多被延迟。

影像学评估

所有病例均需拍摄踝关节标准 X 线片，包括前后位（AP）、侧位片和踝穴位片。Canale 和 Kelly 位片（图 5-4）有助于观察距骨颈。将足平放在片盒上，足旋前 15°，射线球管向头侧倾斜与垂直面成 15° 夹角。

CT 对于评估骨折类型、发现外侧突和后侧突骨折非常重要，而这些在普通 X 线片上很难做到。

磁共振成像在急性损伤中的应用较少。

6 非手术治疗

绝大多数移位的距骨骨折需要手术治疗，而非手术治疗相对较少。无移位的距骨颈骨折（Hawkins 1 型）可以采用非手术治疗，但必须进行 CT 扫描以证实骨折确实没有移位，也不粉碎。经皮固定此类骨折的优点是允许早期活动而不用担心骨折移位，从而减少关节僵硬。

7 手术治疗

患者体位

患者通常仰卧位，同侧臀部下垫高。手术铺巾和摆放体位时需要考虑到大多数复杂骨折需要采用

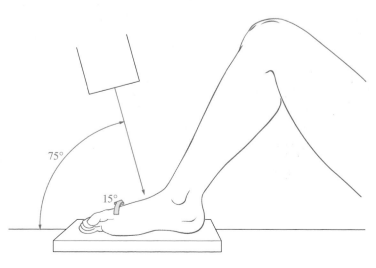

图 5-4 足 Canale 和 Kelly 位片。

双切口入路。患足通常放于可透 X 线手术床末端，C 臂机放置于外科医生的对面以方便操作。推荐使用止血带。

手术入路

距骨颈骨折最好采用双切口入路。采用双切口入路可以提高复位的准确性。前内侧入路和前外侧入路（图 5-5）分别用于处理距骨颈的内侧和外侧。应特别注意保存三角韧带在距骨上的附着点，因为这可能是距骨唯一残留的血供。应避免在距骨颈背侧剥离。

距骨体骨折采用内踝截骨入路，这样可以直接暴露距骨顶（图 5-6）。

距骨体后内侧可通过后内侧入路暴露。在极少数需要处理距骨后外侧的情况下，可以采用后外侧入路，或者使用腓骨截骨。

距骨外侧突可经直接外侧入路暴露。

手术注意事项

对于合并脱位的距骨颈移位骨折，应急诊复位，否则有可能加重软组织损伤并危及本已受损的血供。急诊可以尝试闭合复位，不必强求解剖复

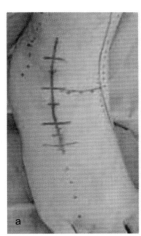
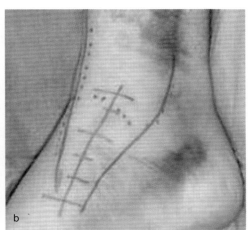

图 5-5 手术入路。
a. 前内侧入路。
b. 前外侧入路。

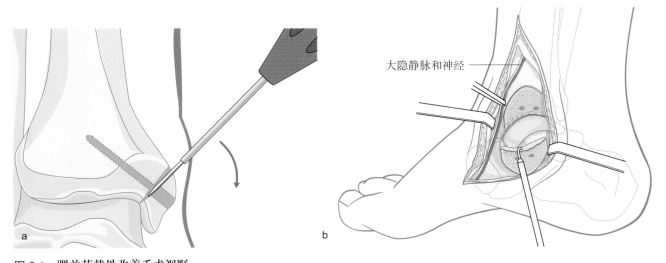

大隐静脉和神经

图 5-6 踝关节截骨改善手术视野。
a. 螺钉孔预钻孔技术。
b. 翻开内踝。

位。在没有脱位的 Hawkins 2 型距骨颈骨折中，如果存在软组织损伤，可以推迟手术治疗。在某些距骨颈和体部骨折中，距骨体可能从踝穴后内侧脱出。此时需要立即闭合或切开复位，否则会出现皮肤坏死，而且距骨缺血性坏死（AVN）的概率将成倍增加。需要重点指出的是要紧急复位，而最终固定可以等到诊断明确，软组织消肿后再进行。

一旦决定手术，术者应该在脑海中有一个清晰的计划，其中应该包括手术入路，所需的复位工具和内植物。在胫骨远端和跟骨上连接股骨牵开器固定针可以改善距骨体的显露，也可以帮助将脱出的距骨体复位。将克氏针置入距骨头作为撬棒有助于复位距骨颈骨折。采用螺钉或接骨板固定。骨折端内侧通常粉碎，因此，为了预防内翻复位不足，有必要使用内侧接骨板固定或全螺纹骨松质螺钉和植骨。外侧通常不粉碎，可以用加压螺钉固定。无头螺钉可用于固定较小的骨折块，以及外侧突和后侧突骨折。可能需要用克氏针固定距下和距舟关节以维持复位。对于严重粉碎性骨折患者，可在早期使用跨踝关节外固定架来保护内植物。

开放性骨折需要紧急清创，但复位和固定的原则是一样的。如果考虑准备做软组织瓣手术，可以

使用跨关节外固定架。对于距骨体脱出的骨折和距骨脱出病例，应尽快复位。目前对于距骨脱出的治疗仍有争议，但现有文献倾向于一期将脱出的距骨再植。

8 术后治疗

一般来说，切口愈合后就要尽早开始早期不负重和轻柔的活动度练习。早期可以使用背托、夹板或石膏管型来促进软组织愈合。在术后 4~6 周，可以佩戴可拆式支具开始部分负重。完全负重应推迟到骨折愈合之后。对于 AVN 病例，应推迟负重（图 5-7）。

9 并发症和预后

一直以来所报道的距骨骨折预后都较差。但随着我们对这些复杂骨折理解的不断提升，预后有望得到改善。距骨骨折的常见并发症包括缺血性坏死、关节炎和畸形愈合。畸形愈合是距骨颈骨折的一种致残性并发症，通常是由于距骨颈内侧复位不足和短缩导致的内翻畸形。由于距骨独特的解剖结

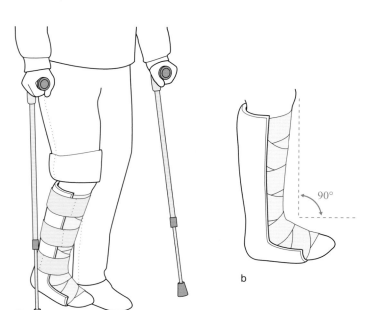

图 5-7 术后康复。不负重扶拐行走（a）。保持踝关节 90°（b）。

构，距骨畸形愈合几乎都会直接或间接地导致关节对合异常。尽管由于理解的加深，距骨缺血性坏死的发生率似乎有所下降，而且像塌陷这样的并发症也变得不常见了，但这仍然是距骨骨折最可怕的并发症。Hawkins 分型可用于预测缺血性坏死的发生率。如果出现 AVN，应延迟负重以防止距骨顶塌陷。在许多病例中，由于完整的三角支动脉供应内侧，AVN 只累及距骨顶外侧。不过并非所有 AVN 患者都有距骨塌陷并导致预后不良。关节炎是距骨颈骨折的晚期并发症，最常累及距下关节。

推荐阅读

[1] Buza JA, 3rd, Leucht P. Fractures of the talus: Current concepts and new developments. Foot Ankle Surg. 2018 Aug;24(4):282–290.

[2] Canale ST, Kelly FB Jr. Fractures of the neck of the talus. Long-term evaluation of seventy-one cases. J Bone Joint Surg Am. 1978 Mar;60(2):143–156.

[3] Coltart WD. Aviator's astragalus. J Bone Joint Surg Br. 1952 Nov;34-b(4):545–566.

[4] Gross CE, Haughom B, Chahal J, et al. Treatments for avascular necrosis of the talus: a systematic review. Foot Ankle Spec. 2014 Oct;7(5):387–397.

[5] Cronier P, Talha A, Massin P. Central talar fractures—therapeutic considerations. Injury. 2004 Sep;35 Suppl 2:Sb10–22.

[6] Hawkins LG. Fractures of the neck of the talus. J Bone Joint Surg Am. 1970 Jul;52(5):991–1002.

[7] Jordan RK, Bafna KR, Liu J, et al. Complications of talar neck fractures by Hawkins Classification: a systematic review. J Foot Ankle Surg. 2017 Jul–Aug;56(4):817–821.

[8] Penny JN, Davis LA. Fractures and fracture-dislocations of the neck of the talus. J Trauma. 1980 Dec;20(12):1029–1037.

[9] Peterson L, Goldie IF, Irstam L. Fracture of the neck of the talus. A clinical study. Acta Orthop Scand. 1977;48(6):696–706.

[10] Rammelt S, Zwipp H. Talar neck and body fractures. Injury. 2009 Feb;40(2):120–135.

[11] Vallier HA, Nork SE, Benirschke SK, et al. Surgical treatment of talar body fractures. J Bone Joint Surg Am. 2003 Sep;85-a(9):1716–1724.

[12] Vallier HA, Reichard SG, Boyd AJ, et al. A new look at the Hawkins classification for talar neck fractures: which features of injury and treatment are predictive of osteonecrosis? J Bone Joint Surg Am. 2014 Feb 5;96(3):192–197.

第 1 节　距骨顶骨软骨骨折
Osteochondral dome fracture

Omkar Baxi, Michael Yeranosian, Sheldon Lin

1 病例摘要

19 岁男性，否认内科疾病史，打篮球时扭伤左踝。受伤时前足着地摔倒。伤后踝关节即感疼痛肿胀，无法负重。

临床查体发现外踝触痛明显，患者主诉休息时踝关节深部钝痛。踝关节背侧和外侧皮肤擦伤。远端血运完好，足背动脉和胫后动脉搏动有力。无神经损伤症状。

急诊 X 线片检查显示 Weber B 型外踝骨折（AO/OTA 44B1，单纯经下胫腓联合腓骨损伤）和距骨外侧高密度影，提示距骨顶骨软骨骨折（图 5.1-1）。未见距骨半脱位或距骨倾斜。

短腿石膏管型制动后做 CT 扫描（图 5.1-2），证实腓骨骨折和距骨顶最外侧骨软骨骨折。

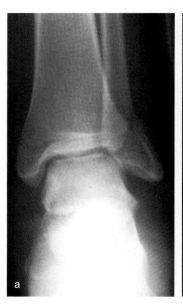 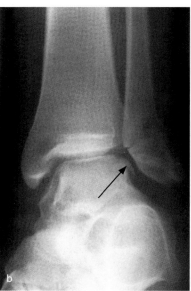 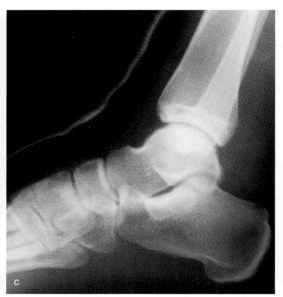

图 5.1-1　左踝关节 X 线片显示 Weber B 型外踝骨折。仔细观察踝穴位片可见距骨顶外侧小骨软骨骨折块（箭头）。
a. AP 位片。
b. 踝穴位片。
c. 侧位片。

2　术前计划

手术指征

当平片发现急性距骨顶骨软骨骨折时，必须做 CT 检查进一步评估骨性损伤范围。如果距骨顶骨软骨骨折造成关节面不匹配，或不稳定造成踝关节力线异常，或存在游离骨块时，建议手术治疗。

治疗方案

免负重和制动

如果距骨骨软骨块无移位且稳定，推荐闭合治疗。患肢通常不能负重。早期鼓励进行踝关节活动度（ROM）练习以避免关节僵硬。

手术切除骨折碎块

如果骨折块没有足够的骨量进行适当固定的话，应该将其切除以免骨折块变成游离体造成关节进一步损伤。可以通过切开或关节镜技术完成。在某些病例中，需要根据术中探查发现来决定。

骨折固定

如果距骨顶骨软骨骨折块有足够的骨量允许固

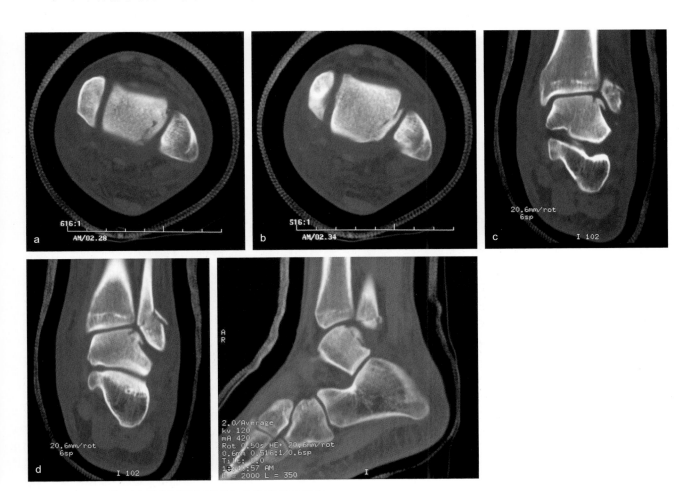

图 5.1-2　CT 图像证实外踝骨折和距骨后外侧骨软骨骨折。
a-b. 轴位片。
c-d. 冠状位片。
e.　矢状位片。

定并获得骨 – 骨间愈合的话，建议早期固定以便最大限度地获得关节（透明）软骨愈合，以期预防或延迟创伤后关节炎。各种骨软骨固定技术均有报道，但仍缺乏长期疗效对照研究。

本例患者的距骨顶骨软骨骨折累及距骨穹顶最外侧部分，从关节面最前方延伸到最后侧，因此需要复位和固定。可以通过腓骨远端骨折块来显露距骨顶外侧。如果没有腓骨骨折，通常需要做外踝截骨。计划使用生物可吸收螺钉固定。其他选择还包括金属不可吸收螺钉，但应谨慎使用，因为即使将螺钉埋头处理，在骨折块下沉时螺钉也会突出到关节内；使用生物可吸收针也是一种固定方法。

3 手术室准备

患者体位	· 仰卧于可透 X 线手术床上，同侧髋部下垫高，纠正肢体的自然外旋
麻醉选择	· 根据术者偏好和损伤程度选择全身麻醉或区域阻滞麻醉 · 在切开或关节镜手术使用牵开器时，肌松药会有帮助
C 臂机位置	· 置于手术床对侧，以便在需要时推进术区 · C 臂机显示屏置于上方，以便术者查看
止血带	· 可用于改善术野和复位

有关麻醉注意事项的说明和概述，详见第 1 章。

设备

· 持骨钳和复位钳。
· 牙科钩。
· 克氏针。
· 生物可吸收螺钉或固定针。
· 螺钉（适合埋头的无头螺钉或小直径螺钉）。
· 踝关节骨折固定器械（根据术者习惯）。

4 手术步骤

距骨骨软骨骨折块应在直视下复位固定。因此，入路选择必须考虑距骨顶骨折块的具体位置。对于单纯的后外侧距骨损伤，需要外踝截骨以显露外侧距骨顶。当合并腓骨骨折时，可以利用外踝骨折线来应用外踝截骨原则。

如果术者习惯使用止血带，患肢驱血后止血带充气。设计标准腓骨外侧入路，切口稍向前移。切开切口时注意避免损伤通过术区的腓浅神经。神经通常位于腓骨尖近端约 5 cm 处，但可能会有个体差异，偶尔会从腓骨非常低的位置穿过。在整个手术过程中，保持腓浅神经位于剥离范围的前方。

然后向前剥离至下胫腓联合水平，松解下胫腓前韧带以便活动腓骨远端。通过骨折端或设计的腓骨截骨端活动外踝，用以暴露距骨顶外侧。如果腓骨完整，可以在下胫腓联合韧带附着点上方做横行截骨（图 5.1-3）。截骨水平必须足够偏近端，以便在手术结束时有足够的腓骨远端用于加压接骨板固定。本例患者合并腓骨骨折，松解下胫腓前韧带能使腓骨远端骨折块有足够的活动度，将其沿着后侧软组织铰链旋转，即可暴露距骨外侧。

距骨外侧显露后，可直接处理距骨顶骨软骨骨折。内翻后足和踝关节可以进一步扩大术野。另外也可以使用小牵开器改善术野。

如果骨折块大小足够螺钉固定，可以使用生物可吸收螺钉固定。用克氏针做撬棒或使用牙科钩直接复位骨折块，克氏针临时固定（图 5.1-4）。通常决定固定稳定性的因素是骨折块关节面下的骨量。如果骨折块太小无法用生物可吸收螺钉固定的话，可使用克氏针或生物可吸收针作为最终固定。或者可以切除骨软骨碎片，一期或延期使用软骨修复技术：例如微骨折、骨软骨自体移植或骨软骨同种异体移植。本例患者骨折块足够大，可以进行内固定。将 1 枚细克氏针钻入骨折块，当做撬棒复位骨折。由外向内在距骨顶内拧入 2 枚 2.7 mm 生物可

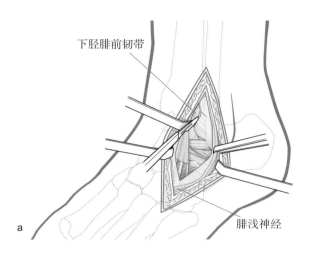

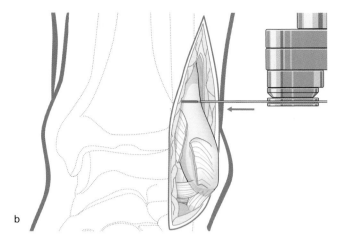

下胫腓前韧带

腓浅神经

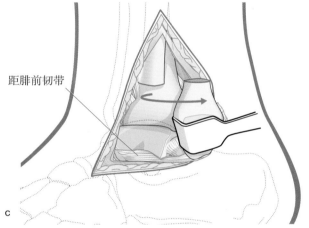

距腓前韧带

图 5.1-3　显露距骨顶外侧。
a.　切断下胫腓前韧带和距腓前韧带时保留一定宽度组织，
　　以备后期修复。
b-c.如果腓骨没有骨折，需要做腓骨横行截骨（b），将腓骨
　　向外旋转显露距骨（c）。

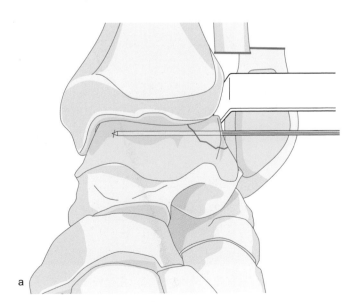

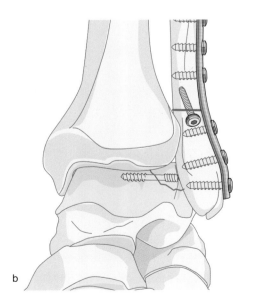

图 5.1-4　距骨骨软骨骨折固定。
a. 腓骨截骨后将其旋转显露骨折端，克氏针临时固定。
b. 无头加压螺钉固定距骨骨软骨骨折块，腓骨接骨板固定重建腓骨。

吸收螺钉，产生加压效果。直视下和术中 C 臂机透视确认复位。

距骨固定完成后，将注意力转向腓骨。如果术中截骨，使用 1/3 管状板或预塑形的腓骨远端板进行加压固定。本例患者存在腓骨骨折，选择预塑形腓骨远端接骨板固定。可以使用复位钳复位腓骨骨折。

如果腓骨复位不充分，可以使用其他复位技术。可能需要使用螺钉推挤技术来恢复长度。首先在腓骨远端骨折块上经接骨板拧入单皮质锁定螺钉。然后在接骨板近端拧入一枚双皮质螺钉。在这枚螺钉和接骨板之间插入一把椎板撑开器并将其撑开，即可恢复腓骨长度。在复位充分并用 C 臂机透视确认后，在近端拧入螺钉完成腓骨固定（图 5.1-5）。另外也可以使用小牵开器帮助复位。此时，找到之前切断的下胫腓前韧带，使用不可吸收缝线修复。术中外旋应力试验和拉钩试验证实下胫腓联合稳定

性。如果踝关节不稳定，需要拧入下胫腓螺钉。

内侧距骨顶骨软骨骨折

内侧距骨顶骨软骨骨折不如外侧多见，通常需要做内踝截骨获得充分的显露。需要仔细设计截骨，并用克氏针作为导向器辅助截骨（图 5.1-6）。克氏针钻入内踝，在距骨骨折外侧缘穿透胫骨远端关节面。使用薄摆锯或骨刀做内踝截骨，截开至胫骨穹隆软骨下骨水平。然后使用薄而宽的骨刀完成截骨，以免距骨出现医源性损伤，并尽可能减少锯片截骨造成的骨和软骨丢失。然后以三角韧带为铰链将其翻开，暴露距骨顶内侧。

使用上述相同的技术进行距骨骨折的复位和固定。若行内侧截骨，要确保截骨范围包括足够的胫骨穹隆以获得良好显露。截骨应从胫骨穹隆关节面进入踝关节，而不应只截断内踝，否则会影响骨软骨骨折的暴露。

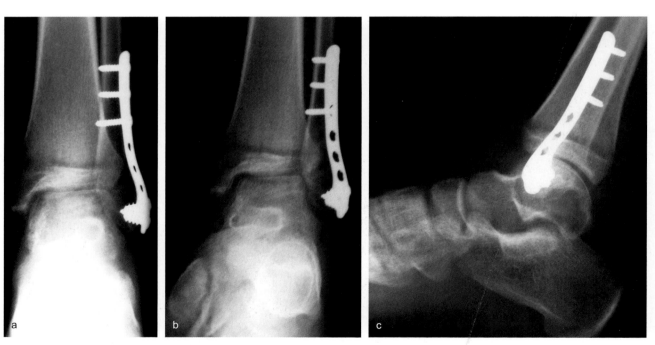

图 5.1-5 术后 X 线片显示距骨骨软骨骨折使用可透 X 线的生物可降解无头螺钉固定，外踝骨折锁定接骨板固定。
a. AP 位片。
b. 踝穴位片。
c. 侧位片。

5 陷阱和并发症

陷阱

初诊时漏诊

距骨顶骨软骨骨折常见的治疗陷阱是初诊时漏诊。骨折碎块可能很小，在伤后 X 线片上容易被漏诊。如果 X 线片显示不清楚或临床高度怀疑距骨骨软骨骨折时，应完善 CT 扫描。磁共振成像有助于发现隐匿性损伤，但在帮助术者 3D 查看损伤方面不如 CT。

踝关节截骨并发症

- 如果不合并踝关节骨折，则需行踝关节截骨显露距骨。不正确的截骨水平会妨碍暴露距骨。可以在 C 臂机透视引导下置入克氏针，确定恰当的截骨平面。
- 内外踝截骨固定不良可能会造成不愈合，而需要手术翻修。
- 最后是截骨线进入踝关节内。截骨端复位不足或截骨时损伤关节面会引发关节炎。

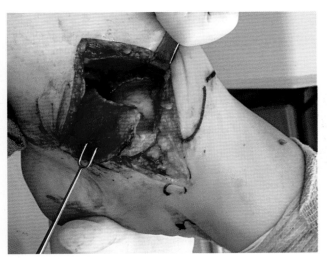

图 5.1-6　另一病例显示内踝截骨显露距骨顶内侧。将截断的内踝骨块翻转后能充分暴露距骨顶。

距骨顶骨软骨块固定丢失

距骨顶骨软骨块固定丢失可能会造成胫距关节内游离体、加速关节退变。术中要确认固定情况。使用克氏针固定埋入技术应谨慎。如果骨软骨块吸收，埋入的克氏针将变得突出并损伤关节。如果采用该技术，需密切随访以确保克氏针不会突出。

并发症

- 漏诊会产生关节内游离体，加速关节退变。
- 外侧入路暴露过程中损伤腓浅神经。
- 截骨时损伤距骨关节面。
- 内外踝截骨后非解剖固定。
- 骨软骨块坏死。
- 骨软骨块松动和继发性内固定失败。
- 内植物突出造成关节损伤。
- 创伤后踝关节炎。

6 其他技术

相对于截骨技术切开显露，关节镜下处理距骨顶骨软骨骨折也是一种选择。关节镜手术常用于不合并踝关节骨折的病例，但近期研究也提倡关节镜辅助下踝关节切开固定术，以评估容易在 X 线片上漏诊的距骨顶骨软骨骨折。由于这些研究尚未显示出优于传统技术的结果，未来还需要研究明确关节镜检查在踝关节骨折治疗中的作用。

对于不适合内固定的骨软骨小碎片，切除该碎片可能是最佳选择。切除后可以采用膝关节常用的软骨修复技术。对病变顺行或逆行钻孔，通过微骨折来促进纤维软骨的形成。

不适合固定的较大骨软骨块可能会造成缺损，需要做自体异体或骨软骨移植来促进透明软骨愈合。

7 术后治疗和康复

绝大多数急性骨软骨骨折都合并踝关节骨折，可以采用类似的术后治疗方案。建议术后至少 6 周不负重，之后再逐渐负重。由于运动能促进软骨愈合，因此鼓励尽早做 ROM 练习，通常可以在术后 2 周切口愈合后开始。图 5.1-7 所示为内侧骨软骨缺损患者自体骨软骨移植术后的末次随访 X 线片。

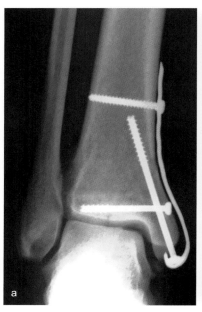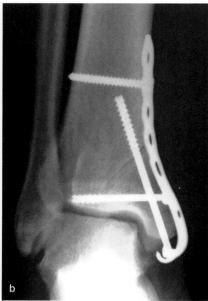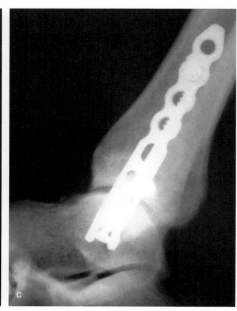

图 5.1-7 另一例患者 X 线片显示内踝截骨使用拉力螺钉和钩状接骨板固定后的结构。
a. AP 位片。
b. 踝穴位片。
c. 侧位片。

推荐阅读

[1] Chan KB, Lui TH. Role of ankle arthroscopy in management of acute ankle fracture. Arthroscopy. 2016 Nov;32(11):2373–2380.

[2] Choi WJ, Park KK, Kim BS, et al. Osteochondral lesion of the talus: is there a critical defect size for poor outcome? Am J Sports Med. 2009 Oct;37(10):1974–1980.

[3] Dunlap BJ, Ferkel RD, Applegate GR. The "LIFT" lesion: lateral inverted osteochondral fracture of the talus. Arthroscopy. 2013 Nov;29(11):1826–1833.

[4] Gonzalez TA, Macaulay AA, Ehrlichman LK, et al. Arthroscopically assisted versus standard open reduction and internal fixation techniques for the acute ankle fracture. Foot Ankle Int. 2016 May;37(5):554–562.

[5] Hannon CP, Smyth NA, Murawski CD, et al. Osteochondral lesions of the talus: aspects of current management. Bone Joint J. 2014 Feb;96-b(2):164–171.

[6] Leontaritis N, Hinojosa L, Panchbhavi VK. Arthroscopically detected intra-articular lesions associated with acute ankle fractures. J Bone Joint Surg Am. 2009 Feb;91(2):333–339.

[7] Mitchell ME, Giza E, Sullivan MR. Cartilage transplantation techniques for talar cartilage lesions. J Am Acad Orthop Surg. 2009 Jul;17(7):407–414.

[8] Nosewicz TL, Beerekamp MS, De Muinck Keizer RJ, et al. Prospective computed tomographic analysis of osteochondral lesions of the ankle joint associated with ankle fractures. Foot Ankle Int. 2016 Aug;37(8):829–834.

[9] Pritsch M, Horoshovski H, Farine I. Arthroscopic treatment of osteochondral lesions of the talus. J Bone Joint Surg Am. 1986 Jul;68(6):862–865.

[10] Regier M, Petersen JP, Hamurcu A, et al. High incidence of osteochondral lesions after open reduction and internal fixation of displaced ankle fractures: medium-term follow-up of 100 cases. Injury. 2016 Mar;47(3):757–761.

[11] Salter RB, Simmonds DF, Malcolm BW, et al. The biological effect of continuous passive motion on the healing of full-thickness defects in articular cartilage. An experimental investigation in the rabbit. J Bone Joint Surg Am. 1980 Dec;62(8):1232–1251.

[12] Takao M, Uchio Y, Naito K, et al. Diagnosis and treatment of combined intra-articular disorders in acute distal fibular fractures. J Trauma. 2004 Dec;57(6):1303–1307.

[13] Vaghela KR, Clement H, Parker L. Syndesmosis preserving osteotomy of the fibula for access to the lateral talar dome. Foot Ankle Surg. 2016 Sep;22(3):210–213.

第2节 ｜ 外侧突骨折

Lateral process fracture

Mandeep S Dhillon, Devendra K Chouhan

1 病例摘要

42 岁男性，参加雪上运动时扭伤右踝。伤后 1 小时内，右踝出现疼痛肿胀。就诊于当地医院拍摄踝关节 X 线片，AP 位片显示小片 / 撕脱骨折。侧位片未见明显骨折。患者诊断为距骨外侧突骨折（AO/OTA 81.1.A2）。在腓骨和距骨间隙可见骨折块（图 5.2-1）。

由于基层医院缺乏设施，患者转诊至更高级别医院处理骨折。CT 扫描图像显示骨折解剖，排除其他相关损伤。冠状位片显示距骨外侧突骨折，累及距下关节（Funk 型 B1），腓骨下间隙可见小粉碎骨块（图 5.2-2）。短腿石膏制动并抬高患肢。

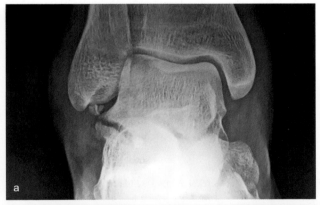
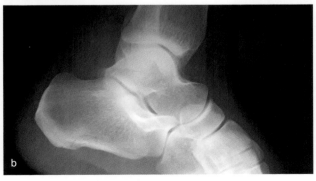

图 5.2-1　伤后 X 线片。
a. 踝关节 AP 位片显示距骨外侧突骨折。注意腓骨下外侧沟间隙内小骨块。
b. 踝关节侧位片通常表现正常。

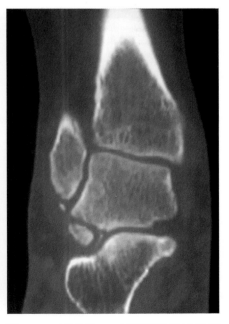

图 5.2-2　冠状位 CT 扫描图像显示外侧突骨折。

2 术前计划

骨折分型

该骨折的 AO/OTA 分类代码是距骨体撕脱性骨折（81.1.A2）。不过 AO/OTA 分型并没有像 Funk 那样区分不同骨折亚型，而不同亚型的治疗可能是不同的。

Funk 分型描述了 3 种骨折类型。A 型骨折不累及关节面。B1 型或 B2 型是小片 / 撕脱骨折或粉碎骨折，仅累及距下关节。C1 型或 C2 型骨折同时累及距下关节和距腓关节，伴或不伴骨折粉碎。

手术指征

由于骨折块 >1 cm，明显移位（>2 mm），和累及距下关节面（>10%）（Funk B1 型），有切开复位内固定（ORIF）的指征。

治疗方案

采用跗骨窦入路易于显露骨折。另外，也可采用外侧斜切口（Ollier）入路。外侧突移位骨折需要手术治疗，以降低发生创伤后距下关节炎的可能性。较大的骨折块（>5 mm）通常切开复位后，使用螺钉或小接骨板固定。需要固定的粉碎性损伤一般采用微型骨折接骨板固定。无法固定的小碎片、游离骨片和外侧沟内的其他碎屑应予以清除。有生物力学研究数据表明，切除 1 cm 长、5 cm 大的骨折块不会导致踝关节或距下关节不稳定。因此，如果无法解剖复位或发生外侧突骨折粉碎，应及时决定切除骨折碎片而不要遗留下关节内台阶。

只有在 CT 上显示的无移位不全骨折才考虑非手术治疗。

3 手术室准备

患者体位	· 仰卧于可透 X 线手术床上，同侧髋关节下垫高，将身体向对侧倾斜 30°~45° · 用布巾卷或特殊支撑架固定膝关节于屈曲位（图 5.2-3）
麻醉选择	· 全身麻醉或区域阻滞麻醉
C 臂机位置	· 置于手术台对侧
止血带	· 大腿上应用非无菌止血带，以便复位时术野无血
技巧	· 术中可使用头灯改善视野

有关麻醉注意事项的说明和概述，详见第 1 章。

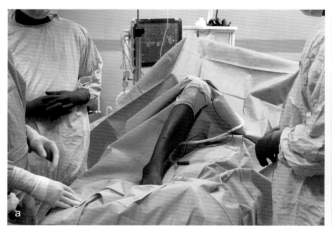 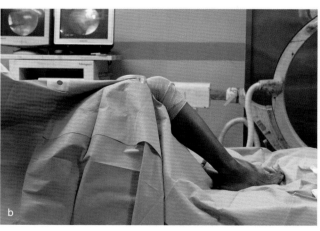

图 5.2-3　患者体位。
a. 患者仰卧位，同侧髋关节下垫高，使患肢内旋 30°~45°。
b. C 臂机置于手术床对侧。

设备

- 克氏针。
- 无头螺钉或其他螺钉（术者决定）。
- 微型骨折接骨板。
- 克氏针和钻头。
- 用于显示距下关节的小型撑开器。
- 骨折复位钳。

4 手术步骤

距骨外侧突骨折 ORIF 手术通常采用跗骨窦入路。术中注意保护腓浅神经前中间支（图 5.2-4）。

皮肤切口从腓骨尖向下延伸至第四跖骨基部，通常长 3~4 cm。切开脂肪垫，将趾短伸肌肌腹从跗骨窦上掀开，显露距下关节。松解距跟外侧韧带，显露骨折的距骨外侧突。用足部拉钩或克氏针翘拨帮助显露术野。可以掀开距腓前韧带改善术野暴露（尤其在 Funk C 型骨折中）。活动骨折端，清理关节、骨折端血肿和碎骨块。

直视下用克氏针翘拨复位外侧突骨折，在骨折块中心钻入另一枚克氏针固定（图 5.2-5）。根据骨折块大小选择螺钉粗细和类型，无头螺钉或小螺钉。如果使用无头螺钉，可以把第二枚克氏针作为螺钉导针。选择合适的钻头沿着位于中心位置的导针钻孔，测量深度后置入合适长度的螺钉。如果担心旋转稳定性，可以将第二枚克氏针留在原位或者再拧入一枚螺钉。如果螺钉经关节面固定，必须将螺钉埋头于关节面以下。

牵引距下关节，直视下检查复位的准确性；C 臂机透视 Brodén 位和反 Brodén 位片再次明确。本例中发现的腓骨下骨片位于距腓韧带中束的下方，予以切除。

本例患者最终使用无头螺钉进行固定，直视和透视下再次确认解剖复位（图 5.2-6）。

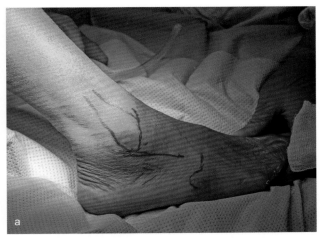

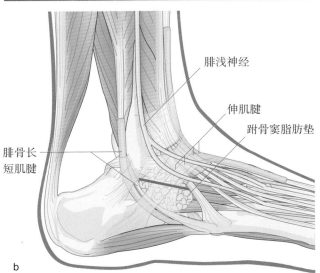

腓浅神经
伸肌腱
跗骨窦脂肪垫
腓骨长短肌腱

图 5.2-4　皮肤标记。注意腓浅神经邻近切口前端。

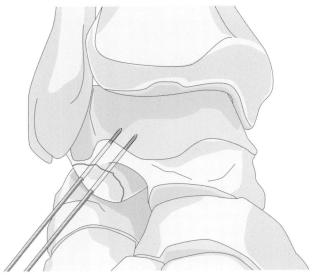

图 5.2-5　最终螺钉固定前先使用克氏针固定。

5 陷阱和并发症

陷阱
- 满意的 C 型臂透视通常比较难获得，手动或器械牵引是检查确认复位准确的最佳方法。当累及踝关节时，松解距腓韧带中间束有助于改善术野。
- 重要的是，由于对该损伤的认识有限以及对 X 线片的评估不当，这种骨折常被漏诊。因而必须保持高度警惕，降低 CT 检查的门槛，尤其是在距下关节闭合复位后。
- 当损伤被漏诊时，可能会出现骨性撞击，并伴有疼痛。

并发症
- 诊断延误或漏诊。
- 不愈合。
- 延迟愈合。
- 缺血性坏死。
- 距下关节炎。
- 关节僵硬。

6 其他技术

骨折块切除
对外侧突骨折进行分类非常重要，这将有助于医生设计手术方案。不累及距下关节或踝关节的 Funk 1 型骨折，可行骨折块切除，疗效可靠。对于严重粉碎骨折、无法重建的骨折，也可以切除骨折碎片。由于外侧突是距下关节和踝关节的重要组成部分，关节面即使残留轻微的台阶也难以耐受；如果不能实现完美的解剖复位，不要吝惜切除骨块。对于陈旧伤患者，切除是最好的选择。

关节镜辅助固定
关节镜下复位固定外侧突骨折可以最大限度地减少手术对距腓韧带和距跟韧带的损伤。但没有证据表明应用关节镜能改变愈合时间和功能恢复所需时间，也没有证据表明能降低并发症的发生率。

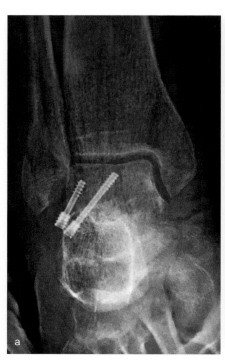 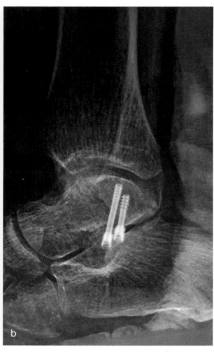

图 5.2-6 2 枚无头加压螺钉固定。
a. AP 位片。
b. 侧位片。

非手术治疗

石膏固定和非负重支具等非手术治疗很少用于外侧突骨折，仅适用于 CT 评估后确定无移位的不完全骨折。

7 术后治疗和康复

术后使用小腿石膏托或管型固定。可以允许依从性良好的患者早期拆下夹板进行活动度练习。

伤后距下关节僵硬很常见，早期开始活动度练习可以有所改善。

患者可以借助拐杖活动，但要保持不负重。术后 6 周时去除支具或石膏，继续进行活动度练习。复查踝关节 AP 位，侧位和 Brodén 位 X 线片，以确认骨折愈合。然后建议逐步增加负重和力量练习（图 5.2-7）。

内植物取出

当使用无头螺钉时，通常不建议取出。因为无头螺钉难以取出，而且不会引起与植入物相关的症状。在骨折愈合后，如果使用的半螺纹螺钉引起外侧撞击，可将其取出（如果使用适当的埋头技术，不会发生这种情况）。

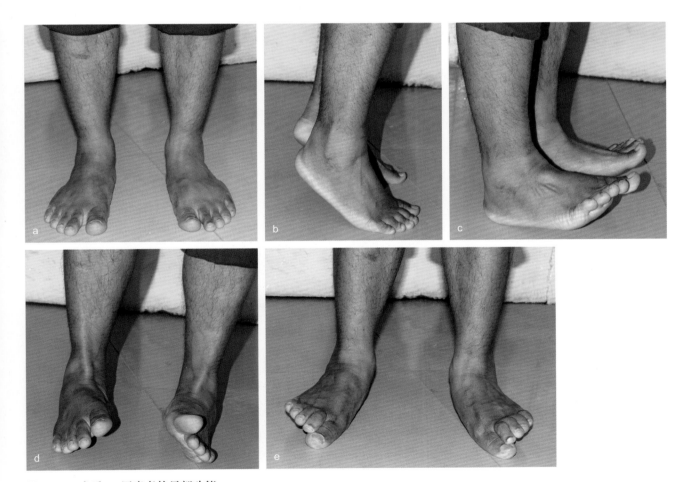

图 5.2-7　术后 16 周患者的足部功能。

a. 双足站立。

b. 脚尖站立。

c. 足跟站立。

d. 足外侧站立。

e. 足内侧站立。

推荐阅读

[1] Funasaki H, Hayashi H, Sugiyama H, et al. Arthroscopic reduction and internal fixation for fracture of the lateral process of the talus. Arthrosc Tech. 2015 Feb;4(1):e81–86.

[2] Funk JR, Srinivasan SC, Crandall JR. Snowboarder's talus fractures experimentally produced by eversion and dorsiflexion. Am J Sports Med. 2003 Nov–Dec;31(6):921–928.

[3] Heckman JD, McLean MR. Fractures of the lateral process of the talus. Clin Orthop Relat Res. 1985 Oct(199):108–113.

[4] Langer P, Nickisch F, Spenciner D, et al. In vitro evaluation of the effect lateral process talar excision on ankle and subtalar joint stability. Foot Ankle Int. 2007 Jan;28(1):78–83.

[5] Perera A, Baker JF, Lui DF, et al. The management and outcome of lateral process fracture of the talus. Foot Ankle Surg. 2010 Mar;16(1):15–20.

[6] Rammelt S, Bartonicek J, Park KH. Traumatic injury to the subtalar joint. Foot Ankle Clin. 2018 Sep;23(3):353–374.

[7] Sands A, White C, Blankstein M, et al. Assessment of ankle and hindfoot stability and joint pressures using a human cadaveric model of a large lateral talar process excision: a biomechanical study. Medicine (Baltimore). 2015 Mar;94(11):e606.

[8] Shank JR, Benirschke SK, Swords MP. Treatment of peripheral talus fractures. Foot Ankle Clin. 2017 Mar;22(1):181–192.

[9] Tucker DJ, Feder JM, Boylan JP. Fractures of the lateral process of the talus: two case reports and a comprehensive literature review. Foot Ankle Int. 1998 Sep;19(9):641–646.

第 3 节 | 后侧突骨折

Posterior process fracture

------ John R Shank, Michael Swords

1 病例摘要

37 岁女性，从岩石壁摔落到海滩上致伤左踝关节。患者主诉左踝疼痛、肿胀和无法行走。

踝关节 X 线片显示距骨体后内侧骨折（图 5.3-1）。CT 检查证实距骨体后内侧粉碎性骨折，累及踝关节和距骨下关节（图 5.3-2）。

2 术前计划

手术指征

此类损伤如果采取非手术治疗，不愈合、关节炎和缺血性坏死的概率很高，因此需要手术治疗。手术目的是解剖复位踝关节和距下关节面，以最大限度地降低踝关节炎、距下关节炎和缺血性坏死（AVN）的风险。

治疗选择

距骨后内侧骨折可以经后内侧入路进行接骨板螺钉固定治疗。对于简单骨折类型，可以采用螺钉固定。在内侧放置一个外固定架有助于改善术野和帮助复位。在切开复位内固定前应制订合适的术前计划（图 5.3-3）。

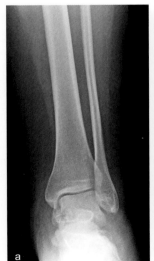
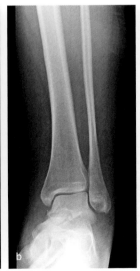
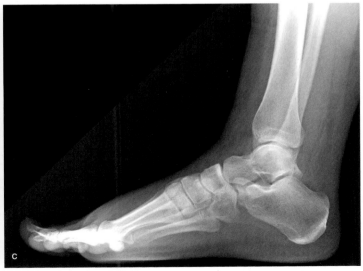

图 5.3-1　伤后踝关节 X 线片显示距骨体后内侧骨折。AP 位片（a）可见骨折，踝穴位片（b）难以显示，侧位片（c）可见部分问题。

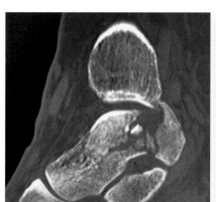
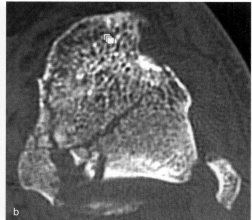
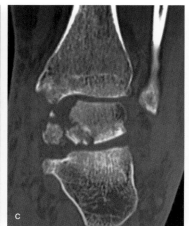
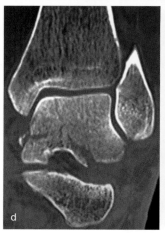
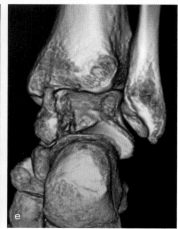

图 5.3-2　CT 和 3D 重建图像。

a-d. CT 扫描图像显示距骨体后内侧粉碎性骨折，累及踝
　　关节和距下关节。

e.　3D 重建图。

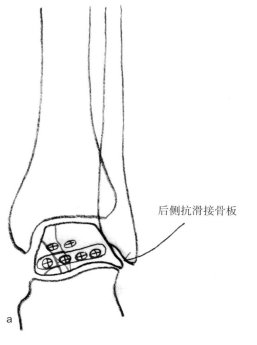

后侧抗滑接骨板

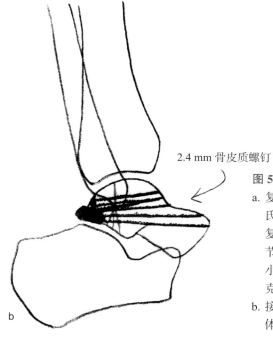

2.4 mm 骨皮质螺钉

图 5.3-3　术前计划。

a. 复位距骨体后方，用克
　 氏针从后向前临时固定，
　 复位踝关节面和距下关
　 节面。沿着克氏针放置
　 小支撑接骨板，然后将
　 克氏针替换为螺钉。

b. 接骨板塑形后包绕距骨
　 体后内侧。

3　手术室准备

患者体位	· 俯卧位
麻醉选择	· 全身麻醉，通常辅以周围神经阻滞
C 臂机位置	· C 臂机置于患侧，显示屏置于手术床头侧
止血带	· 置于大腿，所有骨性突起处要良好衬垫
技巧	· 术中可使用头灯改善视野 · 俯卧位时患肢下方垫高，故此通常需要将 C 臂机向患者头侧倾斜，以获得真实的 AP 位和踝穴位图像

有关麻醉注意事项的说明和概述，详见第 1 章。

设备

· 头灯。

· 骨膜起子和牙科钩。

· 外固定架或小型撑开器。

· 克氏针。

· 微型螺钉和小接骨板等模块化内植物。

器械和内植物的大小可根据患者的解剖结构和骨折的特殊类型而有所不同。

4　手术步骤

根据术前计划采用距骨后内侧入路。使用外固定架撑开关节面，帮助改善视野和复位（图 5.3-4）。

后内侧入路切口平行跟腱内侧缘，远端稍弯曲。在跟腱和跗长屈肌腱（FHL）之间切开后深间室筋膜，进行深层解剖（图 5.3-5）。神经血管束被保护在前方皮瓣的深处，通常不可见。切开 FHL 支持带能更好地暴露距骨体。显露距骨后侧骨折并清除血肿。极度背伸踝关节时，可以看到骨折的胫距关节部分（图 5.3-6）。

用牙科钩探查和评估中间骨折块。要评估粉碎骨折的骨量和软骨活性。复位主要骨折块和小骨块后克氏针临时固定（图 5.3-7）。对较大的骨缺损需要植骨。但是必须注意确保移植骨不会进入关节，或引起踝关节或距下关节撞击。选择合适接骨板塑形后，沿着克氏针滑到骨面上，用螺钉替换克氏针完成最终固定（图 5.3-8）。在进行骨折端显露和接骨板最终固定时，要仔细牵开 FHL。剪断克氏针后敲击，使其与距骨后表面平齐。可以用 C 臂机透视评估是否解剖复位，也可以用小骨膜起子（Freer）

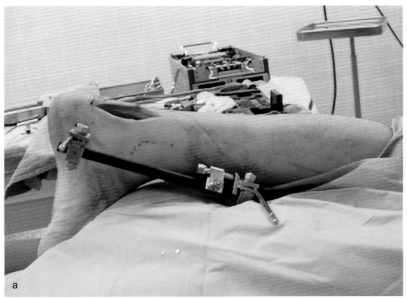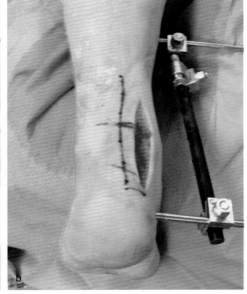

图 5.3-4　内侧置入外固定架，牵引后能更好地显露关节面。

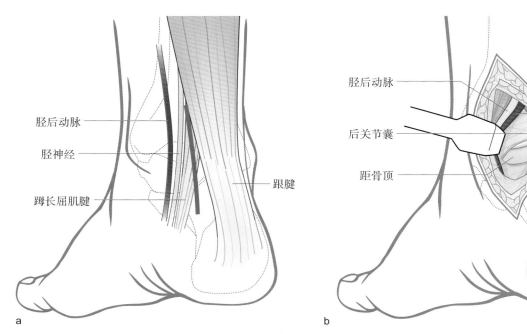

图 5.3-5 距骨体后内侧入路。

a. 皮肤切口标志。

b. 术中牵开 FHL 肌腱，显露距骨体后侧。

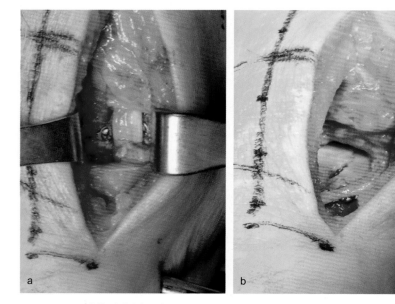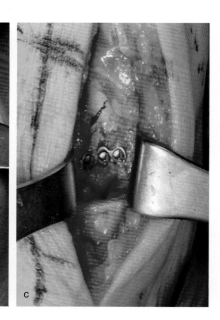

图 5.3-6 距骨体后内侧入路。

a. 显露 FHL。

b. 牵开 FHL，显露骨折。

c. 距骨后内侧骨折固定完成。

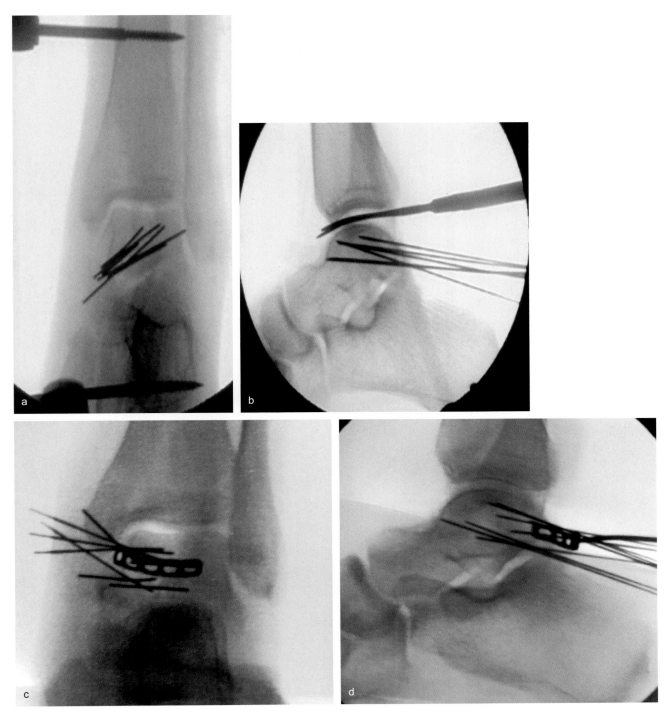

图 5.3-7　用外固定架撑开关节，用克氏针帮助关节面复位。用骨膜起子或牙科钩评估踝关节面复位情况。塑形接骨板包绕距骨体后侧，沿着或贴着克氏针将其固定。

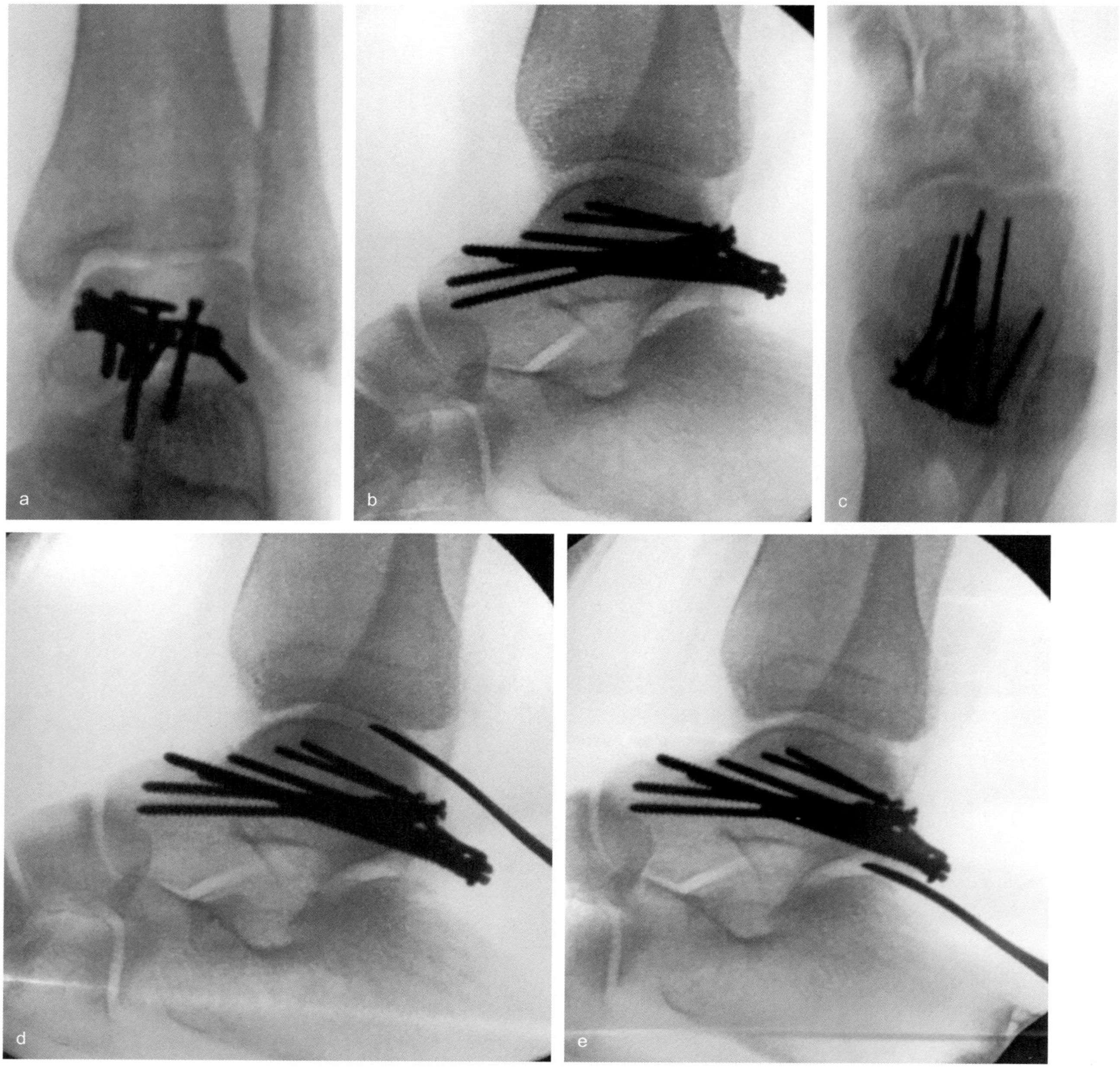

图 5.3-8 术中固定。
a-c. 术中 C 臂机透视显示最终固定情况，用小骨膜起子（Freer）检查踝关节和距下关节。
d-e. 用小骨膜起子（Freer）检查关节复位，以排除关节面台阶或移位。

按压进行间接评估。牵开器有助于观察关节面。因为很难直接评估距下关节后关节面的复位情况，因而 C 臂机透视评估距下关节复位质量就非常关键。

应注意确保内植物不会引起踝关节或距下关节内撞击。手术结束时取出外固定架 / 牵开器。术后定期复查 X 线片判断愈合情况（图 5.3-9）。

5 陷阱和并发症

陷阱

距骨后侧骨折复位和固定不足

前方入路不能充分显示距骨后侧骨折。从前向后进行内固定无法对距骨后方进行充分加压和支撑，可能导致复位不足和不愈合。同样，非手术治疗的不愈合率高，缺血性坏死和关节炎的可能性大（图 5.3-10）。

俯卧时 C 臂机透视欠佳

患者俯卧位进行距骨后方固定比仰卧位固定距骨少见。必须注意准确获得标准的 AP 位、踝穴位和侧位片，以确保复位准确和内植物位置合适。如果 C 臂机射线与踝关节不垂直，内植物有可能进入踝关节或距下关节。

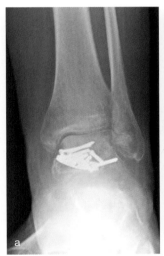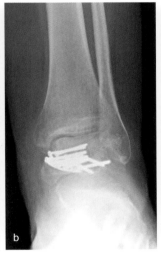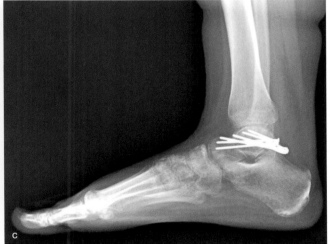

图 5.3-9　术后 AP 位片和侧位片显示距骨体后内侧骨折解剖复位。

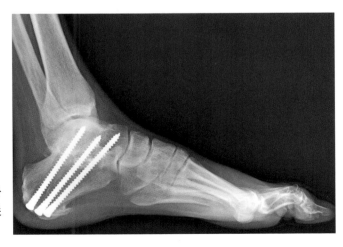

图 5.3-10　另一例患者侧位 X 线片，显示距骨体后内侧骨折非手术治疗后出现创伤后距下关节炎，最终接受距下关节融合术。

中间骨折块无法复位

小的中间骨折块（直径 <5 mm）和没有足够软骨覆盖的骨折块应当去除，而不要尝试固定。这些碎骨折块不会影响关节面对合，还有可能阻碍解剖复位或移位到关节内成为游离体。

并发症

- 胫后神经血管束损伤。
- 医源性 FHL 损伤。
- 内植物进入关节。
- 内固定失效。
- 不愈合。
- 畸形愈合。
- 缺血性坏死。
- 创伤后关节炎。
- 距下关节不稳定。

6 其他技术

对于不粉碎的骨折，只需使用 2.0 mm 或 2.4 mm 螺钉埋头固定即可，无需使用接骨板。应该尝试手术治疗这些损伤。对于无法修复的骨折、固定丢失和不愈合，可以将骨折块切除。

7 术后治疗和康复

术后用三面（"AO"）石膏托固定踝关节，指导患者抬高患肢。术后第 1 天或第 2 天拔除所有引流管。术后 2~3 周拆线。

待伤口愈合后，尽早开始主动和被动活动度（ROM）练习。术后 2~3 周时更换为硬底靴或足支具，保持踝关节 90° 位。根据骨折严重程度，建议术后 6~8 周内不负重。术后拍摄标准 X 线片明确骨折愈合情况。

如果骨折愈合不确定，做术后 CT 扫描。负重后积极主动康复锻炼，并加强 ROM、肌肉平衡和步态训练。

内植物取出

后侧突骨折一般不需要取出接骨板螺钉。如果患者出现慢性后侧疼痛或撞击症状，一般可在术后 1 年经原手术入路取出内植物。

推荐阅读

[1] Giuffrida AY, Lin SS, Abidi N, et al. Pseudo os trigonum sign: missed posteromedial talar facet fracture. Foot Ankle Int. 2003 Aug;24(8):642–649.
[2] Nyska M, Howard CB, Matan Y, et al. Fracture of the posterior body of the talus—the hidden fracture. Arch Orthop Trauma Surg. 1998;117(1–2):114–117.
[3] Shank JR, Benirschke SK, Swords MP. Treatment of peripheral talus fractures. Foot Ankle Clin. 2017 Mar;22(1):181–192.
[4] Swords M, Shank J, Benirschke S. Surgical treatment of posteromedial talus fractures: technique description and results of 10 cases. Indian J Orthop. 2018 May-Jun;52(3):269–275.
[5] Thordarson DB. Talar body fractures. Orthop Clin North Am. 2001 Jan;32(1):65–77.
[6] Young KW, Park YU, Kim JS, et al. Misdiagnosis of talar body or neck fractures as ankle sprains in low energy traumas. Clin Orthop Surg. 2016 Sep;8(3):303–309.
[7] Zwipp H, Rammelt S. Secondary reconstruction for malunions and nonunions of the talar body. Foot Ankle Clin. 2016 Mar;21(1):95–109.

第 2 部分　距骨中央骨折

第 **4** 节 | 距骨颈移位骨折（**Hawkins 2 型**）

Displaced talar neck fracture (Hawkins 2)

Steven J Lawrence, Arun Aneja

1 病例摘要

48 岁女性，机动车事故伤，驾驶汽车时被另一辆时速大约 65 km/h 的汽车 T 形撞击（从侧面高能量冲击）。患者被救护车送至急诊室。

既往史包括 I 型糖尿病控制不佳，高血压和甲状腺功能低下。

急诊检查发现多处骨科损伤，包括开放性左侧胫骨平台骨折和闭合性左侧距骨颈骨折合并距下关节脱位（AO/OTA 81.2B（b），Hawkins 2 型骨折脱位 AO/OTA 81.2Bb）（图 5.4-1）。

在急诊科给予患者镇静麻醉后，尝试闭合复位距骨损伤。复位方法是：在膝关节屈曲位，纵向牵引跟骨和跖屈踝关节。但未能成功复位距下关节（图 5.4-2）。

随后患者被紧急送往手术室（OR），在全身麻

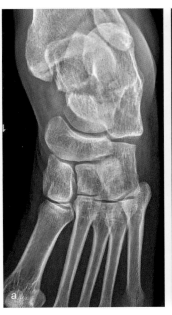
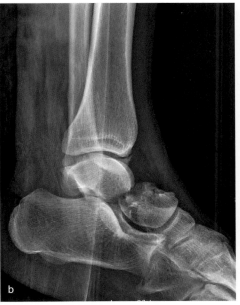

图 5.4-1　术前 X 线片。
a. 足部 AP 位 X 线片显示距骨颈骨折内侧柱短缩。注意骨折端内翻。
b. 侧位 X 线片显示距骨颈移位骨折合并距下关节脱位。

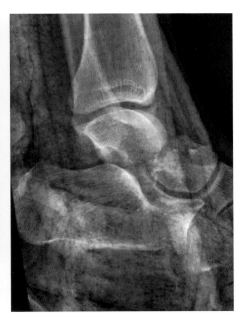

图 5.4-2　足侧位 X 线片显示闭合复位失败。

醉下进行闭合复位，石膏托固定距骨移位骨折（图5.4-3）。冲洗和清创开放性胫骨平台骨折后，行切开复位内固定术（ORIF）。

9 天后进行了距骨最终的手术，以等待软组织消肿和改善内科情况。

2 术前计划

手术指征

距骨颈移位骨折脱位需要手术治疗。初期治疗包括及时复位，以恢复骨性、血管、淋巴和软组织连续性。骨折脱位成功闭合复位后允许推迟手术内固定的时机。如闭合复位失败，应紧急手术 ORIF。远期疗效取决于原始损伤、骨折移位和及时解剖复位。

手术注意事项

距骨解剖结构复杂。术前仔细进行 X 线和 CT 检查，对于评估骨折移位、粉碎和骨质至关重要（图 5.4-4）。

在这些高速损伤中，也可能伴随出现踝关节或足部骨折。该患者还有内踝骨折和外侧突骨折。

骨折粉碎通常位于距骨颈的背侧和内侧。需要经距骨内侧和前外侧双切口显露骨折。

需要避免广泛的皮下剥离和距骨背侧剥离，否则会损伤残余的血供。

在进行内踝骨折 ORIF 时，可以三角韧带为铰链将内踝骨折块向下旋转（从而保留内踝的远端血供），这样可以更好地显露距骨内侧。距骨 ORIF 完成后，可用两枚 2.7 mm 螺钉平行固定内踝。

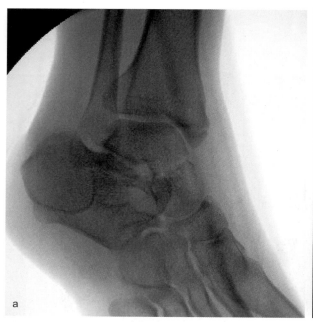
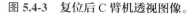
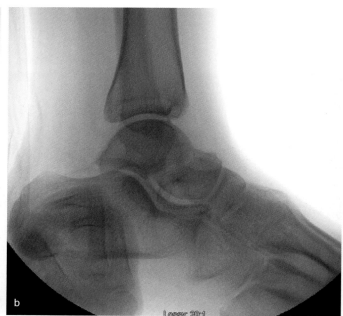

图 5.4-3 复位后 C 臂机透视图像。
a. Hawkins 2 型骨折脱位闭合复位成功后透视 Canale 位图。
b. 足侧位 X 线片显示距骨骨折脱位闭合复位成功。

3　手术室准备

患者体位	· 仰卧位，患侧臀部下垫高 · 骨突部衬垫保护
麻醉选择	· 当尝试急诊复位时，通常首选全身麻醉辅以肌松 · 根据内科合并症或术者要求，可以选择其他麻醉方式 · 这种高能量损伤通常都是多发创伤，这些伴发伤也会影响患者术中体位
C 臂机位置	· C 臂机置于手术床对侧
止血带	· 推荐应用大腿止血带
技巧	· 患肢置于楔形泡沫垫上，避免与健侧重叠，方便 C 臂透视侧位片

有关麻醉注意事项的说明和概述，详见第 1 章。

设备
· 光滑克氏针。

· 2.0 和 2.4 系统微型接骨板。
· 2.7~4.0 mm 螺钉。
· 关节周围带头螺钉。
· 斜螺纹克氏针或斯氏针用于辅助复位。
· 复位钳。
· 小撑开器用于扩大术野，方便清理距下关节骨折碎片。

4　手术步骤

距骨骨折治疗必须采用双切口入路。双切口通过内侧和前外侧窗口显示距骨颈骨折。许多距骨颈骨折都有背内侧粉碎，因此通过前外侧窗口复位骨折最好。不过利用两个手术窗能确保最佳的骨折对位，避免距骨颈旋转异常。

在 OR 拍摄对侧正常的 AP 和侧位 X 线片，作为复位的参考是很有帮助的。

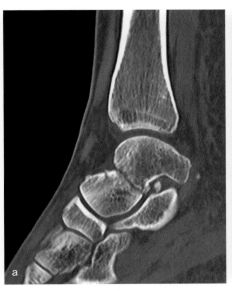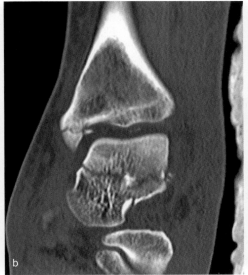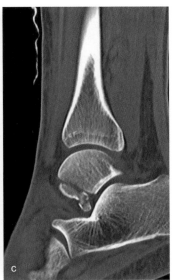

图 5.4-4　CT 扫描。
a. 矢状位片显示主要的距骨颈骨折。背侧骨折粉碎。
b. 冠状位片显示距骨颈骨折，轻微移位的内踝骨折。
c. 矢状位片显示主要骨折线和外侧突粉碎骨折。

内侧入路

切口从内踝远端延伸到舟骨结节（图 5.4-5）。解剖间隙位于胫后和胫前肌腱之间。应注意辨认和保护大隐静脉和伴行的隐神经。不要掀起皮瓣，仔细锐性切开至骨膜。大部分剥离其实已经由损伤和形成的血肿完成了。在显露骨折部位时，切勿切断三角韧带，这是供应距骨体和距骨颈基底部的重要血供来源。

前外侧入路

皮肤切口与第四跖骨平行，在胫腓骨远端之间向近端延伸至下胫腓联合。要注意避开可能穿过术野的腓浅神经中间分支，否则会引起令人烦恼的疼痛性神经瘤。找到伸肌支持带并将其切开，向内侧拉开前间室内的肌腱和神经血管束。切开趾短伸肌（EDB）筋膜，掀起 EDB 肌腹，清理距下关节碎屑。在舟骨结节和胫骨远端之间使用小牵开器能便于清理。从前内侧切口放入一把小骨膜起子（Freer），确定前外侧切口的骨折部位。注意不要将小骨膜起子（Freer）或其他牵开器置于距骨颈上方，否则会损伤距骨背侧血供。使用手术刀锐性剥离暴露骨折部位。

临时复位

清理骨折端，冲洗可能会妨碍骨折解剖复位的血肿和纤维组织。采用双切口从两侧充分显露骨折，这样能防止内翻、外翻和旋转畸形等复位不足（图 5.4-6）。纵向钻入克氏针，临时复位。剪短克氏针，以免其影响最终固定（图 5.4-7）。

使用远端带螺纹 2.0 mm 克氏针钻入近端和 / 或远端骨折块，当作撬棒帮助复位。

一般从前外侧窗口能获得骨折端解剖复位（也会因骨折粉碎位置而变化）。使用改良的或小点式复位钳（Weber）夹紧骨折块，实现骨折块加压。应避免粉碎骨折端被加压，以免引起冠状面对位不良。

C 臂机透视 AP 位、侧位和 Canale 位片，检查确认复位。

最终固定和闭合切口

临时固定后，首先固定外侧柱。同时处理合并的外侧突骨折（图 5.4-8）。

选择小接骨板螺钉固定，包括微型或距骨专用接骨板。在距骨外侧使用一枚 4 孔 T 形接骨板微型螺钉固定通常是最佳选择。外侧 T 型板预弯后，将其置于距骨外侧下缘，即外侧突下方。近端拧入 2

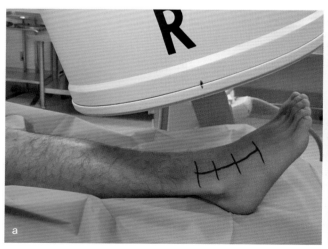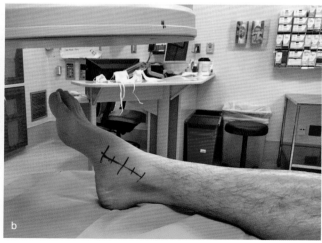

图 5.4-5　术中 C 臂机摆放位置。

a. 前外侧入路皮肤切口。

b. 内侧入路皮肤切口（版权：Ifeanyi Nzegwu，MD 和 Boshen Liu，MD）。

枚单皮质螺钉，远端拧入 2 枚双皮质螺钉。注意螺钉不要穿透距舟关节。

距骨外侧柱固定后，外展前足以便从距骨头逆行置入螺钉并做埋头处理（图 5.4-9）。可以将螺钉埋头或使用 2.4/2.7 mm 无头螺钉作为支撑。另外，如果有明显的背内侧粉碎或骨缺失，可用 2.0 系统 3 孔接骨板放置在距骨颈内下缘，以免撞击内踝。

注意不要加压内侧螺钉，否则可能发生内翻复位不足。因为致畸力是背伸力，所以内侧螺钉必须放置在距骨中线以下。这样螺钉能更好地对抗可能导致复位不足的力量。

内踝骨折使用 2 枚加压螺钉固定（图 5.4-10）。

最终固定完成后，仔细检查 C 臂机透视图像，确保解剖复位和内植物不会进入任何相邻关节。最

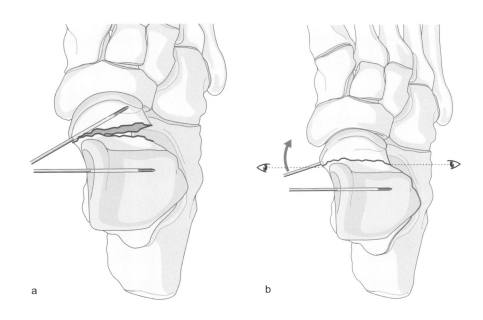

图 5.4-6
a. 使用克氏针初步复位骨折。
b. 必须从内外两侧确认复位。

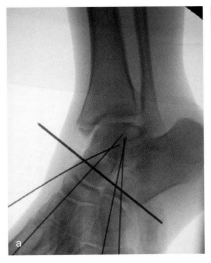
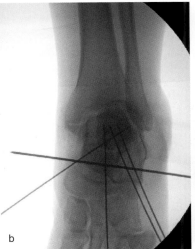
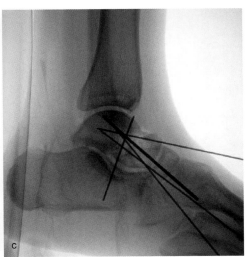

图 5.4-7 术中 C 臂机透视图像。
a. Canale 位片：克氏针临时固定距骨颈骨折和外侧突骨折。距骨颈横向钻入克氏针当做撬棒复位骨折。
b. 后足 AP 位片：克氏针临时固定距骨颈骨折。
c. 后足侧位片：克氏针临时固定距骨颈骨折。

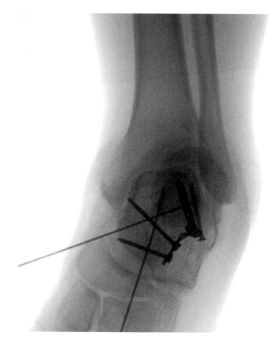
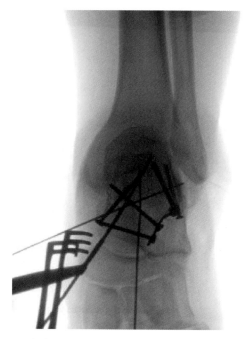

图 5.4-8　术中 Canale 位片：T 型接骨板螺钉固定距骨外侧
骨折，螺钉固定外侧突骨折。

图 5.4-9　术中距骨透视显示内侧柱螺钉。

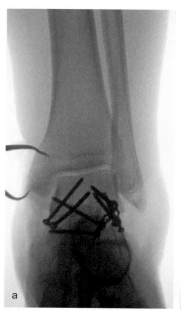
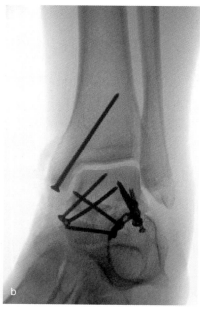
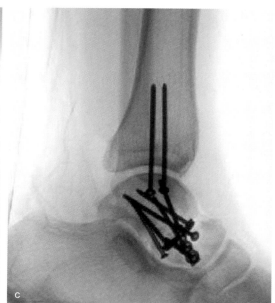

图 5.4-10　C 臂机透视图像显示内踝复位和最终固定结果。

a. 踝穴位片：复位内踝骨折。

b. 踝穴位片：合并内踝骨折螺钉固定，距骨接骨板螺钉固定。

c. 踝关节侧位片：距骨和内踝骨折固定完成。

终透视需要包括足 AP 位、足侧位、踝关节 AP 位和 Canale 位片。如果没有透视所有图像，可能会无法发现内植物进入踝关节的情况。

冲洗伤口，逐层缝合。

5 陷阱和并发症

陷阱

缺血性坏死

避免进行广泛的皮下剥离，同时避免沿距骨颈、头上侧及三角韧带剥离，以免进一步破坏距骨的血供。

神经瘤

避开可能穿过术野的腓浅神经中间分支，否则可能会导致疼痛性神经瘤。

畸形愈合

在固定内侧螺钉时，如果有可能的话，要将其仔细固定在距骨中线以下来抵抗背伸应力。在内侧骨折粉碎时，内侧螺钉不能加压固定，以免出现内翻畸形。如果骨折粉碎或有骨缺损，需行植骨。应该先完成 ORIF，然后在骨折端缺损处植骨。移植物多用骨松质，可以是自体或异体骨松质。如果结构性植骨先于 ORIF 完成之前植入，有可能会造成骨折端植骨过度，而导致距下关节畸形和复位不足。

内植物相关疼痛

内植物通常应该固定在有限的距骨非关节面部分，因此要仔细检查内植物的位置，以免造成内植物撞击和疼痛。

并发症
- 缺血性坏死（AVN）是距骨骨折治疗中最可怕的并发症。及时的复位和细致的手术剥离有助

于减少这种毁灭性的后遗症。
- 伤口破裂和感染，以及骨折固定丢失（图 5.4-11）。
- 感染。
- 畸形愈合 / 不愈合：令人惊讶的是，即使存在缺血性坏死（AVN），这种骨折脱位的不愈合也是比较罕见的。畸形愈合多为足内翻和功能障碍。
- 软骨损伤——可能与骨性损伤同时出现，并有可能影响预后（图 5.4-12）。
- 创伤后关节炎。

据报道，这种类型的距骨骨折的长期疗效仅有 20% 的病例是良好的。近 2/3 的患者会出现邻近关节炎。距下关节是创伤后关节炎最常见的部位。

6 其他技术

距骨内侧柱较短，因此很难进行充分的接骨板固定。通常在外侧柱使用接骨板固定，在骨折端两侧均可固定 2 枚螺钉。

如果不是粉碎骨折，加压螺钉固定不会导致缩短的话，可以单纯使用螺钉固定。而在骨折严重粉碎时，最好不要使用加压螺钉，否则可能会出现医源性距骨内侧柱缩短。内翻位畸形愈合可能会造成距下关节疼痛。对于粉碎骨折可以使用全螺纹螺钉固定。

7 术后治疗和康复

术后即刻使用石膏托或骨折靴固定。建议轻度抬高后足以增加淋巴和静脉回流，促进伤口愈合。后足的软组织很少，没有肌肉覆盖。过度抬高可能导致血液循环障碍和坏死。

根据软组织愈合情况，通常在术后 14 天拆线。定期复查 X 线片，明确骨折愈合和复位情况。X 线片还可能发现距骨顶软骨下透亮带（称为

Hawkins 征），提示距骨体灌注存在（图 5.4-13）。Hawkins 征在伤后 6~8 周最容易看到，表明血供完整从而出现软骨下骨吸收。早期骨密度增加或随后出现距骨顶塌陷表明存在 AVN。

待软组织愈合，骨折固定稳定后，即可开始踝关节、距下关节和距舟关节的主动和被动活动练习。

术后 2 个月 X 线片显示骨折力线维持良好，没有内固定丢失，关节匹配，没有缺血性坏死（AVN）表现（图 5.4-14）。

在 X 线片上能够看到骨小梁通过骨折端之前，要限制负重。如果 X 线检查无法判断愈合，CT 扫描能够帮助明确。

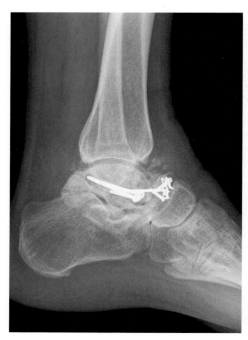

图 5.4-11　另一例患者的侧位 X 线片显示：距骨颈骨折内固定术后内植物失效和复位丢失。

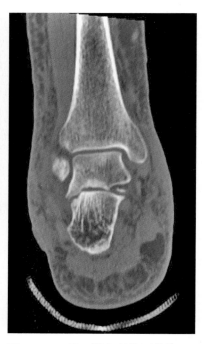

图 5.4-12　另一例患者的冠状位 CT 图像显示：Hawkins 2 型骨折脱位闭合复位后距骨下关节面软骨损伤。

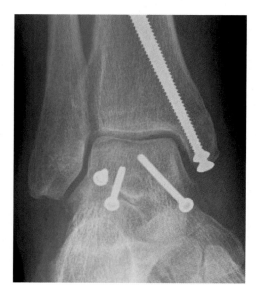

图 5.4-13　距骨踝穴位片显示距骨顶软骨下透亮带（Hawkins 征），这种骨吸收提示距骨顶血供完整（版权：Justin Montgomery, MD, Radiology Department, University of Kentucky, Lexington, KY, USA）。

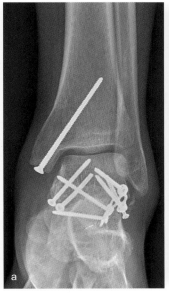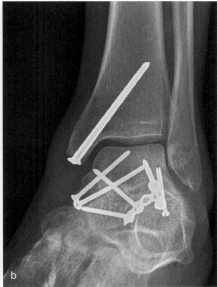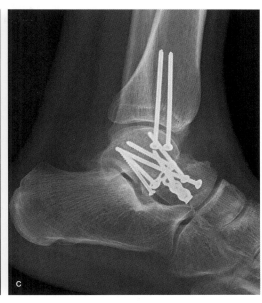

图 5.4-14　术后 X 线片。

a. 踝穴位片：踝关节和距骨固定术后。在切除无法固定的外侧突骨折碎片后，外侧突可见一小间隙。

b. 骨折固定后的 Canale 位。

c. 踝关节侧位：骨折固定后内植物结构。

推荐阅读

[1] Bernirschke S, Kramer P. Talus fractures. Tech Orthoped. 2014; 29(1):13–19.

[2] Charlson MD, Parks BG, Weber TG, et al. Comparison of plate and screw fixation and screw fixation alone in a comminuted talar neck fracture model. Foot Ankle Int. 2006 May;27(5):340–343.

[3] Halvorson JJ, Winter SB, Teasdall RD, et al. Talar neck fractures: a systematic review of the literature. J Foot Ankle Surg. 2013 Jan–Feb;52(1):56–61.

[4] Hawkins LG. Fractures of the neck of the talus. J Bone Joint Surg Am. 1970 Jul;52(5):991–1002.

[5] Rammelt S, Winkler J, Zwipp H. Osteosynthese zentraler Talusfrakturen. Oper Orthop Traumatol 2013;25:525–541.

[6] Vallier HA. Fractures of the talus: state of the art. J Orthop Trauma. 2015 Sep;29(9):385–392.

第5节 | 距骨体移位骨折（Marti 3/4 型）

Displaced talar body fracture (Marti 3/4)

Michael Swords, Rajiv Shah, Sampat Dumbre Patil

1 病例摘要

24 岁男性，机动车事故伤后被救护车转送到急诊室。患者主诉左足和踝关节疼痛。患者足部和踝关节畸形明显。前足外侧开放伤，无神经血管损伤。无其他合并伤。足部和踝关节 AP 位和侧位片显示距骨体粉碎性移位骨折，伴有距下关节和距舟关节（TN）脱位。此外，还有第 3、第 4 和第 5 距骨（MT）骨折（AO/OTA 8.1.1C3）（图 5.5-1）。

完善 CT 扫描（图 5.5-2）。由于距骨骨折合并

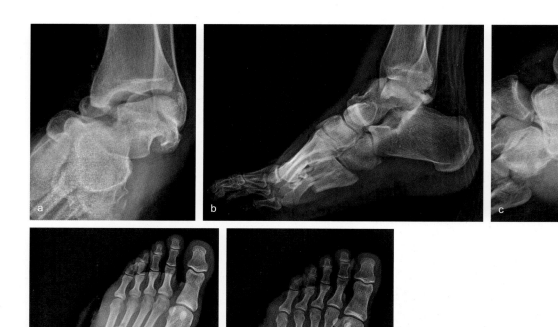

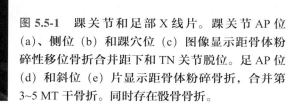

图 5.5-1 踝关节和足部 X 线片。踝关节 AP 位（a）、侧位（b）和踝穴位（c）图像显示距骨体粉碎性移位骨折合并距下和 TN 关节脱位。足 AP 位（d）和斜位（e）片显示距骨体粉碎骨折，合并第 3~5 MT 干骨折。同时存在骰骨骨折。

脱位，且伴有第 5 MT 开放性骨折，行急诊手术。全身麻醉下复位距下和距舟（TN）关节脱位，外固定架固定。第 5MT 开放骨折行冲洗清创术和接骨板固定（图 5.5-3）。

2 术前计划

手术指征

距骨体移位粉碎性骨折必须手术治疗。如果无法精确恢复骨折位置，将导致踝关节炎和距下关节炎。距骨体粉碎性骨折未经手术治疗会导致后足力线对位不良，改变足在站立和行走时的位置。切开复位内固定是必需的。

对于合并脱位的病例，应及时复位。

手术注意事项

复位后必须进行 CT 扫描以精确了解骨折块的几何形状及其移位情况（图 5.5-4）。

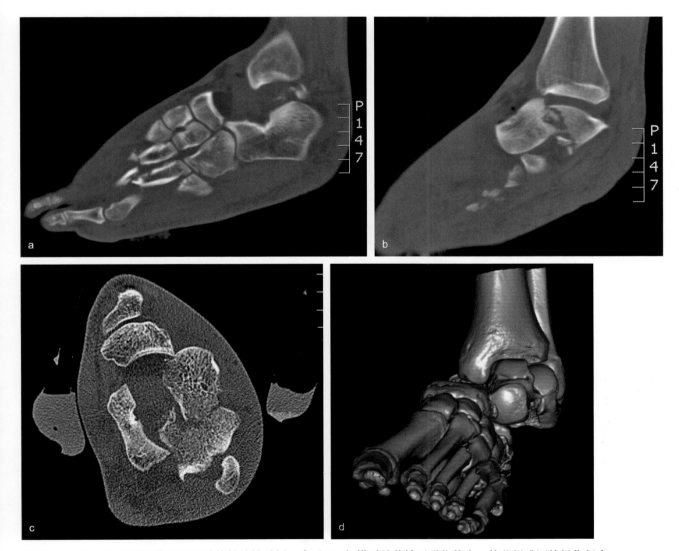

图 5.5-2　伤后 CT 扫描图像显示距骨体粉碎性骨折。由于 CT 扫描时关节处于脱位状态，故此很难评估损伤程度。
a-b. 矢状位片。
c.　冠状位片。
d.　3D 重建。

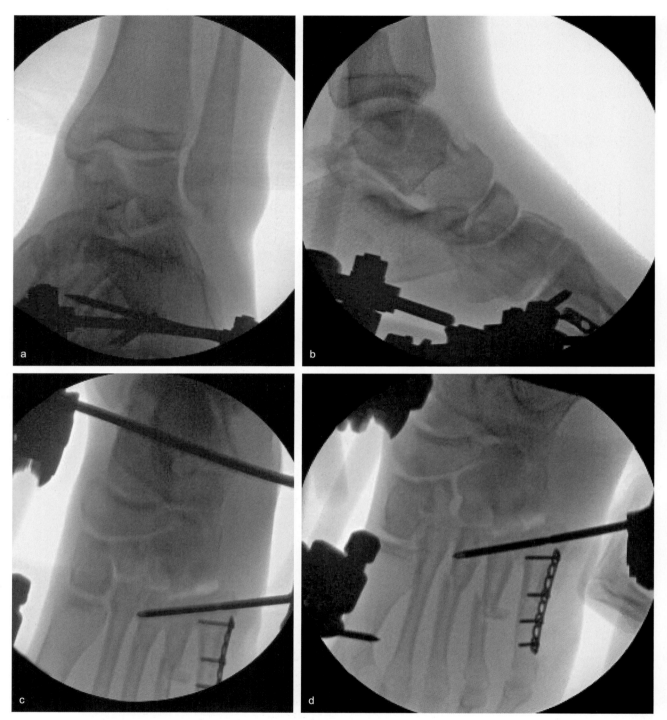

图 5.5-3 术中 C 臂机透视图像显示后足复位。外固定架固定维持踝关节和距下关节的整体力线。外固定架跨中足固定以维持 TN 关节稳定性。第 5 MT 骨折使用接骨板固定。

a. 踝穴位片。

b. 侧位片。

c. 足 AP 位片。

d. 足斜位片。

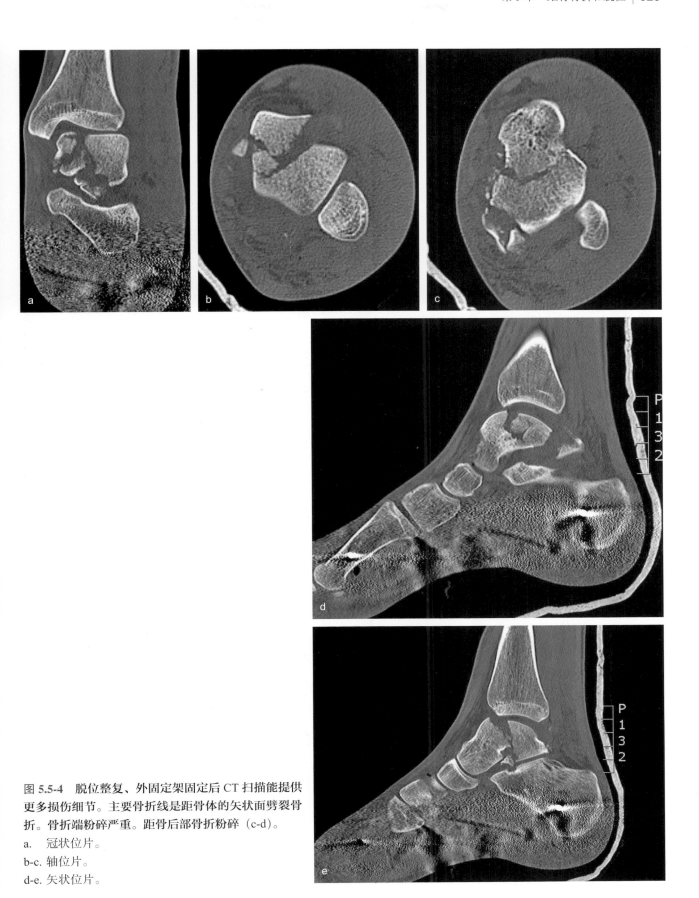

图 5.5-4 脱位整复、外固定架固定后 CT 扫描能提供更多损伤细节。主要骨折线是距骨体的矢状面劈裂骨折。骨折端粉碎严重。距骨后部骨折粉碎（c-d）。

a.　冠状位片。

b-c. 轴位片。

d-e. 矢状位片。

骨折固定多使用螺钉，偶尔也使用微型接骨板。所有粉碎的骨块都应进行固定来恢复关节对合及其稳定性。

距骨体骨折手术入路要根据骨折类型来选择。此例骨折在选择手术入路时不需要截骨。偶尔有需要做内踝截骨，而外踝截骨则更为罕见。根据骨折类型确定手术入路。此例特殊的骨折类型需要经 3 种不同入路来处理距骨体骨折。首先在仰卧位时，通过标准的内侧和外侧入路准确复位距骨体。随后改成俯卧位来处理距骨体后侧粉碎骨折。要注意避免在患者仰卧时放置内植物，否则有可能会阻碍俯卧时距骨后侧部分的复位。

待肿胀消退后手术治疗。距骨体和距骨后侧骨折固定可在一次手术中完成，也可以分期进行。

多发跖骨骨折手术固定详见第 7 章第 6 节。

3 手术室准备

患者体位	· 仰卧于可透 X 线手术床上，患肢抬高以便充分显露后足 · 俯卧位复位固定距骨后侧骨折
麻醉选择	· 全身麻醉，区域阻滞麻醉或椎管内麻醉
C 臂机位置	· 置于患肢对侧，显示屏置于手术床头侧
止血带	· 根据术者要求决定 · 一般能够改善骨折术野
技巧	· 术中使用头灯能极大地改善观察骨折和判断复位的能力

有关麻醉注意事项的说明和概述，详见第 1 章。

有关距骨后侧骨折的体位，请参阅第 5 章第 3 节。

设备
· 克氏针（光滑和带螺纹）。
· 斯氏针。
· 大外固定架或小型牵开器。
· 螺钉（根据术者要求）。
· 2.0 mm 和 2.4 mm 微型接骨板螺钉。
· 复位钳。
· 小骨折块螺丝。

4 手术步骤

解剖复位该骨折需要分两期手术。一期手术处理距骨前侧骨折，仰卧位进行。二期手术处理距骨后侧骨折，俯卧位完成。两期手术可以在一次手术中顺序进行，也可以分为 2 个独立的手术分期进行：做出上述决定的考虑因素包括患者整体健康状况（是否可以耐受长时间手术和俯卧位），软组织肿胀，以及一次完成 2 个手术所需较长的手术时间是否可行。

两期手术中依次采用以下手术入路：
· 患者仰卧位，内外侧双入路，将冠状面劈裂骨折复位和固定到移位的距骨体上，同时处理中央粉碎骨块。
· 患者俯卧位，后内侧入路，精确复位移位距骨体骨折的后部。

内侧入路

内侧入路起自内踝尖，沿胫前肌腱和胫后肌腱间隔向远侧切开。逐层切开，注意识别、分离并分开大隐静脉和伴行神经，以免损伤。对于大多数合并脱位的病例，由于受伤时关节囊撕裂，不需要做标准的关节囊切开。清除关节内血肿，从内侧观察骨折端。

本例患者与大多数情况一样，不需要做内踝截骨。如果需要内踝截骨，将切口延伸至内踝以上 5 cm。在后侧将胫后肌腱鞘切开，用小拉钩将其牵开。用电刀标记出截骨线，并用 C 臂机透视其位置，确保位置正确能显露距骨骨折。

预钻孔固定截骨用的螺钉通路，以便后期拧入螺钉，确保截骨端解剖复位。

外侧入路

做距骨外侧入路。从踝关节近端 Chaput 结节切入，平行于第 4 MT。腓浅神经有可能位于切口近端范围，必须加以保护。将踝关节前方的伸肌腱向内侧牵开，在其外侧进行剥离。有时需要将趾短伸肌从距骨外侧面掀起，但多数在外伤时已被剥离。

从内外侧切口在距骨上钻入克氏针（图 5.5-5a）。从外侧切口观察骨折端，复位中间骨折块，然后将内侧克氏针继续钻入固定中间骨折块。注意克氏针不要钻透中间骨折块进入冠状面主要骨折线，否则会妨碍复位。将距骨体移位骨折的内侧和外侧骨折块复位，并用大的关节复位钳固定。直视下复位骨折，并用小骨膜起子（Freer）触摸骨折端确认解剖复位。确认复位满意后，将内外侧克氏针钻过主骨折线（图 5.5-5b-f）。然后分别从内向外和从外向内进行螺钉固定（图 5.5-5g-h）。所有螺钉均埋入关节面深层。此外还必须注意内植物不要拧入距骨体后侧部分，否则会妨碍距骨后侧骨折的复位。

然后去除克氏针和复位钳。逐层缝合伤口，标准外敷料包扎。

后内侧入路

本例患者在完成上述固定后，继续处理距骨体后侧移位骨折。患者俯卧位，做踝关节后内侧入路，经跟腱和姆长屈肌间隙显露骨折端。复位后侧骨折后克氏针临时固定，然后将一枚 2.4 微型接骨板切至适当长度，使用 2.4 mm 螺钉进行接骨板固定（图 5.5-6）。细节详见第 5 章第 3 节。

本例患者在距骨固定完成后，将外固定架的跨踝关节部分去除。继续保留外固定架的足侧部分约一周，直至处理 MT 干和骰骨骨折。

逐层缝合伤口，并用良好衬垫的石膏托固定。术后建议抬高患肢。

5 陷阱和并发症

陷阱
暴露不充分

要想复位骨折，必须直视下复位。如果无法直接观察骨折端，可能需要做内踝截骨。内踝截骨时要从距骨顶进入关节，才能充分显露骨折。正确的截骨角度对显露骨折端和避免损伤胫骨远端关节面都很重要。在截骨之前，在内踝上预先钻孔以备后续固定。如果同时存在内踝骨折，可用来观察距骨体移位骨折。

相关结构损伤

如果需要做内踝截骨，要注意勿损伤胫后肌腱。可以用一把小拉钩（Hohmann）牵开肌腱，术毕必须修复腱鞘。

缺血性坏死

必须避免不必要的解剖剥离和牵拉对剩余血供造成的伤害。应该避免过度剥离，以免进一步破坏距骨的残余血供。如有可能，应保留所有软组织附着。

如果术中进行内踝截骨，必须避免过度牵拉内踝骨块，以防损伤从深层三角韧带进入的血管。这可能会损伤距骨体血供并导致缺血性坏死。

内植物进入关节

螺钉必须埋头固定在关节软骨下方，以防止在关节活动时损伤关节软骨。接骨板必须塑形后固定在距骨非关节面处，这样才不会限制关节活动（ROM）并引起关节损伤。

如果骨折粉碎严重或有骨缺失，需要使用全螺纹螺钉作为位置螺钉拧入，以免过度加压改变关节面形态。否则会导致距骨和相应关节面之间的不匹配。

并发症
- 复位不足。

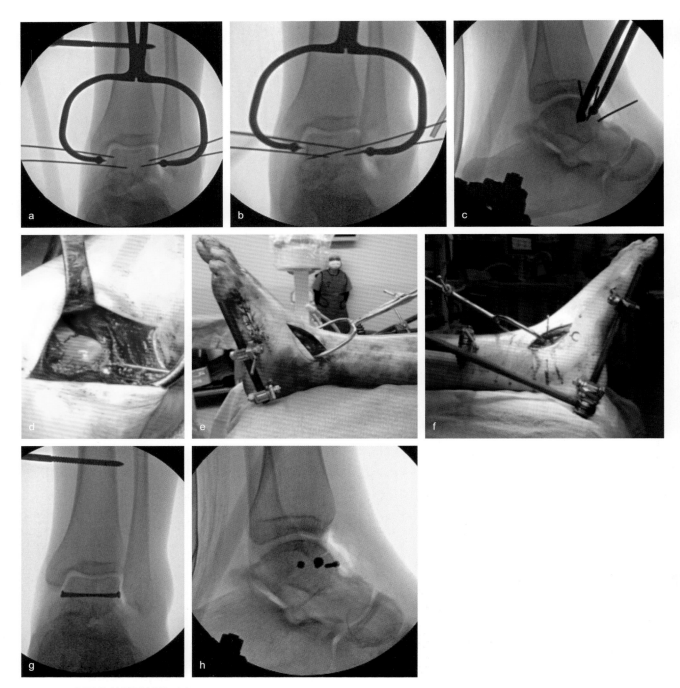

图 5.5-5 距骨体前侧骨折的固定。

a-d. 首先钻入克氏针，复位后将克氏针继续钻深。使用大点式复位（关节周围）钳固定骨折，如 C 臂机透视图片所示踝穴位（b）、侧位（c）片和术中体位相（d）。

e-f. 从内外侧切口可见临时固定克氏针和复位钳。

g-h. C 臂机透视踝穴位和侧位片显示螺钉固定距骨体骨折。

- 复位失效。
- 踝关节和 / 或距下关节创伤后关节炎。
- 距骨缺血性坏死。
- 感染。
- 关节僵硬。
- 伤口愈合并发症。

6　其他技术

想要获得最佳疗效，距骨体粉碎骨折需要手术治疗并精确复位。其他所有治疗方法都将导致严重的问题，应予以避免。

7　术后治疗和康复

患者用石膏托固定两周。鼓励抬高患肢并进行

足趾主动活动。两周后拆除石膏托，更换为可拆卸骨折靴。如果手术固定后踝关节和距下关节均稳定，可以开始踝关节和距下关节 ROM 练习。如果存在不稳定，则在 6 周后开始 ROM 练习。

本例距骨体移位骨折较为特殊，术中使用后路接骨板辅助固定。在这种情况下，术后第一天开始进行蹬趾 ROM 练习很重要，以免蹬长屈肌腱瘢痕形成造成第 1 跖趾关节 ROM 受限。

待术后 X 线片显示骨折端愈合后开始负重，通常为术后 12 周左右。此类损伤后常见踝关节僵硬，距下关节僵硬更为常见。术后患者必须坚持积极 ROM 练习。

术后 3 年患者末次随访时的 X 线片显示距骨力线良好，没有创伤后关节炎（图 5.5-7），骰骨和 MT 损伤固定后表现。

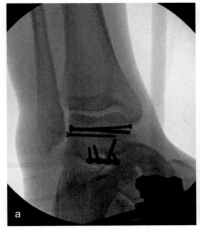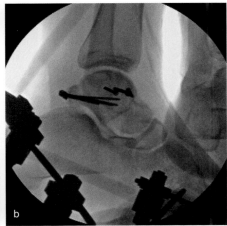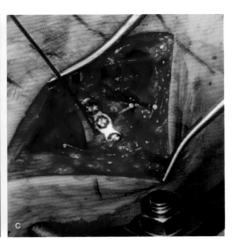

图 5.5-6　距骨体后侧骨折的固定。
a-b. C 臂机透视踝穴位和侧位片显示包括后侧距骨固定在内的距骨体移位骨折的最终固定结构。
c.　经后内侧入路将接骨板置于距骨后侧关节外部分。

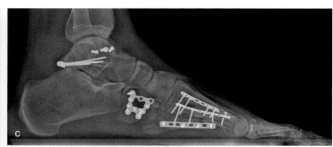

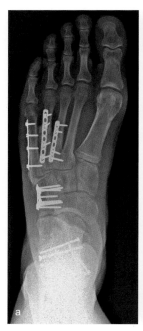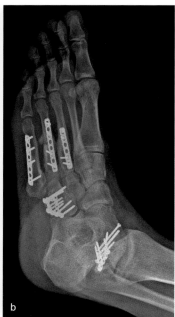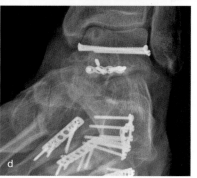

图 5.5-7　术后 3 年 X 线片显示距骨体骨折愈合。骰骨和 MT 骨折解剖位愈合。

a. AP 位片。

b. 斜位片。

c. 侧位片。

d. 踝穴位片。

推荐阅读

[1] Ebraheim NA, Patil V, Owens C, et al. Clinical outcome of fractures of the talar body. Int Orthop. 2008 Dec;32(6):773–777.

[2] Vallier HA. Fractures of the talus: state of the art. J Orthop Trauma. 2015 Sep;29(9):385–392.

[3] Vallier HA, Nork SE, Benirschke SK, et al. Surgical treatment of talar body fractures. J Bone Joint Surg Am. 2004 Sep;86-A Suppl 1(Pt 2):180–192.

第 **6** 节 | 距骨颈骨折合并距骨体脱位（**Hawkins 3** 型）

Talar neck fracture with dislocation of the body (Hawkins 3)

------ Keun-Bae Lee

1 病例摘要

43 岁男性，行走时被汽车撞倒导致左侧距骨及内踝闭合性骨折，合并距骨体后侧脱位。

踝关节 X 线片显示距骨颈垂直骨折移位，合并距下关节和胫距关节后脱位（AO/OTA 81.2.C (b)，Hawkins 3AO /OTA 81.2.Cb）（图 5.6-1）。

伤后第 2 天，患足肿胀严重出现水疱（图 5.6-2 和图 5.6-3）。

2 术前计划

应尽快在麻醉下闭合复位，以尽量减少软组织和皮肤损伤，复位关节，最大限度减少对距骨体血

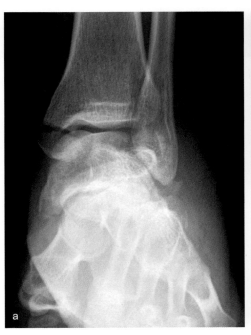
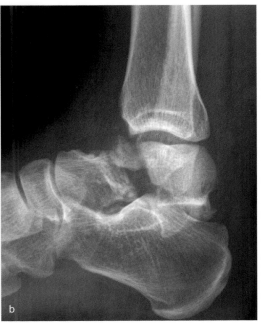

图 5.6-1　Hawkins 3 型距骨骨折脱位 X 线片。注意距骨体向后移位和旋转，伴有颈部粉碎性骨折和内踝骨折。
a. AP 位片。
b. 侧位片。

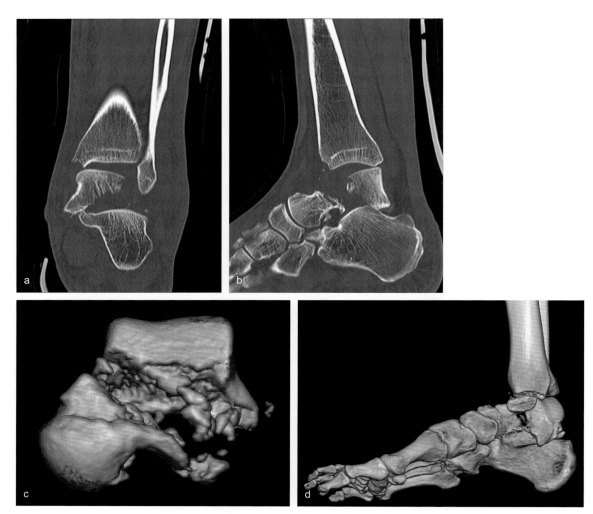

图 5.6-2 CT 扫描图像显示距骨颈粉碎骨折伴距骨体后内侧脱位。
a-b. 2D 重建。
c-d. 3D 重建。

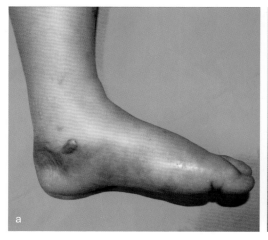
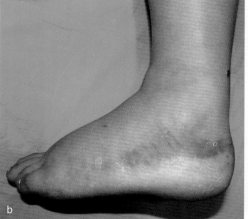
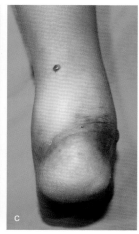

图 5.6-3 左踝关节畸形、肿胀和水疱。

供的损害。这也有助于保护软骨活力和减轻疼痛。

一般情况下，软组织损伤会改变手术入路和手术时机。但在闭合复位失败时，即使患足肿胀也应急诊切开复位内固定（ORIF），以便解剖复位骨折脱位。治疗目的是解除移位距骨体对神经血管束和内侧皮肤的压迫，尽量减少缺血性坏死（AVN）的发生。

3　手术室准备

患者体位	· 仰卧位在可透 X 线手术床上，患足置于手术床尾
麻醉选择	· 由于复位关节脱位困难，需要肌肉放松，多需全身麻醉
C 臂机位置	· 标准尺寸或微型 C 臂机 · C 臂机置于手术床尾，显示屏要便于术者查看而不必转身
止血带	· 在大腿衬垫良好使用止血带（图 5.6-4）

有关麻醉注意事项的说明和概述，详见第 1 章。

设备

· 克氏针。
· 螺钉——术者决定（3.5 mm 空心钉，4.0 mm 骨松质螺钉）。
· 距骨接骨板或微型接骨板。
· 点式复位钳。
· 牵开器。
· C 臂机和可透 X 线手术床。

4　手术步骤

双切口入路对于精确复位和稳定固定至关重要。前内侧切口从近端的内踝延伸至远端的舟骨结节。切口位于距骨颈正上方、胫前肌腱和胫后肌腱之间。当距骨颈骨折合并踝关节骨折时，内侧切口也有助于内踝骨折的复位和固定，向下牵开内踝骨折块还能更好地显露距骨体骨折块。

由于内踝和距骨体内侧均通过三角韧带获得血供，因此在做内侧入路时注意不要损伤这一重要血

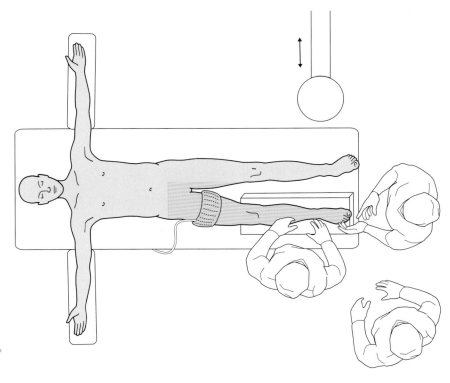

图 5.6-4　患者仰卧位，大腿上止血带。
注意术者和 C 臂机摆放位置。

供。切开皮肤和筋膜后，即可看到粉碎的距骨颈骨折，向后内脱位的距骨体和内踝骨折（图 5.6-5）。

复位

通过纵向牵引和逆脱位机制旋转有助于闭合复位（图 5.6-6）。如果闭合复位成功，距骨体将回到踝穴内。如果失败就需要切开复位，此时可以使用牵开器帮助复位。需要注意保留距骨体的所有软组织附着（血液供应），而且操作应轻柔（图 5.6-6 和图 5.6-7）。偶有内侧肌腱或神经血管束妨碍复位。

需要小心松解影响复位的组织，然后方能复位成功。

内踝截骨

延长前内侧入路进行内踝截骨。需要谨记：必须把三角韧带和截骨块作为一个整体方能保护距骨体血供。该患者合并内踝骨折，所以无需截骨即可通过内踝骨折显露损伤区域（图 5.6-8）。

内固定

如果需要的话，可以拍摄健侧 X 线片作为患

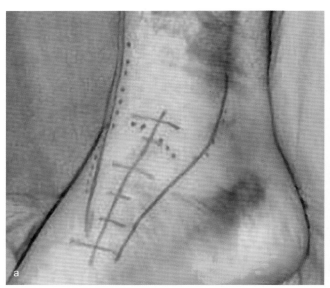 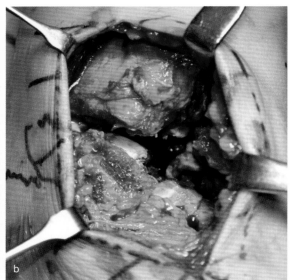

图 5.6-5　前内侧切口位置（a）。直接显露距骨颈骨折（b），清楚观察骨折端。

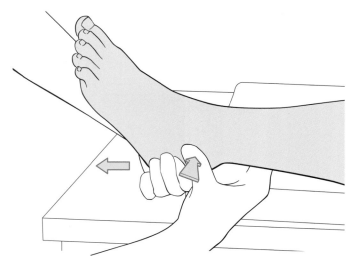

图 5.6-6　闭合复位方法：徒手牵引整复。

侧距骨 ORIF 的模板。

复位后需要克氏针维持临时固定（图 5.6-9）。在拧入所有螺钉之前，需要维持克氏针临时固定，以免复位失效。然后使用螺钉交叉固定获得稳定的固定。由于距骨颈外侧骨折端通常不粉碎，所以首先按照拉力螺钉固定方式固定距骨外侧。而粉碎的距骨颈内侧骨折可以用 4.0 mm 全螺纹骨松质螺钉按照非加压固定方式拧入。因为主要的致畸力是背

伸力，所以螺钉应置于距骨中线跖侧。这样有助于对抗背伸力。由于内侧螺钉是通过距骨远端关节面拧入的，所以需要埋头以免损伤关节。当骨折端内侧粉碎时不要使用拉力螺钉固定，否则会造成内翻位畸形愈合。有些病例在精确重建后可见内上方存在骨缺损，此时需要植骨。冲洗伤口，复位固定内踝截骨端或内踝骨折，常用 2 枚平行螺钉固定（图5.6-10 和图 5.6-11）。

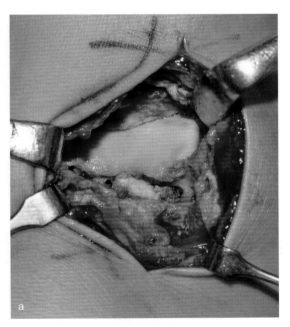
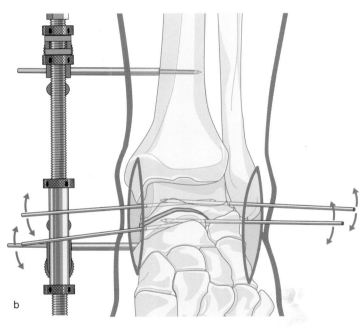

图 5.6-7　附加前外侧入路暴露骨折（a）。联合内外侧入路复位，使用骨膜起子、克氏针翘拨和牵开器辅助复位（b）。

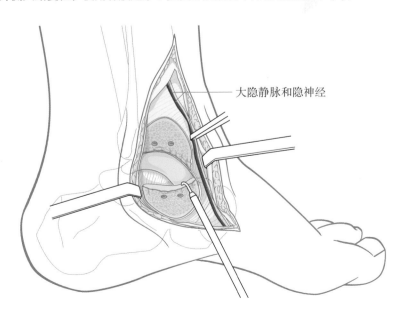

大隐静脉和隐神经

图 5.6-8　内踝截骨，向下牵开，显露骨折。

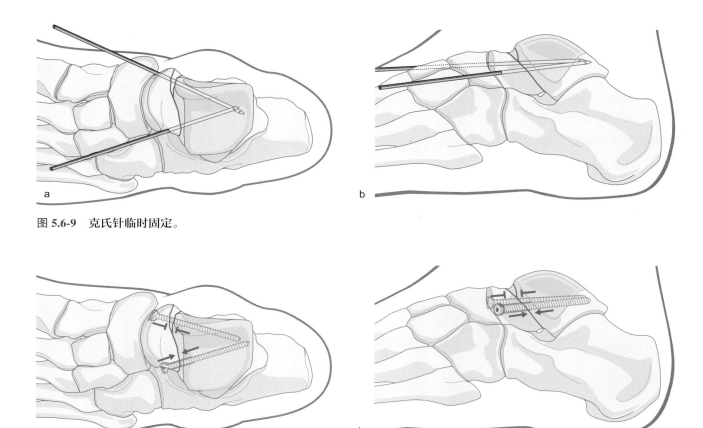

图 5.6-9 克氏针临时固定。

图 5.6-10 空心钉固定：外侧为拉力螺钉，内侧为位置螺钉。

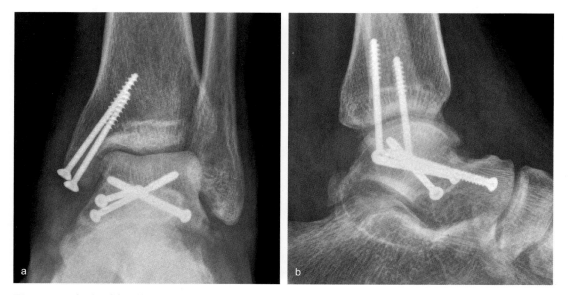

图 5.6-11 术后即刻 X 线片显示，内侧两枚 3.5 mm 空心钉和外侧一枚 4.0 mm 骨松质螺钉固定。合并内踝骨折使用半螺纹空心钉固定。

a. AP 位片。

b. 侧位片。

5 陷阱和并发症

陷阱

- 螺钉尖未埋头处理可能会导致距舟关节内异常。
- 未能避开内外侧沟可能会导致将接骨板放置到踝关节内。

并发症

- 复位不足可能导致内翻畸形，这是距骨骨折常见的并发症。
- 距骨颈骨折有发生缺血性骨坏死（AVN）的危险。骨折移位越大，AVN 风险也越大。血运重建可能需要很长时间，而且最终只是局部血运重建。

6 其他技术

粉碎性损伤可以使用微型接骨板加强固定。也可以同时使用接骨板和螺钉固定。由于通常很难将螺钉从距骨最远端外侧拧入，因此外侧可以使用接骨板固定。

当距骨颈骨折端的外侧部分有一部分距骨体与远端骨块相连时，可以从外侧延伸部分将螺钉拧入距骨体。

7 术后治疗和康复

术后治疗

早期使用石膏后托或前后托将踝关节和足部固定于中立位。患者卧床时应使用枕头抬高患肢减轻肿胀。建议早期进行踝关节和距下关节的活动度（ROM）练习（图 5.6-12）。

随访

术后第 2、6 和 12 周按时随访对患者进行评估。通常术后 2 周拆线。踝关节和距下关节 ROM 练习很重要，应在患者能够耐受时尽早开始以恢复良好的 ROM。

术后 6 周时拍摄 X 线片评估骨折愈合情况。

距骨颈骨折患者在骨折愈合前要免负重，这至少需要 6 周时间。由于此类损伤较为严重且距骨血供不良，负重推迟到第 12 周并不少见。待骨折愈合后可以开始负重，并在患者能够耐受的情况下逐渐增加负重。CT 检查是评估骨折愈合和关节对合的好方法（图 5.6-13）。

由于距骨骨折发生关节炎以及与 AVN 相关的晚期并发症的风险较高，所以要长期随访（1 年或更长）。

患者术后 18 个月随访，骨折愈合良好（图 5.6-14 和图 5.6-15）；术后 3 年随访踝关节功能（踝关节活动度和行走能力）良好（图 5.6-16 和图 5.6-17）。

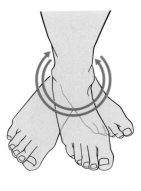
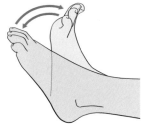

图 5.6-12　距下关节和踝关节 ROM 练习。

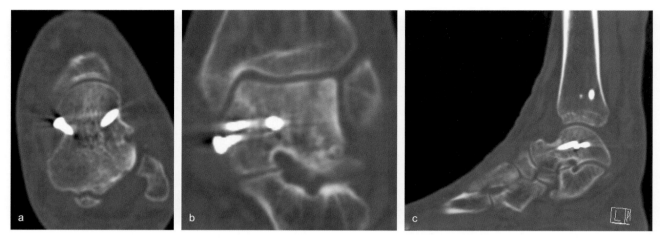

图 5.6-13　术后 8 个月随访 CT 扫描图像显示骨折完全愈合，关节对合良好。

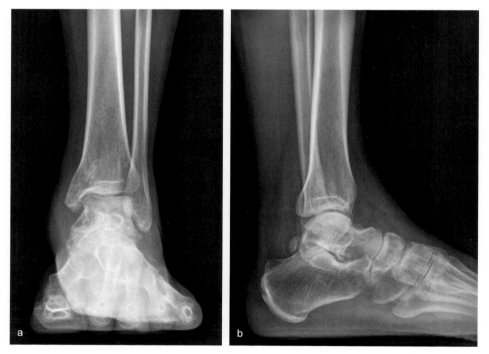

图 5.6-14　术后 18 个月踝关节 X 线片显示骨折愈合和关节解剖关系正常，关节对合，没有 AVN 发生。术后 1 年取出内植物。

a. AP 位片。

b. 侧位片。

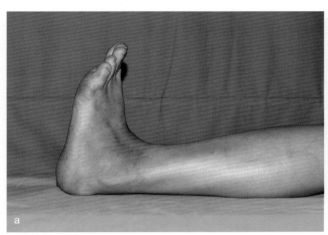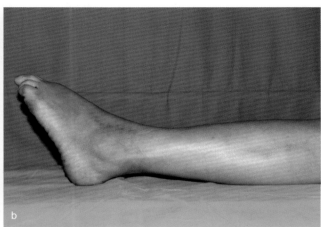

图 5.6-15 术后 18 个月踝关节体位相显示软组织恢复良好，活动度基本正常。

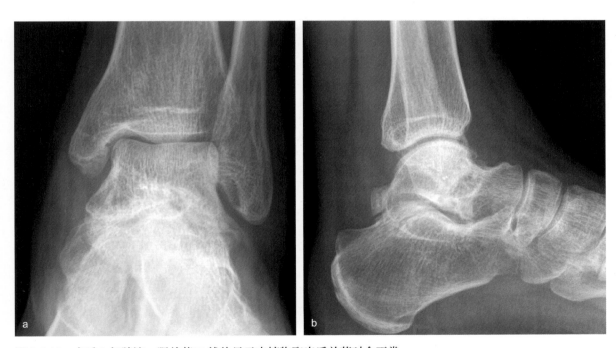

图 5.6-16 术后 3 年随访，踝关节 X 线片显示内植物取出后关节对合正常。
a. AP 位片。
b. 侧位片。

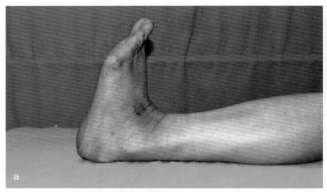 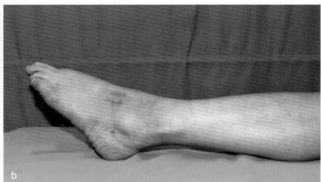

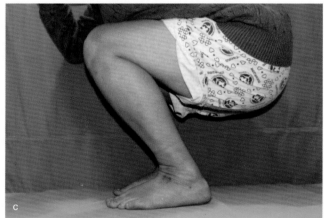

图 5.6-17　术后 3 年随访显示踝关节 ROM 正常。

推荐阅读

[1] Buza JA 3rd, Leucht P. Fractures of the talus: current concepts and new developments. Foot Ankle Surg. 2018 Aug;24(4):282–290.

[2] Fortin PT, Balazsy JE. Talus fractures: evaluation and treatment. J Am Acad Orthop Surg. 2001 Mar–Apr;9(2):114–127.

[3] Hawkins LG. Fractures of the neck of the talus. J Bone Joint Surg Am. 1970 Jul;52(5):991–1002.

[4] Rammelt S, Zwipp H. Talar neck and body fractures. Injury. 2009 Feb;40(2):120–135.

[5] Vallier HA, Nork SE, Barei DP, et al. Talar neck fractures: results and outcomes. J Bone Joint Surg Am. 2004 Aug;86(8):1616–1624.

第 **7** 节 | 距下关节内侧脱位

Medial subtalar dislocation

Mandeep S Dhillon, Sharad Prabhakar

1 病例摘要

48 岁男性，骑摩托车时发生机动车事故，左

足受伤。临床检查发现左足畸形，前足内翻跖屈，肿胀和瘀青（图 5.7-1）。X 线片显示距下关节内侧脱位，踝关节正常（图 5.7-2）。

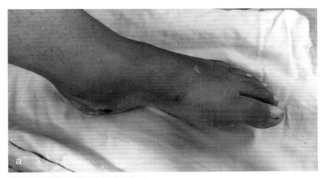

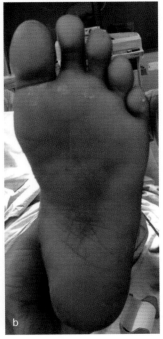

图 5.7-1　患足肿胀，足底瘀青和内翻跖屈畸形。

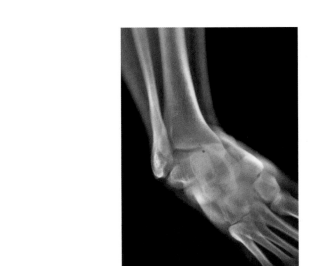

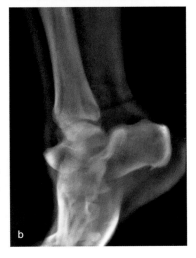

图 5.7-2　X 线片显示距下关节内侧脱位，踝关节完整，患足和足跟内翻。
a. AP 位片。
b. 侧位片。

2 术前计划

除了开放性脱位或无法闭合复位之外，其他手术适应证很少。

为了减少软组织和神经血管损伤，应在急诊室给予充分的镇静和肌肉放松，尽快复位距下脱位。

如果能够及早复位并采取适当的措施，这种损伤的闭合治疗通常是成功的。

3 手术室准备

患者体位	· 仰卧位
麻醉选择	· 如果是近期发生的单纯脱位，可以在镇静下尝试闭合复位，但必须准备全身麻醉和最大的肌松
C 臂机位置	· 置于患肢对侧，显示屏放在手术床头侧以便术者观看
止血带	· 不需要
技巧	· 充分放松以利复位是关键

有关麻醉注意事项的说明和概述，详见第 1 章。

设备

大多数病例闭合复位都能成功，所以无需特殊设备。闭合复位通常在赛场上由另一名运动员进行，或由紧急医疗救护人员在到达后进行。

4 手术步骤

膝关节屈曲 90°，尽量减少腓肠肌牵拉。距下内侧脱位复位要遵循沿畸形方向牵引解锁距骨头的原则。然后进一步跖屈内翻患足，向远端牵引将距骨头从舟骨上解锁。直接按压突出的距骨头有助于复位（图 5.7-3）。随后背伸外翻患足，直接按压距骨头。听到咔哒声即可确认复位。术中 C 臂机透视有助于确保距骨头复位准确。

本例患者闭合复位，小腿石膏固定后拍摄 X 线片显示解剖复位（图 5.7-4）。复位后 CT 扫描的适应证应放宽，以期排除可能合并的距骨突骨折。伤后 1 年随访 X 线片检查显示距下关节正常，无关节炎表现（图 5.7-5）。临床疗效良好，无疼痛或跛行，步态正常，后足活动良好（图 5.7-6）。

5 陷阱和并发症

陷阱

· 在此类脱位中，有高达 10% 的病例可能出现距骨头纽扣孔样绞锁在上伸肌支持带或趾短伸肌中。

· 相对少见的是距舟（TN）关节囊、后深间室的神经血管束或者腓骨长短肌腱可能会嵌入而

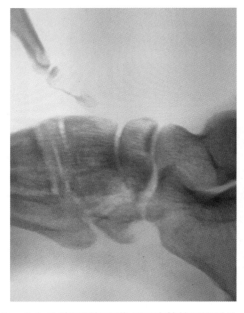

图 5.7-3 术中 C 臂机透视图像显示直接按压距骨头。

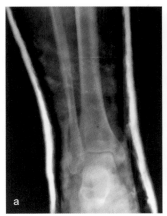
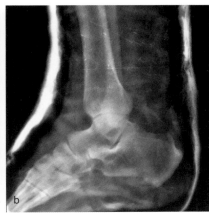

图 5.7-4　闭合复位后使用小腿石膏固定 4 周后的 X 线片。

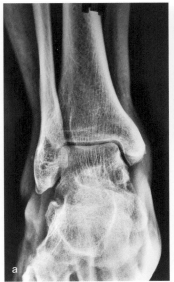
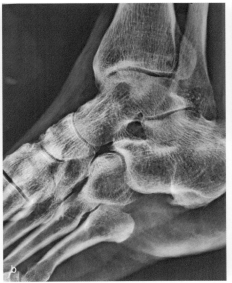
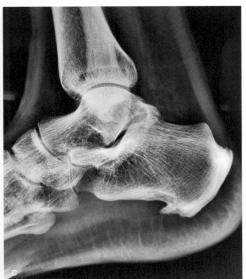

图 5.7-5　伤后 1 年随访 X 线片显示距下关节和距舟关节正常，无关节炎表现。

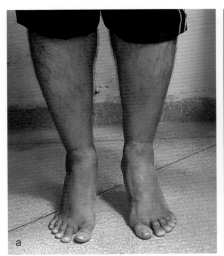
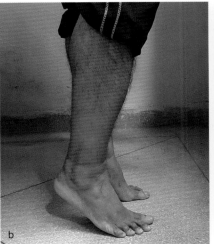
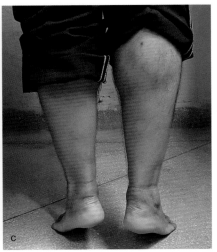

图 5.7-6　临床疗效良好。

妨碍复位，需要经前外侧入路切开复位。

· 需要做 CT 检查，排除任何可能存在的骨折。但应尽快复位关节脱位，可以在复位后做 CT 检查，以确定是否存在距骨周围骨折。

并发症

· 急性并发症包括皮肤坏死、周围结构损伤：如胫神经、胫后血管、关节周围骨折和胫后肌腱断裂。

· 感染，尤其是开放性脱位。

· 距骨体缺血性坏死。

· 创伤后距下关节炎伴僵硬或退行性关节病或关节炎。

6 其他技术

如果不能闭合复位，则需经前外侧入路切开复位，复位钮扣孔样绞锁的距骨头。如果伴有距骨头骨折，则需经双切口入路（前内侧 + 前外侧）进行距骨切开复位内固定（图 5.7-7）。

7 术后治疗和康复

对于依从性差的患者，固定后不负重很重要。术后重点要强调尽早恢复后足运动，以减少后足僵硬。

如果使用克氏针维持稳定，需要辅以外部支撑，术后 3 周拆除。

支具保护下开始逐渐负重。

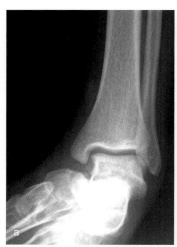
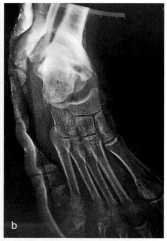
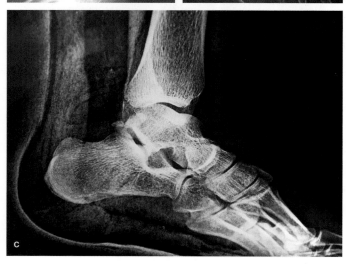

图 5.7-7 另一例患者使用双切口入路治疗。

a-c. 踝关节 AP 位，足 AP 位和侧位片显示距下关节内侧脱位，闭合复位未成功。

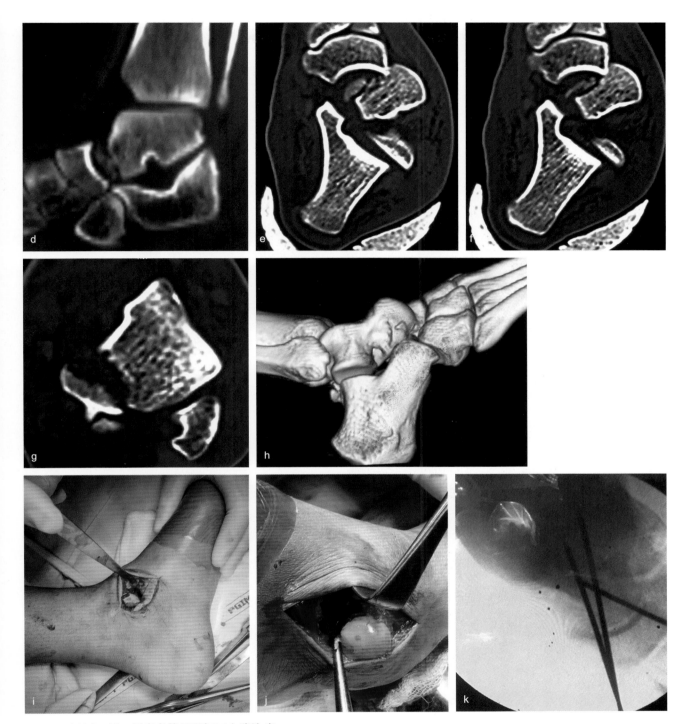

图 5-7.7（续） 另一例患者使用双切口入路治疗。

d-g. CT 扫描图像显示距舟（TN）关节内距骨头缺失。距骨头剪切 / 冲击骨折并向外移位。注意距骨后侧突骨折。

h.　3D CT 重建图像显示 TN 关节完全脱位，距下关节部分半脱位。这可能是一种旋转脱位。

i.　TN 关节内侧入路显露距骨头骨折，TN 关节内空隙。

j.　外侧入路显示脱位的距骨头骨折块。

k.　术中 C 臂机透视图像显示复位良好，克氏针固定。

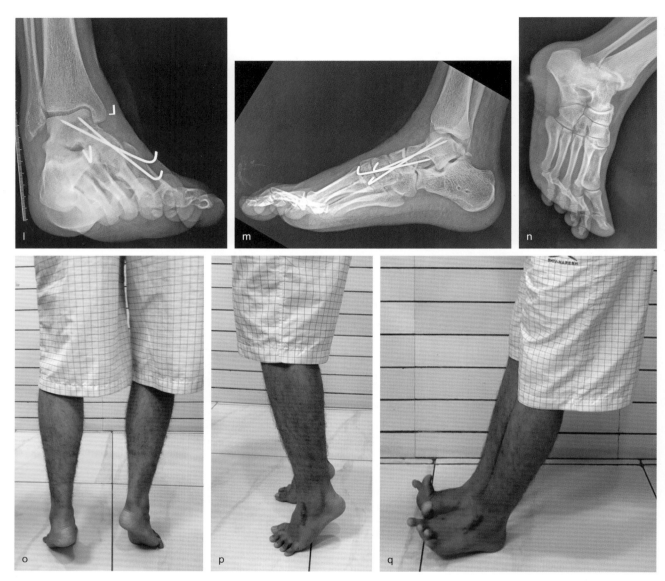

图 5-7.7（续） 另一例患者使用双切口入路治疗。

l-m. 术后足踝 AP 位和侧位 X 线片显示复位良好和克氏针固定。

n-q. 术后 1 年随访显示疗效和功能良好。

推荐阅读

[1] Datt N, Rao AS, Rao DV. Medial swivel dislocation of the talonavicular joint. Indian J Orthop. 2009 Jan;43(1):87–89.

[2] Giannoulis D, Papadopoulos DV, Lykissas MG, et al. Subtalar dislocation without associated fractures: case report and review of literature. World J Orthop. 2015 Apr 18;6(3):374–379.

[3] Goldner JL, Poletti SC, Gates HS 3rd, et al. Severe open subtalar dislocations. Long-term results. J Bone Joint Surg Am. 1995 Jul;77(7):1075–1079.

[4] Rammelt S, Goronzy J. Subtalar dislocations. Foot Ankle Clin. 2015 Jun;20(2):253–264.

第 8 节　距下关节外侧脱位

Lateral subtalar dislocation

Mandeep S Dhillon, Sharad Prabhakar

1 病例摘要

18 岁女性，机动车事故伤后造成足部明显畸形。X 线片显示距下关节外侧脱位、距舟（TN）关节完全脱位、距下关节半脱位、踝关节完好（图 5.8-1）。CT 扫描图像显示 TN 关节背外侧脱位、距下关节半脱位（图 5.8-2）。

2 术前计划

距下关节外侧脱位的手术适应证很少，但由于多数外侧脱位是开放性脱位或无法闭合复位的，所以手术适应证比内侧脱位常见。

最常见的是，如能尽早复位并采取适当的复位步骤，闭合治疗通常都能成功。要重视和理解可能导致距骨头无法复位的解剖结构。

需要计划一旦闭合复位失败，应立即进行切开复位内固定（ORIF）。开放性骨折术后稳定性不确定时，需要考虑使用外固定架。

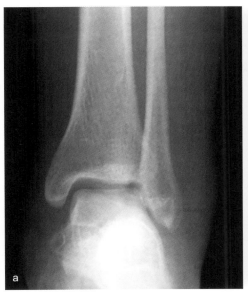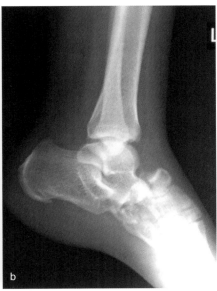

图 5.8-1　足部 X 线片显示 TN 关节背侧脱位和距下关节半脱位；踝关节 AP 位片显示踝关节完好。
a. AP 位片。
b. 侧位片。

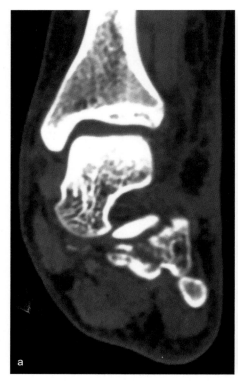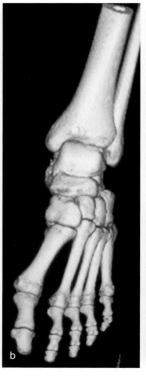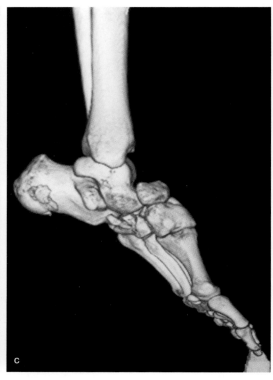

图 5.8-2 CT 扫描加三维重建图像显示踝关节完好，TN 关节背外侧脱位和距下关节半脱位。

3 手术室准备

患者体位	· 仰卧位
麻醉选择	· 如果是近期发生的单纯脱位，可以在镇静下尝试闭合复位，但必须准备全身麻醉或区域阻滞麻醉
C 臂机位置	· 置于患肢对侧，显示屏放在手术床头侧以便术者观看
止血带	· 不需要
技巧	· 充分肌松是复位的关键

有关麻醉注意事项的说明和概述，详见第 1 章。

设备

· 如果闭合复位成功，无需特殊设备。
· ORIF 只需准备克氏针，有时需要使用外固定架。

4 手术步骤

复位外侧脱位需要患者仰卧，髋和膝关节屈曲 90°，屈膝放松腓肠肌。向远端牵引的同时背伸外翻患足，然后在距骨下跖屈内翻患足，同时向外按压距骨头完成复位。

本例患者术中 C 臂机透视显示存在一定程度的不稳定，克氏针经皮穿针固定复位后的距下关节和 TN 关节（图 5.8-3），外固定架固定增加复位稳定性。

术后足 AP 位和侧位 X 线片显示距骨周围关节复位良好（图 5.8-4）。

5 陷阱和并发症

陷阱
复位困难

有多达 40% 的病例会出现胫后肌腱或趾长屈

肌腱移位到距骨头周围影响复位。此时可能合并屈肌支持带撕裂。可能需要沿着突出的距骨头表面切开来复位关节。

合并骨折

复位后 CT 扫描有助于发现距骨头、外侧突或后侧突及距下关节骨折。尽早发现这些合并骨折极为重要，否则漏诊后会出现较高的并发症发生率。高达 60% 的内侧或外侧距下脱位都伴有骨折。外侧脱位并不少见，而且损伤暴力需要外展 / 背伸，

可能会造成距骨头或周围骨骼剪切骨折。

并发症

- 急性并发症包括皮肤坏死，胫神经、胫后血管、关节周围骨折和胫后肌腱断裂等周围结构的损伤。
- 外侧脱位合并有伤口的发生率较高。
- 开放性脱位可能导致感染。
- 距骨体缺血性坏死。
- 创伤后距下关节炎。

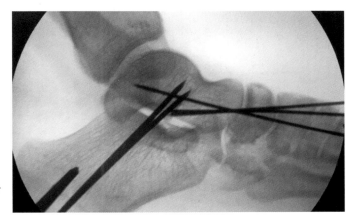

图 5.8-3　术中 C 臂机透视显示克氏针固定复位后的距下关节和 TN 关节。

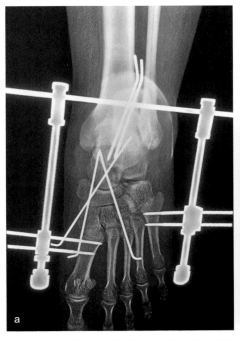
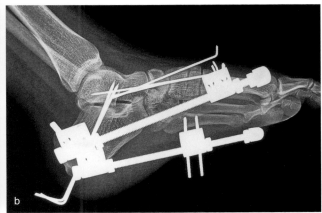

图 5.8-4　X 线片显示距骨周围关节复位良好，无合并骨折。外固定架固定做为临时稳定物。

6 术后治疗和康复

- 对于依从性差的患者，固定后不负重很重要。术后重点要强调尽早恢复后足运动，以减少后足僵硬。

- 如果使用克氏针维持稳定，需要辅以外部支撑，术后 3 周拔针。

- 支具保护下开始逐渐负重。

推荐阅读

[1] Rammelt S, Goronzy J. Subtalar dislocations. Foot Ankle Clin. 2015 Jun;20(2):253–264.

[2] Tucker DJ, Burian G, Boylan JP. Lateral subtalar dislocation: review of the literature and case presentation. J Foot Ankle Surg. 1998 May–Jun;37(3):239–247; discussion 262.

[3] Veltman ES, Steller EJ, Wittich P, et al. Lateral subtalar dislocation: case report and review of the literature. World J Orthop. 2016 Sep 18;7(9):623–627.

[4] Waldrop J, Ebraheim NA, Shapiro P, et al. Anatomical considerations of posterior tibialis tendon entrapment in irreducible lateral subtalar dislocation. Foot Ankle. 1992 Oct;13(8):458–461.

第 9 节 | 距骨脱出

Extruded talus

Mandeep S Dhillon, Sampat Dumbre Patil, Siddhartha Sharma

1 病例摘要

34 岁男性被汽车撞倒。据回忆右下肢被车"碾过"。伤后 4 小时被送至急诊科。患者仅右下肢受伤。

临床检查发现皮裂伤约 10 cm×6 cm，伤口从小腿远端前方，横跨踝关节前方，一直延伸到踝关节外侧。距骨从伤口内挤压脱出，表现为闪亮的白色结构。

足背动脉搏动未触及，胫后动脉搏动正常。足部温暖，灌注良好。

踝关节 AP 位和侧位 X 线片检查显示，距骨从踝关节、距下关节和 TN 关节中完全脱出——即距骨完全脱出（a luxatio talo totalis）。侧位 X 线片可见距骨后突骨折。CT 证实上述诊断，没有发现足踝周围其他骨折（图 5.9-1）。

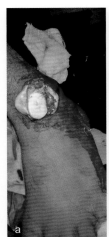
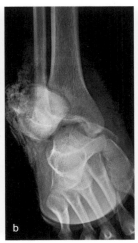
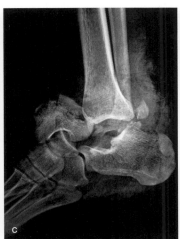
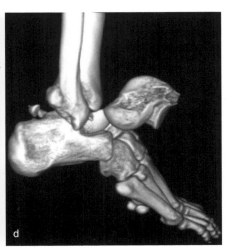

图 5.9-1　术前影像。
a. 脱出的距骨（闪亮的白色结构）从撕裂伤口中突出于踝关节前外侧。
b-c. 踝关节 AP 位和侧位 X 线片显示距骨与胫距、距下和 TN 关节之间的关节对合丧失。突出的距骨位于前外侧，旋转后距骨头朝向胫骨前表面。侧位片可见后侧突骨折。
d. 3D CT 证实距骨脱出这一诊断，以及距骨后侧突骨折。

2 术前计划

手术适应证

距骨从开放伤口中脱出属于骨科急症。开放性损伤必须紧急清创手术。

治疗选择

脱出的距骨需要反复清洗，回植到踝关节、距下关节和 TN 关节内。很少推荐一期切除距骨加胫跟关节融合术。目前文献更倾向于回植而非切除，而且在距骨完全缺失的情况下进行胫跟关节融合术是有难度的。回植术后的感染率和缺血性坏死率之低令人惊奇，而且功能结果通常令人满意。

伤口充分清创是预防感染的关键。清创之后，通常可以从开放伤口将距骨植回原位。胫距、TN 和距下关节复位后，使用光滑克氏针或其他固定针稳定，同时也可以使用跨踝关节外固定架固定。有时还需要使用螺钉或克氏针固定距骨的小骨软骨块（图 5.9-2）。

有时可能是在受伤现场找到脱出的距骨。对于此类病例，如果条件允许，可以使用生理盐水清洗去除表面污垢和沙砾，用湿盐水纱布包裹后放在无菌容器中，然后放在冷箱中运送到医院。应该把距骨放在凉爽的底座上，而不是浸在冰浴中。

3 手术室准备

患者体位	· 根据开放伤口位置选择。大多数情况下，患者仰卧在可透 X 线手术床上，以便术中 C 臂机透视患肢不受限 · 如果需要显露踝关节外侧，需垫高患侧臀部，使其内旋 · 如果伤口位于后侧，可选择侧卧位或俯卧位。俯卧位时，要注意保持腹部不受压，以免压迫下腔静脉 · 无论选择何种体位，都应充分衬垫所有骨性突起
麻醉选择	· 全身麻醉或区域阻滞麻醉；但都需要充分肌松以便将脱出的距骨回植于原位 · 通常在患者就诊后应尽早开始静脉使用抗生素 · 术前 30 分钟追加一次头孢呋辛
C 臂机位置	· C 臂机从健侧推入，显示屏放在手术床头侧 · 外旋患肢或小腿放置在"4"字位，或者旋转 C 臂来拍摄踝关节纯侧位 · 采取后一种方法时，要将患肢用手术单垫高
止血带	· 术前预备，但不一定需要充气
技巧	· 患肢铺巾，保持膝关节能自由活动

有关麻醉注意事项的说明和概述，详见第 1 章。

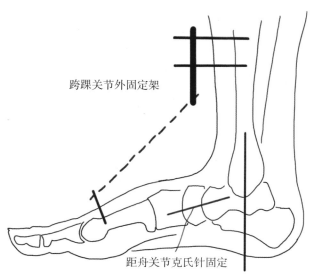

跨踝关节外固定架

距舟关节克氏针固定

经跟骨、距骨向胫骨穿针固定　　图 5.9-2　术前计划。

设备

- 光滑克氏针和带螺纹克氏针。
- 斯氏针。
- 大管管外固定架。
- 4.5 mm Schanz 针。
- 外固定架连接管棒。
- 通用夹。
- 管管夹。
- 半螺纹骨松质螺钉。
- 无头加压螺钉。
- 大股骨牵开器或小牵开器。

4　手术步骤

伤口清创和灌洗

手术的第一步是彻底清洗伤口和清创。多数情况下，距骨已经游离，丧失了所有的软组织附着，可以从伤口中取出，用大量生理盐水仔细冲洗。可以在冲洗液中加入氯己定（1%ChG 溶液）。然后将冲洗后的距骨放在含有 2 克万古霉素的生理盐水的无菌容器中，等待回植（图 5.9-3）。

仔细检查脱出距骨是否存在无移位骨折很重要，还要检查内侧突、外侧突或后侧突是否有骨折块或骨软骨碎片缺损，这些可能仍然位于伤口基床中。无移位骨折可用螺钉原位固定。骨软骨块和距骨突骨折可以用螺钉固定，如果骨块太小无法固定可以切除。

如果距骨仍有某些软组织附着，对于这些距骨仅存的血供，必须要仔细保护。

仔细清创伤口，去除所有坏死和失活组织，包括皮肤、筋膜、软组织和骨质。目前认为距骨回植术后感染的根源是伤口创面基床不健康引起的，而不是脱出的距骨造成的。因此，只有在术者确信创面完全干净时，才能将距骨植回原位。如果在受伤当时或伤后即刻已经将距骨复位，还需要在手术室内将距骨再脱位，充分冲洗和清创。

术中可以做深部组织菌培养，但其意义尚不明确。

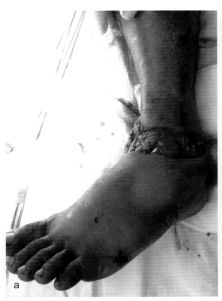 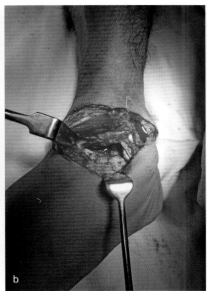 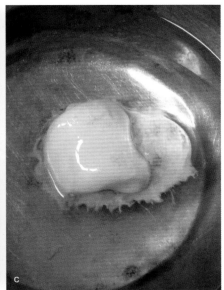

图 5.9-3　伤口清创和灌洗。
a. 清创踝关节开放伤口。
b. 牵开软组织后即可看到距骨基床。
c. 脱出距骨仔细冲洗后，放入抗生素溶液中，等待后续回植。

距骨回植

使用牵开器或跨踝关节外固定架撑开踝穴与跟骨之间的垂直空间，以便植入距骨（图 5.9-4）。沿姆趾牵引第一列能牵开舟骨，易于植入距骨头。在距骨颈背侧钻入一枚克氏针翘拨辅助复位距骨。待距骨植入后，C 臂机透视检查距下和胫距关节复位情况。如果复位可以接受，将斯氏针从足跖侧穿入跟骨，经距骨体进入胫骨远端。这样能稳定胫距关节和距下关节，可以暂时保留至跨踝关节外固定架固定后取出，也可以一直保留维持稳定。

然后检查 TN 关节复位。因为舟骨结节内侧缘向内突出，与距骨头内侧缘并不平行，所以足 AP 位透视评估 TN 关节复位存在一定困难。术前拍摄对侧正常足 X 线片有助于确定舟骨结节与距骨头内侧缘的关系，能够正确判断足 AP 位 X 线片上复位情况。C 臂机透视 AP 位和侧位片确认复位之后，使用 1 到 2 枚光滑克氏针从足舟骨固定到距骨头稳定 TN 关节。最为重要的是距骨的 3 个关节面都要解剖复位。

接下来安装跨踝关节外固定架。这在需要考虑皮瓣覆盖时尤为重要。可以采用三脚架构型，在胫骨干近端置入 2 枚固定针，在跟骨置入 1 枚斯氏针。也可以在第 1 和第 5 跖骨穿针，维持跖行足位（图 5.9-5）。根据伤口和后期皮瓣覆盖要求调整外固定架。术者可以根据具体情况选择使用斯氏针和 / 或外固定架。

相关软组织损伤

现在把注意力转向相关的足部损伤和肌腱损伤。尽可能使用适当的技术一期修复肌腱。然后判断是否能够闭合伤口。然后分层缝合，尽可能修补胫距关节和 TN 关节囊。如果可能的话，还应修复伸肌和屈肌支持带，以防止出现肌腱弓弦状绷起或肌腱粘连。缝合皮下组织以确保皮缘无明显张力。最后垂直减张缝合皮肤（图 5.9-6）。

如果无法一期闭合皮肤伤口，可行一期或延迟

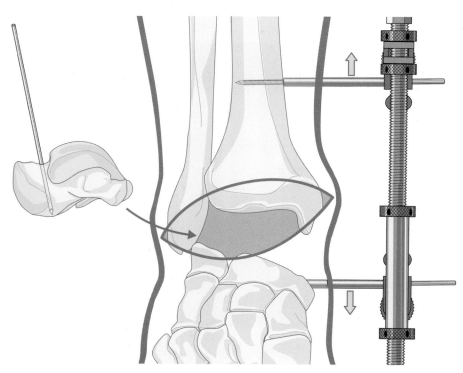

图 5.9-4　利用股骨牵开器辅助距骨回植。在距骨颈穿入克氏针当做为撬棒既能防止距骨滑脱，又能控制距骨复位。

皮瓣覆盖，特别是存在严重软组织缺损时。

在软组织覆盖足够但皮肤不能一期闭合的情况下，可以使用负压伤口疗法帮助已缝合伤口的愈合，或是二期借助其他方法实现愈合。

5 陷阱和并发症

陷阱

显露不充分

由于手术入路受制于原始开放伤口，所以术者无法选择主要入路。可能需要向远近端延长原始伤口，以便充分清创和复位脱出的距骨。

距骨回植困难

跟骨向近端移动可能会造成距骨回植困难。因此，需要轴向牵引跟骨撑开踝穴和跟骨之间的间隙。有些病例使用斯氏针加手动牵引就能牵开间隙。不过如果术者在胫骨和跟骨上钻入固定针，使用牵开器会更容易复位。胫骨和跟骨固定针应平行，以免撑开时出现跟骨向后或向前成角。为了便

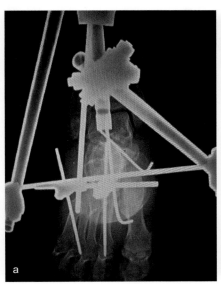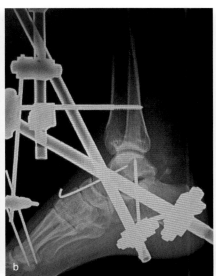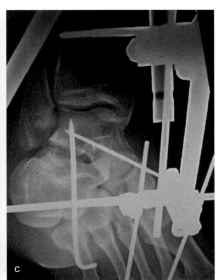

图 5.9-5 术后 X 线片显示回植距骨同心复位。
a. AP 位片。
b. 侧位片。
c. 踝穴位片。

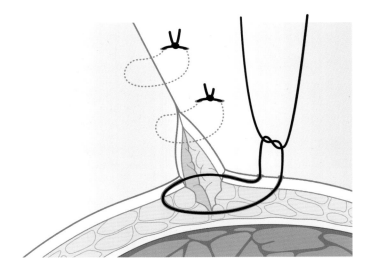

图 5.9-6 改良 Allgöwer 缝合方法。

于将距骨头复位到舟骨关节面，可以用手牵引第一列。在距骨回植之前，应彻底检查伤口基床内是否残留有骨软骨块，否则这些骨块可能会阻碍复位或导致非同心复位。

非同心复位

术中需要进行踝关节、距下关节和 TN 关节双平面 90° 夹角 X 线透视检查，以确保这些关节获得同心复位。在 Harris 轴位或 Brodén 位清晰观察距下关节非常重要。术者在消毒铺巾前应确定如何透视并选择患者体位，以免影响术中操作。

并发症

感染

感染包括浅表或深层感染，早期或晚期感染。浅表感染单独使用抗生素即可控制，而深层感染必须反复清创。如果出现距骨顽固性骨髓炎，需要将回植的距骨切除。

缺血性坏死

距骨缺血性坏死至今仍是一个重要问题。但并不是所有的 AVN 病例都很糟糕。坏死距骨如果没有碎裂或塌陷，行走功能可能完全正常。距骨重塑时间可能长达至伤后 2 年。

继发性关节炎

关节炎可见于踝关节和或距下关节。缺血性坏死引起的距骨顶塌陷也会导致踝关节炎。这种晚期并发症需要关节融合术（图 5.9-7）。融合应仅限于受累的一个或多个关节。

6 其他技术

如果距骨遗失在受伤现场，或者距骨污染严重

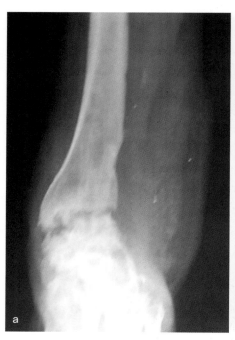
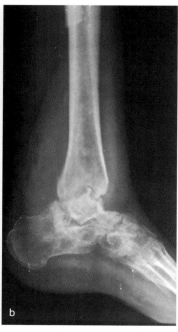

图 5.9-7 另一例距骨再植术后患者，显示 AVN 合并踝关节和距下关节继发骨关节炎。

a. 前后位片。

b. 侧位片。

不适合灌洗后回植，可以考虑进行胫跟关节融合术。清理去除踝穴和跟骨的关节面软骨，直至软骨下骨出血。将患足置于跖行足位，跟骨轻微后移和外旋。可以通过多种外固定方法实现关节加压融合。距骨切除后短缩可能会长达 5 cm。所以，使用细克氏针环形外固定架具有通过胫骨近端截骨和骨延长来恢复双下肢等长的优点（图 5.9-8）。

或者也可以选择改良 Blair 融合术来尽量减少距骨高度损失。将胫骨远端前方部分向下滑动与跟骨融合。其他手术选择还有大块异体髂骨植骨。尽可能保留距骨头和 TN 关节。

对于因距骨缺失需要进行关节融合治疗的病例，等待直至伤口确定没有感染非常重要。在这段时间可以使用外固定架维持力线；同时也能帮助原始伤口和损伤相关肿胀得以恢复。

7 术后治疗和康复

术后治疗

密切观察患者感染迹象。连续多次检查血细胞计数和定量 C 反应蛋白以排除感染。静脉用抗生素可以控制浅表感染；但深层感染需要反复手术清创和使用细菌培养敏感抗生素。

功能锻炼

目前还没有针对此类患者康复的明确指南。大约术后 6 周在皮肤和软组织愈合后，可以去除外固定架和固定针。然后使用小腿石膏管型或踝足矫形器维持跖行足位。术后 6~8 周开始踝关节 ROM 锻炼。完全负重至少延迟到术后 3 个月。

需要告知患者该损伤的严重性，会出现踝关节和距下关节的长期僵硬。出现踝关节和／或距下关节创伤后关节炎的风险极高（图 5.9-9）。

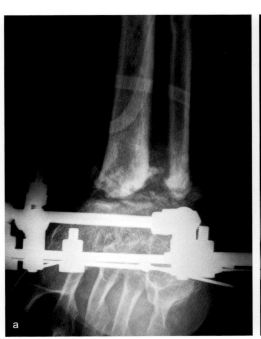 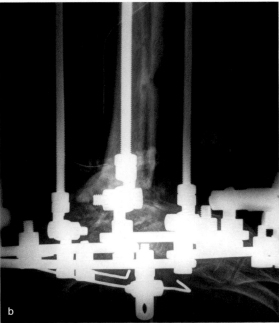

图 5.9-8　另一例距骨脱出损伤患者，显示使用 Ilizarov 环形外固定架进行胫跟关节融合技术。术后即刻 AP 位（a）和侧位（b）X 线片检查。

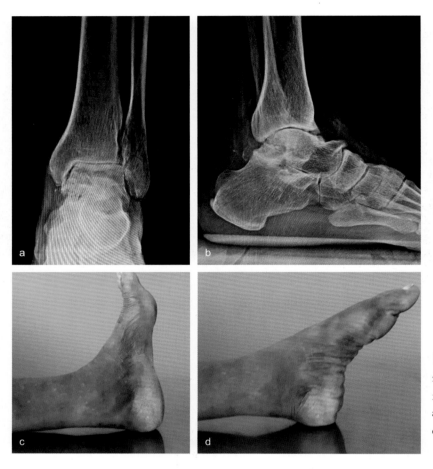

图 5.9-9　另一例 56 岁男性患者，距骨前外侧脱出病史。伤后 7 年随访图像显示踝关节和距下关节关节炎。

a-b. AP 位和侧位 X 线片。

c-d. 尽管存在关节病，但患者踝关节 ROM 良好，行走仅有轻微疼痛。

推荐阅读

[1] Burston JL, Isenegger P, Zellweger R. Open total talus dislocation: clinical and functional outcomes: a case series. J Trauma. 2010 Jun;68(6):1453–1458.

[2] Lee HS, Chung HW, Suh JS. Total talar extrusion without soft tissue attachments. Clin Orthop Surg. 2014 Jun;6(2):236–241.

[3] Lee J, Hamilton G. Complete talar extrusion: a case report. J Foot Ankle Surg. 2009 May–Jun;48(3):372–375.

[4] Smith CS, Nork SE, Sangeorzan BJ. The extruded talus: results of reimplantation. J Bone Joint Surg Am. 2006 Nov;88(11):2418–2424.

[5] Vaienti L, Maggi F, Gazzola R, et al. Therapeutic management of complicated talar extrusion: literature review and case report. J Orthop Traumatol. 2011 Mar;12(1):61–64.

[6] Weston JT, Liu X, Wandtke ME, et al. A systematic review of total dislocation of the talus. Orthop Surg. 2015 May;7(2):97–101.

Andrew K Sands

第 6 章 中足损伤
Midfoot injuries

1 简介

本章内容为足部 Lisfranc 关节和 Chopart 关节损伤，这两个部位都是以发明经该解剖部位进行足部截肢手术的外科医生命名的。在麻醉技术完善之前的时代，常常会把发现了某种快速切除受损足部方法医生的名字与这种手术技术联系在一起。这类方法能够在疼痛相对较轻的情况下解决相关临床问题。

2 解剖和病理机制

Lisfranc 和 Chopart 两者密切相关，一处损伤经常会延伸到另一处。在这两者之中，Lisfranc 关节位于远端，涉及跖骨（MT）基底、跖跗（TMT）关节和跗骨间（IT）关节，还包括楔骨和骰骨。Chopart 关节损伤涉及中跗关节和 IT 关节，损伤从楔骨经舟骨和骰骨，传导至距骨远端部分，后者也被称为"足臼"（coxa pedis）。距舟（TN）关节与相当程度的足部关节活动度（range of motion，ROM）相关，距舟关节正常活动的丧失会导致后足复杂 ROM 丧失超过 90%。因为 TN 关节在功能和发育上与髋关节非常相似，所以足踝外科医生认为它是足部的"髋"关节，故此将其称为"足臼"。虽然跟骰关节的活动度比 TN 关节少，但其活动对于维持足外侧柱的灵活性非常重要。

在生物力学上，TN 关节对于维持正常 ROM 和功能极其重要。丧失 TN 关节会造成距下关节正常内外翻丧失，从而导致踝关节的应力增加和后期退变。与之相反的是，跗骨内关节或中跗关节以及第 1、第 2 和第 3 TMT 关节对于正常功能并非必要，所以又被认为是非必要的非活动节段关节。但高水平运动员是个例外，运动员的这些关节存在一定程度的垂直滑动（这些关节的正常运动平面）。但对于非运动员人群，维持正常功能并不需要这些关节的活动。如果这些关节只有僵硬而未出现退行性疼痛，并不会表现出功能障碍（图 6-1）。

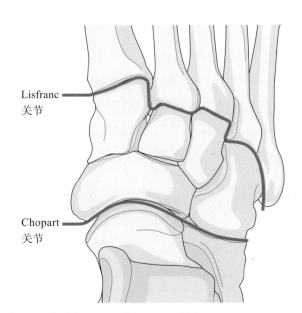

图 6-1 足部 Lisfranc 和 Chopart 关节。

TN 关节对于辅助足部在正常步态周期中适应不平坦地面，锁定和解锁发挥着重要作用。TN 关节正常活动丧失可能会导致高弓足或平足。TN 关节最重要的功能是活动，足部可以穿鞋的属性也很重要。任何一种极端的足部畸形都会导致穿鞋的问题。

另一方面，就内侧柱（即第 1、第 2 和第 3 TMT）而言，TMT 关节和 IT 关节属于平面关节，不存在解剖上必要的活动。这些关节可以滑动但旋转幅度小。如果这些关节出现过度活动，会导致病理性畸形和肌腱断裂，如扁平外展外翻足畸形和姆外翻。第 4 或第 5 TMT 关节活动度较大，可向背侧和跖侧移动。这种滑动有助于足部适应不平坦地面。这些部位的关节炎很难进行重建。关节融合会导致异常应力，而且通常难以愈合。

这些部位会在足受到轴向负荷和扭转时出现损伤：

- 在低能量运动损伤中，损伤可能很轻微。
- 在高能量损伤中，如行人足部被碾压或挤压，或乘客被车轮卷入而受伤，损伤会更加明显。

3 骨折分类

这一部位的损伤分类比较困难。虽然目前已经提出了多种分类系统，但由于这一部位有多个关节和骨骼，所造成的半脱位、脱位和骨折可能会发生在不同平面和方向上，所以这些分类系统都过于复杂，难以实际使用。

中足骨折的 AO/OTA 骨折及脱位分型详见附件。

4 术前检查

临床检查

Lisfranc 或 Chopart 关节损伤患者在急诊常常被诊断为"足部扭伤"，造成漏诊和误诊，所以保持临床警惕非常重要。这种损伤患者通常会表现出与预期不相符的疼痛。他们所描述的疼痛是严重的，会令其感觉"呕吐"或"昏倒"（即内脏不适）的疼痛，要比一般的运动扭伤更为严重。而且通常可见足底内侧瘀斑。

影像学检查
X 线片

负重下正侧斜位 X 线片检查是最佳且最经济的诊断方法。如果患者无法承受一定的重量，应将患足置于平板上，以确定足部与地面之间的相对应关系。负重会造成损伤处移位，这既是该检查所期待的结果；同时作为一种诊断方法，可以让外科医生更好地发现所有细微损伤。当然，更为严重的高能量损伤可能无法承受任何负重。

足部标准负重位 X 线片包括：

- AP 位片：能很好地显示第 1 TMT 关节、内侧柱和 TN 关节。如果损伤导致内侧柱断裂，会看到内侧楔骨和第 1 TMT 关节移位（图 6-2a）。
- 30° 和 45° 斜位片：可见第 2 MT 基底向中间楔骨外侧移位，第 3 和第 4/第 5 MT 分别向外侧楔骨和骰骨外侧移位。还可以发现跗骨间和中跗关节损伤（图 6-2b）。
- 侧位片：可见 MT 基底背侧撕脱骨折及其向楔骨背侧移位（图 6-2c）。

X 射线成像的投照角度

X 射线源向远端倾斜 20°，使射线与足背垂直。在足部处于模拟负重位时，这样投照能获得 TMT 关节的理想图片。TMT 关节并非垂直于足底，而是垂直于足背。斜位片（30° 和 45°）用于显示外侧 TMT 关节。

计算机体层成像（CT）

CT 扫描有助于明确重叠的双重影像和发现 3D 损伤，如平片可能看不清的足底撕脱骨折（图 6-3）。

磁共振成像（MRI）

急性损伤很少需要做 MRI 检查。有医生使用 MRI 检查位于内侧楔骨与第 2 MT 基底内侧之间的 Lisfranc 韧带撕裂，特别是用在单纯韧带损伤时（图 6-4）。

应力相 X 线片

应力相 X 线检查可以在急诊室进行，也可以术前在手术室进行，来确定不稳定的类型。但该操作会引发疼痛，如果在急诊室应该做神经阻滞后进行，如果是在手术室，应该在麻醉后进行（图 6-5）。

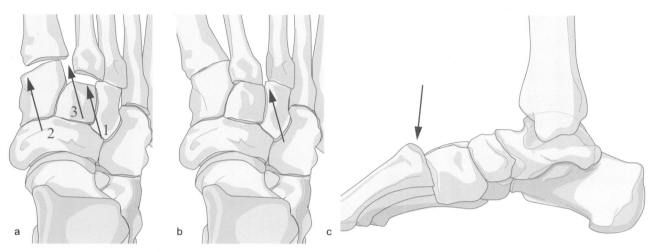

图 6-2　X 线片常见力线不良（箭头所指为射线角度）。
a. AP 位片：第 2 MT 向中间楔骨外侧移位（1）；TMT 关节破坏（2）；第 1 和第 2 MT 之间出现间隙（3）。
b. 30° 斜位片：第 3 MT 向外侧楔骨外侧移位。
c. 侧位片：各 MT 背侧皮质应与楔骨背侧皮质平齐。MT 基底向背侧移位超过楔骨水平属于异常表现，提示 Lisfranc 损伤。

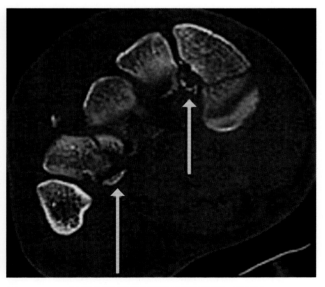

图 6-3　CT 扫描有助于发现跖侧粉碎骨折（箭头）。

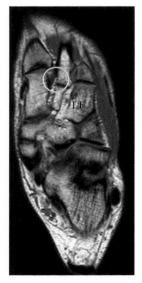

图 6-4　足部 MRI（冠状面质子密度加权像）可见位于内侧楔骨和第 2 MT 基底之间的 Lisfranc 韧带（LF）。

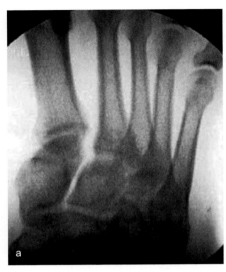
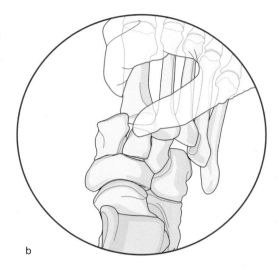

图 6-5　应力相 X 线片有助于辨别静态 X 线片无法发现的不稳定。拍摄应力相片会使患者疼痛，所以应该在麻醉状态下拍摄。如果在急诊室拍摄，应该做神经阻滞麻醉。外科医生应该戴 X 射线防护手套。

5 非手术治疗

无移位或轻微移位 TMT 损伤可以选择非手术治疗。对于高龄、虚弱或者拒绝手术的患者，无法进行手术。对于严重创伤患者，只有在更具生命危险的损伤得到解决后，才能治疗中足损伤。对于非急性期的足部损伤，也可以认为已经进行了非手术治疗。

有一种特殊情况是只有背侧韧带受损，但对结构稳定性更为重要的跖侧韧带未受损。此时患者虽然疼痛严重，但解剖结构几乎没有移位。此时可以进行非手术治疗。使用石膏管型或踝关节活动可控（controlled-ankle-motion，CAM）靴固定加上严格免负重，可以使结实的中足韧带形成足以维持邻近关节解剖位力线的厚实的瘢痕组织。如果这些瘢痕组织能够起到上述作用，稳定性可能就足以预防出现退行性改变和继发畸形（表现为较大的背侧骨突）或行走疼痛。如果关节存在不稳定，或者漏诊患者早期负重，或是轻微移位和不稳定，所出现的疼痛都可能导致后续需要手术重建。幸运的是，后期重建融合手术与急性损伤方式雷同。与其他足部损伤不同的是，后期治疗也许不会造成更大的功能丧失。

6 手术治疗

患者体位

大多数情况下仰卧位，同侧臀部垫高。侧卧位有助于显露跟骨前突（详见第 6 章第 2 节）。更多详细内容，请参阅第 1 章。

手术入路

通常情况下，可以使用背侧双入路（背内侧和背外侧入路）（图 6-6）或内侧通用入路（图 6-7），高能量损伤可能需要进行间室减压（详见第 6 章第 8 节）或者扩大入路。

背内侧入路

背内侧入路位于第 1 MT 和第 1 TMT 关节表面。在足部骨筋膜室综合征时，该入路可能会移至第 2 MT 表面。关节囊通常已被破坏。牵开踇长伸肌和踇短伸肌，显露第 1 TMT 关节和第 2 TMT 关节内

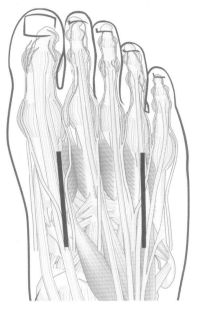

图 6-6　背内侧和背外侧入路。

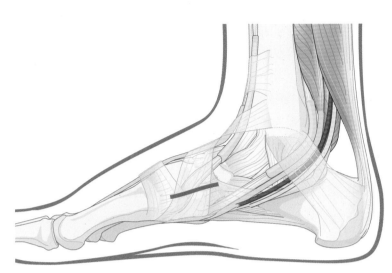

图 6-7　内侧通用入路。

侧及 IT 关节。向近端延长切口可以显露舟骨背侧，但舟骨血供来自足背动脉，所以要避免广泛剥离。

背外侧入路

背外侧切口大致平行于第 4 MT。牵开趾总伸肌可以显露第 2 TMT 关节外侧部分和第 3 TMT 关节。

内侧通用入路

内侧通用入路能显露足内侧部分。延长该入路可以显露第 1 MT 干，TMT 关节和 IT 关节，以及楔骨直到 TN 关节和距骨远端。可用于置入螺钉和接骨板。

外侧入路

CC 关节可做外侧斜入路显露，切口平行腓骨肌腱位于其上方。

入路和复位

通过两个背侧切口显露损伤进行复位，注意不要破坏背侧皮瓣。这样可以保护足背动脉，而背侧皮瓣的血供就来自足背动脉。第 2 TMT 关节外侧基底部应从背外侧切口显露。如果从背内侧切口显露，有损害背侧皮瓣血供的危险。

在损伤更靠近端时，可以延长切口。内侧通用入路可延长至舟骨突出部。后足外侧纵切口可以沿着跗骨窦平行第 4 MT 延长。有医生喜欢使用斜切口（Ollier 切口），但如果术中发现损伤范围更大，纵切口可以向远近端延长以进行更多软组织松解和显露。

替代方案

某些损伤类型需要做单一扩大背侧入路。此时应注意避开供应足背侧软组织和骨骼血供的足背动脉。经皮螺钉固定可用于不希望切开的病例。但是经皮固定也要达到解剖复位。

手术注意事项

如果使用万向锁定接骨板系统进行切开复位内固定（ORIF），可以不做背侧入路。如果使用内侧螺钉，可以从内侧切口置入，穿过 TMT 关节和 IT 关节，稳定内侧（和中间）柱。

损伤特点通常会将高能量传递至足部。这样往往会导致这些部位发生移位。在更为严重的损伤，可能出现骨折粉碎挤压伤，因此术中应避免广泛剥离。手术重建需要重新恢复足部结构。必须恢复内侧柱和外侧柱的力线。使用外固定架或牵开器可以简化这一步骤。数周后，待软组织恢复正常，可以进行最终的 ORIF。对于严重粉碎和/或不稳定的情况，需要跨关节接骨板固定，甚至包括 TN 关节。由于 TN 关节是重要的可活动关节，所以要在骨愈合后尽早取出跨 TN 关节固定接骨板，以恢复足部功能。跨中跗 IT 关节和 TMT 关节的接骨螺钉可以留在原位。

最后，第 4/第 5 跖骨骰骨关节是治疗难度较高的部位。这两个关节是运动所必需的关节，能够保证足外侧适应不平坦地面。坚强固定或继发关节炎会导致许多问题。因此通常使用克氏针固定，术后 8 周拔除。如果使用跨关节接骨板固定维持足外侧柱长度，要在骨愈合后尽早取出。目前，对于第 4/第 5 跖骨骰骨关节的晚期创伤后关节炎还没有很好的治疗方法。

相关问题

Lisfranc/ 中足损伤患者常出现马蹄挛缩。目前尚不清楚这是否与损伤有关，但由于马蹄足会造成中足受力，所以肯定会影响愈合。因此，如果出现马蹄足，可以在术中同时做腓肠肌松解或跟腱延长。

检查对侧肢体 Silfverskióld 试验，判断是否存在腓肠肌紧张。如果健侧腓肠肌紧张，患侧也很有可能紧张。此时在进行 Lisfranc、IT 和 Chopart 关节损伤急性期手术治疗时，要同时做腓肠肌松解。如果未能发现和治疗马蹄足或腓肠肌挛缩，可能出现早期固定丢失并导致手术治疗失败（图 6-8）。

7 术后治疗

一般来说，在切口愈合后即可开始早期轻柔的不负重 ROM 练习。负重需要推迟到术后 6 周甚或更长

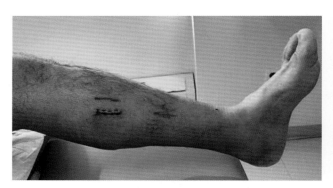

图 6-8 腓肠肌延长可作为治疗马蹄足或腓肠肌挛缩的辅助手术。

时间。使用生物力学踝关节平台系统（biomechanical ankle platform system，BAPS）板和 ROM 的正规物理治疗也要适当推迟。

笔者建议术后 2 周内使用带绒毛垫的 3 侧（AO）夹板。待伤口愈合后，可以改用 CAM 靴固定，同时还能观察足部进行伤口护理和轻柔 ROM 练习。如果患者依从性不佳，可以使用石膏管型固定。

跨关节接骨板可在术后 6 个月时取出。进行 BAPS 和步态训练等正规的物理治疗可以使患者恢复正常的日常活动和功能。但对许多患者来说，需要足部适应不平坦地面的剧烈活动仍然是一个挑战。

8 并发症和预后

损伤非手术治疗后可能会出现伴有畸形和疼痛的关节炎，需要通过截骨、恢复力线和融合进行重建。

如果手术入路不谨慎，可能造成包括神经血管结构在内的足背结构损伤。结果会导致该部位麻木或感觉障碍，会使患者感觉非常不适。如果足背动脉受损，位于背侧双切口之间的皮瓣可能会受损。如果伤及肌腱会导致相应结构功能丧失。

由于足背部软组织相对较少，所以任何软组织损伤都要在其恢复后才能手术。如果出现软组织缺损，不管是原始损伤还是手术失误所致，通常都需要做游离皮瓣。

推荐阅读

[1] Benirschke SK, Meinberg EG, Anderson SA, et al. Fractures and dislocations of the midfoot: Lisfranc and Chopart injuries. Instr Course Lect. 2013;62:79–91.

[2] Chandran P, Puttaswamaiah R, Dhillon MS, et al. Management of complex open fracture injuries of the midfoot with external fixation. J Foot Ankle Surg. 2006 Sep–Oct;45(5):308–315.

[3] Ellington JK, Bosse MJ, Castillo RC, et al. The mangled foot and ankle: results from a 2-year prospective study. J Orthop Trauma. 2013 Jan;27(1):43–48.

[4] Kinner B, Tietz S, Muller F, et al. Outcome after complex trauma of the foot. J Trauma. 2011 Jan;70(1):159–168; discussion 168.

[5] Kuo RS, Tejwani NC, Digiovanni CW, et al. Outcome after open reduction and internal fixation of Lisfranc joint injuries. J Bone Joint Surg Am. 2000 Nov;82(11):1609–1618.

[6] Mulier T, Reynders P, Dereymaeker G, et al. Severe Lisfrancs injuries: primary arthrodesis or ORIF? Foot Ankle Int. 2002 Oct;23(10):902–905.

[7] Rammelt S, Heineck J, Zwipp H. Metatarsal fractures. Injury. 2004 Sep;35 Suppl 2:Sb77–86.

[8] Richter M, Thermann H, Huefner T, et al. Chopart joint fracturedislocation: initial open reduction provides better outcome than closed reduction. Foot Ankle Int. 2004 May;25(5):340–348.

[9] Rosenbaum AJ, DiPreta JA, Tartaglione J, et al. Acute Fractures of the Tarsal Navicular: A Critical Analysis Review. JBJS Rev. 2015 Mar 31;3(3).

[10] Sands AK, Swords, MP. Open Reduction and Internal Fixation of Lisfranc/Tarsometatarsal Injuries. In: Pfeffer GB, Easley ME, Hinterman B, et al, eds. Operative Techniques: Foot and Ankle Surgery. Philadelphia: Elsevier; 2018:172–179.

[11] Sharma S, Dhillon MS, Sharma G, et al. Nutcracker cuboid fractures are never isolated injuries. J Foot Ankle Surg (Asia-Pacific). 2014;1(1):9–11.

[12] Thevendran G, Deol RS, Calder JD. Fifth metatarsal fractures in the athlete: evidence for management. Foot Ankle Clin. 2013 Jun;18(2):237–254.

[13] van Dorp KB, de Vries MR, van der Elst M, et al. Chopart joint injury: a study of outcome and morbidity. J Foot Ankle Surg. 2010 Nov–Dec;49(6):541–545.

[14] Welck MJ, Zinchenko R, Rudge B. Lisfranc injuries. Injury. 2015 Apr;46(4):536–541.

第 1 节 | 距骨头骨折
Talar head fracture

John R Shank

1 病例摘要

52 岁男性，摩托车中速行驶中发生交通事故伤及左足。急诊就诊主诉踝关节和中足疼痛。临床查体发现中足肿胀、距舟关节压痛。踝关节周围神经血管正常。影像学检查包括 X 线片和 CT 扫描，显示单纯距骨头粉碎骨折（图 6.1-1）。

2 术前计划

手术适应证

距骨头骨折累及关节面，通常首选手术治疗。如果此类损伤被漏诊或选择非手术治疗，延迟愈合或关节炎风险较高且无法接受。足部整体功能依赖于 TN 关节良好的力线，所以几乎所有距骨头骨折

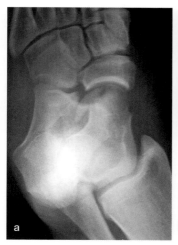
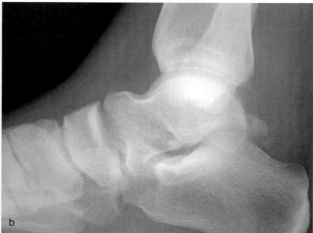
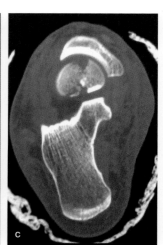

图 6.1-1　距骨头粉碎骨折伴 TN 关节移位。
a. 后足斜位片。
b. 后足侧位片。
c. 后足 CT 片。

都需要手术治疗。手术固定只能使用螺钉固定，并将其埋入关节面下。术中经常使用 Schanz 针或牵开器来改善距骨头损伤的显露。在切开复位内固定前，应制订适当的术前计划（图 6.1-2）。

距骨头骨折不建议使用非手术治疗。

3　手术室准备

患者体位	· 仰卧位
麻醉选择	· 全身麻醉，常辅以腰麻或局部神经阻滞
C 臂机位置	· 置于患侧以便术者在复位时观看，屏幕朝向手术台尾侧
止血带	· 可选，置于大腿
技巧	· 足部垫高使其轻度外旋，患肢自然放在手术台上

有关麻醉注意事项的说明和概述，请参阅第 1 章。

器械

· 观察用头灯。

· 骨膜起子和牙科钩。

· 外固定架、股骨牵开器或小型牵引装置。

· 克氏针。

· 小螺钉微型螺钉。

· 接骨板。

· 可吸收针。

· 自体骨植骨所需器械（术者选择）。

4　手术步骤

内固定手术选择位于胫后肌腱和胫前肌腱之间的内侧通用入路（图 6.1-3）。要注意保护隐神经和血管。根据解剖形态也可以选择位于神经血管束外侧和腓浅神经外侧支内侧之间的前外侧入路。

使用骨钩或 Schanz 针牵拉舟骨使之远离 TN 关节，观察距骨头损伤（图 6.1-4）。克氏针临时复位，植骨填充软骨下骨缺损。螺钉固定，钉帽埋在关节面下（图 6.1-5）。跨关节牵开器常常有助于撑开 TN 关节，改善关节内显露。

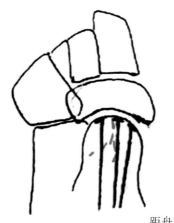

图 6.1-2　术前计划。

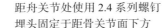

距舟关节处使用 2.4 系列螺钉
埋头固定于距骨关节面下方

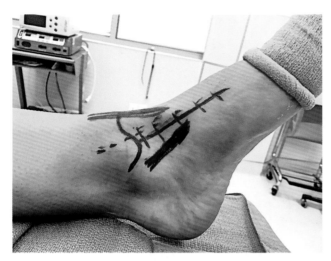

图 6.1-3　中足内侧入路，位于胫前肌腱和胫后肌腱之间。

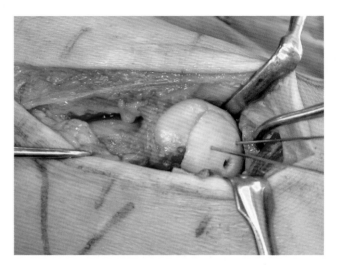

图 6.1-4　用骨钩拉开舟骨，显露和固定距骨头损伤。

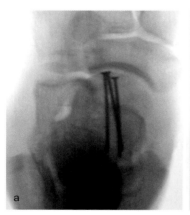
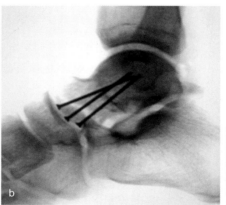
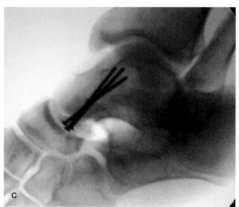

图 6.1-5　后足 X 线片可见最终内固定情况和距骨头解剖复位。螺钉尖埋入 TN 关节面下方。
a. 正位片。
b. 侧位片。
c. 斜位片。

5　陷阱和并发症

陷阱
距骨头骨折的显露

　　距骨头切开手术的难点在于如何充分显露 TN 关节。骨钩或 Schanz 针是观察距骨头损伤的必要工具。对于既往存在距骨周围外侧半脱位的病例（平足），观察距骨头较为容易。距骨头外侧损伤可以选择前外侧入路。使用跨关节牵开器常常会有所帮助。

内植物选择有限

　　损伤部位限制了内植物的选择，螺钉只能埋入关节面下。从软骨表面拧入内植物会导致 TN 关节病变加快。对于较大的距骨头骨折，可以考虑使用小接骨板；对于较小的骨软骨碎块，也可以考虑使用可吸收针。

并发症

· 隐神经损伤（内侧通用入路）和腓浅神经外侧支损伤（前外侧入路）。

· 前外侧入路伤及背侧神经血管束。

- 切口间皮桥不足导致伤口问题。
- 固定丢失。
- 畸形愈合。
- 不愈合。
- 创伤后关节炎。

6　其他技术

对于合并内侧柱短缩的严重粉碎性损伤患者，可采用外固定架和／或桥接接骨板复位关节面，恢复内侧柱长度。临时克氏针固定可作为螺钉固定的替代方法。合并严重骨丢失的严重粉碎性损伤，可以考虑一期融合。

7　术后治疗和康复

在怀疑骨折延迟愈合时，要做术后 CT 来准确评估骨折愈合情况。

在开始负重时可以进行积极的康复训练，以改善关节活动度、肌肉平衡和步态训练。

有关术后治疗的更多信息，请参阅第 1 章。

内植物取出

距骨头内植物通常不需要取出。由于内植物埋头在关节软骨下，所以很难取出而且会进一步损伤距骨头软骨。

推荐阅读

[1] Early JS. Management of fractures of the talus: body and head regions. Foot Ankle Clin. 2004 Dec;9(4):709–722.

[2] Early JS. Talus fracture management. Foot Ankle Clin. 2008 Dec;13(4):635–657.

[3] Fortin PT, Balazsy JE. Talus fractures: evaluation and treatment. J Am Acad Orthop Surg. 2001 Mar–Apr;9(2):114–127.

[4] Hood CR Jr, Miller JR, Hollinger JK. Defining talar head and neck pathology: the Malvern Classification System. J Foot Ankle Surg. 2018 Jan–Feb;57(1):131–139.

[5] Ibrahim MS, Jordan R, Lotfi N, et al. Talar head fracture: a case report, systematic review and suggested algorithm of treatment. Foot (Edinb). 2015 Dec;25(4):258–264.

[6] Kou JX, Fortin PT. Commonly missed peritalar injuries. J Am Acad Orthop Surg. 2009 Dec;17(12):775–786.

[7] Lamothe JM, Buckley RE. Talus fractures: a current concept review of diagnoses, treatments, and outcomes. Acta Chir Orthop Traumatol Cech. 2012;79(2):97–106.

[8] Rammelt S, Schepers T. Chopart injuries: when to fix and when to fuse? Foot Ankle Clin. 2017 Mar;22(1):163–180.

[9] Shank JR, Benirschke SK, Swords MP. Treatment of peripheral talus fractures. Foot Ankle Clin. 2017 Mar;22(1):181–192.

第2节 | 跟骨前突骨折

Anterior calcaneal process fracture

——— John R Shank, Michael Swords

1 病例摘要

53 岁男性，垒球比赛中滑入二垒，扭伤右足和踝关节。伤后 3 天因足踝部疼痛就诊。有多处骨折水疱，正在进行换药治疗。临床查体可见踝关节和中足周围肿胀，神经血管完整。右足和踝关节 X 线片未见到明显骨折（图 6.2-1）。

由于临床检查无法确定损伤性质，行 CT 扫描发现跟骨前突、距骨体后内侧和舟骨内侧骨折（图 6.2-2）。本节介绍跟骨前突骨折，其他损伤不作讨论。

本例重点显示中足外向应力引起的跟骨损伤，以及合并的内侧柱损伤。

2 术前计划

手术适应证

53 岁健康男性，骨折累及关节出现跟骰（CC）关节不匹配，合并内侧损伤可能导致整个中足不稳定，具有手术指征。若采取非手术治疗，延迟愈合和创伤后 CC 关节炎的出现风险较高。

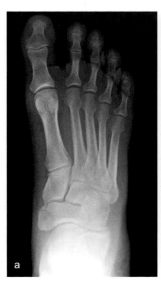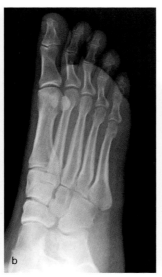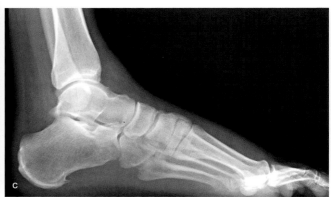

图 6.2-1 伤后 X 线片。
a. AP 位片。
b. 斜位片。
c. 侧位片。

治疗方案

若损伤后力线良好，无关节不匹配或半脱位，可以考虑非手术治疗。此外，关节外的小撕脱骨折也可以非手术治疗。

手术固定适用于类似于本例患者这样的关节力线不良或半脱位。固定方式包括小螺钉固定或接骨板螺钉固定。对于前突严重受累，伴有骰骨骨折或 CC 关节半脱位的病例，可采用外固定架或桥接接骨板固定来恢复外侧柱长度。在进行切开复位内固定之前，应制订适当的术前计划（图 6.2-3）。

3　手术室准备

患者体位	・侧卧位，可透 X 线手术床
麻醉选择	・全身麻醉，常辅以腰麻或局部神经阻滞
C 臂机位置	・置于患肢对侧，屏幕置于手术台尾侧
止血带	・可选，置于大腿
技巧	・若跟骨损伤属于复杂损伤的一部分，需要同时从内侧和外侧显露时，可选择仰卧位 ・侧卧位显露跟骨远端或 CC 关节和外侧柱最佳（图 6.2-4）

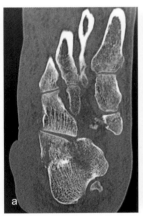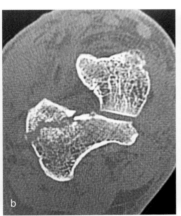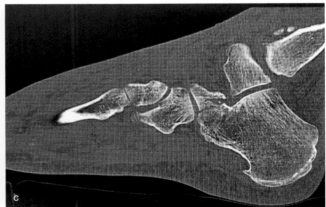

图 6.2-2　CT 扫描图像显示跟骨前突骨折和跟骰关节不匹配。
a. 轴位片。
b. 冠状位片。
c. 矢状位片。

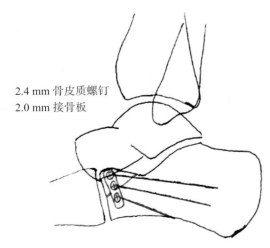

2.4 mm 骨皮质螺钉
2.0 mm 接骨板

图 6.2-3　术前计划。

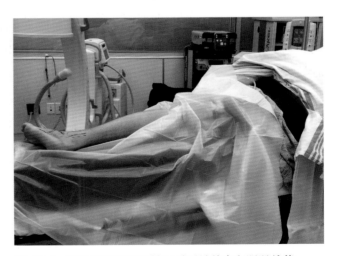

图 6.2-4　侧卧位可以更好地显露跟骨前突和跟骰关节。

有关麻醉注意事项的说明和概述，请参阅第1章。

器械

- 观察用头灯。
- 骨膜起子和牙科钩。
- 外固定架、牵开器（股骨或小型足部）。
- 克氏针。
- 固定小骨块的微型螺钉套装。
- 自体骨取骨植骨用器械（术者选择）。

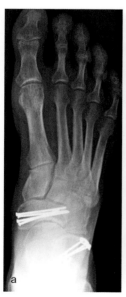

图 6.2-5 骨折表面的前外侧切口。显露关节的入路位于腓骨长短肌腱和腓肠神经的背侧，腓浅神经外侧支的跖侧。

4 手术步骤

内固定手术可以在骨折部位表面直接做前外侧入路。掀起皮瓣后，腓浅神经外侧支保护在背侧皮瓣内，腓骨长短肌腱和腓肠神经保护在足底皮瓣内。骨膜下剥离趾短伸肌并向上拉开，显露 CC 关节和骨折端（图 6.2-5）。复杂损伤可以使用外固定架或小型牵开器撑开 CC 关节来观察。克氏针临时固定，植骨填充软骨下骨缺损。单纯骨折采用螺钉固定，复杂损伤可能需要接骨板螺钉固定（图 6.2-6）。

5 陷阱和并发症

陷阱

跟骰关节复位不足

标准接骨板螺钉固定技术难以复位粉碎骨折。此时通常需要使用外固定架或桥接接骨板才能充分复位前突和 CC 关节。CC 关节不匹配或半脱位可能会很快出现关节炎或力线不良，需要行关节融合。

漏诊内侧柱损伤

如果没有发现 Chopart 关节的其他损伤，尤其

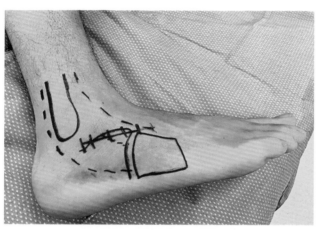

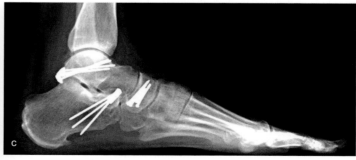

图 6.2-6 术毕足部 X 线片显示跟骨前突和 CC 关节复位。注意相应内侧损伤的固定（详见第 6 章第 5 节）。
a. AP 位片。
b. 斜位片。
c. 侧位片。

是内侧柱损伤的话，将会因治疗不充分而导致晚期畸形。要警惕跟骨前突骨折是否存在 Chopart 关节和内侧柱损伤。

并发症

- 腓肠神经或腓浅神经外侧支损伤。
- 腓骨长短肌腱损伤。
- 伤口并发症。
- 固定丢失。
- 畸形愈合。
- 不愈合。
- 创伤后关节炎。

6　其他技术

对于粉碎严重的损伤，可采用外固定架或锁定桥接接骨板来恢复长度，通过韧带牵张复位外侧柱。如果螺钉固定无法维持粉碎骨折的外侧柱长度，可能需要牵开植骨。对于较小的骨折和不愈合可以考虑切除。

7　术后治疗和康复

术后 2~3 周拆线。如术中采用外固定架，应于术后 6 周左右拆除。待切口愈合后要尽早开始主动和被动活动度练习。在术后 2~3 周或拆除外固定架后，即可改为硬靴或足部矫形器固定踝关节于 90°。根据损伤严重程度和骨折类型，建议术后免负重至少 6~8 周。

术后复查拍摄标准 X 线片以确认骨折愈合。对于怀疑延迟愈合或不愈合的病例，做术后 CT 检查。在开始负重时可以进行积极的康复训练，以改善关节活动度、肌肉平衡和步态训练。

有关术后治疗的更多信息，请参阅第 1 章。

推荐阅读

[1] Berkowitz MJ, Kim DH. Process and tubercle fractures of the hindfoot. J Am Acad Orthop Surg. 2005 Dec;13(8):492–502.

[2] Degan TJ, Morrey BF, Braun DP. Surgical excision for anteriorprocess fractures of the calcaneus. J Bone Joint Surg Am. 1982 Apr;64(4):519–524.

[3] Dhillon M, Khurana A, Prabhakar S, et al. Crush fractures of the anterior end of calcaneum. Indian J Orthop. 2018 MayJun;52(3):244–252.

[4] Garvin EJ, Rominger CJ. Fractures of the anterior process of the calcaneus. Am J Surg. 1957 Sep;94(3):468–471.

[5] Golder WA. Anterior process of the calcaneus: a clinicalradiological contribution to anatomical vocabulary. Surg Radiol Anat. 2004 Jun;26(3):163–166.

[6] Halm JA, Schepers T. Resection of small avulsion fractures of the anterior process of the calcaneus for refractory complaints. J Foot Ankle Surg. 2017 Jan–Feb;56(1):135–141.

[7] Jahss MH, Kay BS. An anatomic study of the anterior superior process of the os calcis and its clinical application. Foot Ankle. 1983 Mar–Apr;3(5):268–281.

[8] Ouellette H, Salamipour H, Thomas BJ, et al. Incidence and MR imaging features of fractures of the anterior process of calcaneus in a consecutive patient population with ankle and foot symptoms. Skeletal Radiol. 2006 Nov;35(11):833–837.

[9] Petrover D, Schweitzer ME, Laredo JD. Anterior process calcaneal fractures: a systematic evaluation of associated conditions. Skeletal Radiol. 2007 Jul;36(7):627–632.

[10] Rammelt S, Schepers T. Chopart injuries: when to fix and when to fuse? Foot Ankle Clin. 2017 Mar;22(1):163–180.

[11] Rammelt S, Zwipp H, Schneiders W, et al. Anatomic reconstruction of malunited Chopart joint injuries. Eur J Trauma Emerg Surg. 2010 Jun;36(3):196–205.

[12] Renfrew DL, el-Khoury GY. Anterior process fractures of the calcaneus. Skeletal Radiol. 1985;14(2):121–125.

[13] Roesen HM, Kanat IO. Anterior process fracture of the calcaneus. J Foot Ankle Surg. 1993 Jul-Aug;32(4):424–429.

[14] Trnka HJ, Zettl R, Ritschl P. Fracture of the anterior superior process of the calcaneus: an often misdiagnosed fracture. Arch Orthop Trauma Surg. 1998;117(4–5):300–302.

[15] Wang ZJ, Huang XL, Chu YC, et al. Applied anatomy of the calcaneocuboid articular surface for internal fixation of calcaneal fractures. Injury. 2013 Nov;44(11):1428–1430.

第3节 | 舟骨骨折

Navicular fracture

—————— Juan Bernardo Gerstner Garces, Andrew K Sands

1 病例摘要

52 岁男性，从马上坠落。伤后 24 小时就诊于急诊。查体发现右侧中足疼痛和肿胀明显。小腿后托固定右下肢后，疼痛有所缓解。患者内科合并症主要为高血压，服药控制。

查体可见中足背侧、跖侧和内侧均有瘀斑（图 6.3-1）。活动 Chopart 和 Lisfranc 关节时疼痛。无神经血管损伤。皮肤完整无开放伤，无骨筋膜室综合征表现。

负重位正、侧和斜位 X 线片可见舟骨粉碎骨折和 Lisfranc 内侧柱脱位（图 6.3-2）。完善 CT 扫描制订术前计划（图 6.3-3）。

2 术前计划

手术适应证

本例患者为健康男性，舟骨粉碎骨折 [AO/OTA 83C（b），Sangeorzan Ⅰ 型]，合并 Lisfranc 单纯韧带性内侧柱和中间柱损伤。骨折移位且粉碎，有不愈合或畸形愈合风险。存在手术指征。

治疗选择
保守治疗：制动、免负重

对于并发症风险较高而不适合手术固定的患者，选择保守治疗。其中包括重度吸烟、糖尿病以及合并外周血管疾病的患者。

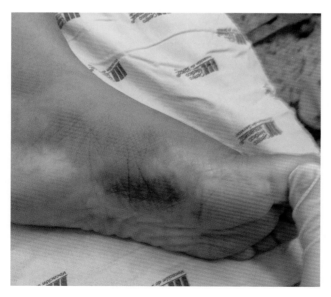

图 6.3-1 跖内侧瘀斑常见于此类损伤。

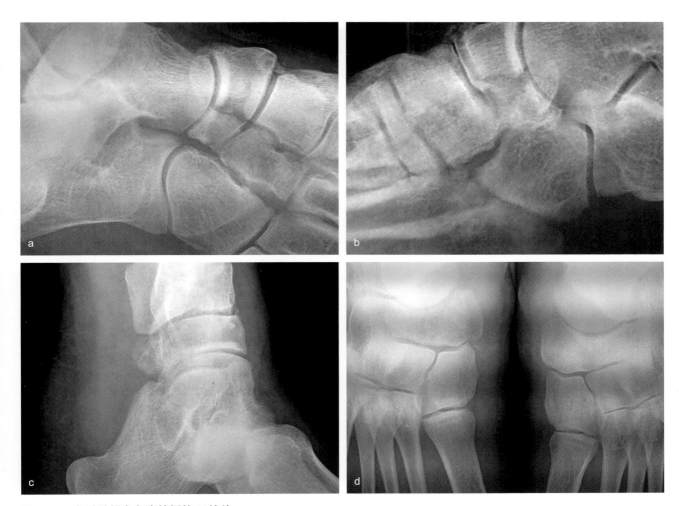

图 6.3-2 舟骨骨折多角度拍摄的 X 线片。

a. 内斜位片。

b. 外斜位片。

c. 负重侧位片。

d. 负重 AP 位片。

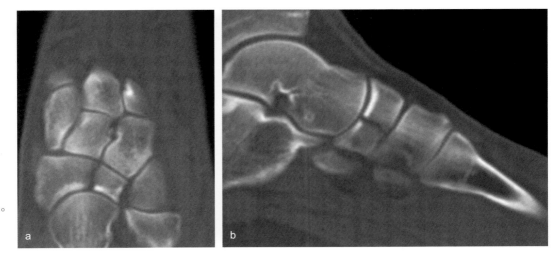

图 6.3-3 CT 影像。

a. 轴位片。

b. 矢状位片。

对于有复杂内科病史及合并症的患者，可能无法进行切开复位内固定（ORIF）。但对于半脱位或脱位的情况，即使是高危患者也要进行固定，可以在解剖复位后经皮克氏针固定。

切开复位内固定

舟骨骨折出现移位或粉碎时更加倾向进行 ORIF。

由于本例舟骨骨折存在移位和粉碎，石膏固定可能会导致不愈合或畸形愈合。这将造成足部力线改变。所以，治疗方案选择 ORIF。

必须要做术前计划（图 6.3-4）。应高度重视是否存在外侧柱骨折，如骰骨骨折、跟骨远端骨折和 Lisfranc 骨折－脱位。单纯舟骨骨折很少见。如果存在关节脱位，可能同时存在距骨周围骨折。建议进行 CT 扫描加 3D 重建（矢状面和冠状面），以便评估是否合并其他损伤。

3 手术室准备

有关麻醉注意事项的说明和概述，请参阅第 1 章。

患者体位	· 仰卧位
麻醉选择	· 全身麻醉，常辅以腰麻或局部神经阻滞
C 臂机位置	· 置于患侧，以便术者在复位时观看。屏幕朝向手术台尾侧
止血带	· 可选，置于大腿
技巧	· 患足垫高，轻度外旋，患肢处于自然放置位

器械

· 光滑克氏针。
· 小型牵开器。
· 点式复位（Weber）钳。
· 舟骨锁定加压接骨板（LCP）或万向锁定加压接骨板（VA LCP），2.7 mm 锁定螺钉和骨皮质螺钉。
· 取骨工具（包括骨刀、骨膜剥离子和骨凿）或准备异体骨或合成材料。
· 牵开器（Hohmann 和自锁式）。
· 动力设备（带线或小电池）。
· 小骨块锁定螺钉和非锁定螺钉。

4 手术步骤

外科医生可以通过内侧通用入路同时处理舟骨和 Lisfranc 关节损伤，注意谨慎牵开胫前肌腱和胫后肌腱。

前内侧入路切口从第 1 MT 基底到距骨颈（图 6.3-5）。仔细剥离软组织，注意不要损伤背内侧皮神经的分支。将姆长伸肌腱和胫前肌腱向背侧牵开，将胫后肌腱向跖侧牵开。打开 TN 关节和舟骨－内侧楔骨关节囊并牵开关节，清理血肿，仔细检查舟骨的远近端关节面。

使用小型足部牵开器恢复内侧柱长度和复位骨折。同时也有助于判断复位情况，直视下观察是否有螺钉穿透舟骨远近端关节面。

足部牵开器应放置在不会干扰复位视角的位

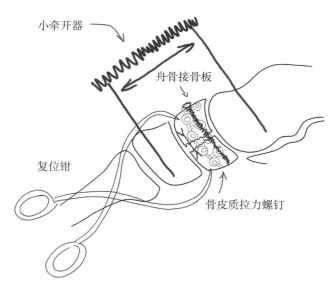

图 6.3-4　术前计划。

置，牵开器可以在多个方向发挥作用，可以灵活地翻转使其不影响手术显露。确定位置后，通常使用 3 mm 固定针。近端固定针位于内踝远端的距骨颈处，不要钻入踝关节内侧沟关节面。远端固定针可钻入内侧楔骨或第 1 MT 基底内侧。

缓缓撑开牵开器，通过韧带牵张的作用就能直视关节面。这样能更好地观察骨折并获得更精确的复位（图 6.3-6）。

使用光滑克氏针作为撬棒控制骨块。点式（Weber）复位钳可用于减窄骨块间隙，辅助维持复位。复位完成后用 1 把弧形复位钳控制骨折，2 枚光滑克氏针钻过骨折线临时固定。对于严重粉碎损伤，可能需要多枚克氏针。

随后评估骨折粉碎程度，如果存在骨缺损则需植骨填充，可从临近的跟骨结节取骨，或者远离术区的胫骨近端（位于消毒铺巾范围内）取骨。也可以使用异体骨。

应尽量减少剥离以尽可能保留舟骨血供。如有可能，可经微创入路经皮螺钉完成 ORIF。如果需要使用接骨板固定，可以将其放置在恢复解剖的最佳位置（位于舟骨顶部且包绕其两角）。将接骨板按照舟骨形状塑形后裁剪成适当长度。第 1 枚螺钉可以经接骨板钉孔或板外加压固定骨折线。对于粉碎性损伤，在使用拉力螺钉时应注意不要过度加压骨折端，以免改变舟骨近端关节面的球窝形态。

第 1 枚拉力螺钉固定后，要评估关节形态，确保其未被挤压而丧失正确的球状外形。

然后依次拧入锁定螺钉维持复位，允许早期活动。有时可能需要做小切口，从接骨板最远端钉孔拧入螺钉。

在去除牵开器之前，仔细检查远近端关节面，确保没有螺钉穿入（图 6.3-7）。如果在去除牵开器后发现 TN 关节不稳定，可使用光滑克氏针经关节临时固定。

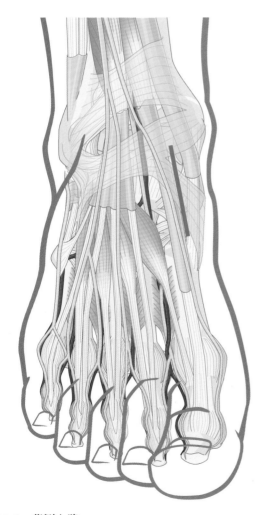

图 6.3-5　背侧入路。

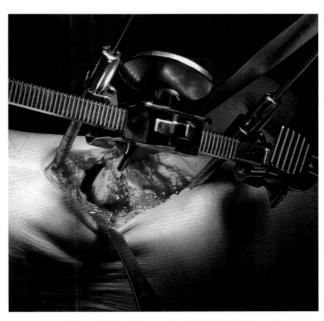

图 6.3-6　将距舟关节牵开后可以很好地暴露损伤部位。

最后透视 X 线片（图 6.3-8）。彻底止血，可吸收缝线逐层缝合伤口。术毕石膏托固定。

5 陷阱和并发症

陷阱
固定物穿透关节
足部牵开器能显露 TN 关节的舟骨和距骨侧关节面。术中良好的观察关节面能避免螺钉穿透关节。

骨丢失或骨缺损
舟骨骨折通常是高能量损伤。所以可能存在骨丢失或骨缺损。如果未能发现并予以处理，骨缺损会改变关节面弧度，导致关节面不匹配。

此类骨折要避免拉力螺钉过度加压，否则会造成关节舟骨侧形状从圆顶形变为尖峰形。

缺损处应该植骨或用复合材料填充。

在高能量创伤和骨质较差的情况下，可能会出现粉碎骨折。术前需要准备锁定接骨板，否则单纯

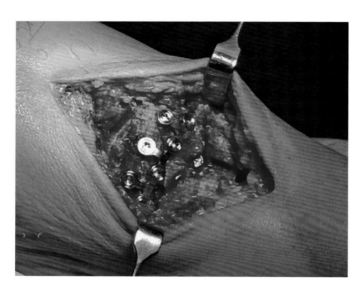

图 6.3-7 检查关节面。

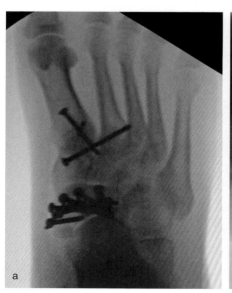
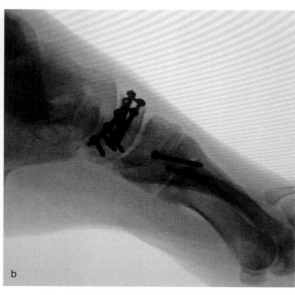

图 6.3-8 术中透视片。
a. AP 位片。
b. 侧位片。

螺钉固定无法维持舟骨形状和复位稳定性。对于严重粉碎或骨丢失的病例，可以使用外固定架或桥接接骨板，在愈合过程中维持长度和稳定性。

关节半脱位

舟骨骨折可能合并跗骨脱位或半脱位。舟骨骨折固定后必须仔细评估关节匹配情况。如果出现半脱位或不稳定，应使用光滑克氏针临时固定关节，以提供稳定性。

由于舟楔关节不是足部关键运动关节，有时需要延长固定至楔骨，且不会出现明显影响。而 TN 关节活动对于足部正常功能至关重要，所以要尽可能避免跨 TN 关节固定。

漏诊相关损伤

由于舟骨骨折很少单独发生，所以要仔细阅读 X 线片和 CT 扫描，并对足部进行全面的体格检查，以避免遗漏足部相关损伤。

并发症

- 创伤后关节炎。
- 舟骨缺血性坏死和塌陷。
- 畸形愈合。

- 不愈合。
- TN 关节不稳定。
- 隐神经损伤（前内侧入路）。
- 如果内侧剥离范围超过趾长伸肌腱，可能会伤及胫前神经血管束。
- 拧入接骨板内侧螺钉时可能刺激胫后肌腱，接骨板可能刺激上方的胫前肌腱（图 6.3-9）。
- 固定丢失。
- 螺钉穿透关节。
- 漏诊足部相关损伤（图 6.3-10）。

6　其他技术

简单骨折可以使用单枚或 2 枚螺钉固定（图 6.3-11）。粉碎骨折需要锁定接骨板和桥接接骨板固定以免塌陷（图 6.3-12）。严重粉碎骨折需要保留外固定架（辅助内固定）6~8 周。

经皮固定可用于无移位或非粉碎骨折。因为舟骨血管是从四周进入，在严重损伤或剥离广泛时可

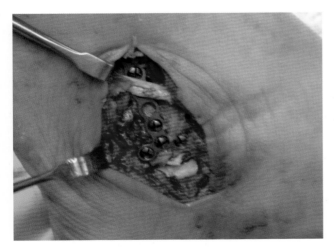

图 6.3-9　胫前肌腱在接骨板上方走行。

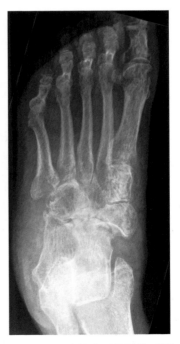

图 6.3-10　舟骨骨折合并其他隐匿性损伤示例。

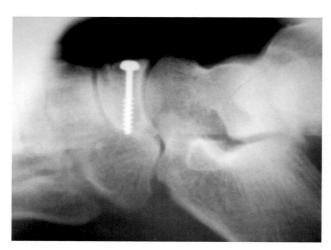

图 6.3-11　单枚螺钉固定示例。

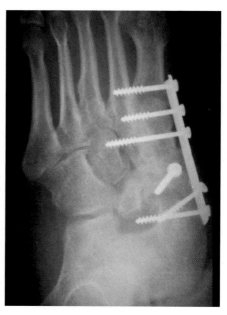

图 6.3-12　桥接接骨板固定示例。

能会被损伤，所以经皮固定具有不破坏舟骨血供的优势。

如果压缩粉碎性舟骨骨折（伴有短缩）未能早期手术固定并且已经造成了内侧柱短缩，此时距舟关节融合可能是最佳的重建选择。必须恢复足部整体力线。但 TN 关节融合会使关节活动度丧失（图 6.3-13），从而导致后足和中足复杂运动的显著丧失。

7　术后治疗和康复

术后第一次复诊（1~2 周）时，拆除石膏更换为免负重 Velcro 靴，一直穿戴到 X 线片证实骨折愈合为止，通常需要 6~8 周（图 6.3-14）。

术后第 4 周开始物理治疗，进行有限的被动活动和主动活动，以及游泳池运动（术中未使用克氏针固定，否则需要在拔除克氏针后再开始物理治疗）。

桥接接骨板和内植物取出

如果为了增加稳定性需要使用桥接接骨板固定舟骨骨折，术后需要早期取出，进行 TN 关节和邻近关节的康复，恢复后足复杂活动。

一般情况下，术后 4~6 个月取出桥接接骨板。对于需要临时外固定架固定的严重粉碎或不稳定损伤，术后 6~8 周拆除外固定架。

这些损伤的 TN 关节不稳定程度变化较大。尽管此类损伤非常复杂，而且并发症风险相对较高，但仍有可能取得良好的结果（图 6.3-15）。

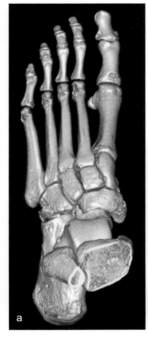

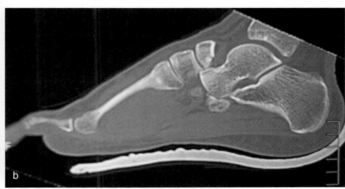

图 6.3-13　TN 关节骨折脱位和骰骨骨折漏诊病例，伤后 6 周影像。通过关节融合术重建内侧柱和骰骨。

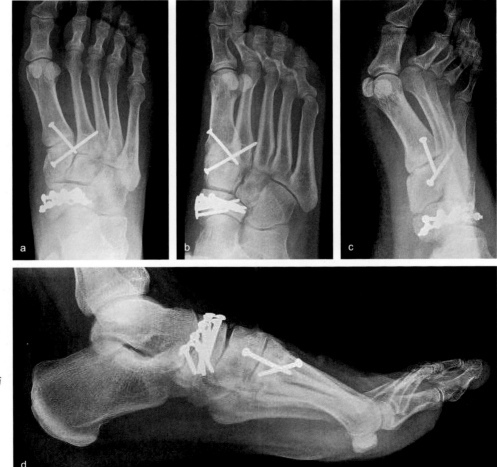

图 6.3-14　术后第 6 周随访 X 线片。
a. AP 位片。
b. 外斜位片。
c. 内斜位片。
d. 侧位片。

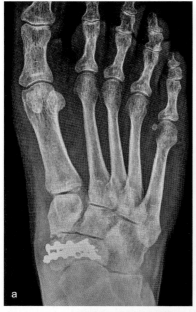
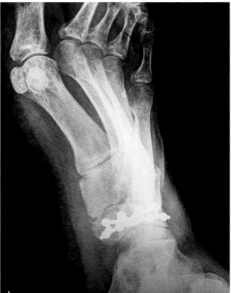
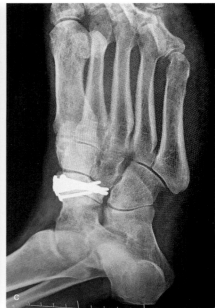
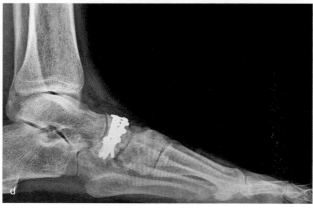

图 6.3-15　术后 3 年随访 X 线片。
a. AP 位片。
b. 内斜位片。
c. 外斜位片。
d. 侧位片。

推荐阅读

[1] Penner MJ. Late reconstruction after navicular fracture. Foot Ankle Clin. 2006 Mar;11(1):105–119.

[2] Pinney SJ, Sangeorzan BJ. Fractures of the tarsal bones. Orthop Clin North Am. 2001 Jan;32(1):21–33.

[3] Rammelt S, Zwipp H. [Joint-preserving correction of Chopart joint malunions]. Unfallchirurg. 2014 Sep;117(9):785–790. German

[4] Rammelt S, Schepers T. Chopart injuries: when to fix and when to fuse? Foot Ankle Clin. 2017 Mar;22(1):163–180.

[5] Richter M, Thermann H, Huefner T, et al. Chopart joint fracturedislocation: initial open reduction provides better outcome than closed reduction. Foot Ankle Int. 2004 May;25(5):340–348.

[6] Sangeorzan BJ, Benirschke SK, Mosca V, et al. Displaced intraarticular fractures of the tarsal navicular. J Bone Joint Surg Am. 1989 Dec;71(10):1504–1510.

[7] Schildhauer TA, Nork SE, Sangeorzan BJ. Temporary bridge plating of the medial column in severe midfoot injuries. J Orthop Trauma. 2003 Aug;17(7):513–520.

[8] Simon JP, Van Delm I, Fabry G. Fracture dislocation of the tarsal navicular. Acta Orthop Belg. 1993;59(2):222–224.

[9] Swords MP, Schramski M, Switzer K, et al. Chopart fractures and dislocations. Foot Ankle Clin. 2008 Dec;13(4):679–693.

第 **4** 节 | 骰骨胡桃夹子样骨折

Cuboid nutcracker fracture

Juan Bernardo Gerstner Garces, Andrew K Sands

1 病例摘要

51 岁健康男性，摩托车事故。伤后 3 天就诊。初期使用石膏托固定后转诊至足踝外科专家。体格检查发现右小腿后侧远端有一浅表伤口。跟腱完好。患足肿胀，中足跖侧、内侧和外侧瘀斑，内收 / 外展时疼痛剧烈（图 6.4-1）。患者主诉沿腓浅神经皮肤感觉区远端麻木。

X 线片显示舟骨粉碎骨折和骰骨压缩骨折（"胡桃夹子"）（图 6.4-2）。患肢使用小腿石膏托固定直到水肿消失。同时做 CT 扫描（图 6.4-3）。

2 术前计划

由于骰骨骨折很少单独发生，必须对整个中足进行全面检查。大多数骰骨骨折都同时合并有内侧柱损伤。

手术适应证

中足内侧柱和外侧柱的不稳定损伤，需要手术治疗。术前计划包括设计舟骨骨折固定草图（详见第 6 章第 3 节）和外侧柱骨折草图（图 6.4-4a）。通过分析骨折压缩和粉碎程度可以预估是否需要植骨来填充舟骨和骰骨骨折内缺损（图 6.4-4b-c）。

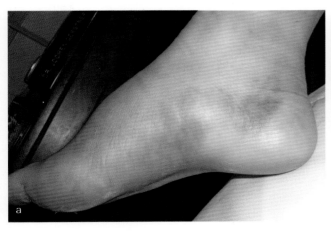
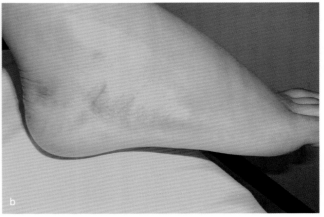

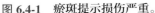

图 6.4-1　瘀斑提示损伤严重。
a. 内侧观。
b. 外侧观。

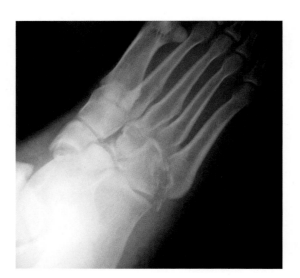

图 6.4-2 术前足 AP 位 X 线片显示舟骨和骰骨骨折。

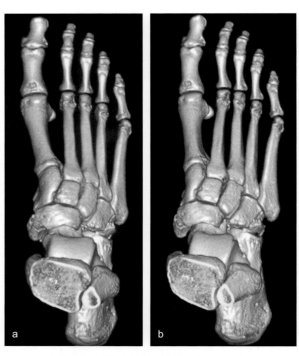

图 6.4-3 三维 CT 能够清楚地看到舟骨和骰骨的骨折线。

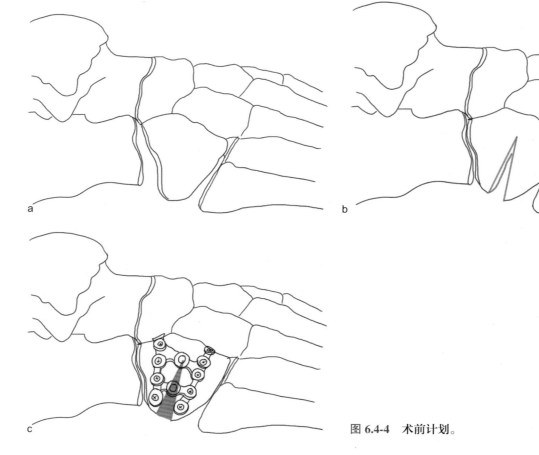

图 6.4-4 术前计划。

3　手术室准备

患者体位	· 仰卧位，患肢垫高
麻醉选择	· 全身麻醉，常辅以腰麻或局部神经阻滞
C 臂机位置	· C 臂机屏幕应方便术者观察内外侧复位情况和拍摄正侧位片
止血带	· 可选，置于大腿
技巧	· 患足置于软垫上 · 同侧臀部垫高使患足内旋，易于显露外侧柱

有关麻醉注意事项的说明和概述，请参阅第 1 章。

器械

· 大弯夹钳，用于复位舟骨骨折。

· 光滑克氏针。

· 足部撑开器（如果同时存在内外侧柱损伤则需要准备两个）：精确恢复内外侧柱的长度，能够观察关节面以获得解剖复位。

· 点式复位（Weber）钳。

· 椎板撑开器。

· 骰骨和舟骨锁定加压接骨板（LCP）或万向锁定加压接骨板（VA LCP），2.7 mm VAL 系统螺钉和骨皮质螺钉。

· 取骨器械（包括骨刀、骨膜剥离子和骨凿）。

· 动力设备（钻头、克氏针钻、薄刃矢状面摆锯）。

4　手术步骤

两种入路分别暴露足部内侧和外侧：

· 直接外侧入路。

· 背内侧入路。

骰骨骨折固定

骰骨损伤经直接外侧入路处理。仔细解剖皮下组织，避免损伤腓肠神经和腓浅神经（图 6.4-5）。切开趾短伸肌表面筋膜，掀起肌腹。即可显露骰骨和跟骰关节。本例患者可见跟骰关节脱位（图 6.4-6）。

在跟骨远端和第 4 MT 基底分别钻入一枚固定

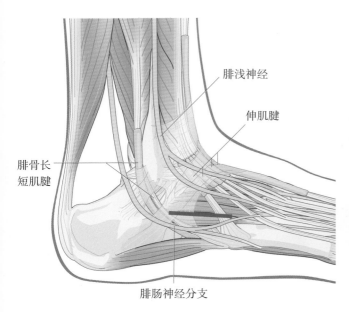

图 6.4-5　外侧入路解剖结构。

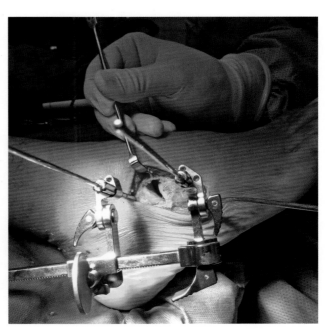

图 6.4-6　外侧入路显露骰骨骨折。牵开器有助于更好地暴露跟骰关节和恢复外侧柱长度。

针，连接足部牵开器。逐渐撑开恢复外侧柱长度。重建关节面，使用多枚细克氏针固定。关节面重建后，检查骰骨总体长度。

由于骰骨骨折属于压缩性骨折，骰骨体部中央常常被压缩。如果没有找到明显的骨折线，可以用骨刀或摆锯来截开骰骨。然后将椎板撑开器插入截开的裂缝中，轻轻撑开。注意不要造成骰骨中心区变形。撑开的同时会把骰骨远近端关节面部分向两侧推挤，以匹配跟骰关节面和跖骨－骰骨关节面

（图 6.4-7）。在固定骰骨锁定板时，可钻入 2 枚克氏针，将撑开器插入接骨板中央空洞处维持复位。

损伤的压缩暴力常常会造成骰骨体部巨大缺损。在接骨板固定后，植骨填充骨缺损（图 6.4-8）。

此时去除所有临时固定物。如果骰骨骨折严重粉碎，术后可以保留外固定架 6 周，在愈合早期维持外侧柱长度。

术中 X 线片检查，确保复位和内植物位置良好（图 6.4-9）。逐层缝合，使用衬垫良好的石膏托固定。

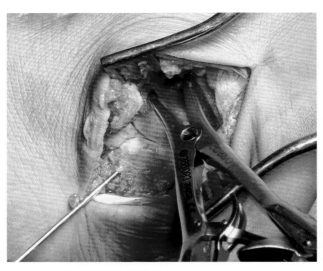

图 6.4-7　使用椎板撑开器复位。

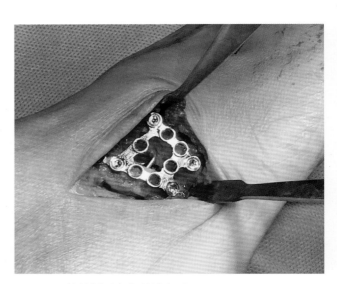

图 6.4-8　接骨板固定在骰骨表面。

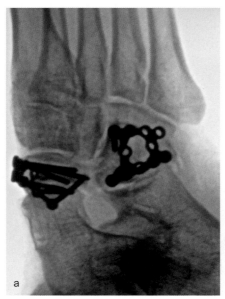

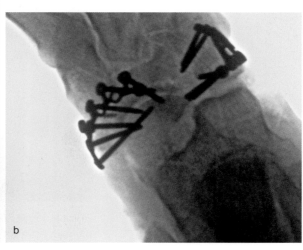

图 6.4-9　X 线片可见接骨板固定。
a. 斜位片。
b. AP 位片。

舟骨骨折固定

做背内侧入路，切口从第 1 MT 基底到距骨颈。仔细解剖神经和血管，用钝性（Hohmann）拉钩牵开姆长短伸肌腱、胫前和胫后肌腱。切开距舟关节囊和舟骨－内侧楔骨关节囊并拉开，清除血肿，仔细检查关节面软骨。检查骨折粉碎情况，判断是否需要植骨（跟骨结节取骨或异体骨）。

将足部牵开器放在不影响复位视野的部位。缓慢、逐步撑开以便韧带牵拉复位起效，达到远近端关节面解剖复位。用克氏针当撬棒控制骨块复位。复位后用复位钳维持复位，经骨折线钻入 2 枚克氏针进行临时固定（图 6.4-10）。复位完成后植骨，然后放置接骨板，以免接骨板影响移植骨的植入。

将舟骨接骨板剪成合适的长度，塑形后置于舟骨上方并覆盖两角。第 1 枚螺钉应该使用拉力螺钉固定，可以穿过接骨板钉孔固定或置于接骨板外。但要小心避免过度加压拉力螺钉。过度加压会导致舟骨近端关节面的球面形态变形。在拧入第 1 枚螺钉后，置入剩余的锁定螺钉维持复位，以便早期活动。可另作小切口经接骨板最远端钉孔拧入螺钉（图 6.4-11）。

在松开足部牵开器之前，仔细检查所有关节，以确保关节间隙没有螺钉穿入。如果骨折撑开后仍然存在不稳定，可以用光滑克氏针辅助固定关节；或者使用桥接接骨板固定。

5　陷阱和并发症

陷阱

- 漏诊骰骨骨折和内侧柱损伤会造成足外展僵硬性畸形，需行内侧柱和外侧柱重建（图 6.4-12）。
- 骰骨与第 4/ 第 5 距骨基底间关节面复位不足，必须要解剖重建这一具有较大活动度的关节，否则没有可靠的补救手段能处理这种并发症。
- 治疗骰骨骨折时，需要排除 Lisfranc 关节损伤。
- 骰骨骨折粉碎常见，但通过牵引和韧带牵拉复位技术通常都能稳定无法用螺钉固定的小骨块。如果在去除牵开器后发现存在不稳定，可用克氏针穿过关节，以临时稳定关节。
- 切口位置错误将无法显露骨折端，除非增加软组织损伤（图 6.4-13）。

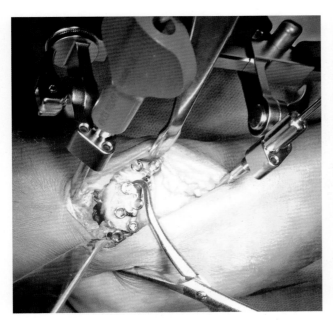

图 6.4-10　背内侧入路，可见足部牵开器。

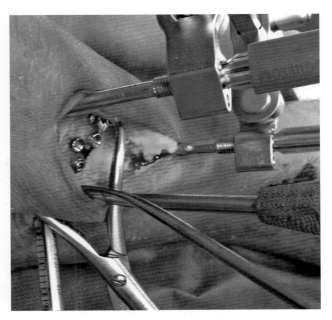

图 6.4-11　背内侧入路，可见接骨板置入。

并发症

- 腓肠神经和腓浅神经损伤。
- 趾短伸肌损伤。
- 腓骨长短肌腱刺激。
- 内固定丢失。
- 畸形愈合。
- 不愈合。
- 内植物穿透关节。
- 跟骰关节创伤后关节炎。
- 骰骨 -MT 关节创伤后关节炎。
- 骰骨塌陷。
- 漏诊足部相关损伤。

6 其他技术

桥接接骨板

当骨折粉碎严重无法重建，或是骨质太差无法实现有效固定时，应使用桥接接骨板和辅助克氏针来维持内、外侧柱长度（图 6.4-14）。

外固定架

在软组织损伤严重的情况下，例如广泛的骨折水疱和骨筋膜室综合征，内外侧外固定架可以在软组织恢复的同时保持内外侧柱长度。这也可以作为一种替代方法来辅助内固定，维持长度直到骨折稳定为止。

7 术后治疗和康复

如果切开复位内固定使用了桥接接骨板，通常在术后 4~6 个月取出。如果使用外固定架保护重建，通常在术后 6~8 周拆除。

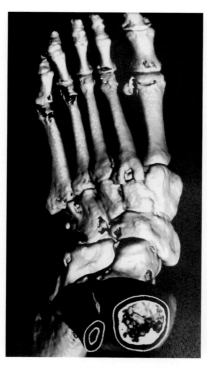

图 6.4-12　另一例后足损伤漏诊后 3D 图像，可见移位和外展畸形。

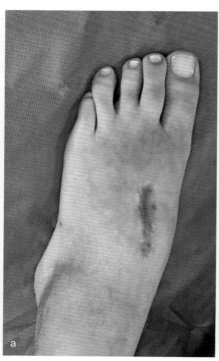
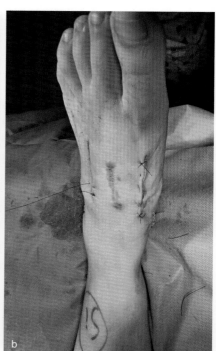

图 6.4-13　切口位置示例。

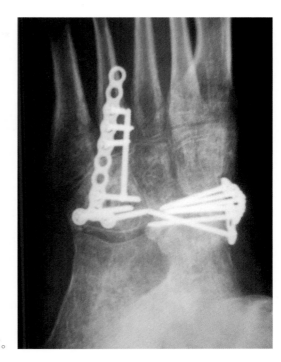

图 6.4-14 其他示例：X 线片可见跨骰骨 - MT 关节桥接接骨板固定。

推荐阅读

[1] Benirschke SK, Meinberg E, Anderson SA, et al. Fractures and dislocations of the midfoot: Lisfranc and Chopart injuries. J Bone Joint Surg Am. 2012 Jul 18;94(14):1325–1337.

[2] Fenton P, Al-Nammari S, Blundell C, et al. The patterns of injury and management of cuboid fractures: a retrospective case series. Bone Joint J. 2016 Jul;98-b(7):1003–1008.

[3] Hermel MB, Gershon-Cohen J. The nutcracker fracture of the cuboid by indirect violence. Radiology. 1953 Jun;60(6):850–854.

[4] Rammelt S, Schepers T. Chopart injuries: when to fix and when to fuse? Foot Ankle Clin. 2017 Mar;22(1):163–180.

[5] Sangeorzan BJ, Swiontkowski MF. Displaced fractures of the cuboid. J Bone Joint Surg Br. 1990 May;72(3):376–378.

[6] Swords MP, Schramski M, Switzer K, et al. Chopart fractures and dislocations. Foot Ankle Clin. 2008 Dec;13(4):679–693.

[7] Weber M, Locher S. Reconstruction of the cuboid in compression fractures: short to midterm results in 12 patients. Foot Ankle Int. 2002 Nov;23(11):1008–1013.

第 **5** 节 | 合并软组织损伤的 **Chopart** 关节脱位

Chopart dislocation with compromised soft tissue

John R Shank

1 病例摘要

42 岁男性，试图驾驶越野摩托车从 4.6 m 高处跳跃，结果左足用力落地。伤后 5 天就诊，主诉左足疼痛、畸形和麻木。临床检查发现足背巨大骨折水疱，内侧可见散在骨折水疱和多处擦伤（图 6.5-1）。腓浅神经（superficial peroneal nerve，SPN）分支支配区皮肤轻微麻木，其他神经血管完整。

左足 X 线片显示 TN 关节骨折脱位，骰骨骨折移位轻微（图 6.5-2）。初期外固定架固定后做 CT 扫描，对 Chopart 关节骨折进行 3D 检查（图 6.5-3）。

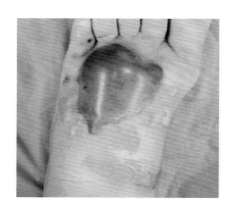

图 6.5-1 伤后 5 天首诊时体位相，可见广泛肿胀和骨折水疱。

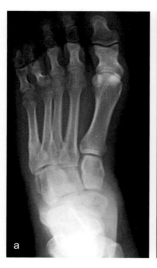
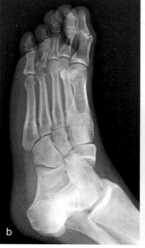
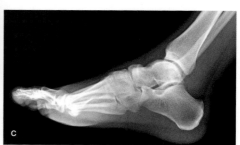

图 6.5-2 伤后 X 线片，可见 TN 关节骨折脱位，骰骨骨折移位轻微。
a. AP 位片。
b. 斜位片。
c. 侧位片。

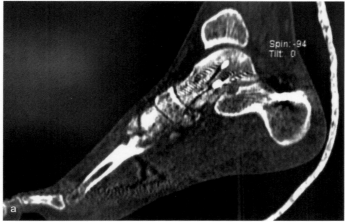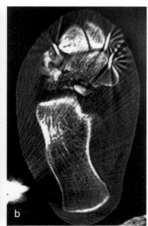

图 6.5-3 外固定架固定后 CT 影像。

a. 矢状位：TN 关节复位，关节匹配良好，舟骨体损伤仍有移位。

b. 轴位：舟骨外侧粉碎。

2 术前计划

手术指征

· TN 关节脱位。

· 舟骨多段骨折。

· Chopart 关节不稳定。

· 开放损伤。

治疗选择

治疗方案取决于软组织损伤的严重程度和能否维持关节力线。

外固定架

根据患者软组织损伤的严重程度及骨折水疱的表现，本例患者初期选择外固定架治疗。外固定架能恢复柱的长度、复位关节脱位，在软组织恢复过程中提供骨折稳定性，以便后期完成最终的切开手术治疗。通常，外固定架固定是分期治疗的一部分。

切开复位内固定

对于没有半脱位或软组织损伤的距舟关节损伤，可以一期行 ORIF，无需先行外固定。一般来说，先切开复位内侧柱损伤，然后再治疗外侧柱损伤。这些手术通常分期进行。在行 ORIF 前，应完

善术前计划（图 6.5-4）。

本例患者肿胀严重且有骨折水疱。根据软组织的损伤程度需要分期治疗。首先外固定架固定，待软组织恢复后再行 ORIF。

3 手术室准备

患者体位	· 仰卧位，患侧臀下垫高
麻醉选择	· 全身麻醉，常辅以腰麻或局部神经阻滞
C 臂机位置	· 朝向手术床尾侧，便于术者查看
止血带	· 置于大腿
技巧	· 恢复足内外侧柱在本例骨折重建中尤为重要

有关麻醉注意事项的说明和概述，请参阅第 1 章。

器械

· 头灯改善视野。

· 骨膜起子和牙科钩。

· 外固定架或牵开器。

· 克氏针。

· 微型螺钉及相关内植物。

· 锁定接骨板和螺钉。

· 异体骨。

根据患者的解剖结构和损伤特点选择不同大小的器械和内植物。

4 手术步骤

患足置于手术床远端。患肢用斜泡沫垫垫高，以便能暴露患足两侧，易于术中透视。

根据舟骨骨折类型和解剖结构，选择内侧入路。内侧柱入路可以使用内侧通用切口、前外侧切口或双切口。

内侧通用切口是在胫后肌腱和胫前肌腱之间纵行切开（图 6.5-5）。术中全程保护隐神经和伴行血管。该入路可以同时显露 TN 和舟楔关节。

前外侧入路是在背侧神经血管束的外侧和 SPN 外侧支的内侧之间纵行切开（图 6.5-6）。

采用外侧轴向入路显露骰骨。在腓骨长短肌腱和腓肠神经背侧纵向切开，将趾短伸肌向上拉开即可显露骰骨体部（图 6.5-7）。该入路可以同时观察

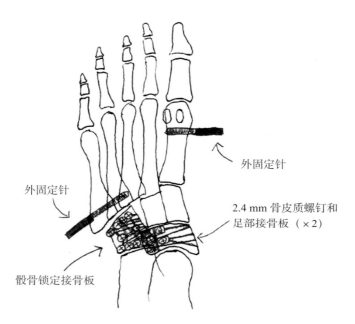

外固定针

外固定针

2.4 mm 骨皮质螺钉和足部接骨板（×2）

骰骨锁定接骨板

图 6.5-4　术前计划。

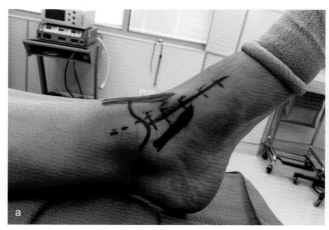

图 6.5-5　足内侧观，内侧柱和舟骨手术入路。
a. 显露舟骨的内侧通用入路位于胫后肌腱和胫前肌腱之间。
b. 所使用的外固定架或牵开器应放在切口跖侧，固定在跟骨和第 1 MT 上。

跟骰关节和骰骨第 4/ 第 5 MT 基底关节面。

对于伴有严重软组织损伤的 Chopart 关节损伤，需要临时使用双柱外固定架固定，以便软组织恢复后再做最终 ORIF（图 6.5-8）。外固定架在术中非常有用，能松解关节面骨折块的压缩，改善关节面显露，恢复内外侧柱长度。在进行最终 ORIF 手术时可以用牵开器辅助复位。本例患者采用双柱外固定架，用克氏针临时固定 TN 关节脱位（图

6.5-9）。软组织可在数周内恢复。

通常先处理内侧柱损伤。但该患者内侧存在明显的软组织损伤，因此首先处理骰骨骨折。

在腓骨长短肌腱和腓肠神经背侧做骰骨表面外侧纵切口，来处理外侧柱和骰骨损伤。骨膜下剥离将趾短伸肌向背侧掀开，用钝拉钩保护。按照术前计划，做骰骨外侧入路，重建骰骨和第 4/ 第 5 MT 关节（图 6.5-10）。撑开外固定架，改善外侧柱显

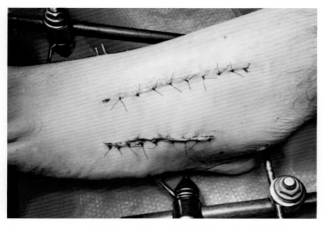

图 6.5-6　舟骨前外侧入路位于背侧神经血管束外侧和 SPN 外侧支内侧。

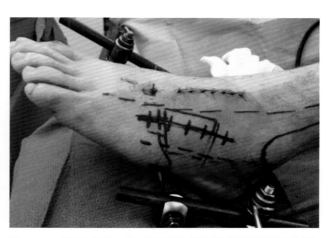

图 6.5-7　骰骨入路，位于腓肠神经和腓骨长短肌腱背侧，SPN 外侧支的跖侧。

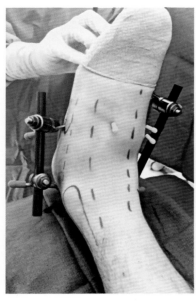

图 6.5-8　双柱外固定架能够复位内外侧柱损伤。

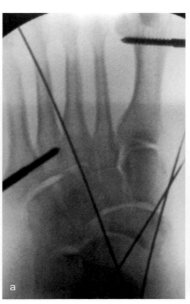

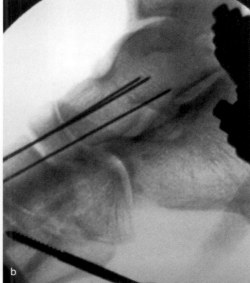

图 6.5-9　外固定架固定位置。采用外固定架和克氏针复位 TN 关节骨折脱位，恢复内外侧柱的长度和力线。

露。然后直视下使用克氏针复位关节。应注意恢复关节面解剖和外侧柱长度、旋转及力线。若在牵引和复位后发现存在骰骨缺损，需要在内植物置入之前植骨，以免内植物影响骨缺损填充。最后固定接骨板和螺钉，直视和 C 臂机透视证实骨折复位。为了确保较小关节面骨块的复位，可能需要保留克氏针，将其剪断，与皮质齐平（图 6.5-11）。

本例患者由于软组织损伤严重，在外侧柱术后 1 周再治疗舟骨损伤。

舟骨前外侧入路重建 TN 关节和舟楔关节（图 6.5-12）。用复位钳将外侧骨块复位到内侧骨块上，再用克氏针固定。直视下复位 TN 关节和舟楔关节，多枚克氏针固定。最后，从背外侧向跖内侧进行接骨板螺钉固定，直视和 C 臂机透视下确认舟骨复位（图 6.5-13）。根据需要保留克氏针，以确保关节面小骨块的复位。

对于严重的 Chopart 关节损伤，外固定架应留置 6 周。这将有助于维持内外侧柱的复位。在术后 6~8 周，软组织和骨折愈合后（图 6.5-14）将其去除。

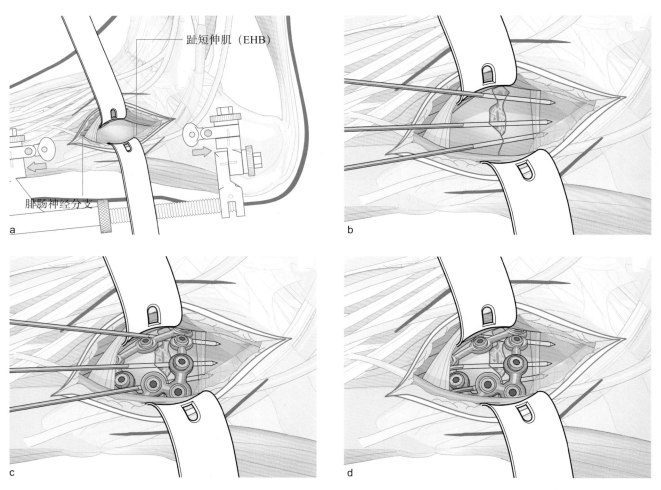

图 6.5-10 骰骨外侧入路。

a. 切口位于腓骨长短肌腱和腓肠神经的背侧，SPN 外侧支的跖侧。

b. 骰骨关节面。第 4/第 5 MT 关节复位后克氏针固定，骨缺损处植骨。

c. 骰骨接骨板置于克氏针近端或表面。

d. 剪断克氏针，紧贴接骨板将其折弯。

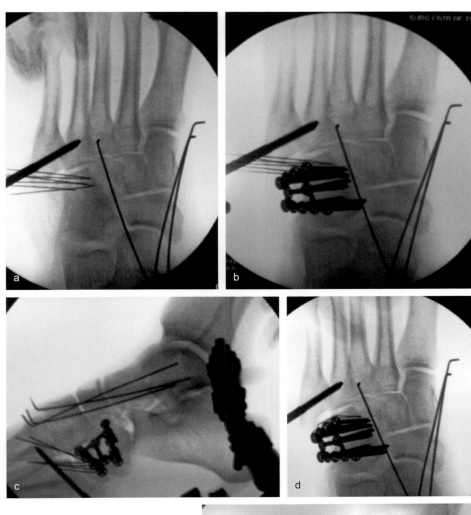

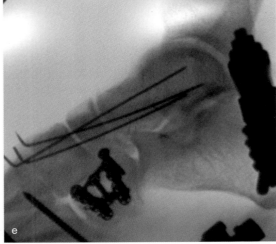

图 6.5-11　术中 C 臂机透视影像显示外侧柱复位顺序。

a.　使用外固定架恢复外侧柱长度，复位关节面后克氏针固定。

b-c. 使用 2.7 系列 VAL 骰骨接骨板固定。

d-e. 留置克氏针来维持关节复位，剪断后折弯。

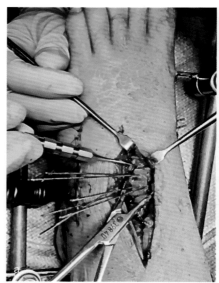
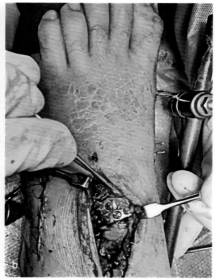

图 6.5-12 经前外侧入路复位舟骨。
a. 复位 TN 关节和舟楔关节，克氏针固定。
b. 舟骨骨折接骨板固定。

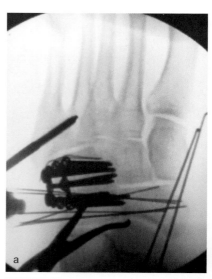
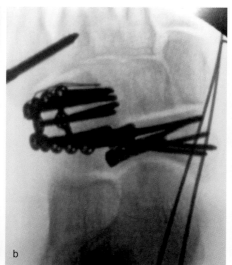
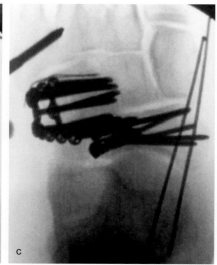

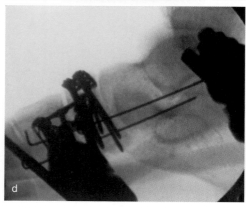
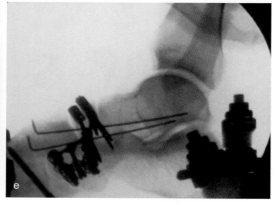

图 6.5-13 术中 C 臂机透视图像显示内侧柱复位顺序。克氏针和外固定架固定 6 周，维持复位。
a. 使用外固定架恢复内侧柱长度，复位关节面克氏针固定。
b-e. 2 块支撑接骨板固定骨折端。

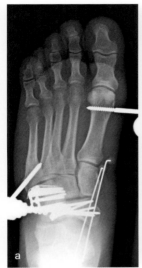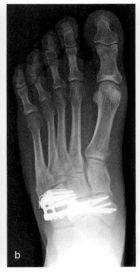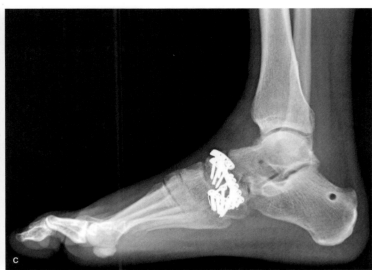

图 6.5-14　术后 X 线片显示复位维持良好。
a.　术后外固定架保留 6 周。
b-c. 最终 AP 位和侧位片显示内外侧柱解剖复位。

5 陷阱和并发症

陷阱

内外侧柱复位不足

对于严重损伤，如果早期未行外固定架治疗，通常会出现复位不足，造成内侧柱和 / 或外侧柱短缩。初期撑开对于解除关节面骨块压缩、恢复内外侧柱的长度和力线很重要。距骨 - 第 1 MT 轴（Meary）线台阶和复位不足可导致关节炎迅速进展和预后不良。外固定架和分期治疗对于此类损伤极为重要。

并发症

- 创伤后关节炎。
- 不愈合。
- 畸形愈合。
- 内固定丢失。
- 双切口皮桥过窄所致伤口并发症。
- 前外侧入路时背侧神经血管束损伤。
- SPN（前外侧入路）和腓肠神经（外侧入路）损伤。
- 隐神经损伤（内侧通用入路）。

6 其他技术

对于合并骨折粉碎或骨丢失的严重中足骨折脱位，特别是骨质疏松患者，可采用锁定接骨板桥接固定。一期关节融合仅用于严重损伤。如果选择一期关节融合，恢复内外侧柱的长度是取得成功的关键。

7 术后治疗和康复

如果术后保留外固定架，一般在术后 6 周左右取出。待切口愈合后尽早开始主动和被动活动练习。

内植物取出

中足接骨板螺钉有时需要取出以减轻疼痛和突起。如果患者存在慢性疼痛或内植物突起，通常在术后 1 年经原切口取出。如果存在中跗关节纤维粘连和活动受限，在取出内植物的同时做关节松解。对于创伤后关节炎，可能需要在关节融合的同时恢复内外侧柱力线。

如果术中使用桥接接骨板固定，通常在负重位 X 线片证实骨愈合后将其取出。通常在术后 12 周左右。然后开始活动度练习。

推荐阅读

[1] Bayley E, Duncan N, Taylor A. The use of locking plates in complex midfoot fractures. Ann R Coll Surg Engl. 2012 Nov;94(8):593–596.

[2] Benirschke SK, Meinberg E, Anderson SA, et al. Fractures and dislocations of the midfoot: Lisfranc and Chopart injuries. J Bone Joint Surg Am. 2012 Jul 18;94(14):1325–1337.

[3] Chandran P, Puttaswamaiah R, Dhillon MS, et al. Management of complex open fracture injuries of the midfoot with external fixation. J Foot Ankle Surg. 2006 Sep–Oct;45(5):308–315.

[4] Kadow TR, Siska PA, Evans AR, et al. Staged treatment of high energy midfoot fracture dislocations. Foot Ankle Int. 2014 Dec;35(12):1287–1291.

[5] Klaue K. Treatment of Chopart fracture-dislocations. Eur J Trauma Emerg Surg. 2010 Jun;36(3):191–195.

[6] Rammelt S, Schepers T. Chopart injuries: when to fix and when to fuse? Foot Ankle Clin. 2017 Mar;22(1):163–180.

[7] Richter M, Thermann H, Huefner T, et al. Chopart joint fracturedislocation: initial open reduction provides better outcome than closed reduction. Foot Ankle Int. 2004 May;25(5):340–348.

[8] Richter M, Wippermann B, Krettek C, et al. Fractures and fracture dislocations of the midfoot: occurrence, causes and long-term results. Foot Ankle Int. 2001 May;22(5):392–398.

[9] Swords MP, Schramski M, Switzer K, et al. Chopart fractures and dislocations. Foot Ankle Clin. 2008 Dec;13(4):679–693.

[10] van Dorp KB, de Vries MR, van der Elst M, et al. Chopart joint injury: a study of outcome and morbidity. J Foot Ankle Surg. 2010 Nov–Dec;49(6):541–545.

第 6 节｜跖跗关节损伤：经皮复位和固定

Tarsometatarsal injury—percutaneous reduction and fixation

Matthew Tomlinson

1 病例摘要

20 岁女性，踏空台阶扭伤足部。临床表现为负重困难、中足肿胀和足底瘀斑。正位 X 线片表现为 TMT 关节不匹配，第 2 MT 基底外侧半脱位。斜位片进一步证实半脱位。侧位片未见明显半脱位。

2 术前计划

手术适应证

负重下（WB）正位和斜位片，以及非负重下侧位 X 线片（图 6.6-1）证实轻微 Lisfranc 损伤半脱位。CT 扫描进一步确认了该畸形（图 6.6-2）。手术指征明确。

手术因素

如果 Lisfranc 损伤未经治疗，中足关节可能出现进行性畸形和继发性骨关节炎，从而导致预后不良。与非手术治疗相比，解剖复位内固定手术治疗疗效更好。对于轻微 Lisfranc 损伤，只要能够解剖复位，可以通过经皮技术完成。

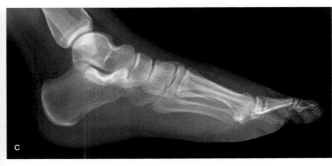

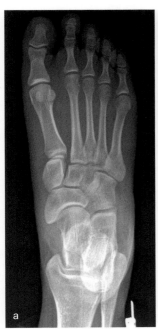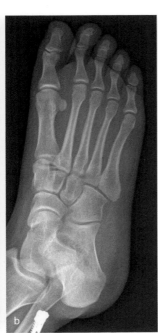

图 6.6-1　术前 X 线片。
a. AP 位片（WB）。
b. 斜位片（WB）。
c. 侧位片（NWB）。

何时使用经皮复位固定技术

术前计划需要判断不稳定类型，确定能够达到稳定内固定的理想结构。术者必须先确定经皮复位方法是否安全。这一点可以通过分析 X 线片和 CT 扫描来完成。最合适的病例通常是只有轻微 TMT 关节半脱位的单向移位型损伤。对于严重移位和明显不稳定的病例，应采用标准 ORIF。此例患者可以使用经皮技术（图 6.6-3）。

在制订手术计划时，术者首先要确保患者置于可透 X 线手术床上，有高质量 C 臂机透视复位和固定的每个步骤。还必须对 Lisfranc 复合体的正常 X 线解剖知识有深入的认识。

经皮固定技术需要使用复位钳、克氏针和螺钉。只要有可能，建议所有关节都使用 4 mm 实心全螺纹骨皮质螺钉，特别是第 1 TMT 关节和 Lisfranc 螺钉（从内侧楔骨到第 2 MT 基底）。如果解剖结构对于 4.0 mm 螺钉太狭窄的话，可以使用 3.5 mm 实心骨皮质螺钉固定较小的关节。第 4/ 第 5 TMT 关节使用克氏针固定。对于儿童和青少年患者，结合使用克氏针与螺钉。尽管空心钉可能不如实心螺钉坚固，也有可能导致早期固定丢失和螺钉断裂，但有医生可能更愿意使用空心钉固定。

3 手术室准备

患者体位	· 仰卧位 · 最好保持患足垂直放置。可以垫高同侧臀部、内旋患肢（图 6.6-4）
麻醉选择	· 全身麻醉，常辅以局部神经阻滞
C 臂机位置	· C 臂机应置于患肢同侧 · 屏幕应置于术者方便观看的位置，通常在患者头侧周围
止血带	· 置于大腿近端，但只有在需要时才充气 · 如果手术改成标准切开手术，出血影响手术视野的话，应充气止血带
技巧	· 患肢消毒铺巾，允许活动髋、膝关节，以便模拟负重位摄片

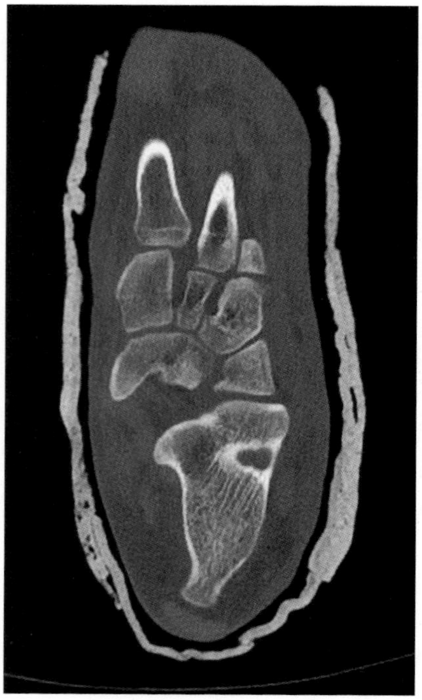

图 6.6-2　CT 扫描可见第 1 和第 2 TMT 关节半脱位。

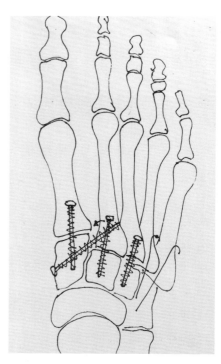

图 6.6-3　术前计划。显示第 2 TMT 关节复位方向，螺钉和克氏针置入方向。只有在第 4/ 第 5 TMT 关节不稳定时才使用克氏针固定。

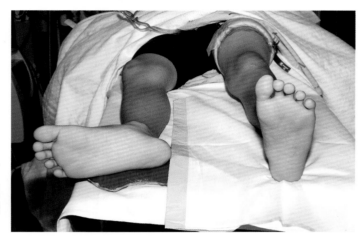

图 6.6-4　Lisfranc 损伤经皮固定的经典手术体位。本例为左足损伤。在同侧髋部下方垫高，将患足位置调整合适。

有关麻醉注意事项的说明和概述，请参阅第 1 章。

器械

- 手术刀（15 号）。
- 小、中和大号点式复位（Weber）钳。
- 克氏针钻。
- 克氏针（各种型号）。
- 钻头（2.5 mm、2.9 mm 和 4.0 mm）。
- 长钻头更好，可以让钻头更平行足背侧放置，钻头不会摩擦足趾。
- 长螺丝刀，在拧入螺钉时手柄不会碰到足背侧面。

4　手术步骤

借助 C 臂机和可触及解剖标志，用无菌标记笔画出 TMT 关节形状。

复位和固定技术多种多样。对于本例患者，首先从第 1 TMT 关节开始复位。施加外力内收第 1 MT，可以复位第 1 TMT 关节外侧半脱位，同时还要复位可能存在的背侧或跖侧半脱位。术者将拇指或手指放在内侧楔骨内侧并轻轻按压可以帮助复位。在第 1 TMT 关节远端 2~3 cm 处足背侧做一个小切口。克氏针穿过关节临时稳定。C 臂机透视模拟负重位确认复位效果。第 1 列必须获得解剖复位。首先完成的这一步能为后续其他 MT 复位提供参考标准。

大多数损伤的第 2 MT 都是向外半脱位的。必须将第 2 MT 基底复位到第 1 MT 基底外侧和内侧楔骨外侧关节面形成的凹陷中。在内侧楔骨的内侧皮质和第 2 MT 基底外侧经皮放置一个中号复位钳，然后钳夹复位（图 6.6-5）。这样可以复位撕裂的 Lisfranc 韧带或附着在 Lisfranc 韧带上的小撕脱骨片（如果存在的话）。如果无法完成第 2 MT 复位，并且怀疑有骨碎片或软组织嵌入的话，需要停止经皮手术，改为切开复位。不过大多数情况下，是可以实现解剖复位的。

待第 2 MT 复位后，透视正位片和 30° 斜位片证实复位效果，然后在第 2 TMT 关节远端 2~3 cm 足背侧做一个小切口，钻入 1 枚克氏针固定关节（图 6.6-6）。

然后用点式复位（Weber）钳和手法复位第 3 TMT 关节。待第 3 TMT 关节复位后，经关节钻入 1 枚克氏针。C 臂机透视 45° 斜位片检查复位效果。在很多情况下，当第 1 和第 2 TMT 关节复位后，第 3 TMT 关节就能恢复解剖位置，此时就不需要再用螺钉固定。

在第 1、第 2 和第 3 TMT 关节解剖复位并用克氏针临时固定后，从内侧楔骨向第 2 MT 基底拧入

"Lisfranc" 螺钉。维持复位钳把持在内侧楔骨和第 2 MT 基底外侧不变，从内侧楔骨表面的小纵切口拧入该螺钉。在 C 臂机透视引导下，钻头方向瞄准到第 2 TMT 关节远端的第 2 MT 基底，穿过内侧楔骨与第 2 MT 基底内侧之间的关节面（图 6.6-7）。该螺钉从内侧楔骨内侧固定到第 2 MT 近端外侧皮质，从而将第 2 MT 锁定在其解剖位置。

下一步是完成第 1、第 2 TMT 关节的最终固定，如有必要还要固定第 3 TMT 关节（图 6.6-8）。由于 4 mm 骨皮质螺钉比 3.5 mm 螺钉或空心钉更坚固且更不易折断，所以建议使用 4 mm 骨皮质螺钉。但 3.5 mm 螺钉或空心钉对于小体格患者可能是足够的。如果使用空心钉，可以穿过克氏针拧入空心钉；但如果使用实心螺钉，只能从之前固定的克氏针旁边拧入。完成螺钉固定 TMT 关节，并用 C 臂机透视确认位置合适后，去除克氏针（图 6.6-9 和图 6.6-10）。

如果此时第 4/ 第 5 TMT 关节仍然存在不稳定，需要复位后使用克氏针固定，但不能使用螺钉。由

于外侧柱存在一定的活动度，所以要在术后 6 周将其取出，以维持外侧柱的最大活动。

5 陷阱和并发症

陷阱

- 经皮固定技术可能无法解剖复位 Lisfranc 损伤。此时 ORIF 是更好的选择。
- 要想准确判断术中 C 臂机透视，必须要全面掌握 Lisfranc 复合体的正常解剖结构知识。
- 理解和分析斜位片有助于正确置入克氏针和螺钉，否则可能会出现内植物固定位置不当。

并发症

- 复位不足。
- 腓浅神经或腓深神经损伤。
- 伸肌腱损伤。
- 迟发性骨性关节炎。

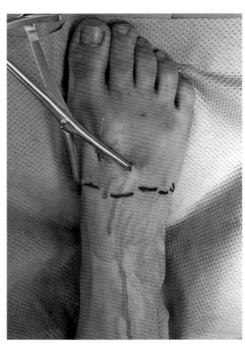

图 6.6-5 克氏针固定第 1 TMT 关节，再用复位钳夹持第 2 MT 基底和内侧楔骨，复位第 2 TMT 关节。

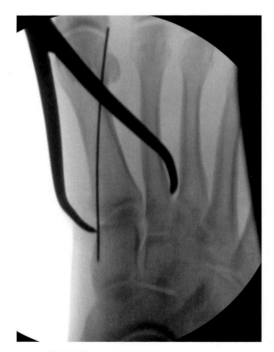

图 6.6-6 C 臂机透视证实解剖复位。

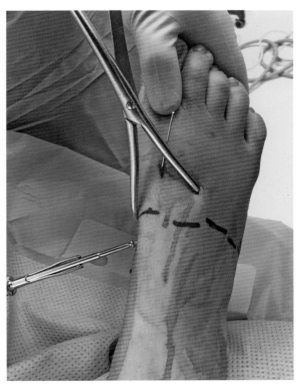

图 6.6-7 从内侧楔骨向第 2 TMT 关节拧入 Lisfranc 螺钉。

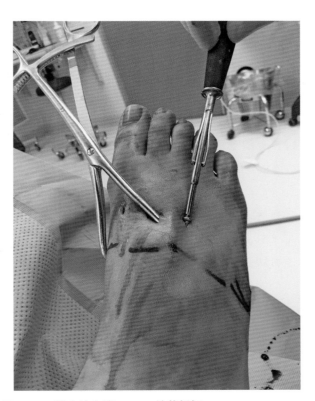

图 6.6-8 经皮拧入第 3 TMT 关节螺钉。

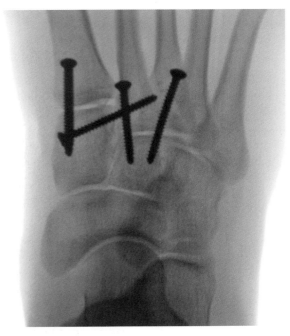

图 6.6-9 最终固定结构。

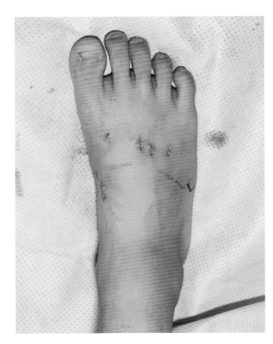

图 6.6-10 术后外观显示小切口位置。

6 其他技术

使用石膏或步行靴固定等保守治疗方式、ORIF
及一期关节融合术也是治疗 TMT 损伤的方案。

通过钻 4.0 滑动孔（起始孔）的方法拧入拉力
螺钉，有助于复位关节。标准的螺钉技术有时可能
会造成固定部位分离。

7 术后治疗和康复

术后抬高患肢有助于减轻肿胀，促进伤口愈
合。术后 6 周内不允许负重，期间使用石膏或步行
靴制动。如果术后 6 周复查 X 线片显示内植物和
损伤位置维持良好，则允许 12 周逐渐恢复 WB。

内植物取出

根据术者和当地习惯决定是否取螺钉。本例患
者在术后 6 个月时取出螺钉。

如果第 4/ 第 5 MT 使用克氏针固定，术后 6 周
需要取出。在取出螺钉后，可以进行不受限制的体
育运动。

推荐阅读

[1] Myerson MS, Fisher RT, Burgess AR, et al. Fracture dislocations of the tarsometatarsal joints: end results correlated with pathology and treatment. Foot Ankle. 1986 Apr;6(5):225–242.

[2] Perugia D, Basile A, Battaglia A, et al. Fracture dislocations of Lisfranc's joint treated with closed reduction and percutaneous fixation. Int Orthop. 2003;27(1):30–35.

[3] Puna RA, Tomlinson MP. The role of percutaneous reduction and fixation of Lisfranc injuries. Foot Ankle Clin. 2017 Mar;22(1):15–34.

Andrew K Sands, Michael Swords

第 7 节　跖跗关节损伤：切开复位内固定

Tarsometatarsal injury—open reduction and internal fixation

1 病例摘要

24 岁运动爱好者，受伤时左足趾尖被埋在草皮下。另一名球员跌倒压在患者足跟上，使其足部撞击地面，引发剧痛。中足明显畸形。

患者被救护车送往急诊室做 X 线检查，结果显示是 Lisfranc 损伤移位（图 6.7-1 和图 6.7-2）。

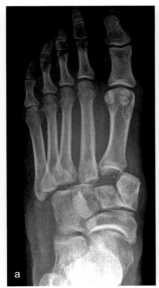
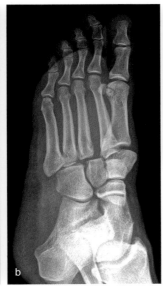
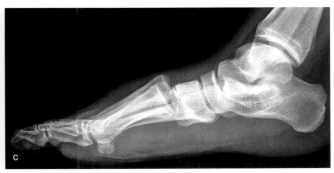

图 6.7-1　X 线片显示为同向移位损伤，Lisfranc 损伤向背侧移位。所有 5 个 MT 基底都发生移位。
a. AP 位片。
b. 斜位片。
c. 侧位片。

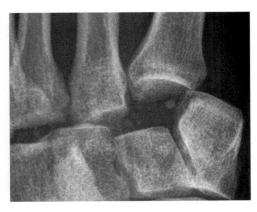

图 6.7-2　放大观察 Lisfranc 复合体显示多处小撕脱骨折。

2 术前计划

手术指征

移位轻微的 Lisfranc 损伤可以行保守治疗，但当移位超过 2 mm 时，由于出现功能受损和 / 或后期不稳定导致畸形的风险较高，需要行手术治疗。本例损伤中足移位明显、力线异常严重，需要手术固定。对于本例患者的损伤，没有可以接受的非手术治疗。

手术入路

此类损伤常伴有明显的软组织肿胀。包括本例患者在内的大多数此类损伤都需要做背侧双切口（图 6.7-3）。对于严重病例，可能需要使用外固定架临时固定，维持力线直至进行最终治疗。待软组织肿胀消退后再行手术治疗。

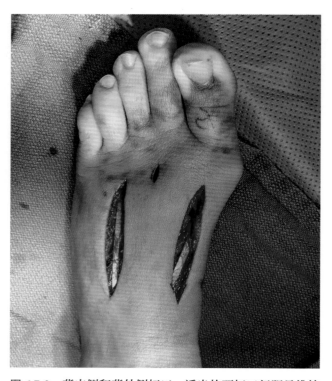

图 6.7-3　背内侧和背外侧切口。适当的两切口间距是维持皮桥存活和避免并发症的必要条件。可以在内侧加一个小切口来辅助复位和置入内植物。手术应推迟至肿胀消退后再进行。

绝大多数病例都使用背内侧入路和背外侧入路完成手术。

背内侧切口以 TMT 关节为中心，位于踇长伸肌（EHL）肌腱和踇短伸肌（EHB）之间。背外侧切口也以 TMT 为中心，大致与第 4 MT 平行。

两切口之间的皮桥应尽可能宽。根据需要，内侧切口可以尽量靠内侧，外侧切口尽量向外移。必须注意保护两切口间皮桥，避免过度牵拉、破坏或剥离。

可以沿着内侧通用入路在内侧做小切口，用来置入复位钳和拧入螺钉。

手术注意事项

这一部位的损伤临床表现多样，可能是同向脱位或分离型脱位。可以是单纯韧带损伤合并关节破坏。也可以是 MT 基底跖侧小撕脱骨折或范围更广的 MT 骨折。需要对损伤进行全面评估，分析损伤类型，决定手术方式。当损伤类型伴有 MT 骨折粉碎时，要使用桥接接骨板固定。

对于关节内损伤严重、老年患者或单纯韧带损伤，可能要考虑一期关节融合。本例患者表现为小骨折块而没有明显骨折粉碎，可以用大直径螺钉按照拉力螺钉技术进行坚强固定。

内植物选择

可以选择多种内植物进行固定。

克氏针

克氏针固定有助于维持损伤部位的临时复位。术中只要有可能，应该使用螺钉替换克氏针。即使可以穿过邻近关节来增加稳定性，也很少保留克氏针作为最终固定。虽然克氏针价格低廉，但无法为多数中足损伤提供足够的稳定性。

螺钉

在进行 TMT 区域固定时，建议使用中足螺钉。这种螺钉是 4.0 mm 实心螺钉，螺杆更粗，更能抵抗弯曲、扭转和失效。这种全螺纹螺钉可以进行静态固定也可以按照拉力螺钉固定。如果没有 4.0 mm 螺钉，也可以使用 3.5 mm 螺钉。但螺钉断裂的风险会增加。小直径实心螺钉可用于跗骨间不稳定的横向固定。

接骨板

低切迹小接骨板（标准或锁定板）可以代替螺钉或与螺钉一起使用。在同时使用接骨板固定时，术者必须要注意：螺钉必须放置在接骨板置入平面之外，以免螺钉尖影响接骨板的放置。接骨板可用于跨骨折粉碎区固定，或放在螺钉固定上方增强稳定性。

本例患者骨折并不粉碎，故使用 4.0 mm 中足螺钉固定最佳。

3 手术室准备

患者体位	· 仰卧位，同侧臀部垫高
麻醉选择	· 全身麻醉，或腰麻，或局部神经阻滞
C 臂机位置	· C 臂机应置于屏幕便于术者观看的位置 · 若使用小型 C 臂机，将患者移动至手术台末端之外，能便于旋转 C 臂机透视侧位和正位，而无需要调整足的位置。用骨锤向上轻推前足可以模拟背伸，然后 C 臂机透视侧位。使用小型 C 臂机可以减少对手术室团队的辐射暴露，并且不需要更大的铅屏障
止血带	· 由术者决定使用 · 通常能改善直视下复位的观察效果
技巧	· 用斜泡沫垫垫高患肢使其高于健侧肢体，便于透视侧位片 · 使用手术凳有助于手术团队在手术台周围相互调整位置，以便更轻松地处理足部各种损伤

有关麻醉注意事项的说明和概述，请参阅第 1 章。

器械

· 4.0 mm 骨皮质螺钉（如果没有，可使用 3.5 mm 骨皮质螺钉）。
· 克氏针。
· 点式复位（Weber）钳。
· 小牵开器 [必要时可用于恢复内外侧柱长度（图 6.7-4）]。
· 2.0 mm、2.4 mm、2.7 mm（锁定和非锁定）中足接骨板。
· 牙科钩。
· 骨膜起子。
内植物的大小可能因个体解剖而不同。

4 手术步骤

在完善术前评估和软组织肿胀消退后可以进行手术。做背内侧切口，在 EHL 和 EHB 之间进行剥离。平行第 4 MT 在足背外侧做第 2 个切

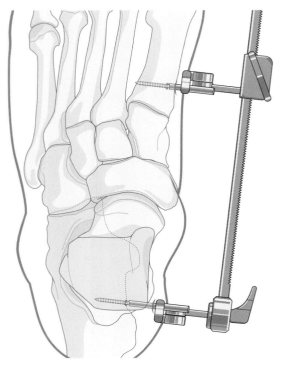

图 6.7-4　在中足重建时，使用小牵开器有助于恢复和维持内外侧柱长度。

口。注意识别和保护位于切口近端的腓浅神经终末分支。

首先要检查跖骨间区域，确保没有相关损伤。如果存在跖骨间损伤，必须在复位固定 TMT 关节前先行复位固定。然后显露第 1 和第 2 TMT 关节损伤。清理损伤关节内血肿和碎骨屑，暴露关节面并准确复位。如有必要，将第 1 TMT 关节复位，然后克氏针暂时固定以重建内侧柱。

从第 2 MT 内侧基底开始 Lisfranc 重建。将第 2 MT 复位到第 1 MT 基底外侧和内侧楔骨外侧缘。注意仔细清理位于夹角处的碎骨屑和软组织。然后使用点式复位（Weber）钳复位，把一个钳子尖经内侧小切口放置在内侧楔骨上，另一个钳子尖则通过外侧切口放置在第 2 MT 基底外侧（图 6.7-5）。如果不从外侧切口，而是从内侧切口把点式复位钳的外侧尖头放在第 2 MT 基底外侧，需要过度剥离足背皮瓣的神经血管束周围组织，可能损害足背软组织。将第 2 MT 基底复位后用克氏针固定，然后从内侧楔骨向第 2 MT 基底拧入 1 枚拉力螺钉。接着复位第 1 TMT 关节并用克氏针固定。在第 1 MT 基底背侧钻攻丝孔，向内侧楔骨拧入 1 枚拉力螺钉，尽量对准内侧楔骨的跖内侧角拧出（图 6.7-6）。可以根据需要，从第 2 MT 基底向中间楔骨拧入 1 枚螺钉（图 6.7-7）。然后用点式复位钳夹持第 3 MT 基底外侧和内侧楔骨，复位第 3 TMT。复位后克氏针临时固定，用拉力螺钉固定在外侧楔骨上。随着内侧各 TMT 关节的复位和固定，第 4/ 5 MT 基底通常会向内移。如果在第 1、第 2 和第 3 TMT 关节固定后，第 4/ 第 5 MT 基底与骰骨间仍存在不稳定或移位，可使用克氏针固定。第 4/ 第 5 MT- 骰骨关节属于活动关节（图 6.7-8），所以足外侧缘是可活动的。术毕 C 臂机透视足正侧斜位，确认解剖重建效果。

常规缝合伤口：深层组织用可吸收缝线缝合，然后浅层缝合，切口使用非黏附敷料覆盖。小腿石膏托制动患肢。

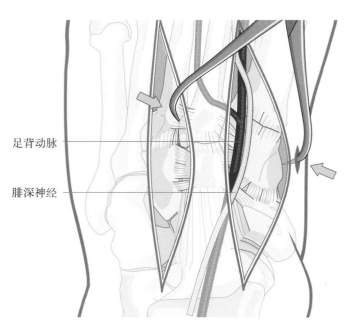

足背动脉

腓深神经

图 6.7-5 使用点式复位钳（Weber）复位。

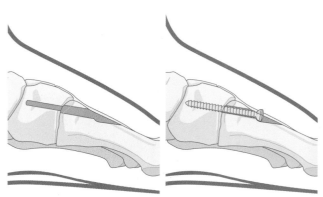

图 6.7-6 纵向螺钉拧入时需要先在背侧皮质上钻出埋头孔然后再拧入。如果没有事先钻孔，在拧入螺钉时螺钉尖跖侧将挤压背侧皮质，可能导致骨折，骨折线从钻孔延伸至第 1 MT 基底关节面。

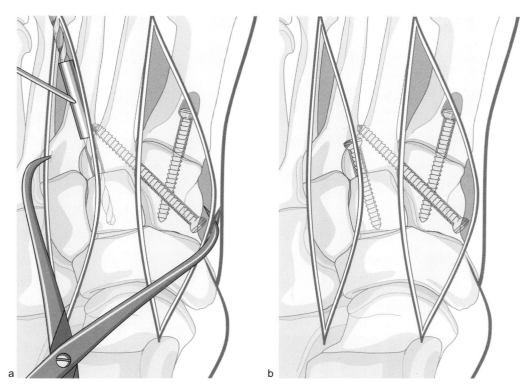

图 6.7-7　第 1 TMT 关节和第 2 MT 基底螺钉固定完成。根据需要可以从第 2 MT 基底向中间楔骨纵向拧入第 3 枚螺钉。

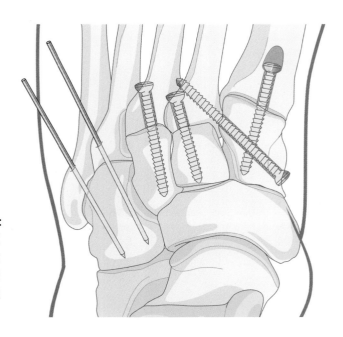

图 6.7-8　最终固定结构显示：第 1~ 第 3 TMT 关节解剖复位和螺钉坚强固定，活动度较大的外侧列 TMT 关节使用克氏针固定。通常在术后 6~8 周开始负重之前，拔除克氏针。

5 其他技术

非手术治疗

非手术治疗可用于无移位的单纯韧带损伤。非手术治疗后必须定期复查，确保随着时间的推移依然能保持稳定，没有出现后期移位。建议 6 周内不负重，6 个月左右允许恢复运动。

接骨板固定

桥接固定技术可使用背侧跨关节接骨板维持关节力线，同时也不破坏软骨（图 6.7-9）。如果骨折粉碎或合并 MT 骨折，影响螺钉固定的稳定性时，可以使用接骨板固定。

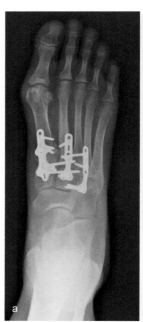
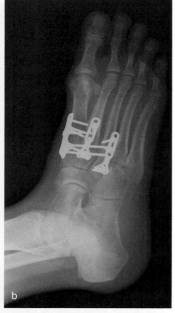
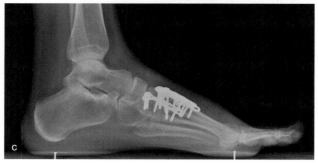

图 6.7-9　桥接接骨板固定示例。此种固定方式不会经关节固定。骨折粉碎时也可以使用接骨板固定。

一期融合

一期关节融合术治疗这些损伤正在被逐渐接受。老年患者、单纯韧带损伤，以及关节损伤严重的患者，都是一期关节融合术的适应证。准确复位是关节融合术取得最佳效果的必要条件。

6 术后治疗和康复

术后石膏托固定制动。限制患肢活动以防肿胀。术后 2 周患者复查拆线（图 6.7-10）。拆线后通常更换为骨折靴固定。只要损伤允许，鼓励患者进行跖趾关节、距下关节和踝关节的活动练习。术后免负重通常需要 6~8 周，根据其他足部伴发伤，免负重时间可能更长。术后 6~8 周时进行 X 线片检查（图 6.7-11）。如果使用克氏针稳定第 4/ 第 5 MT- 骰骨关节，术后 6~8 周时将其拔除。固定第 4/ 第 5 TMT 关节的克氏针应在开始负重前移除。如果克氏针留在皮外，可以门诊取出。埋在皮下的克氏针通常需要再次手术取出。骨折愈合后可以逐渐负重。

戒烟对于避免切口愈合或骨愈合的问题至关重要。伤后跖趾关节僵硬并不少见，尤其是跖屈受限。

内植物取出

内植物取出有争议。有术者主张术后 4~6 个月左右取出，也有医生认为只在内植物出现症状时才将其取出（图 6.7-12）。

7 陷阱和并发症

陷阱

暴露不佳

足部切口要与足纵轴线平行。这样术者就有机会向远近端延长切口，增加对待处理区域的显露。但横切口无法增加视野暴露。此外，这些损伤通常是足部多发伤的一部分，因此需要能延长切口。

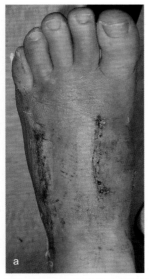

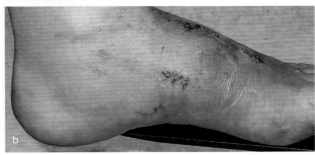

图 6.7-10　术后 2 周复查。所有切口均愈合，两个背侧切口（a）和内侧小切口（b）拆线。

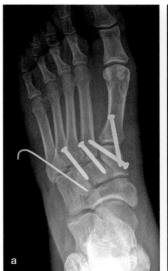
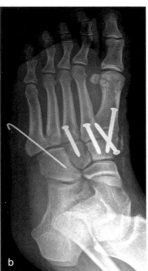

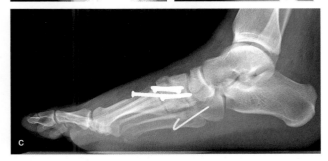

图 6.7-11　术后 6 周 X 线片可见解剖复位，所有内植物位置良好。在开始负重前拔除克氏针。

a. AP 位片。

b. 斜位片。

c. 侧位片。

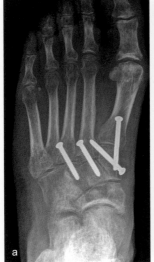
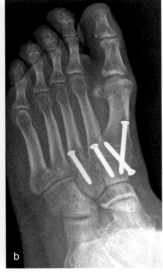

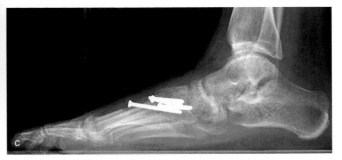

图 6.7-12　伤后 1 年 X 线片可见中足解剖重建。外侧 TMT 关节的克氏针在开始负重前已拔除。螺钉并未引发症状，因此未取出。

a. AP 位片。

b. 斜位片。

c. 侧位片。

切口间距过近

保证切口间距尽可能大，以免损伤足背软组织和含有足背动脉的中央皮瓣。避免过度剥离，否则会损伤动脉，并有可能破坏皮瓣。在足背侧额外增加切口可能会导致伤口并发症。

漏诊骨折或不稳定

有时候可能会将骨折或不稳定漏诊，然后在术中意外发现。在开始手术前要进行稳定性的应力检查，并在伤口关闭前再次评估。术者在手术过程中应该准备接骨板。在需要跨骨折固定或存在不稳定时，可能需要使用接骨板。如果在使用螺钉时，螺钉尖与背侧皮质挤压造成后者骨折的话，就必须使用接骨板跨背侧皮质骨折区域固定，以挽救新发断裂部位。

并发症

- 伤口并发症。
- 内固定丢失。
- 不愈合。
- 关节炎。
- 感染。
- 僵硬。
- 不稳定。

推荐阅读

[1] Benirschke SK, Meinberg E, Anderson SA, et al. Fractures and dislocations of the midfoot: Lisfranc and Chopart injuries. J Bone Joint Surg Am. 2012 Jul 18;94(14):1325–133.

[2] Ly TV, Coetzee JC. Treatment of primarily ligamentous Lisfranc joint injuries: primary arthrodesis compared with open reduction and internal fixation. A prospective, randomized study. J Bone Joint Surg Am. 2006 Mar;88(3):514–520.

[3] Myerson MS, Fisher RT, Burgess AR, et al. Fracture dislocations of the tarsometatarsal joints: end results correlated with pathology and treatment. Foot Ankle. 1986 Apr;6(5):225–242.

[4] Main BJ, Jowett RL. Injuries of the midtarsal joint. J Bone Joint Surg Br. 1975 Feb;57(1):89–97.

[5] Welck MJ, Zinchenko R, Rudge B. Lisfranc injuries. Injury. 2015 Apr;46(4):536–541.

第 8 节 跖跗关节损伤合并骨筋膜室综合征
Tarsometatarsal injury with compartment syndrome

Stefan Rammelt, Arthur Manoli II, Andrew K Sands

1 病例摘要

30 岁建筑工人，左足被大车碾过。尽管受伤时穿有保护鞋，但中足立即出现剧痛。现场使用临时夹板固定患足，由急救人员送至急诊室。去除夹板完善体格检查，然后使用不会压迫患足的软夹板制动。

入院时，左侧中足和前足出现中度肿胀，分析原因可能是内部血肿扩大所致（图 6.8-1）。患足不能负重。

左足体格检查发现感觉和运动功能正常。闭合性损伤。没有骨筋膜室综合征（CS）的临床表现：如明显肿胀、皮肤皱纹消失和足趾被动牵拉疼痛。

本例属于明显的中足损伤，拍摄标准正、斜和侧位 X 线片，显示内侧跖跗（TMT；Lisfranc）关节损伤，合并第 1 和第 2 MT 基底间距增加，可疑第 2 和第 3 MT 基底骨折（图 6.8-2）。

由于怀疑有 TMT 关节损伤，进一步完善 CT

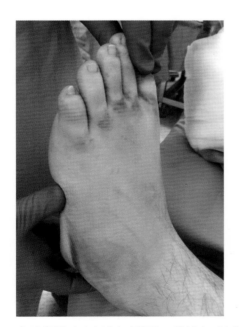

图 6.8-1 左足背侧可见中足中度肿胀，前足皮下血肿。

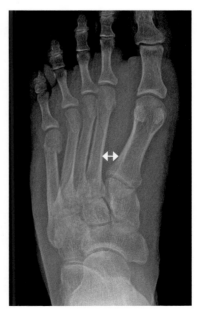

图 6.8-2 患足 AP 位 X 线片，可见第 1 和第 2 MT 基底距离增大（双箭头）。第 2 和第 3 MT 基底轮廓不清，怀疑可能是基底骨折。据此分析高度怀疑为 TMT（Lisfranc）关节损伤，需要进一步检查。

扫描（图6.8-3a）。轴位CT片可见斑点征（第1、第2 MT基底间撕脱骨折）。高度提示为走行于内侧楔骨和第2 MT基底之间的Lisfranc韧带损伤。有趣的是，本例患者并没有出现第2 MT基底外移，而这在Lisfranc韧带断裂时较为常见。第3 MT基底也有骨折。矢状位CT重建片显示在第1 TMT关节背侧存在第2 MT基底撕脱骨折（图6.8-3b）。第4/第5 TMT关节未见骨性损伤。

由于本例患者骨性损伤移位轻微，并不需要急诊手术。入院后持续监测软组织情况。仔细使用夹板固定患足，以免挤压足部软组织，同时使用枕头抬高左小腿。足部冷敷，通过临床检查每小时监测足部软组织压力。

尽管已经采用了休息、抬高患肢、止痛药和冷敷，但患者在入院第二天早上5:00，主诉左足疼痛加重。临床检查显示整个足部肿胀严重，皮肤皱褶消失，足背侧和跖侧都出现水疱（图6.8-4）。无需进一步检查，患者直接送至手术室。

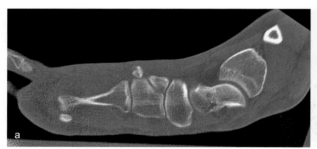
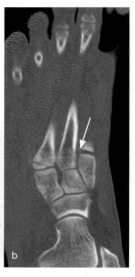

图6.8-3　CT扫描。
a. 矢状位片在第1 TMT关节处可见第2 MT基底撕脱骨折向背侧移位。
b. 轴位片可见第1、第2 MT基底间斑点征（箭头），第1 TMT关节间隙增宽。同时可见第3 MT基底骨折，确诊为TMT关节相关损伤。

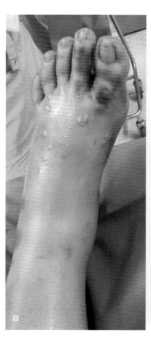
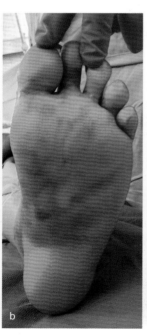
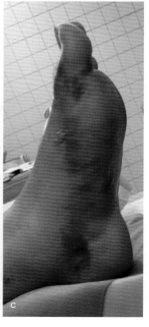

图6.8-4　入院后10小时的软组织情况。整个足部严重肿胀，皮肤皱褶完全消失，背侧和跖侧均有水疱形成，是急性足骨筋膜室综合征的典型表现。在出现这些临床症状时，不需要再做进一步辅助检查。注意跖侧瘀斑（b）是结实的中足跖侧韧带破坏严重的诊断性征象，提示Chopart关节和/或Lisfranc关节相关损伤。

当临床检查高度怀疑骨筋膜室综合征时，不必等到应用电子测量装置。临床手法检查应该是医生判断是否需要急诊手术的主要参考标准，例如足趾被动牵拉痛和软组织紧绷度增加。延迟等待会导致广泛的软组织损伤和功能丧失。

2 术前计划

间室松解

骨筋膜室综合征是由于出血或水肿引起静脉回流受损，进而造成的一个或多个肌肉间室腔压力增加引起的临床综合征。由于局部组织压力超过毛细血管灌注压力，会造成间室内容物缺血和坏死，并继发纤维化和挛缩。在缺血 4~6 小时后，肌肉和周围神经将出现不可逆的损伤。早期松解间室可以防止这些结构出现永久性损伤。

因此，当本例患者临床诊断为足筋膜室综合征（FCS）后，行急诊手术减压（间室松解）。而且，由于足跟骨间室与小腿后深间室相通，有可能出现 FCS 延伸到小腿的情况，从而造成更加严重的损伤。

足部共有 9 个间室（图 6.8-5）：①内侧间室包含蹬展肌和蹬短屈肌。②足底浅间室包含趾长屈肌和趾短屈肌。③外侧间室包含小趾展肌和小趾短屈肌。④内收肌间室包含蹬收肌斜头。⑤~⑧这 4 个骨间肌间室位于每个 MT 间背侧，每个间室都包括背侧和跖侧骨间肌。由于这些肌肉较小，内收肌间室和骨间肌间室仅位于前足。⑨跟骨（中央深层）间室含有足底方肌。它只存在于后足，但与小腿深后间室相通。因此，累及小腿深后间室的 CS 可能会导致跟骨间室 FCS。

背侧筋膜室由背侧皮肤和筋膜构成。含有足短伸肌，有时被称为第 10 间室。

间室减压手术入路通常是做两个背侧切口（图 6.8-6a）显露前足或骨间肌间室，一个内侧切口减压跟骨、内侧、外侧和浅间室（图 6.8-6b-c）。或者可以做单个中央背侧长切口（Hannover 切口）。如果合并 Lisfranc 损伤，该切口可用于 TMT 骨折脱位的复位和固定。

后深（跟骨）间室可以经内侧切口松解。具体切口的数量和位置必须根据每一个损伤类型和软组织损伤程度进行调整。

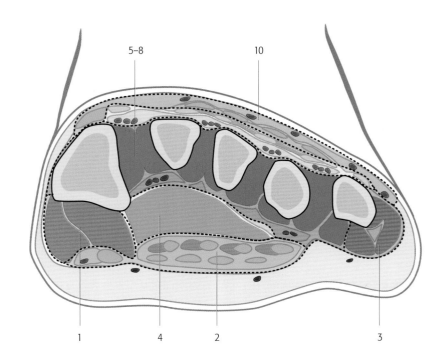

图 6.8-5 TMT 关节水平足部间室图。

1 内侧。
2 浅层（中央）。
3 外侧。
4 内收肌（仅前足）。
5~8 4 个骨间肌间室（仅前足）。
10 足背侧部分有时也被称为第 10 间室。

Lisfranc 损伤切开复位内固定

对于这位活跃、健康的 30 岁患者，由于内侧楔骨和第 2 MT 基底间的 Lisfranc 韧带损伤造成 TMT 不稳定，需要固定 Lisfranc 关节。

对于不稳定性 Lisfranc 损伤，非手术治疗会造成慢性不稳定和进行性关节炎，以及获得性足扁平外展外翻（扁平足）畸形（创伤后扁平足）。

由于第 1 TMT 关节移位轻微，第 2 和第 3 TMT 关节不稳定，以及第 3 MT 基底骨折，可以通过间室松解入路进行切开复位内固定。延长手术入路可以获得更好的手术视野。首先处理跗骨间不稳定。然后用克氏针临时固定第 1~ 第 3 TMT 关节。沿着断裂的 Lisfranc 韧带方向，在内侧楔骨和第 2 MT 基底之间置入 1 枚 Lisfranc 螺钉。

在第 1~ 第 3 MT 基底复位后，第 4/ 第 5 MT 基底通常都能恢复与骰骨间关系。如果第 1~ 第 3 TMT 关节固定后，第 4/ 第 5 TMT 关节仍然有移位，需要使用克氏针进行固定。

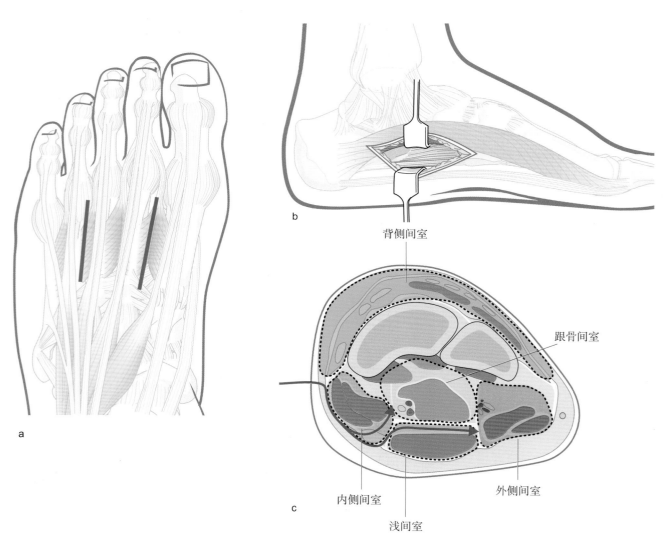

图 6.8-6 经背侧（a）和内侧（b）切口行足部间室减压术方式以及横断面情况（c）。这些图像显示了 Manoli 和 Weber 在 1990 年进行的注射研究所勾勒出的切口。后足跗内侧切口可以更容易地减压后深（跟骨）间室。注意不要损伤后侧神经血管束。减压切口可能需要根据每个不同骨折类型而变化，就如本例一样。

3　手术室准备

患者体位	• 可透 X 线手术床，仰卧位，患足消毒铺巾，可自由活动便于 C 臂机透视 • 可使用泡沫块或多层手术单将患肢垫高，超过健侧。便于侧位片透视
麻醉选择	• 全身麻醉和 / 或局部神经阻滞
C 臂机位置	• C 臂机和屏幕放置于便于术者观看的位置 • C 臂机应易于旋转完成正斜侧位片透视
止血带	• 可选。置于大腿近端。如果麻醉能很好地控制血压，止血带不必充气
技巧	• 在使用大 C 臂机时，患足平放在手术台上模拟负重（WB）。助手保持膝关节屈曲 90°~100°。然后内旋患肢可以拍摄 45° 斜位，或外旋拍摄侧位片 • 在使用小 C 臂机时，可以将 C 臂机成像的平板侧放在足底来模拟 WB 位

有关麻醉注意事项的说明和概述，请参阅第 1 章。

器械

• 点式复位（Weber）钳。

• 3.5~4.0 mm 骨皮质螺钉和钻头。

• 克氏针。

系统、器械和内植物的大小可能因解剖结构而异。

4　手术步骤

前足间室减压通过背侧双切口进入前足和骨间肌间室完成（图 6.8-7a）。背内侧切口位于第 2 MT 干表面，背外侧切口位于第 4 MT 干或趾蹼间隙表面。经内侧切口进入第 1 和第 2 趾蹼间隙，经外侧切口进入第 3 和第 4 趾蹼间隙。

经背侧切口松解骨间肌筋膜。在第 1 趾蹼间隔深处打开内收肌间室。从第 2 MT 干上剥离骨间肌，此时即可在骨间肌深层看到内收肌筋膜，将其沿肌纤维方向钝性打开。撑开 1 把钝性血管钳松解血肿。应注意不要损伤位于第 1 和第 2 MT 基底之间的足背动脉发出到足底弓的穿支血管。

本例患者在背侧减压后仍有肿胀和明显张力，继续经内侧切口减压中后足的跟骨、内侧、浅层和外侧间室（图 6.8-7b 中的箭头）。

清理 Lisfanc 关节内的骨折块和软组织。本例

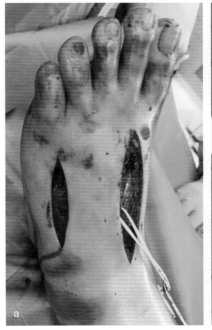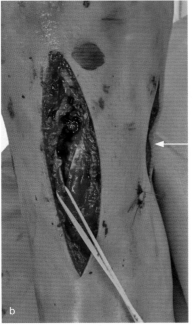

图 6.8-7　经 2 个平行的背侧切口（a）进行前足间室减压术。内侧切口进行后足减压（b，箭头）。向近端延长背内侧切口，暴露 TMT 关节。

患者经背内侧切口显露不稳定的第 1 和第 2 TMT 关节。复位 TMT 关节并用克氏针固定。在内侧楔骨的内侧做一个小切口。然后用点式复位（Weber）钳将第 2 MT 复位到内侧楔骨（图 6.8-8a）。

C 臂机透视标准正斜侧位片，确认第 1 和第 2 TMT 关节解剖复位。

然后使用 1 枚克氏针固定第 3 TMT 关节。本例患者在 TMT 关节固定后，第 3 MT 基底无移位小骨折不会再移位，所以没有进一步固定。

透视证实解剖复位后，从内侧楔骨小切口放入钻头，对准第 2 MT 基底。钻头朝向远端并稍微向上。使用 1 枚 4.0 mm 骨皮质螺钉（"Lisfranc 螺钉"）沿着撕裂的 Lisfranc 韧带进行固定。再次通过 3 个标准 C 臂机透视影像验证螺钉和克氏针的位置和长度准确（图 6.8-8）。有时还有可能向第 3 MT 拧入 1 枚类似螺钉。在使用该技术时要小心不要遗留任何间隙。

本例患者在第 1～第 3 TMT 关节固定后，第 4/第 5 TMT 关节力线恢复解剖，因此不需要单独复位和固定。

将固定第 1～第 3 TMT 关节的克氏针在皮下组织水平折弯并剪断，以便后期取出（图 6.8-9）。或者也可以用螺钉代替克氏针，以完成最终的内固定。

因为即使 TMT 关节处于轻微的力线不良也会导致疼痛性关节炎性畸形，所以必须解剖复位。在手术结束前，C 臂机再次透视标准正斜侧位 X 线片，确认螺钉位置和长度准确。

内固定完成后，如果切口无法一期缝合，可以使用胶原膜，作为人工皮肤覆盖物暂时覆盖筋膜切开伤口。可以使用负压辅助技术辅助闭合伤口（图 6.8-10）。

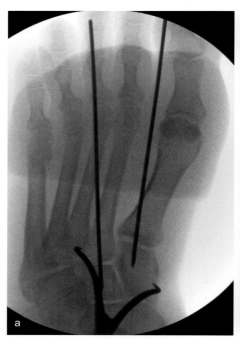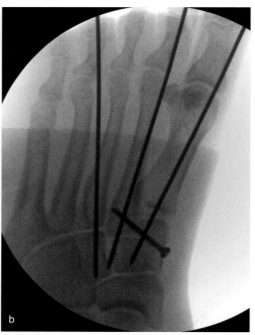

图 6.8-8

a. Lisfranc 损伤复位：首先复位不稳定的第 1 和第 2 TMT 关节，并用克氏针固定。使用点式复位（Weber）钳复位第 1 和第 2 列。

b. 用克氏针固定第 3 TMT 关节，C 臂机透视中足 45° 斜位片确认第 3～第 5 TMT 关节位置恢复。然后经内侧小切口从内侧楔骨向第 2 MT 基底拧入 1 枚螺钉（Lisfranc 螺钉）。

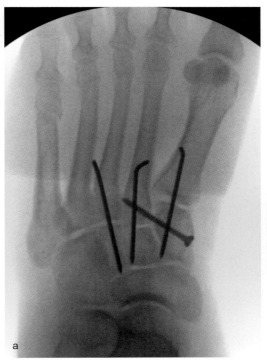

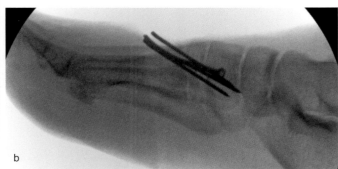

图 6.8-9　将固定第 1~ 第 3 TMT 关节的克氏针在皮下折弯并剪断，以便后期取出。

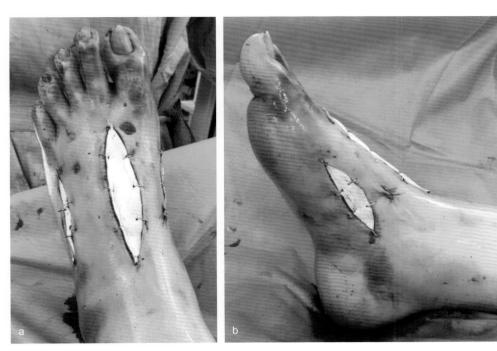

图 6.8-10　使用胶原人工皮肤替代物可以完成无张力下伤口的临时闭合。

5 陷阱和并发症

陷阱

漏诊 FCS

Lisfranc 骨折脱位是 FCS 最常见的病因。筋膜切开不及时或 FCS 未经治疗经常会导致僵硬、慢性功能不全、畸形和疼痛。与大腿或小腿体积更大的肌肉相比，足内在肌更容易受到压力升高的影响。内在肌坏死会引起缺血性挛缩，从而导致次趾畸形和高弓畸形。间室压力升高引起的神经血管损害也会造成慢性疼痛，足部感觉丧失和继发性神经病变（如慢性溃疡或关节破坏）。

本例患者属于直接创伤造成的 TMT 关节相对较为轻微的损伤，随后在 10 小时内发生了 CS。只有保持临床高度怀疑，才不会错过仍然有机会完成间室松解防止后期挛缩的治疗窗。

FCS 的发生及其后遗症的严重性至今仍有争议。直接压力测量显示足部间室压力高达 90 mmHg。除了缓慢发生的痛性锤状趾外，足内在肌挛缩也会造成足疼痛性畸形。如上所述，小腿后深间室与足部间室相通，所以小腿后深间室 CS 可以与 FCS 同时发生。

治疗不当

不稳定性 Lisfranc 损伤非手术治疗后经常会造成慢性不稳定和进行性关节炎和畸形。对于类似本例患者这样的 Lisfranc 轻微损伤，第 1 楔骨和第 2 MT 基底之间只有轻微的移位或单独分离时，经常会被忽略而造成严重的后遗症。

复位不足

解剖复位是 Lisfranc 损伤治疗中最重要的预后因素。即使是轻微的不匹配也可能导致中足疼痛性畸形和前后足继发性位置异常。充分暴露 TMT 关节，特别是第 1 和第 2 TMT 关节，将有助于避免韧带或骨碎片嵌入、严重不稳定或造成 MT 基底骨折碎裂。

术中应非常注意 C 臂机透视 3 个标准位 X 线片，以确认复位和螺钉位置可靠。

并发症

· 足背动脉和腓深神经损伤。
· 胫前肌腱损伤。
· 足底内侧神经血管损伤（内侧间室减压时）。
· 复位或固定丢失。
· 畸形愈合。
· 不愈合。
· 内植物取出后慢性不稳定。
· 创伤后关节炎。

6 其他技术

除克氏针外，可以用螺钉经 TMT 关节固定。

对于 MT 基底骨折粉碎的严重不稳定损伤，可以使用背侧小桥接接骨板固定。

由于单纯韧带损伤发生创伤后关节炎的风险较高，需行二期融合，所以有部分医生倾向一期融合治疗。

7 术后治疗和康复

术后小腿石膏托固定，抬高患肢至水平位。患足冷敷。每天至少监测 2 次足间室状态。

本例患者在术后第 6 天时，足部肿胀和疼痛消退。再次手术一期无张力闭合伤口（图 6.8-11）。伤口完全闭合术后第 1 天开始踝关节、距下关节、中跗关节（Chopart）和足趾的主动和被动活动练习。术后 6 周内穿着硬底鞋（或可拆卸骨折靴），部分 WB（依从性良好患者，允许足平放，WB 不超过 20kg）。活动 1 周后拍摄标准 X 线片可见解剖复位。

内植物取出

患者术后 8 周做小切口取出克氏针和螺钉。

可以保留第 1~ 第 3 TMT 关节螺钉。如果选择在 4~6 个月后取螺钉的话，需要在螺钉取出后对前足施加外展和内收应力，检查 TMT 关节稳定性（图 6.8-12 和图 6.8-13）。确认稳定后即可逐渐增加 WB。之后开始包括肌肉平衡和步态训练在内的更积极的康复治疗。

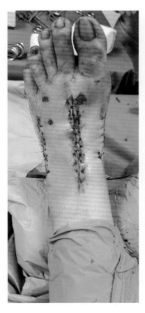
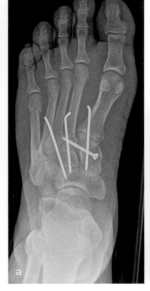
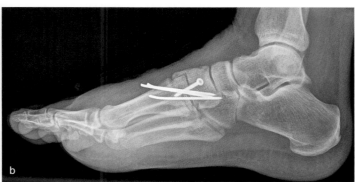

图 6.8-11 伤口延迟一期闭合。

图 6.8-12 AP 位和侧位 X 线片显示术后 Lisfranc 关节复位。

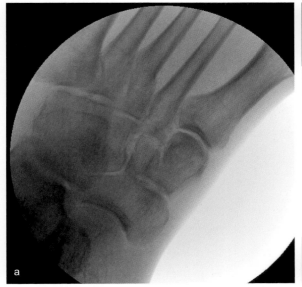
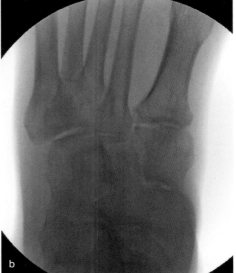

图 6.8-13 内植物取出后，前足内收 / 外展应力位透视，没有不稳定。

推荐阅读

[1] Castro M, Melao L, Canella C, et al. Lisfranc joint ligamentous complex: MRI with anatomic correlation in cadavers. AJR Am J Roentgenol. 2010 Dec;195(6):W447–455.

[2] Faciszewski T, Burks RT, Manaster BJ. Subtle injuries of the Lisfranc joint. J Bone Joint Surg Am. 1990 Dec;72(10):1519–1522.

[3] Kuo RS, Tejwani NC, Digiovanni CW, et al. Outcome after open reduction and internal fixation of Lisfranc joint injuries. J Bone Joint Surg Am. 2000 Nov;82-a(11):1609–1618.

[4] Ly TV, Coetzee JC. Treatment of primarily ligamentous Lisfranc joint injuries: primary arthrodesis compared with open reduction and internal fixation. A prospective, randomized study. J Bone Joint Surg Am. 2006 Mar;88(3):514–520.

[5] Manoli A 2nd. Compartment syndromes of the foot: current concepts. Foot Ankle. 1990 Jun;10(6):340–344.

[6] Manoli A 2nd, Weber TG. Fasciotomy of the foot: an anatomical study with special reference to release of the calcaneal compartment. Foot Ankle. 1990 Apr;10(5):267–275.

[7] Myerson MS. The diagnosis and treatment of injury to the tarsometatarsal joint complex. J Bone Joint Surg Br. 1999 Sep;81(5):756–763.

[8] Nunley JA, Vertullo CJ. Classification, investigation, and management of midfoot sprains: Lisfranc injuries in the athlete. Am J Sports Med. 2002 Nov–Dec;30(6):871–878.

[9] Rammelt S. Chopart and Lisfranc joint injuries. In: Bentley G, ed. European Surgical Orthopaedics and Traumatology. The EFORT Textbook. Berlin Heidelberg New York: Springer; 2014:3835–3857.

[10] Rammelt S, Schneiders W, Schikore H, et al. Primary open reduction and fixation compared with delayed corrective arthrodesis in the treatment of tarsometatarsal (Lisfranc) fracture dislocation. J Bone Joint Surg Br. 2008 Nov;90(11):1499–1506.

[11] Ross G, Cronin R, Hauzenblas J, et al. Plantar ecchymosis sign: a clinical aid to diagnosis of occult Lisfranc tarsometatarsal injuries. J Orthop Trauma. 1996;10(2):119–122.

[12] Sands AK, Grose A. Lisfranc injuries. Injury. 2004 Sep;35 Suppl 2:Sb71–76.

[13] Sands AK, Rammelt S, Manoli A 2nd. Foot compartment syndrome—a clinical review. Fuß Sprunggelenk. 2015 March;13(1):11–21.

第**9**节 | 跖跗 / 跗骨间关节复杂中足损伤

Tarsometatarsal/intertarsal complex midfoot injury

------- Andrew K Sands

1 病例摘要

62 岁男性，站在街上时足部被一辆卡车碾过。患者被救护车送到急诊室，完善全面检查。患者没有其他骨骼或内脏损伤，没有其他内科合并症。没有头部损伤，意识清楚。闭合性损伤，未见皮肤缺损。患足肿胀，但没有小腿或足骨筋膜室综合征表现。可见外翻畸形。毛细血管充盈良好。感觉检查显示与损伤相关的触觉轻微减退。

X 线片显示复杂损伤，包括跖骨（MT）、楔骨、跗骨及中跗（IT）关节损伤（图 6.9-1a-c）。

CT 扫描重建能显示损伤的三维特点，还可以发现 X 线片上因骨骼重叠而被掩盖的其他损伤（图 6.9-1d-e）。

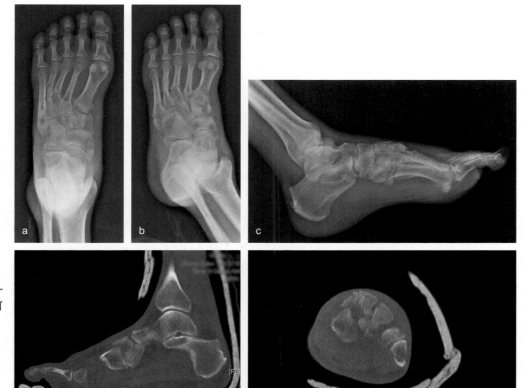

图 6.9-1 急诊 X 线片（a-c）和 CT 影像（d-e），可见足部夹板固定。

a. AP 位片。

b. 30° 斜位片。

c. 侧位片。

d. 矢状位重建片。

e. 冠状位重建片。

2 术前计划

手术指征

在复杂中足损伤中，足部损伤可能会从 MT 基底，经 Lisfranc 关节和 IT 关节，延伸到 Chopart 关节。此类损伤不稳定，还有可能合并软组织损伤，所以治疗棘手。对于这类损伤，立即行切开复位内固定（ORIF）可能会破坏软组织并出现皮肤破溃。因此需要分期治疗。

手术相关因素

与所有中足损伤一样，重视足部形态和生物力学至关重要。必须恢复内侧柱和外侧柱力线，使软组织情况得以缓解。

避免足部背侧切口或经背侧皮肤置入过多的克氏针。

影像

急诊拍摄 X 线片往往因为骨骼重叠而不够清晰，会掩盖复杂损伤（图 6.9-1a-c）。通常可以在手术室使用外固定架固定，大致复位骨折。然后进行 CT 扫描获取损伤的三维图像（图 6.9-1d-e）。

1 期：恢复足内外侧柱力线

在此阶段需要沿着足部的内侧中轴线和外侧中轴线分别放置外固定架。在两侧使用小牵开器能够使内外侧柱力线恢复正常。通常都能充分矫正背侧移位，以免软组织过度受压。

根据损伤程度和需要跨关节固定的范围，可以置入 2 枚固定针：一枚位于第 1 MT 中段，另一枚位于内踝前方的内侧距骨颈，然后连接内侧小牵开器。

外侧固定针可以放置在跟骨远端和第 4/ 第 5 MT 干中段。然后组装外侧小牵开器。

然后在 C 臂机透视引导下调整小牵开器，完成内外侧柱的复位，恢复力线。有时需要用克氏针经皮辅助复位。

待力线恢复后，使用碳纤维连杆替换小牵开器。在 2 个小牵开器之间使用半环形交叉杆连接可以进一步加强稳定性。

2 期：最终复位和固定

待软组织恢复后（通常为原始损伤后 2~3 周），进行最终 ORIF。可以利用外固定架作为术中复位工具。此时可以将小牵开器再次连接到固定针上，过度牵开损伤区。这样可以更好地暴露骨折端。

ORIF 完成后，通常要取出外固定架。对于固定可能不可靠的患者或骨质疏松患者，可以保留外固定架辅助固定至术者认为必要的时间（通常为 6~8 周）。

3 手术室准备

患者体位	· 仰卧位，患足置于手术台尾端，同侧臀部垫高 · 患肢使用泡沫块垫高，足跟可用毛巾垫高，易于透视
麻醉选择	· 全身麻醉，常辅以周围神经阻滞
C 臂机位置	· 置于患侧，屏幕朝向患足
止血带	· 置于大腿近端，根据术者需要充气 · 通常能改善骨折视野
技巧	· 患肢用泡沫垫垫高，使手术区域高于健侧，易于透视侧位 · 足跟用毛巾包垫高使其远离泡沫垫，更容易将小 C 臂机围绕手术台末端旋转

两次分期手术可使用相同的手术室准备。

有关麻醉注意事项的说明和概述，请参阅第 1 章。

器械

1 期：恢复足内外侧柱力线

· 微型 / 小型外固定架装置。

· 小型牵开器（两个，一个用于内侧柱，一个用于外侧柱)。

2 期：最终复位和固定

- 复位工具，如牙科钩等。
- 骨膜起子。
- 两个小型牵开器（一个用于内侧柱，一个用于外侧柱）。
- 接骨板，网状板最佳 [覆盖广、定制、万向角度锁定（VAL）螺钉]。
- 大小合适的螺钉。
- 橄榄针。
- 用于临时固定的克氏针。

4　手术步骤

1 期：恢复足内外侧柱力线

这类病例通常并非急症情况，多数不需要急诊手术。可以推迟到白天由更有经验的医生来处理。

患者送入手术室后，在全身麻醉和充分肌松后，在 C 臂机透视引导下放置内侧和外侧牵开器。

置入内外侧固定针后，组装连接小型牵开器，用两个牵开器恢复足内外侧柱长度和力线（图 6.9-2a-b）。

足部力线恢复后，用外固定杆替换牵开器并将其锁定（图 6.9-2c）。需要注意的是：牵开器属于手术器械而非固定物，在住院期间或在手术 1 期和 2 期之间患者出院回家时，不能留置在足部。需要告知患者如何正确护理针道和足背皮肤。建议患者始终将足抬高至水平位。术后 1~2 周门诊复查，检查软组织情况。根据临床表现，计划进行最终复位和固定手术。

2 期：最终复位和固定

将 1 期手术为恢复足部力线所用的内外侧外固定架去除（图 6.9-3），做消毒准备和切口设计。

内侧入路

在内踝尖下方 1 cm 处做内侧通用入路，大致沿着皮肤纹理，从舟骨内侧突出表面向远端切开至第 1 MT 头内侧隆起水平。通常情况下，切口应涵盖第 1 MT 基底至距骨颈内侧，可以根据损伤范围

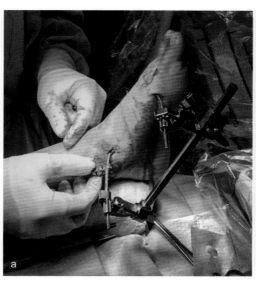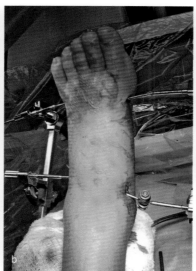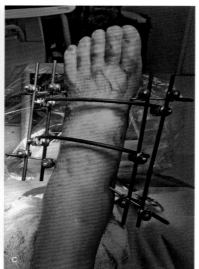

图 6.9-2　使用小型牵开器复位后，外固定架固定。

a. 在微型 C 臂机引导下放置内侧小牵开器。

b. 内外侧柱牵开器已连接。在微型 C 臂机引导下调整长度和复位。

c. 连接碳纤维杆，去除小牵开器。

确定切口长度（图6.9-4a-b）。

外侧入路

在跟骨远端上半部分表面做纵切口，沿着第四列向远端延伸，经骰骨表面直至第4趾（图6.9-4c-d）。

由于足背软组织和血供已被损伤，应避免在足背侧做手术入路（图6.9-5）。新一代VAL接骨板和长螺钉配合牵开器间接复位，可以通过内外侧切口完成ORIF。

固定

将网状接骨板切割成合适形状。通常一枚接骨板就足够固定内侧柱和外侧柱。用大力剪将接骨板剪出大致形状。用钉孔剪将接骨板断面修整光滑（图6.9-6）。然后将接骨板塑形。接骨板的凹面设计使其能与内侧柱完全贴合，而无需过多折弯。外侧固定接骨板时需要手动扭转，使其能平放在中足表面。每一步塑形过程都必须使用2.7接骨板折弯器，否则会破坏VAL的钉孔设计。

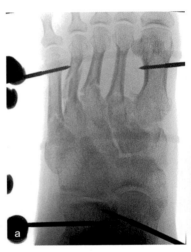
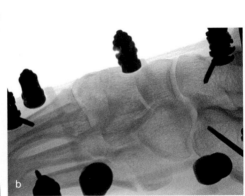

图6.9-3 术中图像显示1期外固定架固定后的初步复位情况：足内外侧柱力线恢复。
a. AP位片。
b. 侧位片。

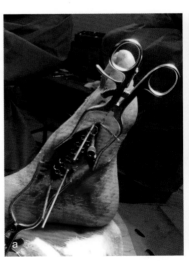
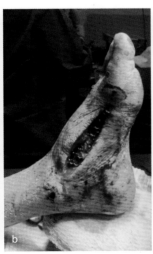
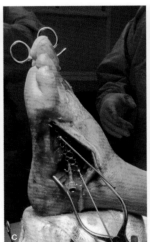
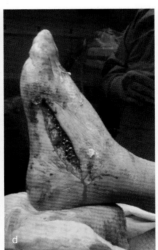

图6.9-4 术中体位相显示使用接骨板进行最终ORIF：内外侧复位、调整接骨板、VAL螺钉置入和最终固定结构。
a. 内侧纵切口。将接骨板修剪成合适形状，塑形后使用橄榄针临时固定。
b. 置入内侧接骨板，螺钉固定。
c. 外侧纵切口，接骨板修剪成合适形状，塑形后用橄榄针临时固定。
d. 外侧纵切口，置入接骨板和螺钉。

将 2 个接骨板分别置入内外侧切口中，用橄榄针临时固定。C 臂机透视 AP 位、30° 斜位和侧位片，检查接骨板位置。如果中间 3 个 MT 或楔骨向背侧移位，可能需要另作小切口将其复位。然后使用克氏针临时固定，直到置入螺钉。

待足内外侧柱、TMT 和 IT 关节复位，接骨板位置合适后，置入 2.7 mm VAL 螺钉。VAL 螺钉的特点（允许各平面偏离轴线 15°）允许螺钉对准多个骨折节段，能从内侧和外侧稳定锁定这些骨折节段（图 6.9-7）。

因为第 2 和第 3 TMT 关节下方是神经血管结构走行至足趾的通路，所以在跨节段置入螺钉时，必须注意将螺钉对准足背侧。

5 陷阱和并发症

陷阱

解剖复位失败

如果 TMT 和 IT 关节仍有移位，需要在背侧另做小切口复位，注意保护足背动脉。也可以经皮克氏针复位和固定移位骨块。不过由于 5 块中足骨骼作为一个整体移动，所以能够耐受较小的复位不足。假如 TN 关节和 Lisfranc 关节已被复位，其他关节的重要性都是次要的。

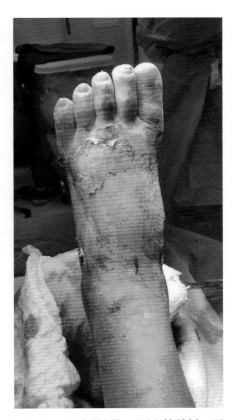

图 6.9-5 从内外侧切口置入接骨板，因此无需在足背侧做切口。中央部分可以间接复位和固定。足背皮肤损伤后可见正在愈合的骨折水疱。

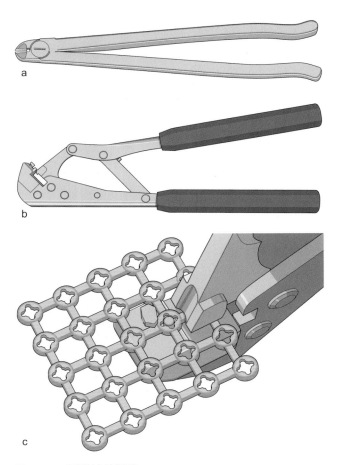

图 6.9-6 网状接骨板剪。
a. 可以使用克氏针剪将接骨板裁剪出大致形状。但会在钉孔上剪出细小的金属毛刺。
b-c. 将专用切割钳卡在钉孔中，这样凹陷的切割刃就能完全消除金属毛刺，而且不会切割到 VAL 孔中。

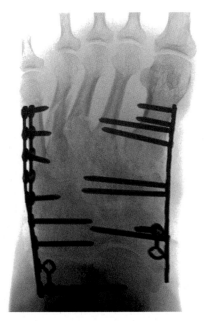

图 6.9-7 术后正位 X 线片，使用 2.7 网状 VAL 板行 ORIF。

舟骨距骨侧关节面过度加压

对于舟骨和 TN 关节，必须特别注意避免舟骨与距骨远端相关节的关节面被过度加压。该关节面是球形关节面，如果从内向外拧入螺钉时过度加压，可能会使球形变为尖锐的峰形，从而对关节力学和活动度造成不利影响。

并发症

· 过度剥离软组织会导致背侧皮瓣破溃和伤口并发症。

· 复位失败会导致畸形、关节炎、功能丧失，甚或穿鞋困难。

· 切口位置不正确会导致无法复位和置入内植物。

· 手术时机：如果软组织受损，手术就必须推迟至软组织恢复之后。伤后过早手术会导致伤口并发症，如伤口破溃。

· 漏诊合并的骨筋膜室综合征，详见第 6 章第 8 节。

6 其他技术

如果使用外固定架帮助伤后软组织恢复，若已经达到解剖复位，也可以使用外固定架作为最终治疗而不行 ORIF。外固定架保留 8 周直到中足骨性结构稳定。对于软组织损伤严重的病例，早期使用外固定架固定，二期再行关节融合术是必要的。

如果闭合手法能够复位骨折，可以使用经皮克氏针固定。在足背软组织受损时，也可以使用该技术。

7 术后治疗和康复

如果术中保留外固定架，可以在 6~8 周后取出。保证在诊室或门诊手术过程中有合适的工具或扳手可用。

术后要尽早开始轻柔的踝关节和第 1 跖趾关节活动度练习，但负重要延迟。

如果需要使用跨关节接骨板固定 TN 或跟骰关节，在骨折愈合后（通常为 3~6 个月）应将其取出，以便开始活动度练习。因为距舟关节僵硬会导致复杂后足活动丧失 90%，所以保留该关节活动很重要（图 6.9-8）。

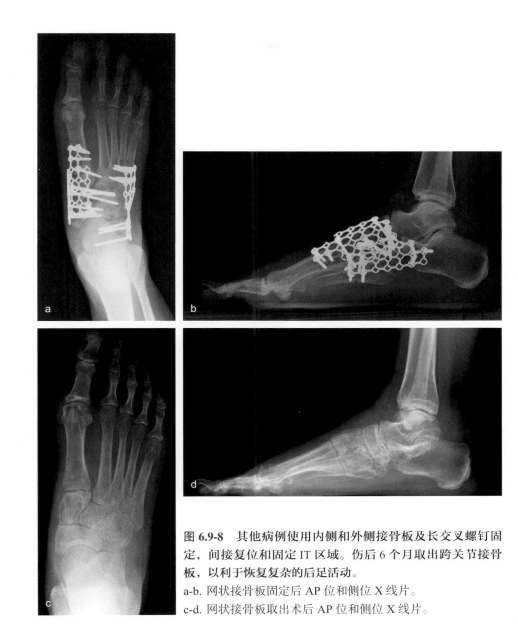

图 6.9-8　其他病例使用内侧和外侧接骨板及长交叉螺钉固定，间接复位和固定 IT 区域。伤后 6 个月取出跨关节接骨板，以利于恢复复杂的后足活动。

a-b. 网状接骨板固定后 AP 位和侧位 X 线片。

c-d. 网状接骨板取出术后 AP 位和侧位 X 线片。

推荐阅读

[1] Benirschke SK, Meinberg EG, Anderson SA, et al. Fractures and dislocations of the midfoot: Lisfranc and Chopart injuries. Instr Course Lect. 2013;62:79–91.

[2] Chandran P, Puttaswamaiah R, Dhillon MS, et al. Management of complex open fracture injuries of the midfoot with external fixation. J Foot Ankle Surg. 2006 Sep-Oct;45(5):308–315.

[3] Dhillon MS, Nagi ON. Total dislocations of the navicular: are they ever isolated injuries? J Bone Joint Surg Br. 1999 Sep;81(5):881–885.

[4] Kadow TR, Siska PA, Evans AR, et al. Staged treatment of high energy midfoot fracture dislocations. Foot Ankle Int. 2014 Dec;35(12):1287–1291.

[5] Richter M, Thermann H, Huefner T, et al. Chopart joint fracturedislocation: initial open reduction provides better outcome than closed reduction. Foot Ankle Int. 2004 May;25(5):340–348.

[6] Richter M, Wippermann B, Krettek C, et al. Fractures and fracture dislocations of the midfoot: occurrence, causes and long-term results. Foot Ankle Int. 2001 May;22(5):392–398.

[7] Swords MP, Schramski M, Switzer K, et al. Chopart fractures and dislocations. Foot Ankle Clin. 2008 Dec;13(4):679–693.

AO 足踝骨折治疗原则
Manual of Fracture Management Foot and Ankle

第7篇
跖骨

Mandeep S Dhillon, Siddhartha Sharma

第 7 章｜跖骨骨折

Metatarsal fractures

1　前言

本节将讨论 5 个 MT 的损伤。第 6 章和第 8 章将分别讨论 Lisfranc 损伤和趾骨损伤。

2　解剖和病理机制

第 1 跖骨比其他 4 根跖骨更短更宽。第 1 跖骨上有 2 个重要的肌肉止点：胫前肌腱止于第 1 跖骨基底跖内侧面，可抬高和背伸第 1 跖骨；腓骨长肌止于其基底跖外侧面，发挥跖屈作用。但第 1 跖骨与第 2 跖骨间没有韧带连接，所以具有相对较大的活动度。

在第 1 跖骨头跖侧面有 2 个籽骨，都参与足部负重。其他 4 根跖骨（次跖）的跖骨头也都各提供了 1 个足部负重点。这就很容易理解：第 1 跖骨拥有 6 个接触点中的 2 个接触点，会承担总体重的 50%~65%。

中央列的 3 根跖骨上没有足外在肌附着，但它们为跖侧和背侧骨间肌、蚓状肌提供肌肉止点。厚实的跖横韧带连接外侧 4 根跖骨的跖趾（MTP）关节的跖板。其结果是矢状面活动度逐级增大，即从第 2~ 第 5 MTP 关节的活动度逐渐变大。这也可以解释为什么应力性骨折更常见于第 2 和第 3 跖骨——因为这 2 根跖骨相对较长，而且活动度较小。

在第 5 跖骨上有重要的解剖结构止点。第 5 跖骨结节的跖侧面为跖筋膜外侧束提供止点。结节背外侧是腓骨短肌的止点，而第 3 腓骨肌腱止于近侧骨干干骺端交界区的背侧面。

跖骨干主要由 1 根从内侧进入的营养动脉供应，该动脉从近中 1/3 交界区进入。次级骨骺动脉和干骺端动脉供应跖骨基底。

跖骨头的正常排列关系被称为"跖骨抛物线"（MT cascade）或"迈斯卓弧线"（Maestro curve）。这种排列关系对于正常的足部生物力学很重要。在足正位片上，跖骨头排列成一条弧线，也被称为列里弗抛物线（Lélièvre's parabola）。但跖骨头在矢状面上的排列最为重要。在轴位片或切线位上，所有跖骨都位于一条直线上（图 7-1）。在 X 线片上判断这一关系时，重要的是要记住：第 1 跖骨是由籽骨负重，而不是由跖骨头负重。

损伤机制

跖骨骨折包括直接或间接两种损伤机制。例如重物落在足上或直接撞击足部，这样的直接损伤机制会造成粉碎性骨折。扭转暴力则导致螺旋型骨折。

第 5 跖骨骨折有多种损伤机制。基底（1 区）骨折通常是内翻损伤机制造成的，此时跖筋膜外侧束会造成结节撕脱骨折（图 7-2）。2 区骨折由内收力造成，内收力会在骨干干骺端交界区产生弯曲扭矩。这种骨折线起自跖骨外侧缘，向内侧延伸直至跗骨间关节。位于近侧干骺端的 3 区损伤本质上是应力性骨折，是反复载荷造成的结果。患者在 X 线片能够看到骨折线之前可能会先出现数周的疼痛症状。2 区和 3 区骨折容易出现延迟愈合和不愈合。

3 骨折分型

跖骨骨折可分为基底、骨干和头部骨折。对于跖骨基底骨折，必须除外跖跗关节（tarsometatarsal，TMT，也称为 Lisfranc 关节）不稳定。

有关跖骨骨折的 AO/OTA 分型，请参见附录。

第 5 跖骨近端骨折的 Lawrence 和 Botte 骨折分型是以 3 个不同区域进行描述的（图 7-2）：

- 1 区损伤累及跖骨基底，既有可能损伤 TMT 关节面，也有可能未伤及 TMT 关节面。
- 2 区损伤（Jones 骨折）累及近侧骨干干骺端

交界区，骨折线延伸至第 45 跖骨间关节。
- 3 区损伤累及骨干近端 1.5 cm 范围。

4 术前检查

临床检查

跖骨骨折患者多在足部遭受直接打击或撞击后就诊，也可见于严重事故患者，此时跖骨骨折都伴发有其他损伤。临床表现有患足肿痛，但单根骨折患者常常还能行走。临床检查触诊有压痛、骨连续性不规则或中断；多发骨折常常存在明显肿胀，必须警惕骨筋膜室综合征的发生。

影像学检查

X 线片可以很容易地诊断出跖骨干骨折。标准足部创伤系列摄片应该包括正位、侧位和 45° 斜位片，以便观察所有的跖骨及其关节。对于单处骨折，有时必须拍摄负重位或应力位 X 线片以排除

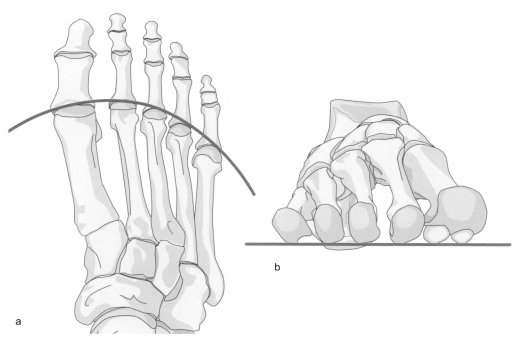

图 7-1　正常的跖骨弧度（即迈斯卓曲线、列里弗抛物线）。
a. 在足正位片上，跖骨头排列呈抛物线。
b. 从前方观察足部（轴位片），跖骨头排列成一条直线。

不稳定，确定骨折短缩或移位的程度。当骨折累及 TMT 关节，或是怀疑存在 Lisfranc 或 Chopart 关节损伤时，可以做 CT 检查。如果怀疑是应力骨折，可以做磁共振成像或三相骨扫描检查。

5　非手术治疗

跖骨骨折治疗的关键是维持跖骨头正常的抛物线弧度，以保持足部生物力学。

第 1 跖列承受着大约 50% 的总体重，所以患者难以耐受第 1 列短缩。因此在选择非手术治疗时，必须要除外不稳定或短缩。应该拍摄负重位和应力位 X 线片，以排除 TMT 关节不稳定。骨折端没有短缩的稳定性骨折可以使用衬垫良好的短腿石膏固定，保持跖行足位 4~6 周。

中间列跖骨（第 2~ 第 4 跖骨）显著缩短也会改变足部正常的负重模式，并造成转移性跖骨痛。对于中间列跖骨的单发骨折，必须排除 TMT 关节不稳定，尤其是当骨折线靠近跖骨基底时。如果有任何怀疑，就应该拍摄应力位或负重位 X 线片。对于没有 TMT 关节不稳定、矢状面成角小于 10°、短缩小于 4 mm 的单发骨折，可以采用石膏固定或穿着硬底鞋等非手术治疗方法。矢状面成角超过 10°、短缩超过 4 mm 的单发跖骨骨折，可以考虑闭合复位石膏固定。

跖骨头骨折和跖骨颈骨折容易出现背侧或跖侧移位，通过牵拉患趾、手法整复易于获得闭合复位。然后用一个塑形良好的石膏鞋固定维持复位效果。

对于存在明显短缩、矢状面成角的骨折，多发骨折和累及 TMT 关节的骨折，需要手术治疗。

第 5 跖骨基底骨折的治疗方法取决于骨折解剖位置。1 区损伤可以穿硬底鞋进行非手术治疗，在患者可耐受的程度内负重。当移位超过 3 mm 和 / 或存在与骰骨间关节不匹配时，首选切开复位内固定。2 区损伤的治疗可以使用石膏管型或骨折靴等

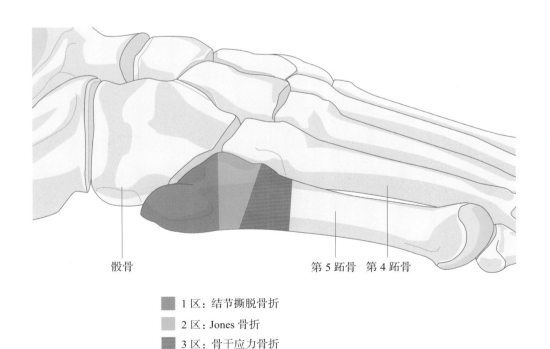

骰骨　　　　　　　　　　　　　　　　第 5 跖骨　第 4 跖骨

■ 1 区：结节撕脱骨折

■ 2 区：Jones 骨折

■ 3 区：骨干应力骨折

图 7-2　第 5 跖骨近端骨折 Lawrence 和 Botte 分型。

免负重器具固定 8~10 周。3 区损伤要按照应力性骨折进行处理，同时全面检查以排除任何可能导致该骨折的代谢或内分泌异常。石膏或骨折靴等免负重器具的非手术治疗时间可能需要长达 3 个月。对于专业舞蹈员和运动员的 2 区和 3 区损伤，螺钉固定可以让患者更快恢复运动。

6 手术治疗

患者体位
通常选择仰卧位，患侧臀部下垫高。更多详情请参考第 1 章。

手术入路
第 1 MT 骨干骨折可以选择内侧入路或背侧入路（图 7-3）。当骨折累及跖骨基底或跖骨头，或合并有伸肌腱损伤、TMT 脱位或 MTP 脱位的骨折，背侧入路可能更适用。

内侧入路
从内侧楔骨到第 1 MTP 关节，沿第 1 MT 内侧做直切口。向跖侧翻开蹈展肌。如果需要暴露第 1

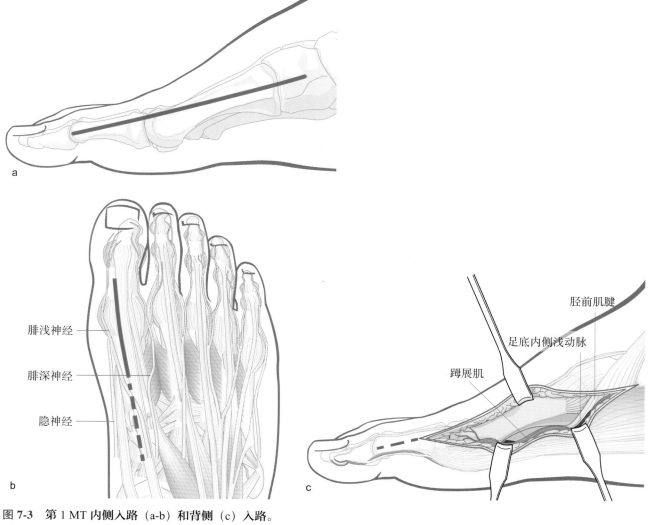

a

b

腓浅神经

腓深神经

隐神经

c

胫前肌腱

足底内侧浅动脉

蹈展肌

图 7-3　第 1 MT 内侧入路（a-b）和背侧（c）入路。

TMT 关节，需要掀起胫前肌腱的远端部分。

　　背侧入路是沿着跗长伸肌腱内侧做直切口。将肌腱向外侧拉开以暴露跖骨干。向远近端延长切口可以分别暴露第 1 MTP 关节和第 1 TMT 关节。跖屈跗趾可以更好地暴露跖骨头。

　　中间列 MT 可以通过跖骨间背侧入路显露（图 7-4）。在选择这些入路时，必须记住以下几个要点。首先，保护足部浅静脉很重要，特别是要保护

沿着跖骨长轴走行的静脉。其次，要仔细保护支配足趾背侧的腓深神经的跖骨间分支。第三，手术分离平面要保持在长短伸肌腱之间，趾长伸肌腱外侧。最后，手术切口长度既要足够进行骨折复位和固定，也要避免过度剥离。有时为了显露，可能需要剥离骨间肌，但要尽可能控制在最小范围内。第 2/ 第 3 跖骨可以通过跖骨间切口同时显露；在其外侧做切口可以暴露第 4 MT。如需暴露所有中间列

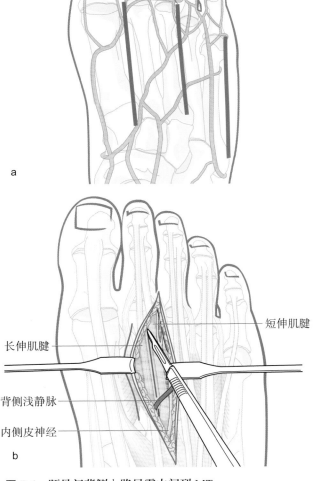

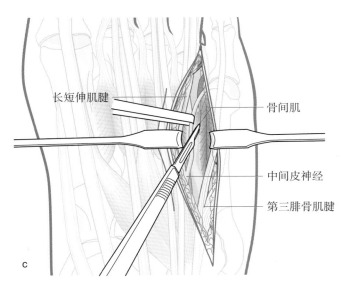

图 7-4　跖骨间背侧入路显露中间列 MT。
a. 用于多根中间列 MT 骨折的皮肤切口。
b. 显露第 2/ 第 3 MT。
c. 显露第 4 MT。

跖骨，可以做 3 个切口：第 1 个切口位于第 2/ 第 3 MT 之间，第 2 个切口位于第 3/ 第 4 MT 之间，第 3 个切口位于第 4/ 第 5 MT 之间。切忌过分用力牵拉软组织。

外侧入路

第 5 跖骨可以经外侧入路显露（图 7-5）。在背侧皮肤和足底皮肤交界区，沿着 MT 骨干外侧做切口。切口起自第 5 跖骨结节近端，根据需要向远端延伸。找到小隐静脉并加以保护。注意必须保护腓肠神经皮支。然后切开小趾外展肌表面的筋膜，并将肌肉向跖侧牵开。将背侧皮肤和软组织一起向背侧牵开显露 MT。和其他入路一样，也要仔细剥离、避免过度牵拉。

手术技巧

一旦决定手术治疗骨折，下一步就要根据骨折类型来选择固定方法。在制订手术计划前，评估软组织状态很重要。有时可能需要等待数日以便软组织恢复。

第 1 MT 宽大，这个位置的骨折最好用接骨板固定。骨干骨折要加压固定（图 7-6）。螺旋或斜行骨折可以用拉力螺钉固定。对于其他跖骨的骨干骨折，可以选择接骨板或克氏针。如果准备切开复位，可以先把克氏针钻入远端骨折块，背伸足趾后从跖骨头钻出，然后复位骨折，再将克氏针钻入骨折近端（图 7-7）。

对于邻近跖骨基底的骨折，可以使用能从不同角度拧入锁定螺钉的特殊设计的接骨板（图 7-8）。

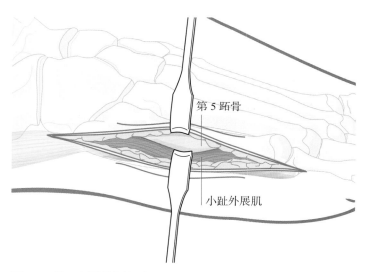

图 7-5　第 5 跖骨外侧入路。

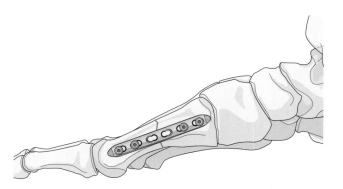

图 7-6　第 1 跖骨干骨折加压接骨板固定。

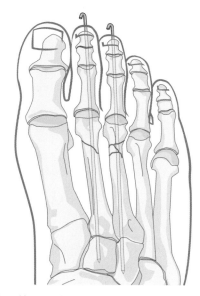

图 7-7　第 2/ 第 3 跖骨克氏针固定。

跖骨颈骨折可以闭合或切开复位，固定可以选择克氏针或接骨板。特殊设计的 T 形板或 L 形板可用于头下骨折，尤其是必须桥接固定的粉碎性骨折（图 7-9）。

跖骨头关节内骨折可以用 2.0 mm 或 2.4 mm 拉力螺钉固定（图 7-10）。有时撕脱的跖板可能会嵌在骨折端影响复位。此时要在骨折端找到跖板并将其清理开，以便复位。

对于第 5 跖骨基底和近侧干骺端的骨折，可以用拉力螺钉技术固定。根据骨块大小不同，拧入 3.5 mm 或 4.0 mm 螺钉。用复位钳复位骨折端。近端皮质钻孔扩大后，垂直骨折线拧入螺钉；螺钉通常要拧入远折端坚固的内侧皮质（图 7-11）。也可以用克氏针张力带固定移位的结节撕脱骨折。如果

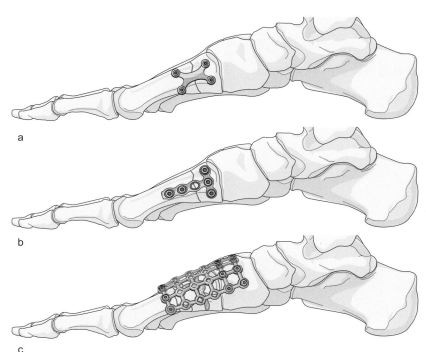

图 7-8　特殊设计的万向锁定接骨板可用于固定跖骨基底附近的骨折。

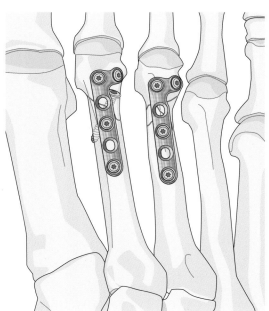

图 7-9　L 形钢板可用于固定粉碎性头下骨折。

第 5 跖骨干骨折是多段骨折，可以用克氏针或接骨板固定。

相关问题

多发跖骨骨折属于高能量损伤。如前所述，此时必须要分析排除 Lisfranc 关节和中足关节不稳定。对于多发跖骨骨折，正常的跖骨抛物线关系通常被破坏，更常选择手术治疗。要仔细设计手术切口，尽量减少软组织损伤。

跖骨开放骨折可能是灾难性的，尤其是存在挤压剥脱和软组织缺失时。治疗的关键包括：及时使用抗生素，伤口冲洗，早期手术清创，待软组织条件稳定后覆盖伤口。由于可用于足部周围软组织重建的选择有限，此类病例最好与整形外科团队一起处理。必须告知患者可能出现的长期后遗症。

7 术后治疗

术后治疗取决于骨折类型和固定方式，需要个性化处理。如果软组织情况不佳，患肢必须抬高到心脏水平，并鼓励患者积极活动足趾。使用衬垫良好的石膏管型制动，或者用可拆卸行走靴制动能更便于观察伤口。

如果术者认为固定稳定，术后可以部分负重或足跟负重。通常术后两周拆线。术后每隔 4~6 周复查 X 线片。待骨折完全愈合后开始完全负重。

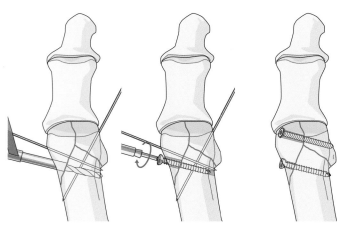

图 7-10 拉力螺钉固定治疗跖骨头近关节骨折。

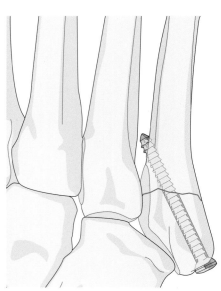

图 7-11 拉力螺钉固定第 5 跖骨近端骨折（2 区）。

8　并发症和预后

足筋膜间室综合征（foot compartment syndrome，FCS）可能是所有足部损伤并发症中最具破坏性的。尽管可以测量间室压力，但 FCS 的诊断主要根据临床诊断。在第 6 章和第 6 章第 8 节讨论了 FCS 的治疗。

对于绝大多数的单根跖骨骨折，通过手术或非手术方法只要能恢复跖骨抛物线关系，预期都能获得良好的疗效。正常跖骨抛物线关系的丧失会严重影响足部生物力学，并导致明显的功能障碍。

推荐阅读

[1] Cheung CN, Lui TH. Proximal Fifth Metatarsal Fractures: Anatomy, Classification, Treatment and Complications. Arch Trauma Res. 2016 Dec;5(4):e33298.

[2] Lawrence SJ, Botte MJ. Jones' fractures and related fractures of the proximal fifth metatarsal. Foot Ankle. 1993 Jul–Aug;14(6):358–365.

[3] Le M, Anderson R. Zone II and III fifth metatarsal fractures in athletes. Curr Rev Musculoskelet Med. 2017 Mar;10(1):86–93.

[4] Meinberg EG, Agel J, Roberts CS, et al. Fracture and Dislocation Classification Compendium-2018. J Orthop Trauma. 2018 Jan;32 Suppl 1:S1–s170.

[5] Rammelt S, Heineck J, Zwipp H. Metatarsal fractures. Injury. 2004 Sep;35 Suppl 2:Sb77–86.

[6] Reid JJ, Early JS. Fractures and dislocations of the midfoot and forefoot. In: Bucholz RW, Heckman JD, Court-Brown CM, et al, eds. Rockwood and Green's Fractures in Adults. 7th ed. Philadelphia: Lippincott Williams and Wilkins; 2010:2111–2172.

第 1 节 | 跖骨头骨折
Metatarsal head fracture

Michael Swords, Mandeep S Dhillon, Stefan Rammelt

1 病例摘要

23 岁男性，从树上摔落致伤。患者主诉剧烈疼痛且无法负重。救护车送至急诊。仅伤及右足。闭合损伤，伴有严重肿胀。足背皮肤感觉异常。整个前足变形。

X 线片显示第 2~ 第 4 跖骨头粉碎骨折伴移位。患者同时存在第 5 跖骨 – 骰骨关节脱位和跟骨鸟嘴形骨折（图 7.1-1）。

患者首先行跟骨骨折手术固定，以防出现后足软组织破溃。之后夹板固定待消肿后行跖骨头骨折手术固定。

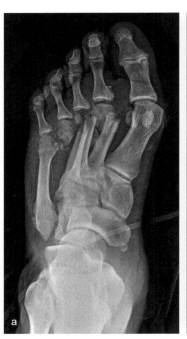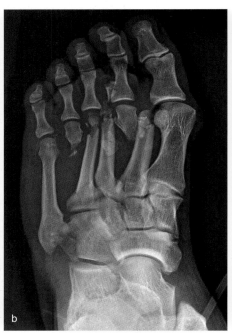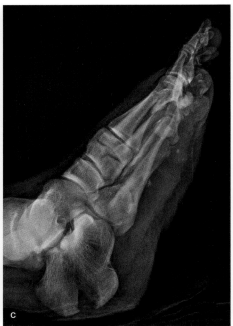

图 7.1-1　伤后 X 线片显示第 2~ 第 4 跖骨头粉碎性骨折。同时合并跟骨撕脱骨折，第 4/ 第 5 跖骨骰骨关节脱位。
a. 足正位片。
b. 斜位片。
c. 侧位片。

2 术前计划

手术相关因素

单发的跖骨头骨折不常见。跖骨远端骨折通常累及多根跖骨，而且患足近端通常还存在其他损伤。

精确复位所有矢状面移位是维持足部无痛 WB 最重要的一点。其他需要考虑的次要指标包括 WB 抛物线和跖骨长度。

当跖骨头骨折移位轻微且踇趾力线良好时，通常选择非手术治疗。移位的跖骨头骨折可能同时存在第 1 MTP 关节脱位或损伤跖列短缩，此时复位关节面和力线就非常重要。

手术技巧：在足正位 X 线片上观察籽骨位置有助于判断跖板和屈肌复合体损伤。如果籽骨向近端移位，需要进一步检查跖板或屈肌复合体损伤。

手术适应证

本例患者存在多根跖骨力线明显异常和第 1 MTP 关节明显不稳定，需要手术治疗。此外，第 5 跖趾基底与骰骨间脱位，需要复位固定。手术需要在软组织肿胀消退后进行。

对于常见于高能量损伤所致的严重或粉碎性骨折，应行 CT 检查。CT 还可以判断其他 X 线片可能无法发现的足部损伤。本例患者骨折粉碎，行 CT 扫描，检查患足其余部分（图 7.1-2）。

治疗选择

治疗方案取决于骨折移位程度和粉碎程度。

对于闭合手法可以复位的移位性骨折，可以选

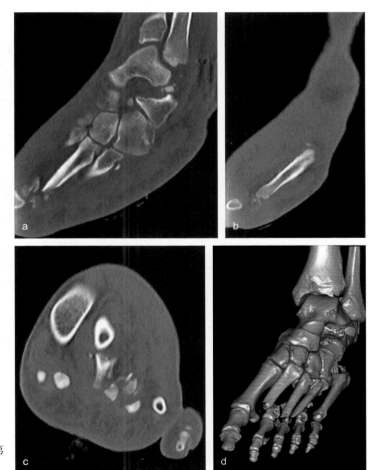

图 7.1-2 CT 扫描图像，显示跖骨头严重损伤。

a. 矢状位：第 3 跖骨头粉碎性骨折。

b. 矢状位：第 4 跖骨头粉碎性骨折。

c. 冠状位：第 3 跖骨头骨折粉碎严重。

d. 三维重建图像显示跖骨头骨折的严重程度，以及第 4/ 第 5 跖骨骰骨关节损伤。

择经皮固定。但闭合复位可能无法获得满意的复位和稳定的固定。

当闭合复位不能达到满意的复位和稳定时，需要切开复位内固定。

3 手术室准备

患者体位	· 仰卧位，足置于手术台远端 · 可以垫高胫骨远端，使足离开手术台便于活动足部
麻醉选择	· 全身麻醉、腰麻或两者结合，视术者喜好而定
C 臂机位置	· 使用微型 C 臂机时，置于患侧 · 使用普通 C 臂机时，置于对侧，从对侧推向手术台
止血带	· 预置大腿止血带（如果出血影响手术视野予以充气）
技巧	· 将两条小手术巾折叠放在前足下方，易于将克氏针纵向穿入足趾，而不受手术台影响

关于麻醉注意事项的图示和概述，请参见第 1 章。

手术器械

· 点式复位（Weber）钳。

· 2 个 T 字手柄用来拧入和控制克氏针。

· 根据术者喜好，准备不同直径的克氏针（根据手术操作选择单端或双端尖头）。

· 钳子和克氏针剪。

· 细螺钉。

· 接骨板，根据需要。

· 牙科钩。

4 手术步骤

切开复位克氏针逆行穿针固定

患者仰卧在可透 X 线手术台上，双足置于手术台末端。首先尝试闭合手法复位。如果闭合复位成功，从近节趾骨基底跖侧钻入克氏针，经 MTP 关节穿过骨折端直至骨干。通常首先复位最容易复位的跖骨骨折，然后再复位更为粉碎的骨折。

本例患者闭合复位未成功，行切开复位和逆行克氏针固定。沿伸肌腱内侧做一个小切口，显露第 2 MTP 关节和 MT 远端。使用牙科钩将跖骨头和 MTP 关节复位。将克氏针从足趾尖纵向穿入趾骨基底。然后再将克氏针钻入跖骨头。最后将跖骨头和跖骨干复位后，再将克氏针钻入 MT 骨干（图 7.1-3）。

对于多发 MT 头骨折，可能需要做多个切口。通常在第 2 和第 3 MT 之间做切口能固定这 2 个 MT 头。在第 4 和第 5 MT 头之间做切口能固定这 2 个外侧列 MT 头。或者也可以在每个 MT 头外侧分别作小切口进行处理。

在处理外侧柱损伤时，做纵切口复位第 4/ 第 5 跖骨骰骨关节脱位。由于此处不稳定明显，复位后使用接骨板固定。

术毕常规缝合手术切口。弯曲克氏针并剪断。

可吸收针固定较大关节骨折块

当脱位或移位的关节面骨软骨块较大但还不足以进行螺钉固定，而且由于骨块大小、形状和位置的原因又不适合使用克氏针固定时，使用可吸收针固定较大关节骨折块。

病例示例：图 7.1-4a-c 显示的是一名 29 岁男性患者在撞伤后出现的第 5 跖骨头单发骨折。整个关节面向跖侧移位并旋转，造成第 5 MTP 关节功能完全丧失（图 7.1-4d）。

在这个病例中，经外侧小切口显露第 5 MTP 关节。从外侧打开关节囊，清理关节内和骨折端血肿。将这个较大的骨软骨块复位到残留的 MT 头上。使用 1 枚细克氏针（1.4 mm）临时固定。这个带着第 5 MT 头整个关节面的壳状骨折片无法用螺钉或小接骨板固定。所以以第 2 枚克氏针当做钻头使用，与第 1 枚克氏针交叉钻入骨块，然后将 1 枚

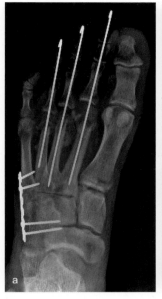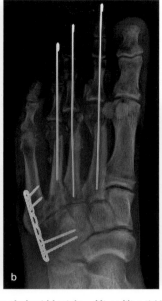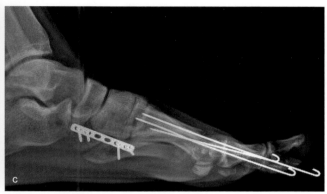

图 7.1-3 术后 X 线片显示 MT 头克氏针固定。第 4/ 第 5 跖骨基底与骰骨间脱位已复位。由于移位和不稳定严重，此处使用接骨板固定。

a. 正位片。

b. 斜位片。

c. 侧位片。

1.3 mm 可吸收针（聚二恶烷酮）打入克氏针钻孔内，与关节面平齐剪断。再用第 2 枚可吸收针替换第 1 枚克氏针（图 7.1-4e）。术中 C 臂机透视证实跖骨头对位良好（图 7.1-4f-g）。

术后治疗使用硬底石膏鞋固定 6 周，限制 WB（足底接触）。待 X 线片证实骨愈合后，逐渐增加 WB。

第 1 跖骨头骨折治疗

沿第 1 MT 干内侧从内侧楔骨向第 1 MTP 关节切开皮肤，根据需要固定的范围，选择这一内侧通用切口的任一部分。

将蹈展肌背侧缘向跖侧牵开。使用骨膜起子松解骨折端，点式复位钳复位骨折。

跨骨折线拧入细螺钉固定骨折端。

经第 1 趾蹼间隙显露第 1 MT 头外侧的手术入路通常较为困难。对于跖骨头外侧部分骨折，可以经内侧切口或从外侧经皮钉入螺钉。对于长斜行骨折可拧入第 2 枚螺钉（图 7.1-5）。

5 其他技术

闭合复位穿针

当骨折可通过闭合方法复位，而且不影响跖骨头的解剖复位时，建议采用闭合复位和经皮穿针固定（图 7.1-6）。

在闭合复位使骨折块对位满意后，可以垂直骨折面经皮钻入 1 枚克氏针，然后平行钻入第 2 枚克氏针以防止骨折块旋转。术中拍片确认骨折复位。

技巧和陷阱

可以使用双端锐头克氏针。先从骨折端向远端钻入 1 枚克氏针穿透皮肤。然后将电钻连接到趾尖一侧克氏针钻透皮肤的尾端。复位骨折后，将克氏针从跖骨头骨折端逆行钻入 MT 骨干。

在使用克氏针时要小心保护针尖，以免术者或

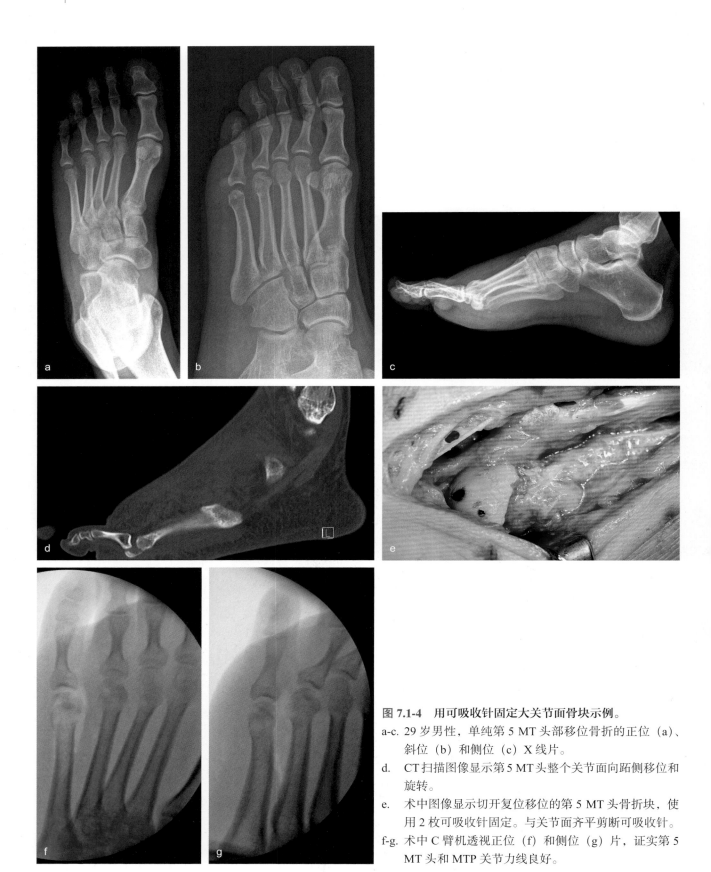

图 7.1-4　用可吸收针固定大关节面骨块示例。

a-c. 29 岁男性，单纯第 5 MT 头部移位骨折的正位（a）、斜位（b）和侧位（c）X 线片。

d.　CT 扫描图像显示第 5 MT 头整个关节面向跖侧移位和旋转。

e.　术中图像显示切开复位移位的第 5 MT 头骨折块，使用 2 枚可吸收针固定。与关节面齐平剪断可吸收针。

f-g. 术中 C 臂机透视正位（f）和侧位（g）片，证实第 5 MT 头和 MTP 关节力线良好。

助手被裸露的克氏针尖端损伤。即使针尖只是暂时暴露，也应始终使用针尖套保护。在使用双头克氏针时，损伤风险会增加。

非手术治疗

当足趾对位良好，且骨折移位轻微时，可以采用非手术治疗。可以用绷带或 Velcro 带与相邻足趾捆扎在一起，起到维持对位和固定的作用（图 7.1-7）。穿着硬底鞋有所帮助。对于较为严重的损伤，可以使用能控制踝关节活动的行走靴或避免负重（nonweight-bearing，NWB）。

6 陷阱和并发症

· 复位不足，MT 长度未能维持。
· 螺钉穿入关节内。

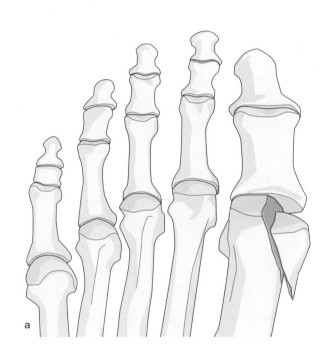

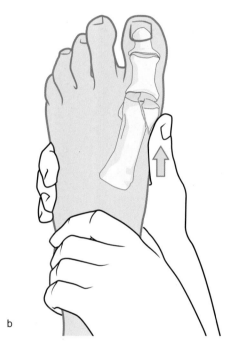

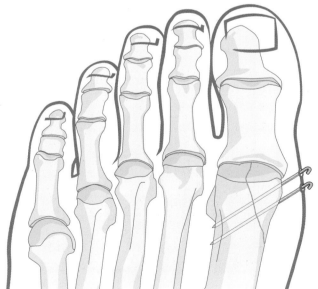

图 7.1-5 闭合复位、克氏针复位和固定。较大的骨折块可以使用微型骨折螺钉系统进行固定。
a. 第 1 跖骨头部分关节骨折移位。
b. 闭合复位法。
c. 经皮穿针。

- 持续性跖骨痛。
- 足趾僵硬。
- 关节炎。
- 慢性 MTP 关节不稳定。

7 术后治疗和康复

抬高患肢对防止肿胀很重要。如果足部没有其他损伤，患者可以穿着平跟硬底鞋或硬管型石膏进行足跟 WB，直至术后 6 周拔除克氏针。本例患者在术后 6 周同时取出桥接固定第 5 跖骨骰骨关节的接骨板。锻炼踝关节和距下关节，维持活动度。克氏针拔除后，开始积极的活动度练习和足趾屈伸练习，以便获得最佳的远期功能（图 7.1-8）。

足部合并损伤会改变术后治疗方案。本例患者由于合并跟骨损伤，踝关节制动 8 周不负重。在克氏针拔除后，患者开始在其可耐受的程度下逐渐恢复完全负重，并改穿普通鞋（图 7.1-9）。

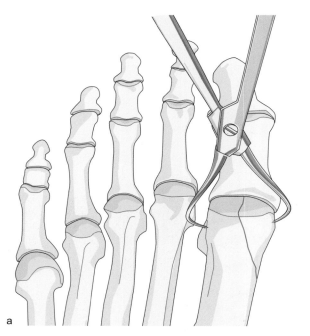

a

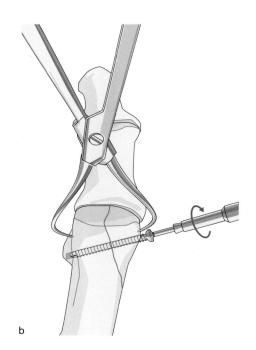

b

图 7.1-6 切开复位内固定。
a. 经皮复位，或经微创入路显露关节面嵌夹复位后固定。
b. 拧入螺钉。

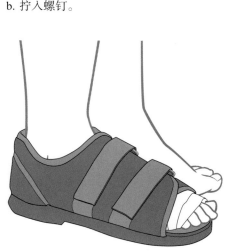

图 7.1-7 相邻足趾捆扎固定，穿着硬底鞋。通常适用于无移位或不完全骨折。在骨折愈合过程中，允许患者后足进行正常活动和足跟负重。

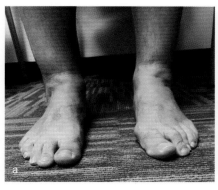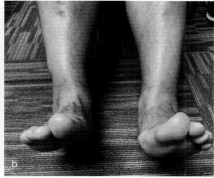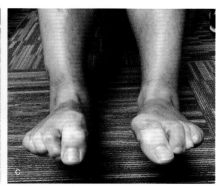

图 7.1-8　末次临床图片证实前足对位可接受。与右足（健侧）相比，左足（患侧）MTP 屈曲略有减少（图 7.1-1～图 7.1-3 中的患者）。

a. 站立。

b. 足趾背伸。

c. 足趾跖屈。

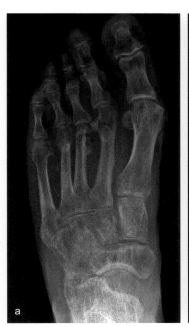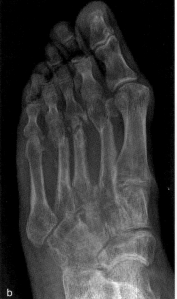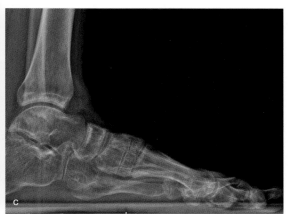

图 7.1-9　术后 1 年 X 线片显示，克氏针全部拔除，前足力线可接受。外侧柱接骨板已取出。

a. 正位片。

b. 斜位片。

c. 侧位片。

推荐阅读

[1] Lui TH. Isolated osteochondral fracture of the metatarsal head of lesser toes. Foot Ankle Surg. 2015 Jun;21(2):e40–44.

[2] Mereddy PK, Molloy A, Hennessy MS. Osteochondral fracture of the fourth metatarsal head treated by open reduction and internal fixation. J Foot Ankle Surg. 2007 Jul–Aug;46(4):320–322.

[3] Silver SA, Mizel MS. Open reduction and internal fixation of a simultaneous lesser metatarsal fracture and MPJ dislocation. Foot Ankle Int. 2000 Jun;21(6):520–521.

第2节 第1跖骨干简单骨折
Simple first metatarsal diaphyseal fracture

Richard E Buckley, Jitendra Mangwani

1 病例摘要

35 岁男性，赤脚走路时从楼梯上摔下。X 线片显示第 1 MT 远端骨干骨折，第 1 跖列部分短缩（图 7.2-1）。

2 术前准备

手术适应证
伴有粉碎和短缩的移位明显的骨干横断骨折是手术适应证。伤后内侧柱力线和 WB 功能受损，需要切开复位内固定（ORIF）进行重建。如果第 1 跖骨干骨折伴次列 MTP 关节脱位，应行 ORIF 骨折以维持 MTP 关节复位，重建足内侧柱。其他手术适应证包括：开放性骨折，多发关节内骨折，MT 移位骨折合并 Lisfranc 损伤。

治疗选择
移位轻微的关节外骨折可以非手术治疗（图 7.2-2）。如果骨折不稳定且移位明显，则需坚强内固定（图 7.2-3）。

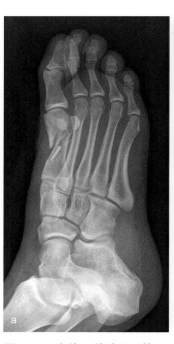
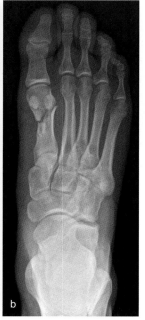

图 7.2-1 术前 X 线片显示第 1 MT 骨折移位明显。
a. 正位片。
b. 斜位片。

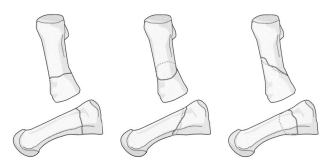

图 7.2-2 移位轻微骨折可采用非手术治疗。

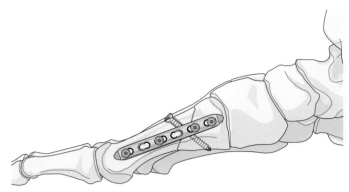

图 7.2-3　第 1 MT 骨干干骺端骨折拉力螺钉加中和接骨板固定。

3 手术室准备

患者体位	· 仰卧，足趾用无菌足趾套覆盖
麻醉选择	· 全身麻醉
C 臂机位置	· 放置在患肢对侧
止血带	· 不需要
技巧	· 患侧下方置入衬垫良好的泡沫垫或敷料，使患足踝高于健侧足，以改善术野

关于麻醉注意事项的图示和概述，请参见第 1 章。

手术器械
· 克氏针（1.2 mm、1.6 mm 和 2.0 mm）。
· 2.4 mm 和 2.7 mm 系列足部接骨板。
· 小骨块骨折器械套装。
· 点式复位（Weber）钳。

4 手术步骤

绝大多数第 1 MT 骨折固定可使用第 1 MT 内侧入路（图 7-3a-b）。背侧入路可用于第 1 MT 远端骨折 ORIF 和无法闭合整复的第 1 MTP 关节脱位（图 7-3c）。通常经内侧入路也可以在背侧放置接骨板或复位关节。

复位
纵向牵引可以复位 MTP 脱位，同时按压跖骨干完成复位。在切开复位时，可以用点式复位（weber）钳复位后，用克氏针临时固定（图 7.2-4）。应避免剥离骨膜。

固定
在恢复前足的病理力学时，关键是跖骨头对位良好。因为跖骨干骨折（或合并次列 MTP 关节脱位）时通常会有短缩，所以必须恢复 MT 长度（图 7-1）。如果使用闭合复位，必须先解剖复位长度、旋转和对位，然后再固定克氏针。这一点非常困难，但却是恢复足正常生物力学所必需的。

如果闭合方法无法解剖复位，则应 ORIF 使用小接骨板固定（图 7.2-5）。在使用接骨板时，在骨折端两侧经接骨板钉孔各固定 2 枚螺钉（3.5 mm）或 3 枚螺钉（2.7 mm 或 2.4 mm）即可（取决于骨折块大小）。

如果是简单的横行骨折，应加压固定。

5 陷阱和并发症

最常见的困难是如何获得和维持精确的解剖复位。这是由于长度、旋转或成角的复位不足所造成的。可以用对侧足 X 线片作模板。复位不足可能会造成第 1 或第 2 MT 头水平的跖骨痛（图 7.2-6）。

并发症包括畸形愈合并引起局部症状，可能需行截骨术纠正跖骨跖屈、短缩或成角。

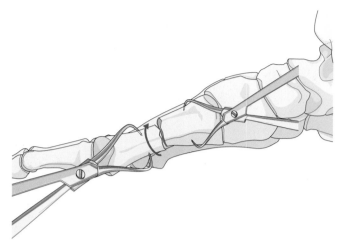

图 7.2-4 点式复位（weber）钳活动骨折端复位，注意控制远端骨块的旋转。

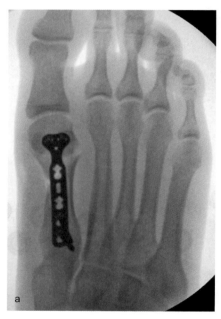

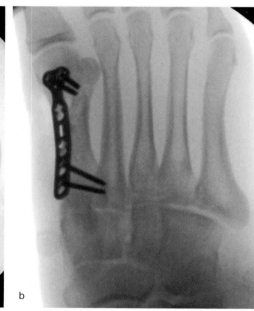

图 7.2-5 术中 X 线片显示接骨板桥接固定第 1 MT 粉碎骨折。
a. 正位片。
b. 斜位片。

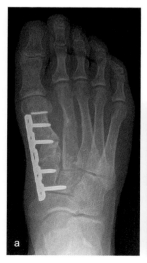

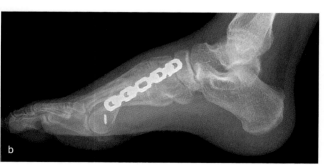

图 7.2-6 另一例 X 线片显示第 1 MT 头跖屈、短缩。切开复位内固定后第 1 MT 复位不足、短缩、跖屈，伴有严重的第 1 跖骨跖侧跖骨痛。
a. 正位片。
b. 侧位片。

6 其他技术

非手术治疗可用于轻微移位骨折。如果骨折移位，可以尝试闭合复位多枚克氏针固定或微创手术。

7 术后治疗和康复

考虑到该患者的体重和依从性，术后 6 周内不负重。在 X 线片出现骨愈合表现后，才停止不负重（图 7.2-7）。如果 ORIF 后骨折端稳定，可以在 3 周后穿平底硬底鞋部分负重，直到出现骨愈合表现为止。

该患者在术后 3 个月时穿着硬底高帮工作靴，完全恢复工作。

内植物取出

除非内植物引起活动时的明显疼痛或感染，否则不建议取出内植物。术后 9~15 个月前，不要取出内植物。

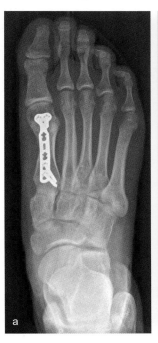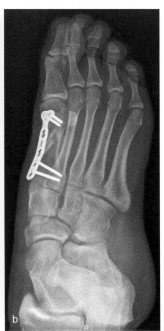

图 7.2-7 X 线片显示骨折愈合。
a. 正位片。
b. 斜位片。

推荐阅读

[1] Buckley RE, Moran CG, Apivatthakakul T. AO Principles of Fracture Management. 3rd ed. Stuttgart: Thieme; 2017.
[2] De Boer P, Buckley R, Hoppenfeld S. Surgical Approaches in Foot and Ankle Surgery: the anatomic approach. Baltimore: Lippincott; 2012.

第 3 节 第 1 跖骨干粉碎骨折

Comminuted first metatarsal diaphyseal fracture

Kartik Hariharan, Richard E Buckley, Kar Hao Teoh

1 病例摘要

25 岁男性从 10 m 高天桥上跳下，造成合并第 1 MT 基底骨折脱位，第 2、第 3 MT 骨折的第 1 MT 复杂、闭合、粉碎骨折（图 7.3-1 和图 7.3-2）。

2 术前计划

手术适应证

切开复位内固定（ORIF）适用于移位超过 2 mm 的骨干骨折、远近端关节受累、粉碎性骨折和挤压伤（伴或不伴其他跖骨骨折）。

移位超过 2 mm 的粉碎性骨折需要 ORIF 重建足部解剖。如果同时合并其他 MT 骨干骨折，或次列 MTP 关节脱位，应该固定第 1 MT 骨折以维持关节复位和重建足内侧柱。

其他适应证包括开放骨折、多发关节内骨折、合并 Lisfranc（跖跗关节，TMT）损伤和其他跖骨移位骨折。

术前讨论

必须恢复第 1 跖列的原始长度，才能恢复前足抛

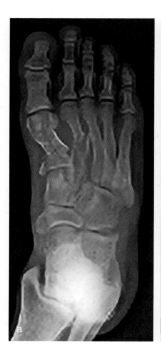
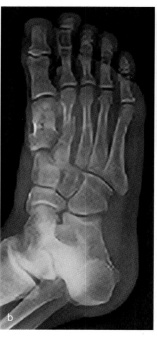
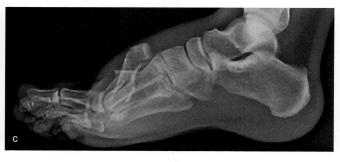

图 7.3-1 术前 X 线片显示复杂、闭合、粉碎的第 1 MT 骨折（合并第 1 MT 基底骨折脱位），和第 2、第 3 MT 骨折。
a. 正位片。
b. 斜位片。
c. 侧位片。

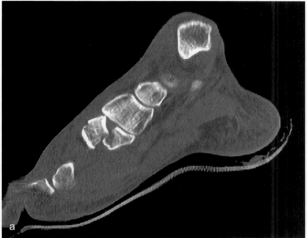
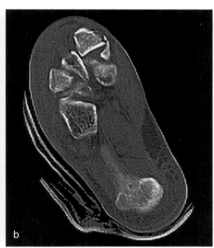

图 7.3-2 术前 CT 证实第 1 MT 基底关节骨折粉碎。
a. 矢状位片。
b. 冠状位片。

物线（Lélièvre 抛物线或 Maestro 曲线）的正常 MT 头负重模式（图 7-1）。对于第 1 MT 挤压伤，除了恢复第 1 MT 长度和力线外，复位第 1 TMT 关节脱位或半脱位，重建或融合第 1 TMT 关节面，同样也很重要。

对于关节面无法重建的粉碎骨折（超过 3 个骨折块），可以考虑一期融合。

对于骨折力线可以接受的低功能需求患者，可以考虑非手术治疗。

3 手术室准备

患者体位	· 仰卧，可透 X 线手术台 · 患侧下方放置衬垫良好的泡沫垫或垫枕，以改善视野和操作 · 患侧臀部下方放置沙袋或敷料卷，以对抗下肢外旋，使足保持中立位
麻醉选择	· 全身麻醉、区域阻滞、腰麻
C 臂机位置	· 放置在患肢对侧
止血带	· 在重建关节面时可用来改善视野

关于麻醉注意事项的图示和概述，请参见第 1 章。

手术器械

· 1.2 mm、1.6 mm 和 2.0 mm 克氏针。

· 2.4 和 2.7 系列足部接骨板。

· 点式复位（Weber）钳。

· 挤压伤可以用小牵开器来显露第 1 TMT 关节。

4 手术步骤

内侧入路用于固定某些类型的第 1 MT 骨折。背侧入路用于第 1 MT 远端骨折 ORIF 和无法复位的第 1 MTP 关节脱位。由于胫前肌腱止于内侧楔骨内侧面并连接第 1 MT 基底部分，所以在第 1 MT 背侧放置接骨板可能更容易。

内侧入路没有神经间界面。手术剥离直接切开至骨面，第 1 跖骨就位于皮下，几乎没有皮下组织或脂肪。切开皮肤后，直接剥离至骨膜，不要剥离皮瓣，同时注意避免伤及术野中所能看到的皮神经。找到 EHL，可以在 EHL 和胫前肌腱之间进行手术操作。神经血管束位于其外侧。沿切口方向切开，显露位于第 1 MT 和内侧楔骨之间的关节。切口可以向远侧延伸显露跖骨其他部分，也可以向近侧延伸显露第 1 TMT 关节。可能被损伤的结构包括 EHL 和腓浅神经分出的背内侧皮神经。

如果采用背侧入路，在 EHL 和𧿹短伸肌之间进行剥离。足背神经血管束正好位于该入路的外侧，必须小心切勿损伤。

粉碎性骨折通常是开放性损伤，某些病例存在骨丢失，需要恢复长度与植骨。

复位

复位需要手法纵向牵引复位 MTP 关节脱位，同时在跖骨上施压来实现。如果进行切开复位，可以使用点式复位（Weber）钳，复位后用克氏针横向钻入邻近的完整跖骨上进行临时固定。注意避免剥离骨膜。在某些罕见的创伤所致骨膜完全剥离的病例，要去除死骨碎片；闭合性骨折可以植骨，开放性骨折可用抗生素间隔物填充，后期再植骨。

关键点是要在轴位或水平位上恢复 MT，使所有的跖骨头在轴位片或切线位片上处于同一平面。如果未能恢复第 1 MT 头在 WB 平面内的正确高度，负重将转移至第 2 MT 头并造成疼痛。

固定

在恢复前足病理力学时，关键目标在于恢复跖骨头的正常力线。在 MT 骨折或是合并次列 MTP 关节脱位时，MT 通常会短缩，因此必须恢复正常长度。在使用接骨板固定时，在骨折端两侧分别使用 2 枚螺钉（3.5 mm）或 3 枚螺钉（2.7 mm 或 2.4 mm）固定就足够了（取决于骨骼粗细）。在 MT 基底骨折粉碎或有骨缺损时，应使用桥接固定技术（图 7.3-3 和图 7.3-4）。术后拍摄足正位、侧位和斜位，确认内植物位置和前足结构获得了解剖重建。

对于更为严重的损伤，可以考虑使用 90°-90° 接骨板固定。沿着第 1 MT 背侧将 1 枚接骨板放置在 EHL 深层，将第 2 枚接骨板通过内侧切口放置在 MT 内侧，进一步维持对线和抵抗 EHL 背伸力，增加固定结构的强度。次列 MT 头下型骨折可以行闭合复位，顺行或逆行经皮穿针固定（图 7.3-5）。

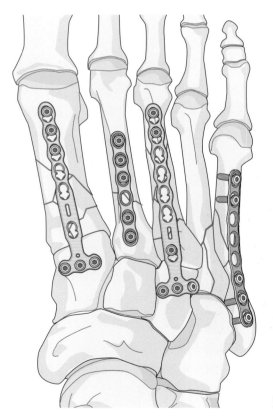

图 7.3-3　接骨板放置的位置和排列方向。

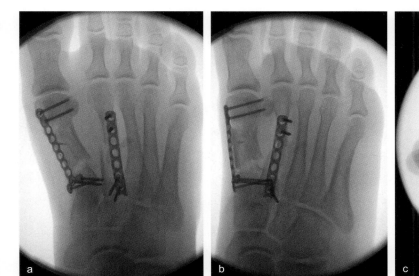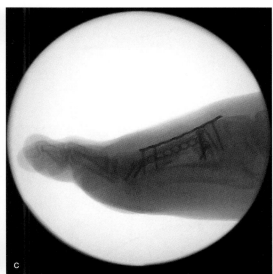

图 7.3-4 第 1 和第 2 MT 骨折接骨板固定术后 X 线片。

a. 正位片。

b. 斜位片。

c. 侧位片。

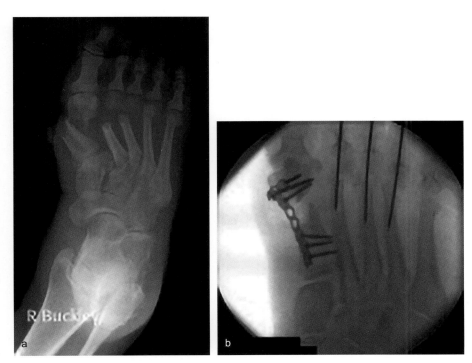

图 7.3-5 另一例足部挤压伤。克氏针固定（第 1 MT 接骨板固定）术前（a）和术后（b）X 线片。

5 陷阱和并发症

常见陷阱

未能获得精确复位是常见问题，原因是长度、旋转或成角复位不足。仔细复位骨折，拍摄健侧 X 线片发现各种前足生理变异（如第 2 跖长 / 短），能够提高术者取得良好手术效果的能力。

当挤压伤累及第 1 TMT 关节时，如果关节面显露不充分可能会导致复位不足。使用小型牵开器有助于充分暴露关节。

固定强度不足可能会导致骨折再移位。使用强度不足的接骨板会造成接骨板变形和骨折端背伸。

并发症
复位不足

复位不足可能表现为第 1 或第 2 MT 头延迟性跖痛症。在畸形顶点可以表现为"背侧蹈囊炎"。会导致第 1 MT 复位不足、短缩和跖屈，以及第 1 MT 头负荷过度，继而出现严重的第 1 跖骨跖侧疼痛。

如果出现骨折复位不足，可能需要截骨术来矫正跖骨跖屈、短缩或成角不良，从而恢复更符合解剖的状态。

6 其他技术

这种骨折不适合闭合治疗。对于骨干两端骨质均良好的粉碎性骨折，接骨板固定是最佳方式。对于累及关节内的挤压伤，可以考虑跨关节接骨板固定。

跨关节接骨板

病例摘要：47 岁女性，被电缆绊倒后，重物砸伤左足，造成过度跖屈损伤。就诊时患者中足肿胀，第 1 MT 基底背侧明显凸起（图 7.3-6a）。X 线显示第 1 MT 基底压缩骨折，合并第 1 TMT 关节背侧半脱位（图 7.3-6b-c）。急诊予以手法复位，石膏托固

定。CT 扫描评估关节面重建方法（图 7.3-6d-e）。

采用背侧入路（图 7.3-6f）。暴露第 1 TMT 关节，用小型牵开器撑开显露关节面（图 7.3-6g）。旋转中央压缩骨折块将其抬高后复位，用一枚克氏针固定；然后复位背侧半脱位和跖侧骨突。使用背侧跨关节接骨板固定（图 7.3-6h-I）。使用一个拉力螺钉经接骨板固定跖侧骨块。

切开复位拉力螺钉内固定

病例摘要：50 岁男性，从屋顶桁架上坠落伤及左足，造成第 1 MT 广泛粉碎骨折并累及关节面（图 7.3-7a-c）。CT 扫描显示 2 条主要骨折线（图 7.3-7d-e）。ORIF 使用 2 枚拉力螺钉（图 7.3-7f-h）。

外固定架

某些复杂的粉碎性骨折偶尔是开放性骨折，并伴有骨丢失。此时应使用临时外固定架固定。Masquelet 技术在骨干骨缺损时很有用。对于非常严重的开放性骨折，可能需要一直使用外固定架直至最终愈合。

7 术后治疗和康复

术后治疗

术后 2 周复查，检查伤口和拆线。X 线片检查确认没有发生再移位。

术后 6 周复查 X 线片。待 X 线片显示有足够的骨愈合后，可以穿骨折靴开始活动。偶尔会出现延迟愈合，此时负重也要推迟。有些病例后期可能需要植骨（图 7.3-8、图 7.3-9）。

功能锻炼

对于依从性良好的患者，术后可以穿着骨折靴，在术后 2 周可以开始早期踝关节活动度锻炼（range-of-motion，ROM），以防止僵硬。但在术后 6 周内不能负重。

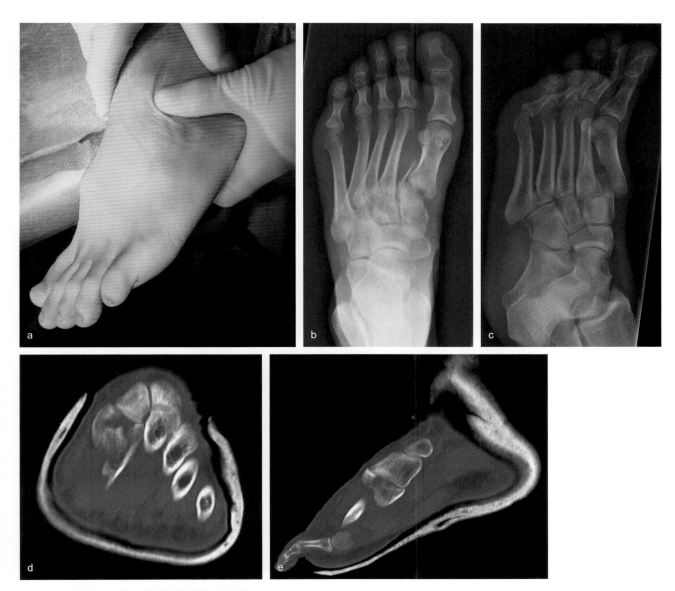

图 7.3-6　该例患者使用跨关节接骨板固定技术。

a.　第 1 TMT 关节半脱位造成足背凸起。

b-c. X 线正位片（b）和斜位片（c）显示第 1 MT 基底压缩骨折，合并第 1 TMT 关节背侧半脱位。

d-e. CT 轴位和矢状位片显示第 1 MT 基底粉碎骨折，累及关节面。约 6 mm 中央骨折被压缩 10 mm。内侧和中间楔骨、
　　 Lisfranc 关节和其余跖骨无明显损伤。

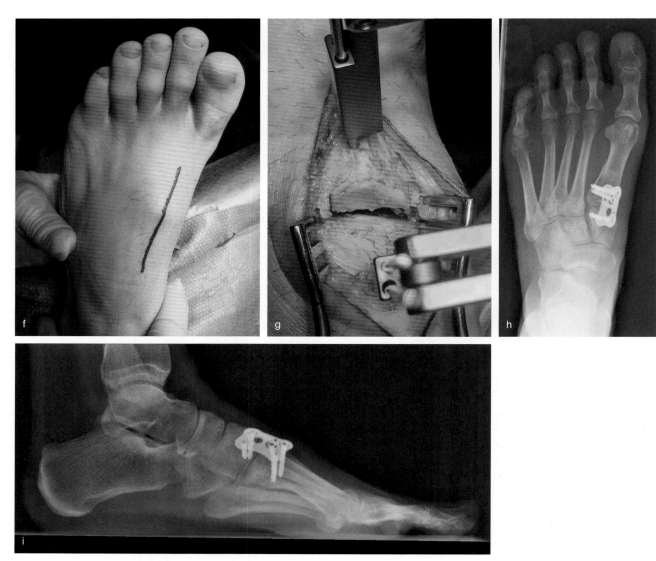

图 7.3-6（续） 该例患者使用跨关节接骨板固定技术。

f. 背侧入路手术切口。

g. 使用克氏针撑开器显露压缩的第 1 TMT 关节面。

h-i. 术后正位（h）和侧位 X 线片（i）显示中央压缩骨折块复位后跨关节接骨板固定，跖侧骨块使用拉力螺钉固定。

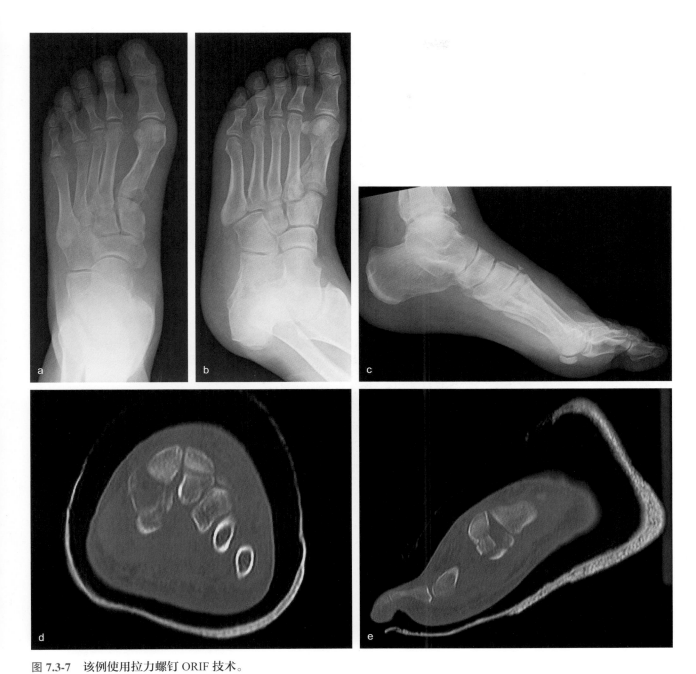

图 7.3-7 该例使用拉力螺钉 ORIF 技术。
a-c. 足部 X 线正位（a）、斜位（b）和侧位（c）片显示第 1 MT 严重粉碎性骨折，累及关节面。
d-e. CT 扫描证实上述问题，并发现有 2 条主要骨折线。

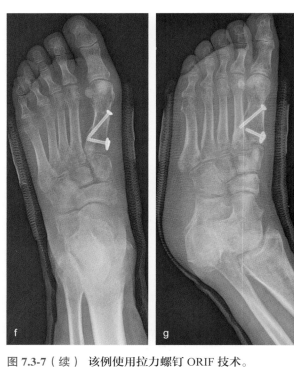

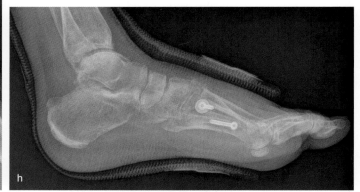

图 7.3-7（续） 该例使用拉力螺钉 ORIF 技术。

f-h. 此例患者使用内侧入路。使用点式复位钳复位 2 条主要骨折线，克氏针临时固定。2 枚拉力螺钉完成切开复位内固定。

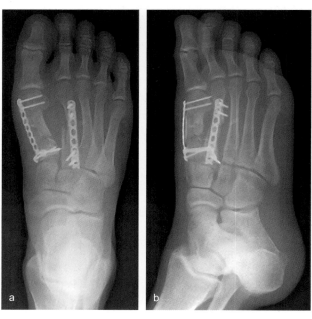

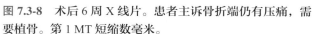

图 7.3-8　术后 6 周 X 线片。患者主诉骨折端仍有压痛，需要植骨。第 1 MT 短缩数毫米。

a. 正位片。

b. 斜位片。

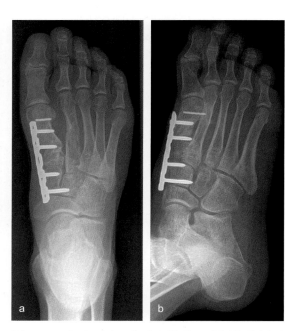

图 7.3-9　术后 8 周二次手术植骨，重新接骨板固定，术后 16 周时愈合。由于第 2 MT 接骨板在皮下突出，将其取出。第 1 MT 仍有数毫米短缩。

对于术后使用小腿石膏固定 6 周的患者，拆石膏后就要开始物理治疗。之后可以穿骨折靴逐渐开始活动。使用小腿石膏可能会导致足踝各关节僵硬。如果 ORIF 使用了适当且坚固的内植物，应该在伤口愈合后尽早开始早期非负重关节 ROM 锻炼，至少要在术后第一次复查后开始。

内植物取出

如果内植物跨关节固定，建议在术后 3~6 个月时取出（图 7.3-10）。否则，只有在出现患者主诉或肌腱刺激时，才需要取出。如果是第 1 TMT 关节融合术且内植物没有症状时，无需取出跨关节固定接骨板。

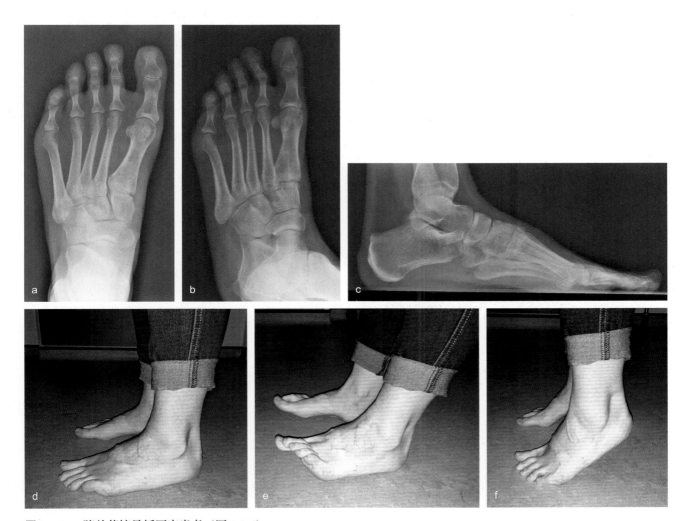

图 7.3-10　跨关节接骨板固定患者（图 7.3-6）。
a-c. 术后 5 个月取出跨关节接骨板。
d-f. 术后 2.5 年随访，活动度良好。患者在长途步行后偶尔会有肿胀，但没有功能问题。

推荐阅读

[1] Buckley RE, Moran CG, Apivatthakakul T. Principles of Fracture Management.3rd ed. Stuttgart: Thieme; 2017.

[2] De Boer P, Buckley R, Hoppenfeld S. Surgical Exposures in Foot and Ankle Surgery—the Anatomic Approach. Baltimore: Lippincott Williams & Wilkins; 2012.

第 4 节 | 累及关节面的第 1 跖骨近端骨折

Proximal first metatarsal fracture with joint involvement

Khairul Faizi Mohammad

1 病例摘要

28 岁男性，摩托车拉力赛中左足被直接撞击造成扭转损伤。受伤时自觉患足锐痛，无法负重。伤后拍摄 X 线片（图 7.4-1），克氏针固定后出院，患足使用真空夹板固定。复查 X 线显示第 1 MT 近端关节内骨折半脱位、复位不足、不稳定，合并第 5 MT 基底骨折（图 7.4-2）。

最初治疗包括抬高患肢，改良 Jones 绷带包扎控制肿胀，观察是否出现骨筋膜室综合征（图 7.4-3）。

2 术前准备

手术适应证

第 1 MT 近端关节内移位骨折需要精确复位与坚强固定，从而恢复第 1TMT 关节（AO/OTA 87.1.1）稳定和对合。第 5 MT 基底骨折的处理将在第 7 章第 9 节讨论。

治疗选择

用接骨板跨关节固定内侧楔骨与第 1 MT 骨干可以恢复跖跗关节稳定。关节面骨折块通常需要复

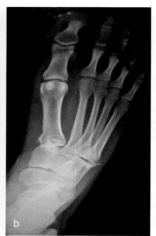
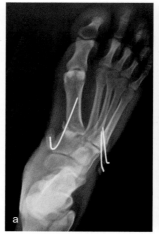

图 7.4-1 伤后 X 线。
a. 第 1 MT 关节内骨折半脱位，合并第 5 MT 基底关节内骨折。
b. 注意第 1 TMT 关节不稳定。

（版权：Amir Adham Ahmad，MD）

图 7.4-2 克氏针固定术后 X 线片，显示第 1 TMT 关节复位不足、不稳定。

（版权：Amir Adham Ahmad，MD）

位后用骨块间螺钉固定（如果骨块大小允许螺钉固定）。其他治疗选择包括内侧柱外固定架固定加骨块间螺钉固定重建关节面。

内侧通用入路暴露内侧柱可以充分暴露内侧柱，进行接骨板固定，而且有足够的软组织覆盖（图 7.4-4）。

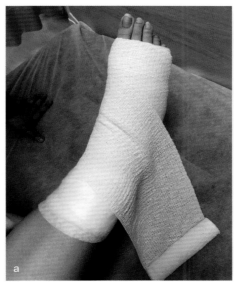
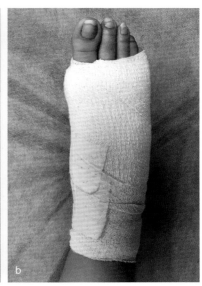

图 7.4-3　改良 Jones 绷带包扎患足。需要交替包裹交叉缠绕棉花层和绷带层。

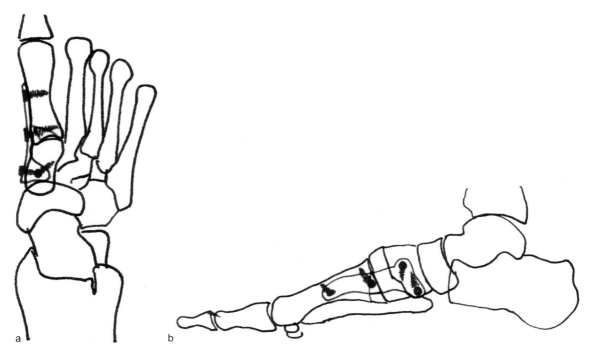

图 7.4-4　术前计划。
a. 正位。关节内骨折片使用骨块间螺钉固定，可经接骨板固定或在接骨板旁固定。根据去除克氏针后的骨量情况具体判断。
b. 侧位。使用 3.5 mm 接骨板跨第 1 TMT 关节固定，恢复长度和力线。接骨板放置在内侧足弓的下内侧，从第 1 MT 到内侧楔骨。

3 手术室准备

患者体位	· 仰卧于可透 X 线手术台 · 患足消毒铺巾至膝关节水平，以便内外旋（图 7.4-5）
麻醉选择	· 全身麻醉、腰麻或联合麻醉，由外科医生决定
C 臂机位置	· 放置在手术台尾端，屏幕放置在术者对侧以便观察
止血带	· 上股骨止血带，如果出血影响视野可以充气

关于麻醉注意事项的图示和概述，请参见第 1 章。

手术器械

· 2.4~3.5 系列支撑锁定加压接骨板。

· 2.4~3.5 mm 骨皮质螺钉。

· 2.4~3.5 mm 锁定螺钉。

· 3.5 mm 或 4.0 mm Schanz 针的小型外固定架。

· 复位钳。

· 小撑开器。

手术用器械会根据不同的骨折解剖结构而有所变化。可以组合使用上述器械。

4 手术步骤

以第 1 TMT 关节为中心，平行于内侧柱下缘做切口（图 7.4-6a）。向近端或远端分离位于踇展肌与第 1 MT 下缘之间的操作界面。此时可以判断 TMT 关节韧带与骨折情况（图 7.4-6b）。复位第 1 TMT 关节后用克氏针临时固定。

在跖跗关节跖内侧用 1 枚 3.5 mm 支撑锁定加压接骨板预弯后固定，能够获得足够的软组织覆盖（图 7.4-7a）。C 臂机透视再次评估第 1 MT 力线和第 1 TMT 关节稳定性（图 7.4-7b）。关节内骨折最终经接骨板使用骨块间螺钉固定（图 7.4-7c-d）。

松止血带止血，分层缝合。使用衬垫良好的改良 Jones 绷带包扎。

5 陷阱和并发症

常见陷阱
不可复性关节内骨折片

如果关节内骨块太小（<5 mm），且不带关节面软骨，没有软组织附着，应该去除，不必尝试固定（图 7.4-8）。

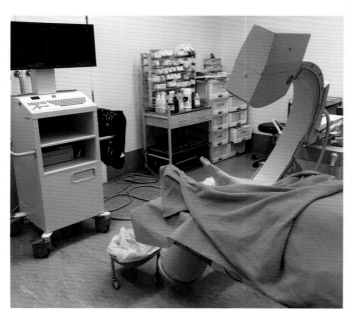

图 7.4-5　C 臂机位于患侧，屏幕放在患足远端。

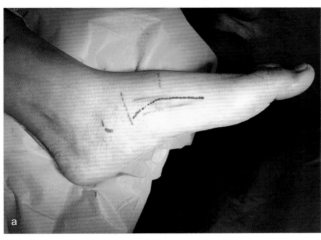
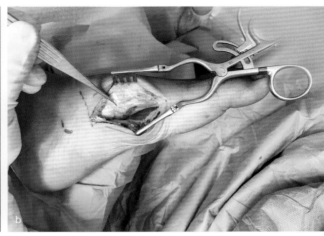

图 7.4-6　手术入路。

a. 皮肤切口标志显示对内侧通用切口稍作改动，沿内侧足弓下缘，以第 1 TMT 关节为中心做切口。

b. 术中暴露第 1 TMT 关节。注意足底内侧软组织覆盖较厚。

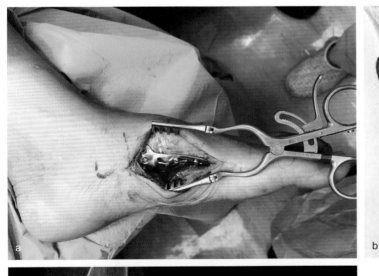
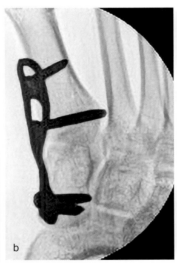
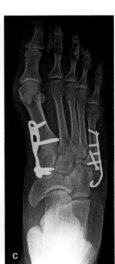
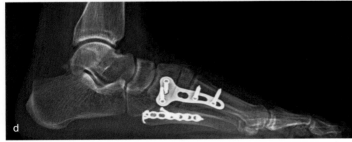

图 7.4-7　接骨板放置。

a-b. 将接骨板预弯后固定在内侧足弓的内下方。

c.　术后正位 X 线片。

d.　术后侧位 X 线片。

内侧柱不稳定与短缩

如果未能恢复第 1 MT 与内侧楔骨之间充足的稳定性和长度，内侧柱会出现不稳定与短缩。除了使用能增强内侧楔骨固定的 T 形接骨板外，还可以在 MT 远端和跟骨间用小外固定架固定。这样能恢复内侧柱力线、撑开长度（图 7.4-9）。

并发症

- 骨筋膜室综合征是外科急症。通过延长内侧通用切口可以减压所有骨筋膜室，包括靠近 Henry 结的跟骨间室。
- 不愈合。
- 畸形愈合。
- 创伤后关节炎。
- 第 1 TMT 关节不稳定。
- 伤口裂开。

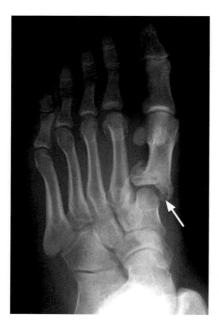

图 7.4-8 该病例显示无法复位的关节内骨块（白色箭头）。小的关节内骨块难以复位和固定。去除骨块可能影响关节稳定性。因此需要增加其他固定物。

（版权：Sean E Nork，MD）

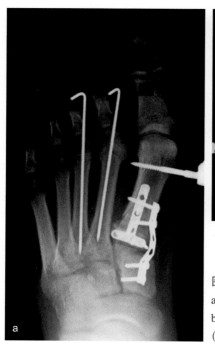

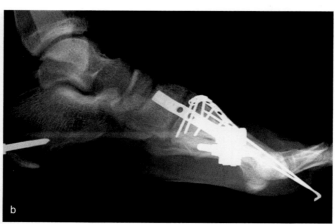

图 7.4-9 该例患者为内侧柱不稳定且短缩，复位使用跨关节固定后情况。

a. X 线正位片。

b. X 线侧位片。

（版权：Sean E Nork，MD）

6 其他技术

关节内骨折块可以使用 2.4~3.5 mm 螺钉进行骨块间加压固定。在第 1 TMT 关节精准复位获得稳定后，可以用接骨板支撑固定关节内骨折块。

如果第 1 TMT 关节匹配但不稳定，应进行跨关节固定。跨关节固定可以使用接骨板桥接固定或小外固定架（图 7.4-10）。

在关节面重建后，也可以用螺钉或克氏针交叉固定来稳定第 1 MT。

不需要桥接固定关节的切开复位内固定

当第 1 MT 基底骨折不粉碎、没有明显不稳定时，骨折固定不需要附加桥接接骨板固定关节（图 7.4-11a-c）。根据骨折块的大小和数量，可以用螺钉、克氏针或小接骨板固定。

经第 1 TMT 关节表面做内侧小切口完成切开复位。以内侧楔骨关节面为模板，将各个关节骨折块相互复位后复位到第 1 跖骨干近端。克氏针临时固定后，使用螺钉完成最终固定（图 7.4-11d-f）。如果在第 1 MT 基底骨折固定后第 1 TMT 关节稳定，则不需要对第 1 TMT 关节进行经关节固定或桥接固定。

7 术后治疗和康复

术毕用衬垫良好的三面石膏托固定，使用弹力绷带缠绕包扎。伤口愈合后拆除不可吸收缝线。然后用术后手术靴替换石膏托。在患者可以接受的情况下开始踝关节和足趾的早期活动。术后 6 周允许患者完全负重（图 7.4-12）。如果术中使用了外固定架，可在拆架后开始完全负重。

之后开始积极康复练习：包括功能锻炼（从步态训练到跑步）、平衡和本体感觉训练。

内植物取出

跨关节外固定架术后 6 周至 3 个月间拆架，跨关节接骨板术后 6 个月取出。

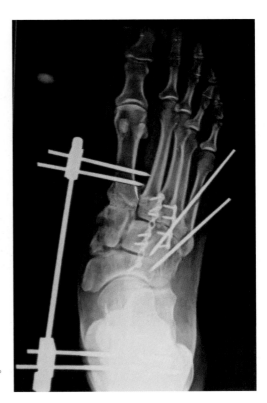

图 7.4-10　用小外固定架跨第 1 TMT 关节固定病例。
（版权：Ravinder Sidhu，MD）

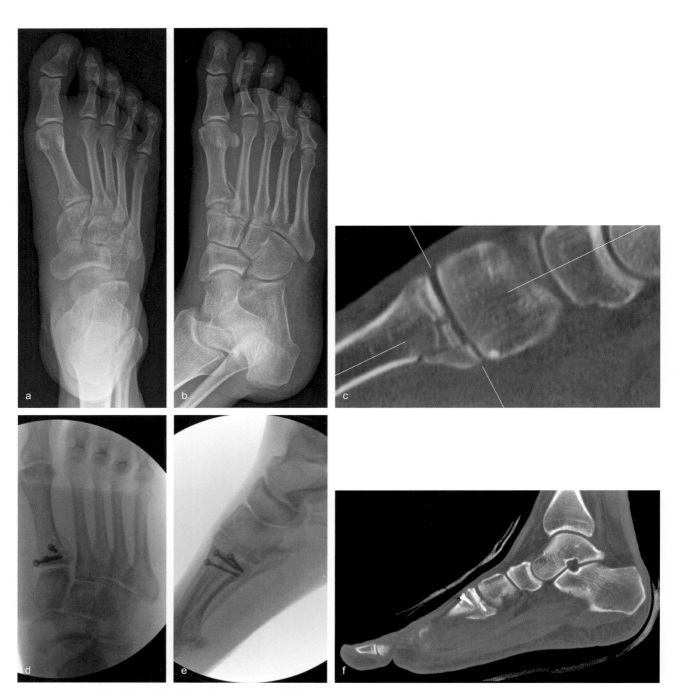

图 7.4-11 不需要桥接固定关节的切开复位内固定病例。

a-c. 31 岁男性，足正位（a）和斜位（b）X 线片显示第 1 MT 基底关节内骨折，TMT（Lisfranc）关节无脱位迹象。CT 扫描图像显示与内侧楔骨相对应的（c）关节面有多处骨折。

d-e. 经内侧小切口切开复位和螺钉固定。骨折固定后第 1 TMT 关节稳定，因此不需要经关节固定或桥接固定关节。

f. 术后 CT 扫描图像显示关节面解剖复位，第 1 TMT 关节稳定、对合良好。

（案例由 Stefan Rammelt，MD 提供）

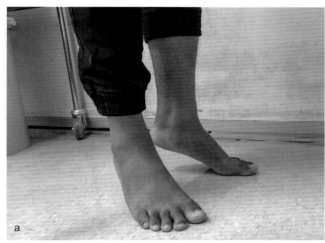 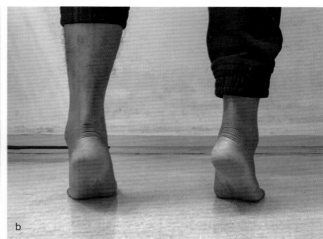

图 7.4-12　术后 1 年临床表现。

a. 患者第 1 TMT 关节稳定，能完成无痛双足提踵（右足）。

b. 足的活动范围和 TMT 关节受压能力。

推荐阅读

[1] Ballmer FT, Hertel R, Ballmer PM, et al. Other applications of the small AO external fixator to the lower limb. Injury. 1994;25 Suppl 4:S-d69–76.

[2] Boutefnouchet T, Budair B, Backshayesh P, et al. Metatarsal fractures: A review and current concepts. Trauma. 2014;16(3):147–163.

[3] Frink M, Hildebrand F, Krettek C, et al. Compartment syndrome of the lower leg and foot. Clin Orthop Relat Res. 2010 Apr;468(4):940–950.

[4] Rammelt S, Heineck J, Zwipp H. Metatarsal fractures. Injury. 2004 Sep;35 Suppl 2:Sb77–86.

第 5 节　多发跖骨颈骨折：克氏针固定

Multiple metatarsal neck fractures—K-wire fixation

Rajiv Shah, Mandeep S Dhillon, Shivam Shah

1　病例摘要

41 岁男性，道路交通事故致伤右足。伤后 3 小时内送至急诊，患足肿痛。患足予短腿石膏固定，抬高患肢，服用适当止痛药。

足 X 线正位、斜位、侧位片显示 4 个次趾的跖骨（MT）粉碎性移位骨折，包括第 2 和第 3 MT 骨干远端、第 4 MT 颈及第 5 MT 头（图 7.5-1）。

2　术前计划

多发骨折涉及 MT 头、颈和骨干，伴有移位和短缩是手术指征。如果 MT 的长度、旋转和矢状面对位没有恢复，则会造成足抛物线弓丢失，导致足底痛性鸡眼和胼胝，以及直接性或转移性跖骨痛。

手术选择包括切开复位内固定或闭合手法复位微创固定。患者有明显的软组织肿胀，因此需要注意保护足部生物学条件；所以选择微创手术，采用闭合手法复位，随后髓内克氏针固定。

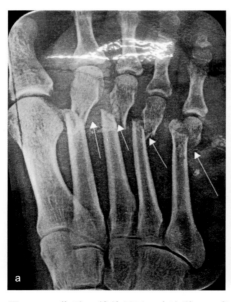
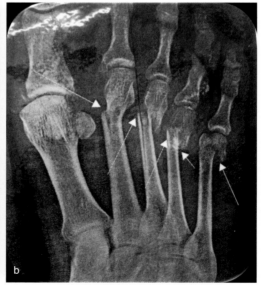

图 7.5-1　伤后 X 线片显示 4 个次趾 MT 多发颈部、骨干移位骨折（箭头所示）。
a. 正位片。
b. 斜位片。

3　手术室准备

患者体位	· 仰卧位 · 足放置在手术床边缘，屈膝，以胫骨交锁钉手术用固定支架维持膝关节屈曲，将图像增强器上下翻转后从健侧推入，患足置于平坦的成像侧（图 7.5-2a）
麻醉选择	· 首选局部麻醉或腰麻
C 臂机位置	· C 臂机屏幕放置在手术台足侧端，便于观看图像
止血带	· 使用大腿止血带并充气
技巧	· 常规消毒铺巾，卷起一条毛巾并放在足底，为手术操作和克氏针钻入提供更好的体位（图 7.5-2b）

关于麻醉注意事项的图示和概述，请参见第 1 章。

手术器械

· 带卡盘的 T 形手柄。

· 1.0~2.5 mm 克氏针。

· 克氏针折弯器。

4　手术步骤

将 1 枚 2.5 mm 克氏针安装在 T 形手柄上，距离跖骨基底关节面远端 5 mm 处做一个倾斜导孔。该入点避开了跖跗关节韧带（图 7.5-3a）。在跖骨基底的内侧或外侧开孔以免伤及伸肌腱（图 7.5-3b）。对于远端骨块向内侧移位的情况，开孔位于内侧，反之亦然。

将 1 枚 1.5 mm 克氏针的尖端和中间弯曲，使之形成一条曲线；将克氏针尖端剪断，使其变钝。使用钝头克氏针能避免在插入髓腔时穿透皮质（图 7.5-4）。根据髓腔粗细选择克氏针直径为 1.0~1.8 mm。

将克氏针连接在 T 形手柄上，在 C 臂机引导下缓慢旋转插入克氏针直至骨折端（图 7.5-5）。

助手牵引足趾复位骨折。复位后将克氏针穿过骨折端插入远端骨块（图 7.5-6）。如果未能获得满意的复位，可以将克氏针插入远端骨块后旋转；弯曲克氏针在远端骨块骨松质中的旋转有助于复位骨折（图 7.5-7）。再将钝头克氏针插入软骨下骨。这

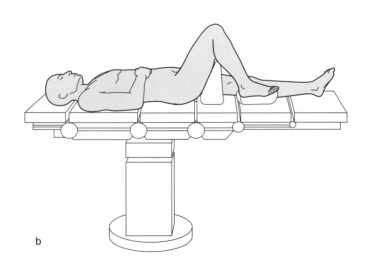

图 7.5-2　患足体位。
a. 患足放置在翻转的影像增强器上。
b. 患足下方放置毛巾垫。

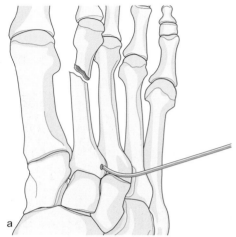

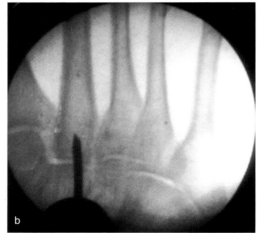

图 7.5-3
a. 克氏针入点的钻孔位置。
b. 术中透视在跖骨基底处钻孔位置。

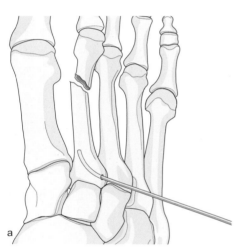

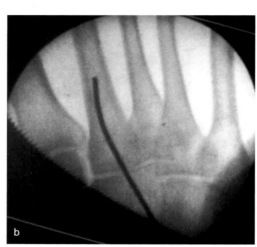

图 7.5-4 插入克氏针。
a. 将弯曲的钝头克氏针插入跖骨髓腔。
b. 沿 MT 干旋转插入克氏针。

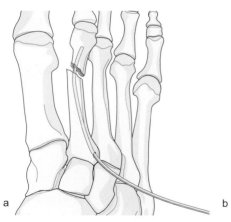

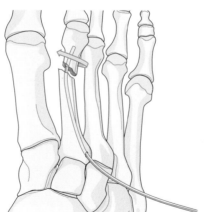

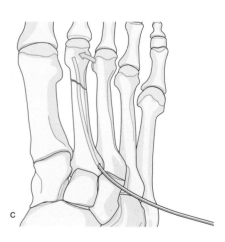

图 7.5-5 旋转弯曲的克氏针以实现复位。

个方法能维持跖骨长度，从而恢复足的抛物线形横弓。

某些骨折单纯牵引并不足以复位。此时可以经皮钻入 2.0 mm 或 2.5 mm 克氏针撬拨跖骨干辅助复位（图 7.5-8）。

在骨折端分离较大和 / 或软组织嵌入的时候，

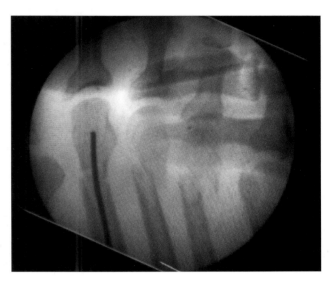

图 7.5-6　术中透视图像显示骨折复位。

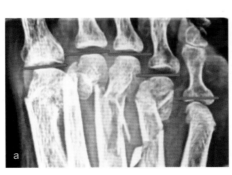
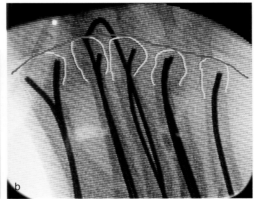

图 7.5-7　X 线正位片显示多发 MT 骨折，经皮穿针辅助复位后，抛物线弓恢复。

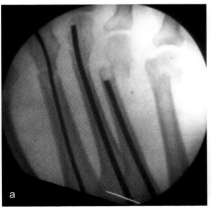
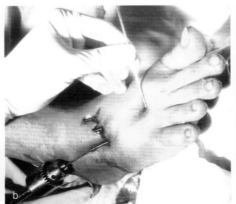
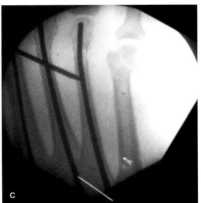

图 7.5-8　术中透视片显示 MT 颈部骨折移位、短缩，难以复位（a）。经皮插入第 2 枚克氏针作为复位工具（b）实现最终复位（c）。

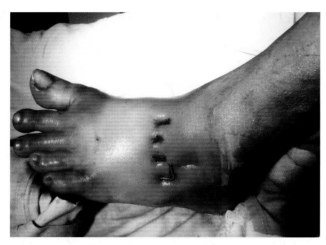

图 7.5-9 手术结束时，折弯克氏针近端将其留置在皮外，以便后期取出。

可能需要在骨折表面做小切口进行切开复位。对于髓腔宽大的 MT，需要从跖骨基底的另一侧用同样的方法钻入第 2 枚克氏针。这样能提供 3 点固定和旋转稳定性。将克氏针近端弯曲留置在皮外，以便之后取出（图 7.5-9）。

5 陷阱和并发症

常见陷阱
入点错误
克氏针入点错误会造成伸肌腱刺激和关节损伤，进而导致足部僵硬。C 臂机反复检查确保入点正确有助于防止这种情况。

入点太远会使克氏针插入轨迹异常，造成骨折端控制困难，并且可能无法获得良好的固定。从远端骨块的移位侧插入弯曲或折弯的克氏针有助于克氏针贴合髓腔形状，并且更容易插入移位的远端骨块。

穿透皮质
克氏针可能会早于预期处穿透或刺穿对侧骨皮质，造成通路错误。剪断克氏针的锋利尖端使其变钝、旋转插入克氏针能够避免这一问题。术中多次

透视也会有所帮助。

过度锤击克氏针至软骨下骨会穿透远端关节面。如果发生这种情况，将克氏针取出后重新插入 1 枚克氏针。

并发症
- 复位失效。
- 克氏针向远端移位。
- 克氏针脱出。
- 针道感染。
- 不愈合。

6 其他技术

切开复位克氏针逆向穿针固定
这种技术虽然操作简单但也有缺点：与暴露骨折端和侵犯 MT 关节所致关节僵硬相关的手术并发症可能较为显著。

接骨板固定
多发 MT 骨折也可以采取接骨板固定治疗。通常在 2 个骨折的跖骨间做切口，以便经一个切口固定 2 个跖骨。当所有 MT 都有骨折并选择接骨板固定时，可在第 1 和第 2 MT 间、第 3 和第 4 MT 间做 2 个切口。如果第 5 MT 拟行接骨板固定，可沿其外侧切开。

适用于接骨板固定的骨折是不稳定性骨折，特别是长斜行骨折、粉碎性骨折或移位明显的骨折。手术应该在软组织肿胀减轻后进行。应注意避免过度破坏软组织，以防止伤口并发症，参见第 7 章第 6 节。

7 术后治疗和康复

无菌敷料覆盖克氏针尾，绷带加压包扎。术后复查 X 线片（图 7.5-10）。肢体用两个枕头垫高，

鼓励足趾和足部积极活动。术后 48 小时出院，建议扶双拐不负重行走。

术后 6 周拍 X 线片，取出克氏针。之后开始负重，并在患者能够耐受的程度内逐渐增加负重。术后 8 周最后一次复查 X 线片，此时患者可以进行所有活动（图 7.5-11）。

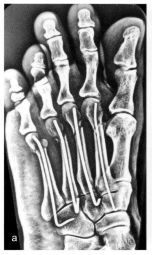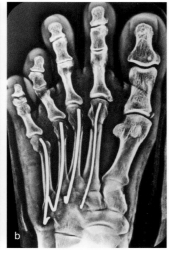

图 7.5-10　术后即刻 X 线。
a. 正位片。
b. 斜位片。

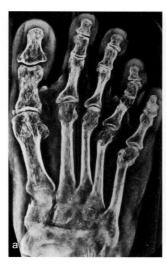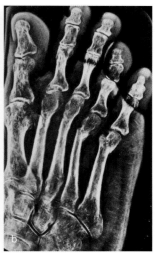

图 7.5-11　术后 10 周末次 X 线片，克氏针已取出。
a. 正位片。
b. 斜位片。

推荐阅读

[1] Bryant T, Beck DM, Daniel JN, et al. Union rate and rate of hardware removal following plate fixation of metatarsal shaft and neck fractures. Foot Ankle Int. 2018 Mar;39(3):326–331.

[2] Kim HN, Park YJ, Kim GL, et al. Closed antegrade intramedullary pinning for reduction and fixation of metatarsal fractures. J Foot Ankle Surg. 2012 Jul-Aug;51(4):445–449.

[3] Lee SK, Kim KJ, Choy WS. Modified retrograde percutaneous intramedullary multiple Kirschner wire fixation for treatment of unstable displaced metacarpal neck and shaft fractures. Eur J Orthop Surg Traumatol. 2013 Jul;23(5):535–543.

[4] Rammelt S, Heineck J, Zwipp H. Metatarsal fractures. Injury. 2004 Sep;35 Suppl 2:Sb77–86.

第 **6** 节 | 多发跖骨颈骨折：接骨板固定
Multiple metatarsal neck fractures—plate fixation

Jitendra Mangwani, Georgios Datsis, Georgina Wright, Michael Swords

1 病例摘要

42 岁男性，在汽车厂工作时被重约 450kg 的工业用钢砸伤右足。受伤时穿着钢制足趾防护工作靴。伤后疼痛剧烈，被救护车送到急诊。患者仅伤及右足。属于闭合性损伤，肿胀严重，足背感觉改变。前足内侧变形。

X 线片显示第 1 MTP 关节脱位以及多发 MT 骨折。首先闭合复位第 1 MTP 关节脱位。在软组织肿胀消退后手术（图 7.6-1）。

2 术前计划

手术适应证

各 MT 力线异常明显、第 1 MTP 关节不稳定和第 2 MT 粉碎性骨折，需要手术治疗。

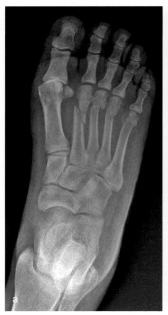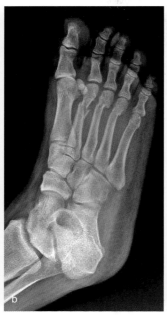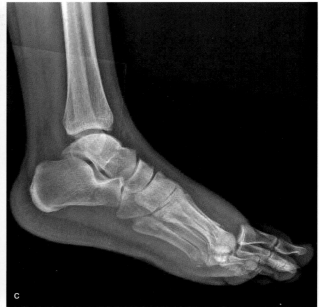

图 7.6-1 足部创伤系列 X 线片显示第 1 MTP 关节脱位，第 2~ 第 4 MT 颈骨折。注意侧位片上可见足背广泛肿胀。
a. 正位片。
b. 斜位片。
c. 侧位片。

适应证包括：

- 矢状面畸形超过 10°。
- 移位 >4 mm。
- 多发不稳定 MT 颈骨折。

术前讨论

第 2~ 第 5 MT 在行走时承受约 40% 的体重。因此，为了预防因畸形愈合引起的转移性跖骨痛，恢复跖骨在矢状面上的对线非常重要。

如果骨折没有矢状面移位，可以石膏固定非手术治疗。手术要在软组织肿胀消退后再进行，以免出现伤口愈合问题。

在决定使用哪种内植物之前，必须考虑 MT 颈骨折的稳定性、粉碎程度和骨折数量。接骨板固定的术前计划应考虑远端骨块大小允许的螺钉数量，准备适当的内植物（图 7.6-2）。

单纯 MT 颈骨折可以选择顺行或逆行克氏针固定治疗。

3 手术室准备

患者体位	· 仰卧位
麻醉选择	· 建议全身麻醉，以便摆放患者舒适体位，可附加腰麻或区域阻滞麻醉 · 有许多创伤病例存在骨筋膜室综合征的风险，应避免局部麻醉
C 臂机位置	· 微型 C 臂机：放置在手术台尾侧，方便在患者身边移动，以便术中透视正侧位片 · 普通 C 臂机：放置在患者对侧，屏幕摆放在手术台尾端以便观看
止血带	· 使用止血带以改善视野

关于麻醉注意事项的图示和概述，请参见第 1 章。

手术器械

- 小骨折器械套装。
- 小点式复位（Weber）钳。

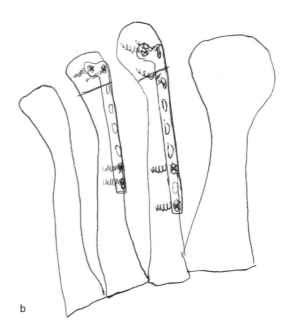

a

b

图 7.6-2 术前固定计划。

- 克氏针（1.1 mm 或 1.4 mm）。
- 标准和万向锁定加压接骨板。
- 2.4 mm 和 2.7 mm 螺钉（根据外科医生需求）。
- 2.4 mm 和 2.7 mm 锁定骨皮质螺钉（在骨质不佳时要准备）。
- 足趾牵引夹。

4 手术步骤

手术入路

必须注意避免损伤足背的伸肌腱、感觉神经和足背动脉（图 7.6-3）。选择恰当的背侧切口，单个骨折在 MT 表面做切口，2 个骨折在 MT 之间做切口同时显露相邻的 MT（图 7-3a-b）。切口的长度应足以手术显露，以免不必要的软组织牵拉。

如有可能，找到浅静脉并予以保留。如果无法保留这些静脉，充分止血以防术后血肿形成就很重要。

支配足趾的腓深神经和腓浅神经的分支也位于术野内，术中必须保留。

趾短伸肌和趾长伸肌腱纵向走行，可以向内或向外牵拉，以便显露下方的 MT。

充分分离骨间肌来暴露跖骨颈，以便观察和复位骨折、放置接骨板；应保留跖骨间韧带。

复位和临时固定

手动牵引足趾通常足以复位骨折（图 7.6-4a）。可以用趾套对各列进行轴向牵引。

简单骨折可以用小点式复位（Weber）钳实现复位（图 7.6-4b）。如果骨折粉碎，可能需要用克氏针临时固定。克氏针可以钻入 MT 髓腔，而在粉碎严重时，跖骨头可以用克氏针临时固定在相邻的跖骨头上，然后固定接骨板。注意保护 MT 头关节面软骨。

在 X 线正位、斜位和侧位片上确认复位情况。

固定

选择适当尺寸的 L 形板或 T 形板（图 7.6-5）

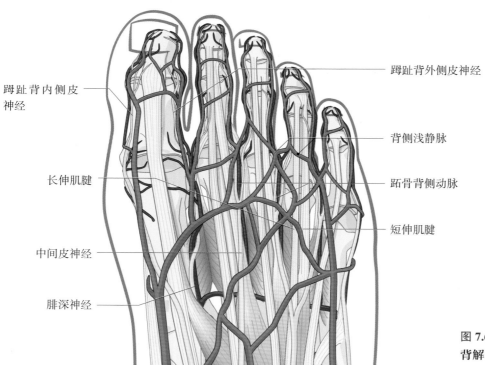

姆趾背内侧皮神经

长伸肌腱

中间皮神经

腓深神经

姆趾背外侧皮神经

背侧浅静脉

跖骨背侧动脉

短伸肌腱

图 7.6-3 相关解剖和手术入路。足背解剖复杂，必须注意识别和保护静脉、神经和肌腱。

来维持复位。远端拧入多枚螺钉能改善远端固定。锁定螺钉也有助于稳定性。简单骨折可以用加压接骨板和 1 枚拉力螺钉固定。如果骨折粉碎，可以用接骨板桥接固定恢复长度和对线。注意选择长度正确的螺钉以获得足够的固定，同时不破坏 MT 头关节面（图 7.6-6）。

当固定多个跖骨骨折时，先用克氏针临时固定，然后分别用接骨板固定（图 7.6-7a）。如果骨折粉碎，要用桥接方式固定接骨板，以确保骨折长度和旋转准确复位（图 7.6-7b）。

本例患者首先复位第 1 MTP 关节后穿针固定。对于第 2/ 第 3 MT 骨折，将标准 2.0 T 形板剪断成 L 形板后固定在第 2/ 第 3 MT 上。首先将接骨板固定到远端骨块上，用接骨板辅助复位。将接骨板位置和整体复位位置对齐，然后在近端拧入螺钉，桥接固定粉碎区域。第 3 MT 接骨板固定起到的间接复位作用，改善了第 4 MT 对线。完整的跖骨间韧带使第 4 MT 可以闭合方法治疗（图 7.6-8 和图 7.6-9）。

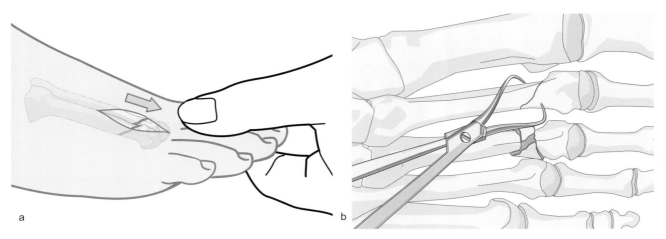

图 7.6-4 复位方法。
a. 手动牵引足趾通常足以恢复长度，纠正远端骨块旋转对位。
b. 可以用点式复位（Weber）钳或克氏针维持复位，然后用 C 臂机在两个平面透视检查复位准确度。

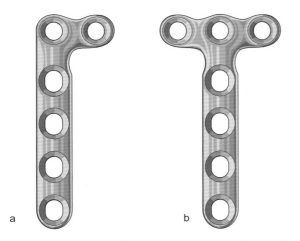

图 7.6-5 螺钉难以把持 MT 头部，通常需要使用 L 形或 T 形接骨板改善固定效果。锁定螺钉和 / 或接骨板能提供角度稳定。

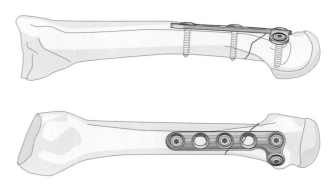

图 7.6-6 必须仔细测量螺钉长度，以免穿出跖侧。

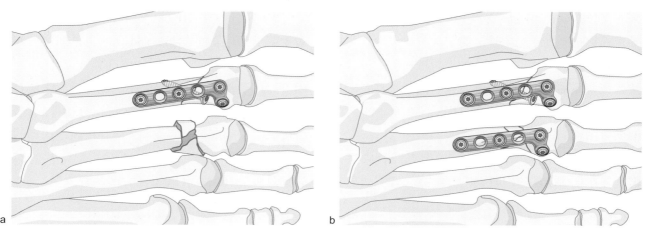

图 7.6-7　固定方法。

a. 多段骨折的骨折块可能太小，无法用克氏针临时固定。

b. 最终固定使用 L 形板或 T 形板桥接固定，以维持长度和旋转。

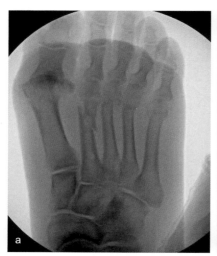
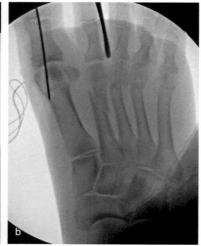

图 7.6-8　术中 C 臂机透视图像。

a. 正位片显示第 1 MTP 关节脱位，第 2~ 第 4 MT 颈骨折。第 2 跖骨粉碎范围大。

b. 正位片显示第 1 MTP 关节复位后克氏针固定。经皮用小（Freer）骨膜起子帮助第 2 MT 头复位。

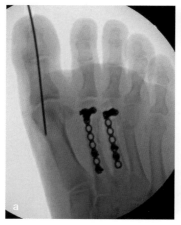
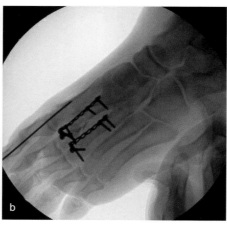
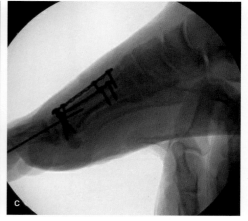

图 7.6-9　术毕 C 臂机透视显示第 2、第 3 MT 接骨板固定后解剖复位。第 4 跖骨对线可以接受，所以不需要固定。

a. 正位片。

b. 斜位片。

c. 侧位片。

5 陷阱和并发症

常见陷阱

复位不足或畸形愈合

恢复足部力线以及跖骨间相互关系很重要。保证矢状面力线恢复准确能预防出现邻近区域的转移性跖骨痛。恢复骨折长度很重要，但最重要的是恢复跖骨在矢状面内的位置。

远端固定不充分

由于 MT 头较小且骨质较差，所以固定 MT 头有困难。在跖骨头内通过接骨板拧入 2 枚（锁定）螺钉可以改善固定。在第一次拧入螺钉时确保螺钉位置准确很重要，以免多次钻孔。

并发症

- 伤口愈合并发症，如延迟愈合或瘢痕挛缩。
- MTP 关节僵硬。
- 慢性局部疼痛综合征。
- 腓深或腓浅神经分支损伤。
- 畸形愈合。
- 不愈合。
- 转移性跖骨痛。
- 金属内植物刺激。

6 其他技术

单纯跖骨颈骨折可以选择顺行或逆行克氏针固定治疗。如果骨折过于粉碎或靠近远端，或是软组织条件不允许切开复位固定，可以用克氏针作为最终固定恢复 MTP 关节对线（图 7.6-10）。这种技术在维持跖骨长度方面不可靠，而且克氏针固定关节存在关节僵硬的缺点。

理想的克氏针固定是经皮固定。顺行穿针时，从跖骨基底钻入克氏针，针尖弯曲以增加稳定性（详见第 7 章第 5 节）。逆行穿针时，从足底将克氏

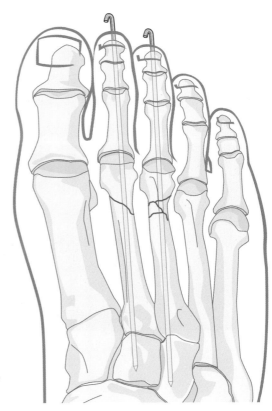

图 7.6-10 克氏针固定技术。可以经皮拧入克氏针。近端可以钻入楔骨或钻透跖骨干，以获得更好的稳定性。

针穿过跖骨头（很少穿过相应足趾基底和 MTP 关节，以避免出现 MT 背侧成角和爪形趾）（图 7.6-11a-b）。可以做小切口辅助复位。通常在术后 6 周骨愈合后，取出克氏针（图 7.6-11c-e）。

7 术后治疗和康复

患足绷带包扎，持续穿着足跟负重鞋或踝关节活动可控靴 6 周。如果术者判断固定强度和骨骼质量允许，患者可以在使其舒适的状态下用足跟负重行走。术后 2 周内建议抬高患足，随后根据术者要求决定是否继续抬高患肢以减轻软组织肿胀。

通常在术后 2 周左右，在伤口愈合满意后，可以开始次趾 MTP 关节活动度练习；如果有克氏针固定 MTP 关节，术后 6 周拔针后再开始练习。

术后 6 周拍 X 线片，如果愈合满意，患者可以开始负重。

内植物取出

除非局部出现刺激症状，否则接骨板可留置原位。克氏针通常在术后 6 周拔除（图 7.6-12）。

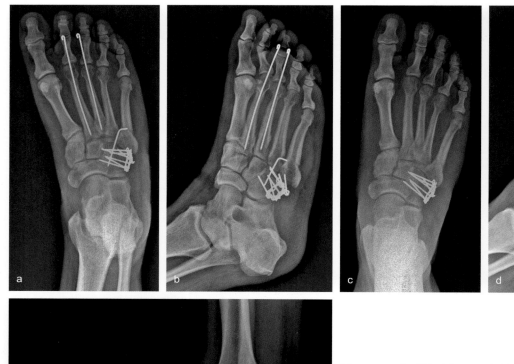
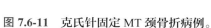

图 7.6-11 克氏针固定 MT 颈骨折病例。

a-b. X 线正位（a）、斜位（b）片显示从足趾下方向跖骨头中心将克氏针钻入跖骨头。MT 复位后将克氏针钻入 MT 骨干。该患者还存在骰骨粉碎性骨折合并第 4 MT 基底脱位。

c-e. X 线正位（c）、斜位（d）、侧位（e）片显示术后 1 年 MT 颈骨折愈合。术后 6 周取出克氏针。

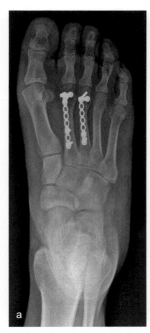
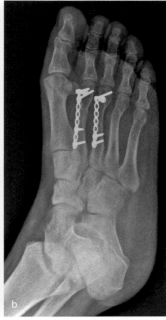
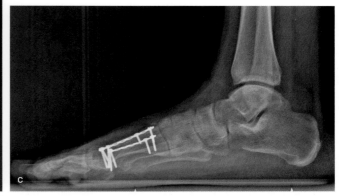

图 7.6-12 术后 1 年复查 X 线片显示 MT 颈骨折愈合，对线可接受。术后 6 周将第 1 MTP 关节克氏针取出。第 1 MTP 关节复位且对合良好。

a. 正位片。

b. 斜位片。

c. 侧位片。

推荐阅读

[1] Clements JR, Schopf R. Advances in forefoot trauma. Clin Podiatr Med Surg. 2013 Jul;30(3):435–444.

[2] Kim HN, Park YJ, Kim GL, et al. Closed antegrade intramedullary pinning for reduction and fixation of metatarsal fractures. J Foot Ankle Surg. 2012 Jul–Aug;51(4):445–449.

[3] Petrisor BA, Ekrol I, Court-Brown C. The epidemiology of metatarsal fractures. Foot Ankle Int. 2006 Mar;27(3):172–174.

[4] Rammelt S, Heineck J, Zwipp H. Metatarsal fractures. Injury. 2004 Sep;35 Suppl 2:Sb77-86.

[5] Sánchez Alepuz E, Vicent Carsi V, Alcantara P, et al. Fractures of the central metatarsal. Foot Ankle Int. 1996 Apr;17(4):200–203.

[6] Shereff MJ. Fractures of the forefoot. Instr Course Lect. 1990;39:133–140.

第 **7** 节 | 多发跖骨干骨折
Multiple metatarsal shaft fractures

Sampat Dumbre Patil, Mandeep S Dhillon, Michael Swords

1 病例摘要

24 岁男性，从摩托车上摔下致伤右足。闭合性损伤，软组织完整，无其他合并伤。就诊于当地医院行 X 线检查，小腿石膏固定。转至我院进一步治疗。

伤后第 2 天再次检查患足并做放射学检查，患足软组织肿胀明显。右足正侧斜位 X 线片显示第 3 和第 4 MT 骨干和第 2 MT 颈骨折（图 7.7-1）。

小腿石膏继续固定 3 天，患肢抬高至心脏水平，准备门诊手术。伤后第 5 天手术治疗（切开复位内固定）。

2 术前计划

手术适应证

多发 MT 骨折明显移位，需要手术固定。对于远端骨干和 MT 颈骨折，计划闭合复位髓内穿针固定。

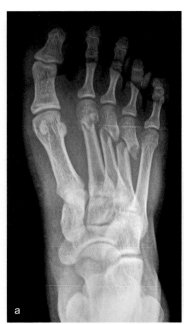
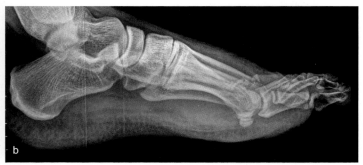

图 7.7-1　右足 X 线显示第 3 和第 4 MT 骨干和第 2 MT 颈骨折。
a. 正位片。
b. 侧位片。

治疗选择

X 线片分析各 MT 髓腔，预计可使用 1.8 mm 或 2 mm 克氏针进行髓内固定。考虑到第 4 MT 骨干复位可以恢复长度，并将有助于第 3 MT 骨干和第 2 MT 颈骨折的复位，本例患者拟首先复位固定第 4 MT（图 7.7-2）。计划单一背侧入路显露第 3 和第 4 MT，另做切口显露第 2 MT。

3　手术室准备

患者体位	仰卧，右臀部（患侧）下方放置沙袋，保持下肢轻微内旋
麻醉选择	腰麻（全身麻醉、周围神经阻滞）
C 臂机位置	置于健侧，术者在患侧进行手术操作
止血带	置于大腿中部 必要时充气

关于麻醉注意事项的图示和概述，请参见第 1 章。

手术器械

· 两个 T 形手柄连接克氏针。

· 1.8 mm 克氏针。

· 钳子和克氏针剪。

4　手术步骤

设计 2 个背侧切口：第 1 个切口用做第 3 和第 4 MT 入点，第 2 个切口做第 2 MT 入点（图 7.7-3）。C 臂机透视定位第 1 个入点，将尖头 1.8 mm 克氏针安装在 T 形手柄上，用来标记入点（图 7.7-4a）。将另一枚斜面钝头 1.8 mm 克氏针安装在 T 形手柄上，并在 2 处弯曲以便后续控制骨折端和复位（图 7.7-4b）。

然后将折弯的克氏针从第 4 MT 基底的入点顺行插入髓腔。纵向牵拉足趾的同时用安装在另一 T 形手柄上的克氏针经皮撬拨跖骨，完成闭合复位。C 臂机透视引导下将折弯的斜头 1.8 mm 克氏针插入远端骨块，旋转克氏针弯头改善复位（图 7.7-4b-e）。

最好先固定最不粉碎的 MT，这将有助于恢复长度（本例是第 4 MT），并能间接恢复其他 MT 长度。

经同一切口，同样方法复位固定第 3 MT。

在第 2 MT 基底另作切口治疗第 2 MT，同样方法完成髓内穿针固定（图 7.7-5）。

C 臂机透视正位、斜位和侧位片检查各跖骨复位（图 7.7-6）。

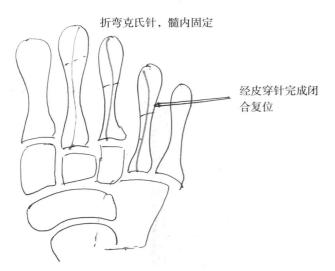

折弯克氏针，髓内固定

经皮穿针完成闭合复位

图 7.7-2　术前计划。

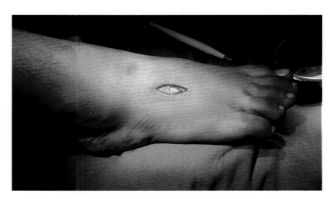

图 7.7-3　背侧切口做第 3 和第 4 MT 骨折入点。

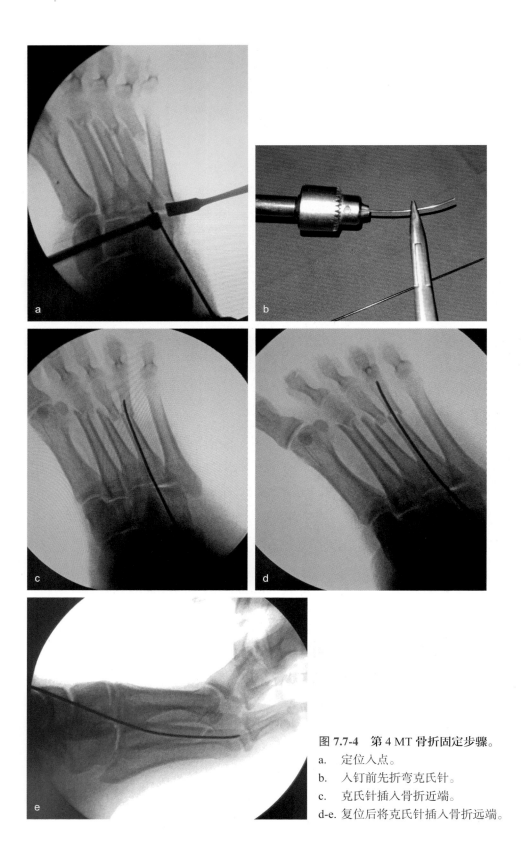

图 7.7-4 第 4 MT 骨折固定步骤。
a.　定位入点。
b.　入钉前先折弯克氏针。
c.　克氏针插入骨折近端。
d-e. 复位后将克氏针插入骨折远端。

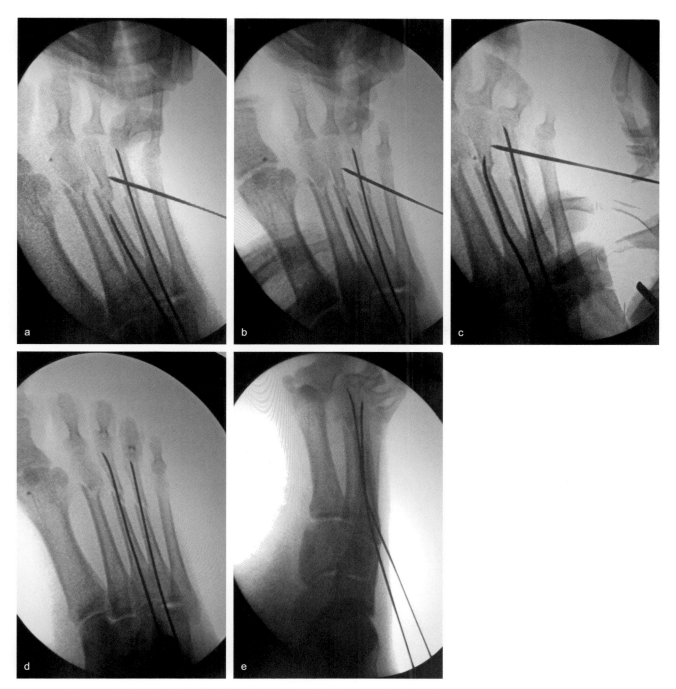

图 7.7-5 第 3 MT 骨折固定步骤。注意使用安装在 T 形手柄（a-b）上的另一枚克氏针经皮撬拨骨折远端。

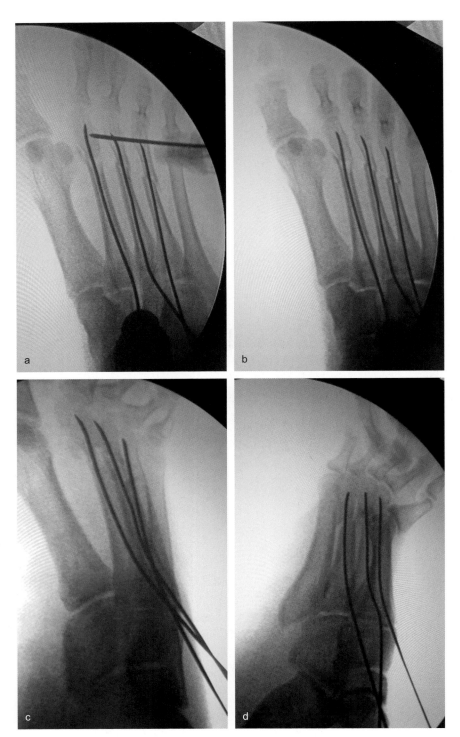

图 7.7-6　第 2 MT 骨折固定步骤。复位骨折后克氏针固定，之后剪断克氏针尾并折弯以免刺激激伸肌腱。

旋转克氏针远端弯曲尖端，有助于闭合复位，还可以在复位不足时进行微调。将克氏针近端弯曲后剪断与骨面齐平（图 7.7-7）。注意避免刺激伸肌腱。

止血后闭合伤口。小腿石膏托固定，或者使用踝关节活动可控行走靴。

术后 X 线再次确认复位和对线良好。从第 1~第 5 MT 正常长度关系恢复（图 7.7-8）。

5　陷阱和并发症

常见陷阱

跖骨髓腔较小，可能无法插入克氏针。术前要评估髓腔，预先准备可替代固定方法。

并发症

· 克氏针近端针尾或接骨板刺激伸肌腱。

· 骨折粉碎时 MT 长度短缩。

· 入点切口处皮神经损伤。

6　其他技术

大多数单根 MT 骨折不需要手术治疗。手术适用于矢状面成角超过 10° 或移位超过 3 mm 的病例。对于这些情况，非手术治疗可能会造成 MT 头高度不一从而引起跖骨痛。

对于本例患者，从 MT 基底向 MT 头将克氏针顺行插入髓腔。

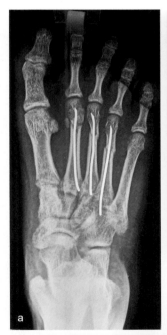
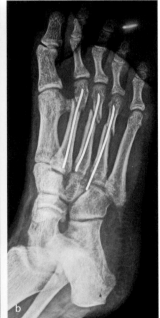
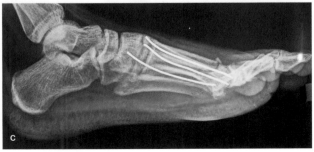

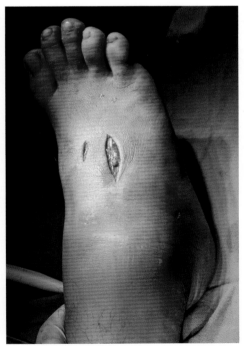

图 7.7-7　背侧切口显示克氏针尾剪平后。

图 7.7-8　右足固定术后 X 线。
a. 正位片。
b. 斜位片。
c. 侧位片。

克氏针髓内固定也可以逆行穿针。背伸 MTP 关节，从 MT 头跖侧入针。克氏针经骨折端插入基底，C 臂机检查复位。

接骨板固定

跖骨干骨折也可以切开复位用接骨板内固定来治疗。根据骨折形态，可以通过一个背部切口或多个切口显露第 2~ 第 4 MT 干骨折（图 7.7-9a-c）。复位骨折后，使用微型接骨板和螺钉（低切迹）固定以免刺激伸肌腱（图 7.7-9d-f）。复查 X 线显示骨折愈合良好，足部恢复正常（图 7.7-9g-i）。

7 术后治疗和康复

术后选择某种短腿夹板［3 面（"AO"）夹板，熟石膏］固定 4 周，3 周拆线。术后 6 周穿踝关节活动可控靴开始部分负重。每个月做 X 线检查骨愈合情况。本例患者术后 3.5 个月骨折愈合（图 7.7-10），恢复日常生活和体育活动。

内植物取出

不常规取出内植物。如果克氏针近端退出，刺激皮肤或伸肌腱，则应取出克氏针。如果接骨板刺激伸肌腱，也应取出。

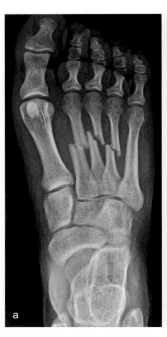
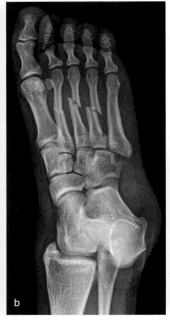
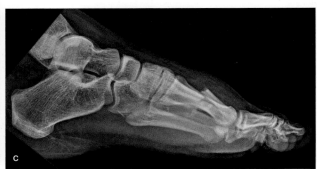

图 7.7-9 另一例患者使用接骨板固定。
a-c. 正位（a）、斜位（b）、侧位（c）X 线片显示第 2~ 第 4 MT 干骨折。

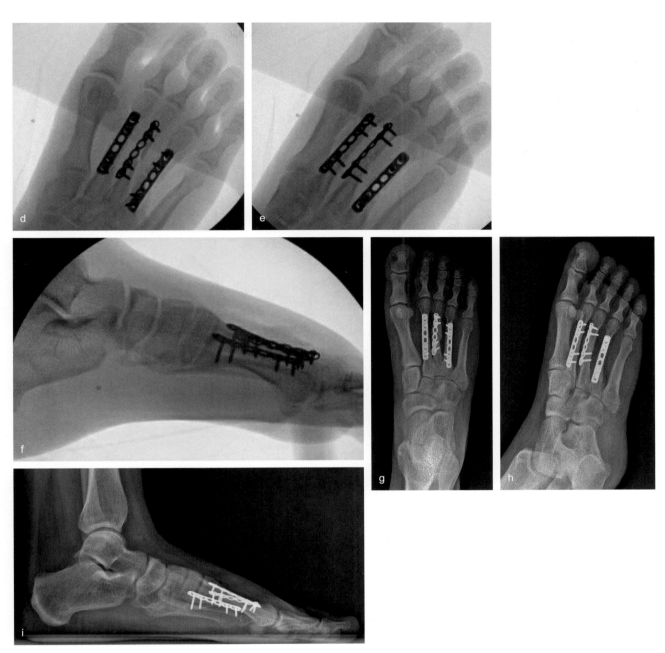

图 7.7-9（续） 另一例患者使用接骨板固定。
d-f. 骨折复位后使用小接骨板螺钉固定骨折。
g-i. 随访 X 线显示足部恢复正常，愈合良好。

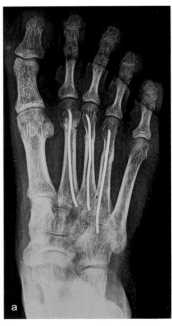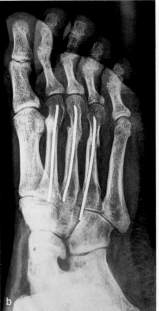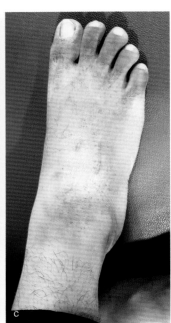

图 7.7-10 术后 3.5 个月随访 X 线显示骨愈合。

推荐阅读

[1] Baumfeld D, Macedo BD, Nery C, et al. Anterograde percutaneous treatment of lesser metatarsal fractures: technical description and clinical results. Rev Bras Orthop. 2012;47(6):760–764.

[2] Court-Brown CM, Caesar B. Epidemiology of adult fractures: a review. Injury. 2006 Aug;37(8):691–697.

[3] Petrisor BA, Ekrol I, Court-Brown C. The epidemiology of metatarsal fractures. Foot Ankle Int. 2006 Mar;27(3):172–174.

[4] Rammelt S, Heineck J, Zwipp H. Metatarsal fractures. Injury. 2004 Sep;35 Suppl 2:Sb77–86.

[5] Sánchez Alepuz E, Vicent Carsi V, Alcántara P, et al. Fractures of the central metatarsal. Foot Ankle Int. 1996 Apr;17(4):200–203.

第 **8** 节 | 中间列跖骨近端基底骨折累及关节面

Proximal central metatarsal base fracture with joint involvement

———— Arun Aneja, Steven J Lawrence

1 病例摘要

17 岁女性，高能量机动车祸致伤，系着安全带。汽车撞中电线杆。患者被转送到创伤中心。存在多处骨科损伤如下：多处足部骨折、同侧前臂、胫骨和踝关节骨折及对侧股骨骨折。所有损伤均为闭合伤。长骨损伤被紧急固定。

左足损伤为第 1~ 第 3 MT 基底粉碎性骨折（图 7.8-1），早期复位后夹板固定。由于软组织肿胀，手术固定需要推迟。

2 术前计划

中足解剖结构复杂。中间列 MT 基底单处损伤并不常见，多见于背部直接挤压损伤。多发 MT 基底骨折多见于间接创伤。MT 基底关节内骨折常伴有软骨和韧带损伤，导致复杂的 Lisfranc 骨折脱位。损伤三联征（韧带、软骨和骨）的治疗具有挑战。

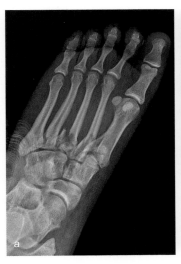
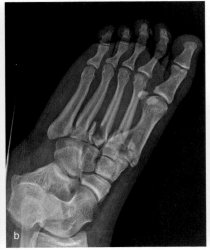
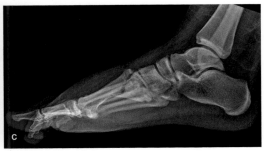

图 7.8-1 术前足部 X 线片。
a. 第 1~ 第 3 MT 基底骨折（正位片）。
b. 第 3 MT 关节内受累（斜位片）。
c. Lisfranc 复合体背侧台阶（侧位片）。

手术适应证

- 开放性骨折。
- 移位明显的 MT 基底关节内骨折。
- 引起中足不稳定的骨折。

术前讨论

进一步完善影像学检查（如 CT 扫描或 MRI）有助于明确特定的损伤特征。CT 扫描能发现骨折移位、粉碎情况和细微的关节不匹配，以及楔骨跖侧微小的撕脱骨折（图 7.8-2）。Lisfranc 韧带完整性和软骨损伤最好用 MRI 观察。C 臂机应力下检查或负重位 X 线片有助于确定韧带是否断裂。

骨折和关节损伤必须要制订术前计划（图 7.8-3）。当骨折粉碎范围巨大或合并邻近关节不稳定时，使用背侧桥接接骨板跨损伤固定骨折和关节是一种可行的治疗选择。此外，这种技术使用单个内植物，对软组织剥离有限，保护了骨折端血供。如果没有 Lisfranc 损伤，可以从第 1 MT 基底骨折开始依次向外进行操作。对于简单骨折，争取解剖复位和一期愈合。对于粉碎骨折，采取桥接接骨板固定达到相对稳定。

3 手术室准备

患者体位	仰卧，患侧臀部下方垫高，使髌骨朝上
麻醉选择	• 一般首选全身麻醉 • 如果合并其他损伤或内科疾病，可以考虑其他麻醉
C 臂机位置	置于手术台的患肢对侧
止血带	使用大腿止血带
技巧	膝关节屈曲，下方垫以胫骨三脚架或泡沫楔块上，以便 C 臂机透视足侧位。也有助于足正位片透视

关于麻醉注意事项的图示和概述，请参见第 1 章。

手术器械

- 克氏针。
- 微型接骨螺钉，低切迹小接骨板和螺钉。
- 牙科钩。
- 点式复位（Weber）钳。
- 小型牵开器——恢复长度所必需的器械。

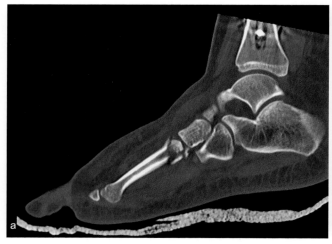
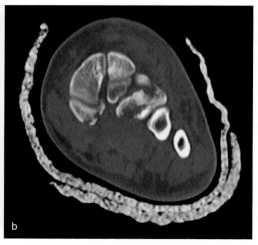

图 7.8-2 术前 CT 扫描。
a. 第 3 MT 矢状面断层片显示骨折粉碎，累及基底关节面。
b. 第 3 MT 基底粉碎骨折冠状面断层片。

4 手术步骤

该患者第 1~ 第 3 MT 均有损伤。重点是第 3 MT 损伤的固定。

手术入路

手术切口位于第 1 和第 2 TMT 关节中央。可以 C 臂机透视确认标记切口位置（图 7.8-4）。抬高患肢，驱血上止血带充气。

切开皮肤，掀起全层皮瓣，仔细剥离至 EHL 层面。切开 EHL 腱鞘背侧并向内侧牵拉。找到神经血管束，术中全程加以保护。游离神经血管束，根据所处理 MT 关节向内或向外牵开神经血管。然后切开腱鞘底侧做骨膜下剥离，向内剥离至第 1 TMT 关节内侧缘，向外剥离至第 3 TMT 关节的外侧缘，同时注意保护神经血管束。

第 1 跖骨骨折脱位固定

骨折暴露后，先临时复位第 1 MT 基底骨折 – 脱位。相对于内侧楔骨，第 1 MT 干通常外旋。牵引恢复 MT 干长度，内旋复位骨折 – 脱位。在预计固定背侧接骨板旁，使用点式复位（Weber）钳和克氏针临时固定把持复位避开背侧接骨板放置部位。使用 2.7 mm 微型接骨板作为桥接接骨板跨骨折和第 1 TMT 关节固定（图 7.8-5a）。适当塑形接骨板以防骨折跖侧出现间隙。远近端拧入长度适合的螺钉，使接骨板和骨面之间形成摩擦界面。在第 1 TMT 关节复位后，其余中足关节的复位将变得更容易。

第 2 跖骨固定

接着处理第 2 MT 基底关节外骨折。在本病例中，包括一个短的干骺端骨块和一条简单的横向骨折线，因此选择直视下解剖复位坚强固定。

复位骨折，在最终接骨板固定位置以外使用克氏针临时固定。然后将 1 枚 2.4 mm 微型接骨板塑形后加压固定，以期获得简单骨折一期愈合（图 7.8-5b）。术中 C 臂机透视以确保中间楔骨的内侧缘与第 2 MT 的内侧对齐。

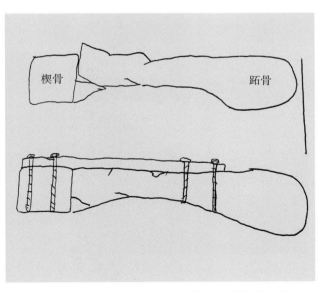

图 7.8-3 术前计划第 2 和第 3 MT 骨折桥接接骨板技术固定。接骨板桥接固定骨折和跖跗关节。

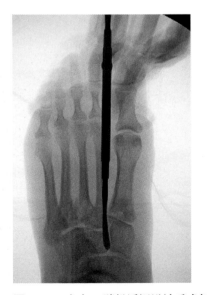

图 7.8-4 术中 C 臂机透视设计手术切口位置。

第 3 跖骨固定

最后暴露出第 3 TMT 关节和第 3 MT 基底骨折端。由于该患者骨折相当粉碎且累及关节内，所以使用背侧桥接接骨板技术以获得骨折相对稳定。由于第 4、第 5 TMT 关节未受累，在第 1 和第 2 TMT 关节与 MT 基底复位的同时，跖骨间韧带能起到间接复位的作用。复位第 3 TMT 关节，在远离背侧接骨板设计固定位置处使用克氏针临时固定。在背侧以桥接方式固定一枚大小适当的微型接骨板（图 7.8-3 和图 7.8-5c-d）。在骨折粉碎区的近远端至少需要两枚螺钉双皮质螺钉固定。C 臂机透视足斜位显示第 4 MT 内侧缘应与骰骨内侧缘对齐。

术毕 C 臂机透视足正位、侧位和斜位片，仔细检查以确保骨折复位、关节对齐和内植物位置良好（图 7.8-5c-e）。

固定完成后，建议做直视下应力检查和应力相拍片，以排除隐性楔骨间不稳定或第 4、第 5 TMT 关节不稳定。最终的固定结构如图 7.8-6 所示。

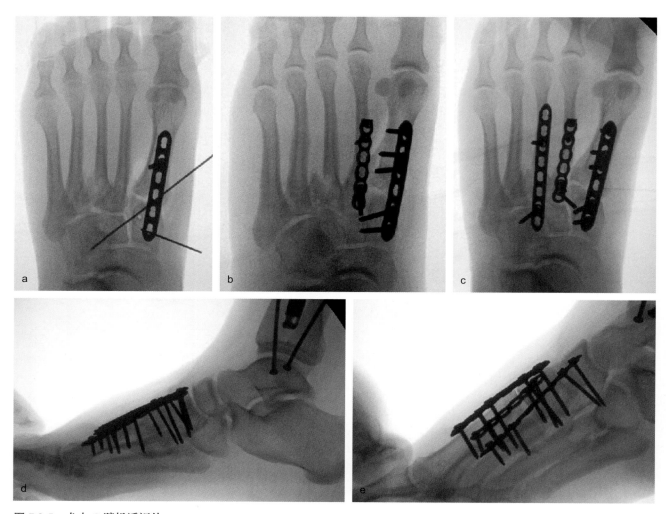

图 7.8-5　术中 C 臂机透视片。

a. 第 1 MT 骨折克氏针临时固定，然后接骨板桥接固定第 1 MT 与 TMT 关节（正位片）。

b. 之后接骨板桥接固定第 2 MT（正位片）。

c. 第 3 MT 与 TMT 关节桥接接骨板固定（正位片）。

d. 第 1～第 3 MT 基底接骨板桥接固定后的最终结构（侧位片）。

e. 螺钉和接骨板结构显示出各 MT 基底的轮廓，背侧接骨板螺钉固定（斜位片）。

5 陷阱和并发症

常见陷阱

大多数 MT 基底骨折具有良好的愈合能力，不愈合少见。不过 MT 基底关节内骨折本身就会伴有软骨损伤。所以创伤后 TMT 关节炎并不少见。幸运的是，与第 1、第 4 和第 5 TMT 关节活动度相比，第 2 和第 3 TMT 关节在矢状面上的活动度有限。关节稳定性、骨骼长度、对线和旋转是维持正常的中足功能所必需的。在多个 MT 基底骨折时，必须排除 Lisfranc 骨折脱位。

在骨折粉碎严重合并骨缺损时，可能需要植骨以防止不愈合。严重粉碎时，可以采取桥接接骨板技术。间接复位能使骨膜剥离最小化，恢复长度、对线和旋转。中足手术可能会造成软组织损伤，尤其是足背动脉和相邻的腓深神经。它们就位于第 2 MT 基底外侧缘的背侧，必须小心保护。此外，在固定中间列 MT 基底时腓浅神经也有可能出现医源性损伤。

一期切开复位内固定后，如果由于关节炎或关节持续不稳定引起持续疼痛的话，可通过 TMT 关节融合进行处理。

并发症

- 畸形愈合或不愈合。
- 创伤后 TMT 关节炎。
- 神经血管损伤。
- 跖趾关节僵硬。
- 伤口愈合延迟。
- 伤口感染。

6 其他技术

根据骨折累及 MT 数量，分别选择单、双或 3 个严格平行的中足背侧切口。保持适当的皮桥宽度是防止皮肤坏死所必需的。

由于克氏针的稳定性不足，所以不建议使用克氏针作为骨折和关节的最终固定。使用微型外固定架有助于某些特殊病例的临时固定，特别是合并明显骨丢失和 / 或感染的严重开放性损伤。

对于严重骨质疏松患者，可以使用锁定接骨板。某些特定病例可以使用跨越 2 个或 3 个关节的特制背侧 Lisfranc 关节接骨板。

缝线扣已被用于固定中足韧带断裂；但对于高能量粉碎骨折，适应证有限。

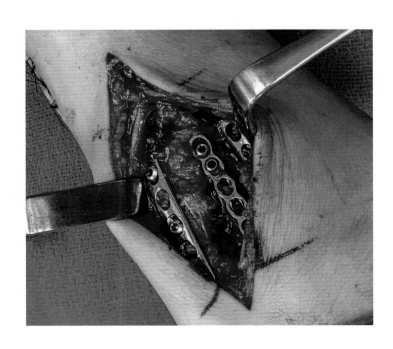

图 7.8-6　术中照片显示手术切口和背侧内植物。

7 术后治疗和康复

术后患足制动、抬高患肢，以利软组织从急性损伤和手术中恢复愈合。通常在术后 10~14 天内，当皮肤切口愈合良好时拆线。

通常患者可以穿着可拆卸靴，以便在保持非负重的同时，能够进行踝关节、后足和前足活动度的主动锻炼。按摩愈合的切口有助于皮肤脱敏和保持皮肤弹性。

术后复查 X 线片评估骨愈合和中足结构维持情况（图 7.8-7）。通常在伤后 6~8 周 X 线片证实骨愈合之前，不允许负重。术后 3 个月时基本可以恢复完全负重。

内植物取出

内植物通常留置体内，但如果出现内植物相关疼痛，可以在术后 3 个月取出。

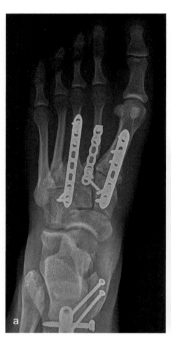
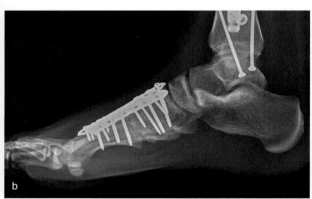

图 7.8-7　术后 2 个月 X 线片。
a. 骨愈合，对线良好（正位片）。
b. 对线良好（侧位片）。

推荐阅读

[1] Kestner CJ. Open reduction and fixation of unstable Lisfranc injuries using dorsal plates. Techniques in Foot & Ankle Surgery. 2015;14(4):181–187.

[2] Seybold JD, Coetzee JC. Lisfranc injuries: when to observe, fix, or fuse. Clin Sports Med. 2015 Oct;34(4):705–723.

[3] Welck MJ, Zinchenko R, Rudge B. Lisfranc injuries. Injury. 2015 Apr;46(4):536–541.

第 9 节　第 5 跖骨基底骨折（1 区）

Fifth metatarsal base fracture (zone 1)

Vinod Kumar Panchbhavi

1 病例摘要

60 岁男性，遛狗时被裸露的树根绊倒扭伤。即感疼痛和肿胀，采取穿着硬底鞋等非手术治疗后，肿痛有所缓解。但伤后 6 周仍然疼痛。疼痛限制了行走和日常活动的能力。疼痛局限于骨折处。足背脉搏和轻触感觉完好。患者没有其他健康问题。

初期 X 线片显示第 5 MT 基底 1 区（AO/OTA 87.5.1.A）移位骨折，结节骨块较大、移位轻微（图 7.9-1）。伤后 6 周 X 线片显示骨折端移位增加，无桥接骨痂（图 7.9-2）。

2 术前计划

关节内移位骨折，局部有症状且影响日常活动，有手术指征。对于运动员等需要尽快回归运动的患者，也可以考虑手术治疗（图 7.9-3）。

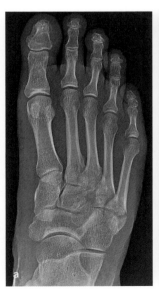
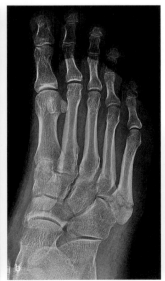
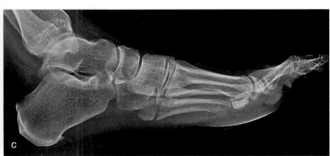

图 7.9-1　X 线片显示第 5 MT 基底结节骨折、移位轻微。
a. 正位片。
b. 斜位片。
c. 侧位片。

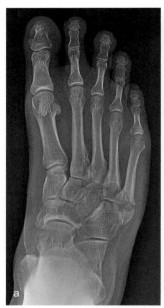
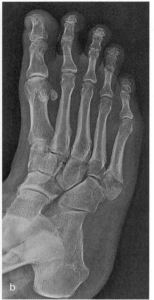
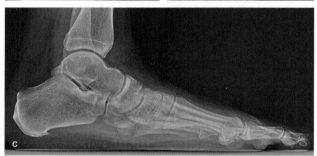

图 7.9-2　随访复查 X 线片显示骨折端移位增加,没有明显的骨连接。

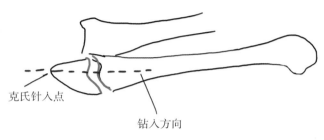

克氏针入点

钻入方向

a

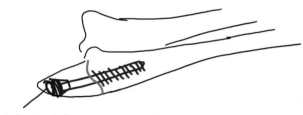

选择螺钉长度使其螺纹位于骨折线远端

b

图 7.9-3　术前计划草图:克氏针起点和理想的螺钉方向。

3　手术室准备

患者体位	· 仰卧,患侧臀下垫高,内旋患肢。这样允许无障碍轴向进入第 5 MT 基底,也允许 C 臂机透视足斜位片 · 胸部和肩关节下方衬垫
麻醉选择	· 区域麻醉,踝或腘窝阻滞 · 某些病例可以考虑全身麻醉
C 臂机位置	· 需要 C 臂机或微型 C 臂机 · 垂直于手术台,放置在对侧
止血带	· 一般不需要 · 可预备,不充气

关于麻醉注意事项的图示和概述,请参见第 1 章。

手术器械

常用器械:

· 15 号手术刀片,细尖止血钳。

· 骨膜起子。

· 刮匙。

· 点状复位(Weber)钳。

· 螺钉(通常为 3.5~5.0 mm)。

· 导针。

张力带固定器械:

· 18 号不锈钢丝。

· 1.6 mm 克氏针。

· 钢丝拉张器。

· 钳子和钢丝剪。

4 手术步骤

仔细触摸第 5 MT 基底和腓骨尖，用无菌标记笔画出骨性标志。标记皮肤切口。使用不透射线的标记物，用 C 臂机确定骨折位置。沿着足外侧缘，在足底和足背皮肤的交界区，在第 5 MT 结节和骨折表面做切口。

切开皮肤，逐层剥离，避免伤及腓肠神经及其终末分支。分离腓骨短肌腱和跖筋膜外侧束之间的间隔，暴露第 5 MT 近端。向远端继续剥离暴露骨折端。清除骨折端嵌入的组织。用点式复位（Weber）钳的一端钳夹结节撕脱骨块的尖端，另一端钳夹第 5 MT 干，利用 MT 骨干跖侧面的弧度以免滑动。可能需要用钻头钻孔或开槽，以便复位钳能把持住远端骨块。

然后，在直视和 C 臂机引导下复位骨折，并用复位钳固定。在 C 臂机透视下用空心螺钉导针定位结节骨块的最近端（图 7.9-4a），之后将导针经骨折端钻入远折端（图 7.9-4b）。正位、斜位和侧位多平面 X 线透视导针位置，确认导针尽可能垂直骨折面并位于骨内（图 7.9-4c）。如果位置不佳，撤出导针再次钻入，直至 C 臂机透视确认位置满意。

确定螺钉合适的直径和长度。螺钉直径应该足以提供稳定和可靠的固定，且不会劈裂结节骨块。半螺纹螺钉的长度应保证螺钉的螺纹部分位于骨折端以远。当螺钉方向指向髓内时，螺纹部分应该能把持在髓腔内；当指向内侧壁时，螺纹部分应该能把持在内侧皮层（图 7.9-4d）。可以把螺钉置于皮肤上，与 5MT 对齐，用 C 臂机透视来确定直径和长度。或者用测深尺判断所需螺钉长度。如果使用自钻自攻螺钉，无需在远端骨块钻孔。要使用适当尺寸的钻头。

之后，一只手继续握住点式复位（Weber）钳，维持骨折复位，另一只手轻轻拧入螺钉。这样做是为了控制并尽量减小施加在骨折块上的扭矩。C 臂机透视引导下拧入螺钉，确保位置适当，近端不过度突出。螺钉复位和加压骨折满意后，再次 C 臂机透视检查正位、斜位和侧位片（图 7.9-4e-f）。

闭合伤口，无菌敷料包扎，敷上一层衬垫良好的石膏后托，保持足和踝关节中立位。

5 陷阱和并发症

常见陷阱

确定陈旧骨折部位

对于陈旧骨折，在手术剥离到骨面时，骨折端位置可能并不明显。此时可以用 15 号手术刀片来判断。刀尖可以从骨质均一处沿着跖骨纵向移动，直到触及松软处。此处即为骨折部位。手术刀可以有效切除骨折端嵌入的质地较硬的纤维组织，而不会去除骨质。使用刮匙清理中间的瘢痕组织会去除骨松质，使骨折端产生间隙，接触面变小，应避免使用。

放置复位钳

用复位钳固定骨折块通常都有难度。松开复位钳后，应细心钳夹，将一个尖齿放在近端骨块的顶点，注意避开螺钉入点，并且不要影响复位钳的抓力。夹钳的另一个尖齿也有可能无法很好地把持住 MT 干，此时可以在远端骨块皮质上开一个小凹或钻孔，这样复位钳的尖齿就可以获得牢牢的把持。应注意骨折端的跖侧面，以免出现间隙。必要时可以向近端手法加压跖屈以复位骨折，再用复位钳进一步复位和稳定骨折。

钻入导针

导针置入至关重要。从近端骨块的最近点钻入导针能使螺钉在近折端保持最长的固定长度和最好的把持力。在钻入导针前，C 臂机透视多个平面检查导针入点和轨迹，避免反复钻入，获得最佳位置。

选择螺钉过粗可能造成骨块劈裂。一旦发生这

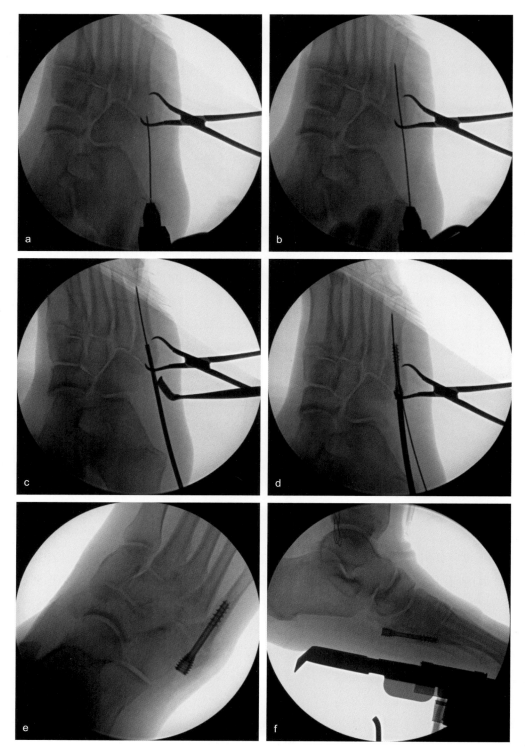

图 7.9-4 术中图像。

a-b. 点式复位钳维持骨折复位，导针从结节尖端钻入，向远端插入髓腔。

c-d. 钻头钻入近端骨块，将螺钉置于皮肤表面以判断直径和长度。

e-f. 螺钉的最终位置。

种情况，使用克氏针张力带技术固定。

如果使用张力带或钩板固定，两者通常都会突出于皮下，可能造成局部不适，后期可能需要手术取出内植物。

并发症
固定失败

内固定应足够牢固以抵消近端骨块所受的移位力，特别是腓骨短肌止点的拉力。如果螺钉过细或在骨块把持力不佳，螺钉可能会脱出，造成骨折块移位。如果发生这种情况，可以使用克氏针张力带技术或钩板重新固定。

腓肠神经损伤

腓肠神经及其分支在手术范围内，容易受损。损伤会导致麻木、神经瘤形成和过敏等问题，重者可能造成功能障碍。在皮肤和皮下筋膜深层剥离时仔细解剖有助于避免这些损伤。

6　其他技术

如果近端骨块较小，可以使用直径更小的螺钉，但可能无法提供足够坚固的固定。在骨质疏松或骨折粉碎时，使用螺钉也有可能无法获得良好的把持力和固定。此时要考虑其他固定方法。

克氏针张力带钢丝内固定技术

垂直骨折平面将两枚克氏针平行钻过骨折端。克氏针远端可以钻入髓腔或远端骨块内侧皮质，以获得更好的固定。

在远端骨块上钻孔，将 1 根钢丝穿过钻孔，以 8 字结构从两枚克氏针近端下方绕过，然后绕回起点，扭转后用钢丝拉张器张紧。近端弯曲、切断、包埋锐利末端（图 7.9-5）。

钩板

钩板可以通过在近端骨块上施加指向远端的力来固定；接骨板远端用 2 枚或多枚螺钉固定。

缝线固定

如果骨折块太小无法内固定，可将其切除，然后用缝合锚将腓骨短肌腱固定在远端骨块的松质骨床上。

切除

如果近端骨块较小或粉碎，可将其切除，然后修复腓骨短肌和跖筋膜。

7　术后治疗和康复

鼓励进行足趾与膝关节练习。

术后 7~10 天，拆除夹板，检查伤口。

穿着行走靴或可拆卸管型，允许进行轻柔、间断性活动练习和在可耐受范围内负重。

术后 6 周，复查负重位 X 线片判断骨愈合和内植物完整性。如果骨折端愈合表现令人满意，没有固定失败或骨折端移位等并发症，可以停止使用靴子或管型固定。改穿硬底鞋 6 周。

术后 3 个月时，如果疼痛和压痛消失，X 线片显示骨折愈合，允许逐渐恢复正常活动、穿着普通鞋子。

如果仍有持续疼痛，需要继续保护，可以穿摇椅底鞋子配碳纤维鞋垫，直到所有症状消失（图 7.9-6）。

内植物取出

如果内植物处存在持续疼痛或不适，可将其取出。可以在术后 9~12 个月 X 线片显示骨愈合后取出（图 7.9-7）。

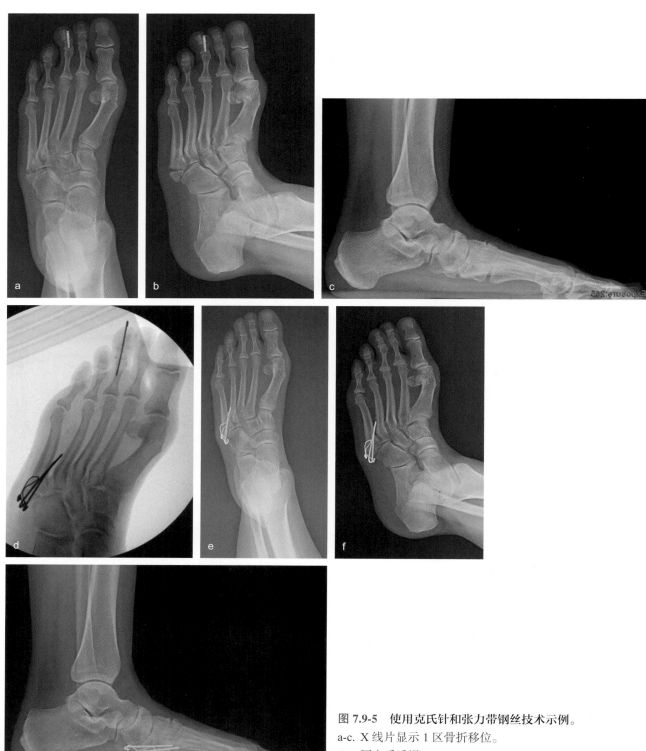

图 7.9-5 使用克氏针和张力带钢丝技术示例。

a-c. X 线片显示 1 区骨折移位。

d.　固定后透视。

e-g. 术后 X 线片显示愈合。

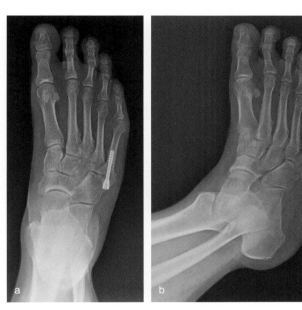

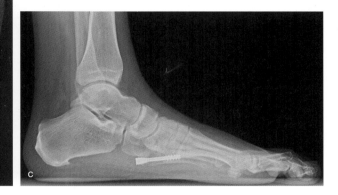

图 7.9-6　X 线片显示骨折愈合。

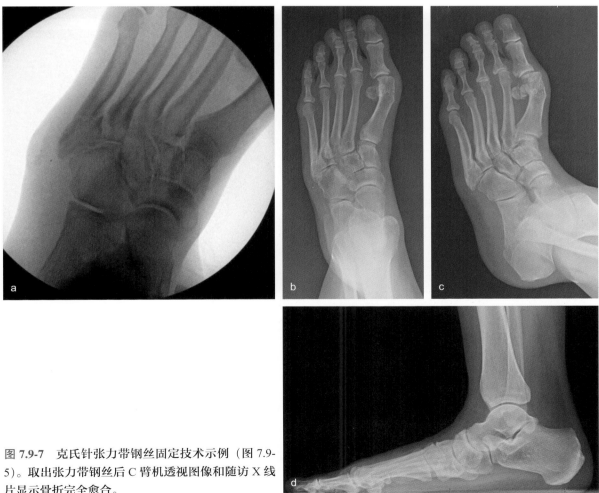

图 7.9-7　克氏针张力带钢丝固定技术示例（图 7.9-5）。取出张力带钢丝后 C 臂机透视图像和随访 X 线片显示骨折完全愈合。

推荐阅读

[1] Den Hartog BD. Fracture of the proximal fifth metatarsal. JAAOS. 2009;17(7):458–464.

[2] Heineck J, Wolz M, Haupt C, et al. Fifth metatarsal avulsion fracture: a rational basis for postoperative treatment. Arch Orthop Trauma Surg. 2009 Aug;129(8):1089–1092.

[3] Lee SK, Park JS, Choy WS. LCP distal ulna hook plate as alternative fixation for fifth metatarsal base fracture. Eur J Orthop Surg Traumatol. 2013 Aug;23(6):705–713.

[4] Morris PM, Francois AG, Marcus RE, et al. The effect of peroneus brevis tendon anatomy on the stability of fractures at the fifth metatarsal base. Foot Ankle Int. 2015 May;36(5):579–584.

[5] Polzer H, Polzer S, Mutschler W, et al. Acute fractures to the proximal fifth metatarsal bone: development of classification and treatment recommendations based on the current evidence. Injury. 2012 Oct;43(10):1626–1632.

第10节 | 第5跖骨基底骨折（2区）

Fifth metatarsal base fracture (zone 2)

Andrew K Sands, Selene G Parekh, Joseph Tracey, Christopher E Gross

1 病例摘要

22 岁男性，玩滑板时撞上车轮，扭伤左足。主因足外侧缘疼痛就诊于急诊。足部肿胀、瘀斑。X 线片显示第 5 MT（MT）骨折（图 7.10-1）（AO/OTA 87.5.1.A）。

该骨折位于骨干基底和干骺端远端的血供分水岭区（骨皮质区）。使用三面（AO）夹板固定后回家，并嘱患者保持患肢抬高。

患者随后在骨科门诊就诊，讨论治疗方案后，患者选择手术治疗。

2 术前计划

虽然这种骨折在固定和不负重等非手术方法的治疗下有可能会愈合，但骨折位于血液供应较少的区域，会延缓愈合并有可能出现不愈合。此外，对于年轻的运动员患者，内固定能增加愈合率、促进恢复运动。

对于这种损伤，螺钉固定微创接骨术（minimally invasive osteosynthesis，MIO）是一个很好的选择；因为它既不破坏骨折端，也不损伤软组织；而软组织损伤可能会进一步损伤 MT 血供。

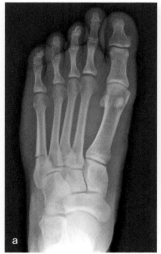
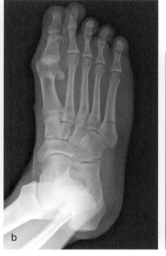
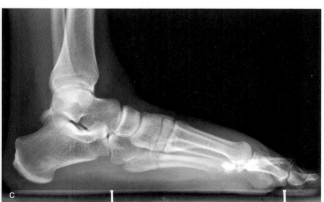

图 7.10-1 X 线片显示第 5 MT 近端骨折（2 区）。
a. 正位片。
b. 斜位片。
c. 侧位片。

3 手术室准备

患者体位	· 侧卧于可透 X 线手术台 · 患肢在上，并可自由地从手术台移到 C 臂机 · 可以在内踝下放置 1 块毛巾，使足远离手术台
麻醉选择	· 全身麻醉辅以区域阻滞麻醉
C 臂机位置	· 放置在患者后侧 · 翻转 C 臂机，使影像增强器位于下方
止血带	· 可预备，必要时充气

关于麻醉注意事项的图示和概述，请参见第 1 章。

手术器械

· 长钻头（直径 4.0 mm 和 2.5 mm）。
· T 型手柄卡盘和电钻。
· 髓内（IM）丝攻。
· IM 螺钉。

4 手术步骤

手术入路沿第 5 MT 基底纵向切开，向跟骨侧延长（图 7.10-2）。使用 15 号刀片切开筋膜，钝性分离直至显露第 5 MT 基底。笔者使用"高 + 内"入路（图 7.10-3），借助 C 臂机定位第 5 MT 纵轴。

可以选择空心螺钉或实心螺钉，但 4.0 mm 实心骨皮质螺钉坚固、便宜，与第 5 MT 髓内贴合毫无困难。

首先使用 4.0 mm 钻头在第 5 MT 近端基底钻孔，向远端钻至刚刚穿过骨折线为止（图 7.10-4）。

之后插入 2.5 mm 长钻头，并沿第 5 MT 轴线向远侧钻入，之后 C 臂机透视正位、斜位、侧位片。透视可以通过旋转微型 C 臂机完成，或者抬高膝关节远离手术台，将足在成像器上旋转完成。

在向远端推进 2.5 mm 钻头可以将钻头卡在 T 型手柄手动完成。由于髓内阻力很小，术者会从第 5 MT 远端获得极好的触觉反馈（图 7.10-5）。如果远端骨干被穿透，也不会对 MIO 螺钉固定的结果产生负面影响。

然后轻轻插入测深尺，确定合适的螺钉长度（图 7.10-6）。

C 臂机透视引导下小心拧入螺钉，直到钉头接触骨皮质。可以继续轻轻拧紧以加压骨折端（图 7.10-7）。

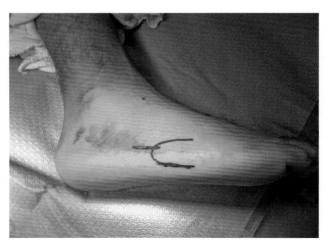

图 7.10-2 切口设计。触摸第 5 MT 近端，标记背内侧起点（切口长约 1.5 cm）。

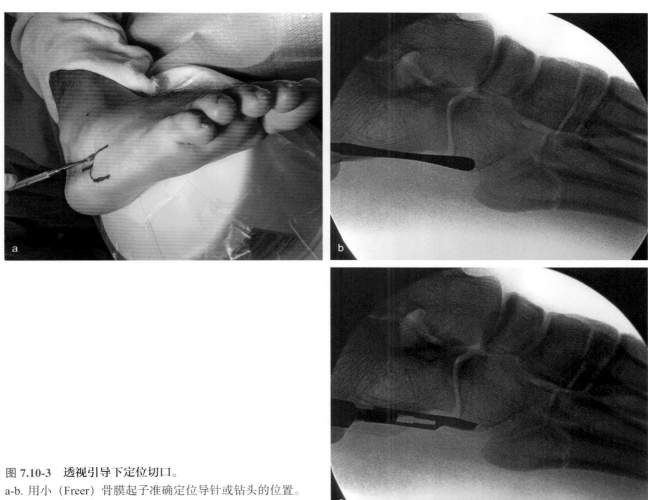

图 7.10-3 透视引导下定位切口。

a-b. 用小（Freer）骨膜起子准确定位导针或钻头的位置。

c.　使用 15 号刀片做"高 + 内"入路。

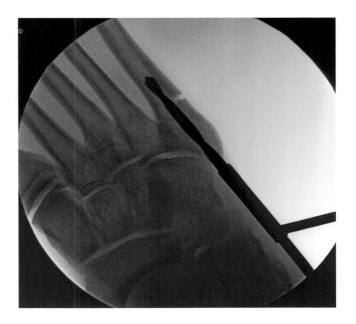

图 7.10-4 C 臂机引导下用 4.0 mm 钻头钻孔。

由于不需要暴露骨折端，采用该技术时通常不用同时植骨。骨干内钻孔被认为能够刺激骨内膜，而且在钻头通过骨折端时也能起到植骨作用。

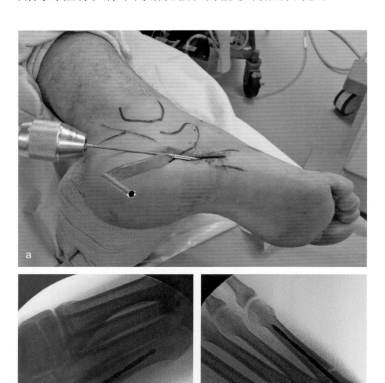

图 7.10-5　向远端钻孔（2.5 mm）。

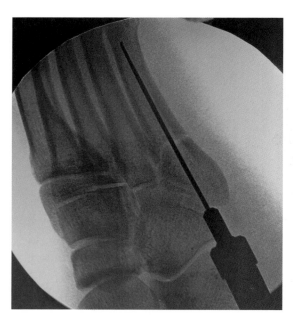

图 7.10-6　用测深尺测量螺钉长度。

5 常见错误和并发症

或更高的再骨折率。

常见错误

- 螺钉过长会使骨折端分离，在拧入螺钉时应小心以免发生骨折端间隙残留。
- 螺钉过长还会穿透远端内侧皮质。
- 在复位和固定过程中，必须考虑恢复生理长度和旋转，以免这些错误造成延迟愈合、不愈合

并发症

- 固定失效。
- 不愈合。
- 感染。
- 负重力线不良相关畸形。
- 腓肠神经损伤。

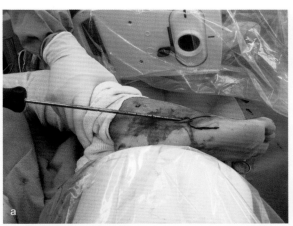
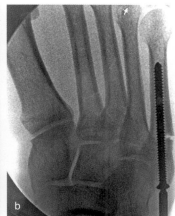
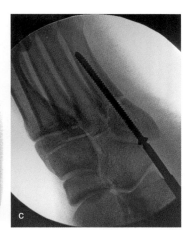
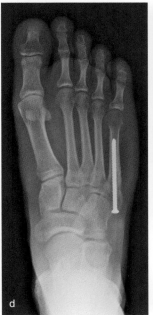
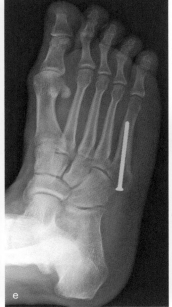
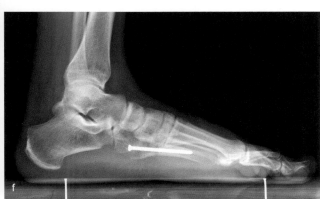

图 7.10-7　透视引导下拧入实心螺钉。

6 其他技术

外侧接骨板固定

外侧接骨板可用于治疗 2 区急性骨折或不愈合，建议在骨量不足和粉碎严重时使用接骨板固定。

病例示例：21 岁男性篮球运动员，在 Jones 骨折（2 区）IM 固定术后仍有疼痛。正侧位 X 线片显示骨折不愈合（图 7.10-8a-c）。

C 臂机透视定位骨折端，在骨折端表面做长约 4 cm 切口，切口可向后方延长以便取出内植物。仔细解剖并保护腓肠神经，否则与腓肠神经相关的并发症是第 5 MT 近端骨折接骨板固定的大问题。显露小趾展肌并将其拉开。然后活动骨折端并进行复位，此时需要特别注意维持或恢复长度和旋转。

在 IM 固定翻修时，必须首先取出螺钉，然后矫正植入物缺损。将移植骨打压入缺损处，在复位不愈合部位，并在其周围植骨（图 7.10-8d-e）。复位钳进一步加压骨折端后，在第 5 MT 侧面放置（钩）板（图 7.10-8f）。接骨板近端拧入螺钉，C 臂机透视。然后在远端拧入加压螺钉。然后在 C 臂机引导下在骨折远近端分别拧入锁定螺钉（图 7.10-8g-h）。闭合伤口前检查固定，以确认尽量减少固定物突出、骨折复位充分、与骰骨相关节处正常。然后用 4-0 尼龙缝线间断缝合伤口。患者愈合顺利。

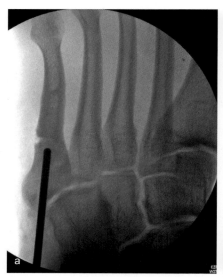 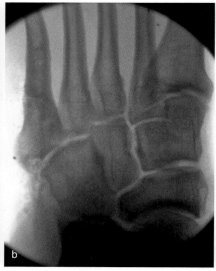 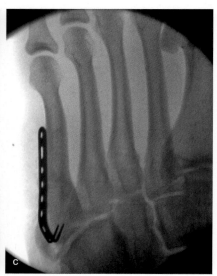

图 7.10-8　螺钉固定失败后，外侧接骨板固定技术。
a-b. 髓内螺钉取出后出现缺损，用顶棒打压植骨填充骨缺损（a），进一步复位骨折不愈合处，并在其周围植骨（b）。
c.　侧（钩）板放置。在放置接骨板之前，可以进一步加压。

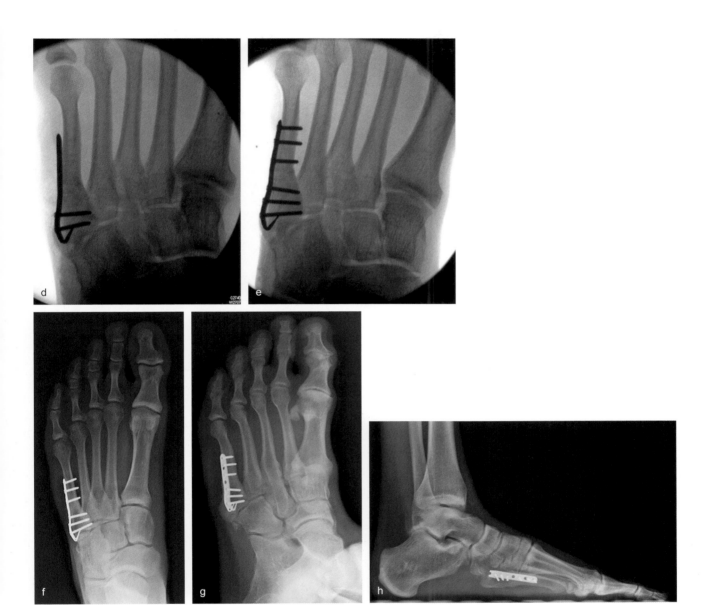

图 7.10-8（续）　螺钉固定失败后，外侧接骨板固定技术。

d.　拧入近端螺钉。放置接骨板后，在近端拧入 1 枚或多枚加压螺钉。注意维持接骨板位置。

e.　在远端拧入加压螺钉后，分别在骨折远近端拧入锁定螺钉。

f-h. Jones 骨折髓内翻修 X 线片随访，在正斜侧位 X 线片上可见接骨板位置和加压良好。患者恢复运动，没有出现并发症。

（d-h 版权：Mark E Easley, MD）。

7　术后治疗和康复

根据术者习惯，术后使用短腿夹板、石膏或骨折靴固定。建议术后早期不负重，通常为 2 周。从术后 2 周开始，患者改穿踝关节运动控制（CAM）靴，间断进行不负重的活动度锻炼。术后 6 周，去除 CAM 改穿有足跟缓冲的弧形底鞋，并逐渐增加负重。职业运动员可以开始低强度的训练活动。普通人群开始进行低强度的物理治疗。术后 9 周，运动员可以重返赛场，普通人群开始更高强度的物理治疗。

推荐阅读

[1] Huh J, Glisson RR, Matsumoto T, et al. Biomechanical comparison of intramedullary screw versus low-profile plate fixation of a jones fracture. Foot Ankle Int. 2016 Apr;37(4):411–418.

[2] Hunt KJ, Anderson RB. Treatment of Jones fracture nonunions and refractures in the elite athlete: outcomes of intramedullary screw fixation with bone grafting. Am J Sports Med. 2011 Sep;39(9):1948–1954.

[3] Le M, Anderson R. Zone Ⅱ and Ⅲ fifth metatarsal fractures in athletes. Curr Rev Musculoskelet Med. 2017 Mar;10(1):86–93.

[4] Nunley JA. Fractures of the base of the fifth metatarsal: the Jones fracture. Orthop Clin North Am. 2001 Jan;32(1):171–180.

[5] Torg JS, Balduini FC, Zelko RR, et al. Fractures of the base of the fifth metatarsal distal to the tuberosity. Classification and guidelines for non-surgical and surgical management. J Bone Joint Surg Am. 1984 Feb;66(2):209–214.

[6] Varner KE, Harris JD. The proximal fifth metatarsal metadiaphyseal jones fracture: intramedullary screw vs plantar plate. Operative Techniques in Sports Medicine. 2017 Mar;25(2): 59–66.

第 **8** 篇

趾骨和籽骨

Stefan Rammelt

第 **8** 章　趾骨和籽骨骨折与脱位
Phalangeal and sesamoid fractures and dislocations

1 引言

趾骨骨折是最常见的前足损伤。大部分此类骨折无需手术，闭合复位绷带包扎固定即可。但某些骨折需要特别注意，比如开放性骨折，甲床撕裂伤，儿童骨骺损伤，踇趾髁部骨折。同样，虽然大多数足趾脱位可以闭合复位，但如果存在关节囊、韧带和肌腱、籽骨或跖板嵌入时，可能需要切开复位。

2 解剖和病理机制

解剖

大脚趾（踇趾）有两根趾骨，2~4 趾有 3 根趾骨，第 5 趾有 2 根或 3 根趾骨，大约 50% 的人群存在相当大的地域差异。

跖趾关节（metatarsophalangeal，MTP）形状类似球窝关节。由于第 2、3、4 趾受到相邻足趾的限制，而且缺乏相应的肌肉控制，所以这 3 个足趾的 MTP 关节在水平面的运动有限。所以只有踇趾及第 5 趾可以完成一定的内收与外展运动。趾间关节（interphalangeal，IP）是单纯的铰链关节，只能进行屈伸运动。这些关节的关节囊有强壮的内侧和外侧副韧带加强。

位于第 1 MTP 关节的第 1 跖骨（MT）头下方的 2 个籽骨是足部唯一恒定的籽骨。两者包被在结实的关节囊韧带复合体和两束踇短屈肌（FHB）肌腱中。此外，踇外展肌通过联合肌腱止于内侧籽骨，踇内收肌通过联合腱止于外侧籽骨（图 8-1）。在总人群中，大约 12% 的内侧籽骨和 2.5% 的外侧籽骨是二分籽骨。少数情况下，内外两枚籽骨可以是三分籽骨和四分籽骨。这些生理变异必须要与骨折及骨不愈合相区别。

内外侧籽骨通过籽骨间韧带连接在一起，与纤维软骨跖板紧密相连。跖板牢固地附着在近节趾骨基底上，但与第一 MT 颈之间是通过较为松弛的跖侧关节囊相连。

所有 MTP 关节背侧关节囊的结构薄弱，使其在创伤性或非创伤性损伤时，足趾容易向背侧脱位。跖侧关节囊是一种牢固的特化结构，远端止点牢固地附着在近节趾骨的基底部，且与跖板融合；近端止点位于 MT 头或颈交界的下表面，较薄且弹性更大。

跖筋膜起于跟骨的前负重（weight-bearing，WB）结节，横跨中足跖侧面，止于足趾下方的足底皮肤和近节趾骨基底。在 MTP 关节水平，跖筋膜的纵向纤维扇形分出至五个足趾，并向纤维屈肌鞘和皮下组织分出垂直纤维，从而形成足趾的皮肤锚定点。这些纵向和垂直纤维由横向锚定韧带（transverse mooring ligament）和更远处的趾蹼间浅韧带（natatory webbing ligament）加强，形成一个含有脂肪组织的三维小腔室网络系统，为步态周期的足推进相提供缓冲。

蹞长屈肌（FHL）腱止于蹞趾的远节趾骨，FHB腱止于近节趾骨。在第2~第5趾这4根次趾，趾长屈肌腱止于远节趾骨，趾短屈肌腱止于中节趾骨。长短伸肌腱在足趾背侧形成一个伸肌腱帽状结构。

足内在肌肌腱分别从跖骨间深横韧带的背侧（骨间肌）和跖侧（蚓状肌）穿过。内在肌腱与横向板（tansverse lamina）（从伸肌腱鞘延伸而来）、跖板在MTP关节周围形成纤维环，加强MTP关节囊（图8-2）。

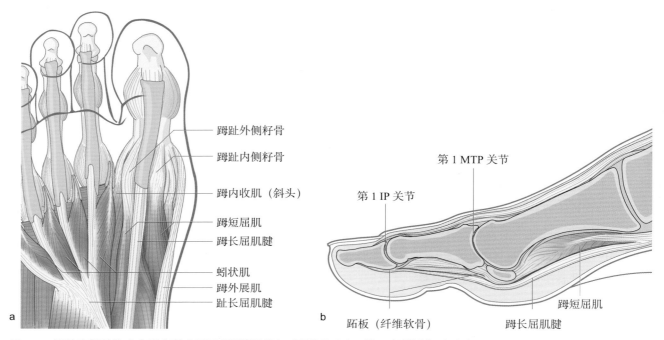

图 8-1 足趾及籽骨的内在肌和外在肌及肌腱解剖图。跖侧观（a）、第一序列侧位观（b）。
a. 蹞趾外侧籽骨、蹞趾内侧籽骨、蹞内收肌（斜头）、蹞短屈肌、蹞长屈肌腱、蚓状肌、蹞外展肌、趾长屈肌腱。
b. 第1 IP 关节、第1 MTP、跖板（纤维软骨）、蹞长屈肌腱、蹞短屈肌。

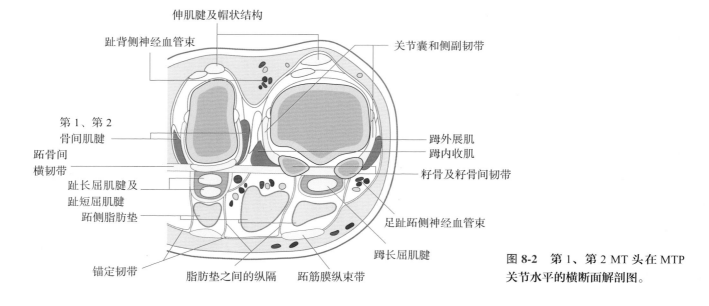

图 8-2 第1、第2 MT 头在 MTP 关节水平的横断面解剖图。

病理机制

骨折

损伤机制包括由直接或间接暴力引起的低能量损伤，由重物砸伤以及由高处坠落或机动车事故的直接撞击力引起的高能量损伤。

因为近节趾骨较长，故其力臂较长，所以次趾的粉碎骨折或移位骨折通常发生在近节趾骨。最常见的骨折机制是踢伤。最常见损伤中有一类被称为"卧室"或"夜行者"骨折，即赤脚行走时第 5 趾撞击门槛、门框或其他物体时，造成的近节趾骨外展损伤。

趾骨骨折通常会在长伸肌和足内在肌的作用下背伸、外展。

文献报道蹈趾会出现远节趾骨应力性骨折。蹈外翻被认为是其高危因素。

籽骨骨折很少由直接外伤引起。急性籽骨骨折多由间接应力造成，如暴力导致蹈趾背屈，第 1 MTP 关节脱位后。更常见的是由于重复过度使用所致的应力性骨折。高弓足畸形是其危险因素。

进展性创伤性第 1 MTP 关节过度背伸会造成跖侧关节囊在 MT 颈部的损伤，因为关节囊在此处的附着点比其在近节趾骨的止点薄弱。

脱位

脱位最常见于第 1 MTP 关节。通常都是运动损伤，轴向力作用于过伸的蹈趾（如美式足球的"草皮趾"）或无脱位情况下的 MTP 关节囊损伤（如芭蕾舞者的"足尖"位置）。因为背侧关节囊远比足底关节囊薄弱，所以大多数脚趾脱位是向背侧脱位。第 1 MTP 关节的纤维软骨 - 籽骨复合体可能会向背侧脱位到第 1 MT 颈部，造成纽扣孔畸形，而需行切开复位。

次趾跖趾关节脱位通常是在足趾伸直时受到轴向暴力造成的，导致足趾向背侧脱位。在极少数情况下，跖板或蚓状肌会嵌插其中，使闭合复位变困难甚至无法完成。IP 关节脱位时，内侧副韧带可能

会折叠进关节内。趾长屈肌腱嵌入也有报道。跖侧和外侧脱位、半脱位非常罕见。

3 骨折分类

足趾骨折及脱位可以按照 AO/OTA 骨折及脱位分型归类（详见附录）。根据该分型的总原则，趾骨这一解剖区域被计为 88。每个足趾和趾骨再用数字进一步细分。A、B、C 型骨折的主要区别和长骨骨折相似：① A 型：关节外骨折；② B 型：部分关节内骨折；③ C 型：完全关节内骨折。

前足脱位（80E）单独分类。

Jahss 提出了另一种第 1 MTP 关节脱位分型，后期又增添了亚型（图 8-3）：① I 型：籽骨间韧带完整；② II A 型：籽骨间韧带断裂；③ II B 型：籽骨横行骨折；④ II C 型：籽骨间韧带断裂合并籽骨横行骨折；⑤ III 型：同时合并 FHB 肌腱断裂。

X 线片上籽骨间隙增宽是籽骨间韧带断裂的证据。如果籽骨间韧带完整，近节趾骨和附着在其上的籽骨和跖板一起脱位到第 1 MT 头上。MT 头可能会卡住（"钮扣孔效应"）导致无法闭合复位。跖板通常在其近端较弱的 MT 颈部附着点发生断裂，与相连的籽骨一起脱位到 MT 头上。

Miki 等将蹈趾 IP 关节不可复性脱位分为两种（图 8-4）：① I 型：籽骨嵌插；② II 型：跖板嵌插。

4 术前检查

大多数骨折和脱位造成的畸形通过视诊即可发现异常（图 8-5）。体格检查应关注受伤足趾的疼痛部位、触痛和肿胀。甲下血肿是远节趾骨骨折的标志。要记录足趾的神经血管情况。

足趾脱位的典型症状包括明显的趾骨背侧错位，以及局部软组织张力过紧。足趾跖侧皮肤苍白，而背侧皮肤紧缩。但伴有跖板或籽骨插入关节间隙的蹈趾 IP 关节脱位是个例外。此时蹈趾只是

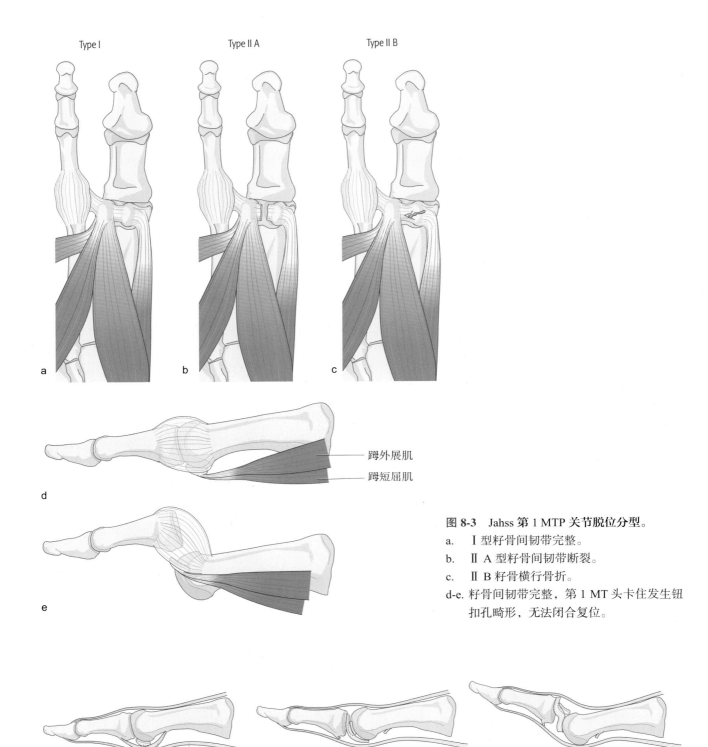

Type I   Type II A   Type II B

a   b   c

踇外展肌
踇短屈肌

d

e

图 8-3 Jahss 第 1 MTP 关节脱位分型。

a. Ⅰ 型籽骨间韧带完整。

b. Ⅱ A 型籽骨间韧带断裂。

c. Ⅱ B 籽骨横行骨折。

d-e. 籽骨间韧带完整，第 1 MT 头卡住发生钮扣孔畸形，无法闭合复位。

籽骨
纤维软骨骨跖板 踇长屈肌腱

a   b   c

图 8-4 Miki 等第 1 跖趾关节脱位分类。

a. 正常解剖。

b. Ⅰ 型籽骨嵌插。

c. Ⅱ 型跖板嵌插。

显得稍微变长。同时 IP 关节主动运动丧失，需要进一步检查。

影像学检查

标准 X 线检查包括前足正位，侧位和 45° 斜位片（图 8-6）。足趾急性损伤通常不需要再做其他影像学检查。但 CT 或 MRI 检查在鉴别籽骨急性骨折和慢性疾病（图 8-7），以及邻近软组织疾病（如先天性二分籽骨、应力骨折、籽骨炎、缺血性坏死、FHL 或 FHB 腱鞘炎、跖板撕脱伤、局限性足底角化和足底内侧趾神经撞击）方面有意义。

5　非手术治疗

大多数足趾和籽骨骨折可行保守治疗。姆趾无移位骨折可使用患足免负重硬底石膏或硬底鞋固定 6 周。也可使用前足免负重鞋或矫形支具。1~2 周复查 X 线片，除外继发性移位。

次趾无移位骨折选择早期功能治疗，将其与相邻足趾用绷带缠绕（友邻包扎）固定 3~4 周，穿鞋头宽松的硬底鞋进行保护性活动。趾蹼间要衬垫以免皮肤沤烂。大多数移位的次趾骨折可在区域阻滞麻醉或局部麻醉下闭合复位。通常在纵向牵引的同

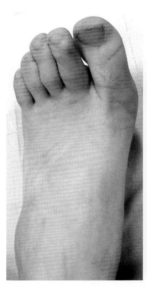

图 8-5　移位性骨折临床表现为明显的血肿、肿胀及畸形。

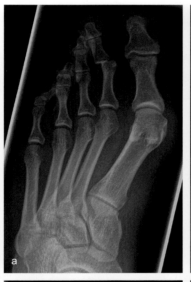
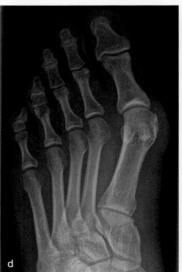
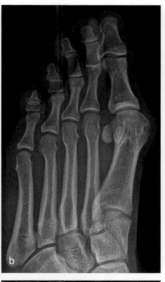
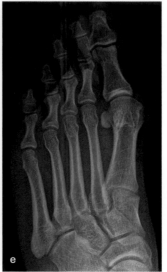
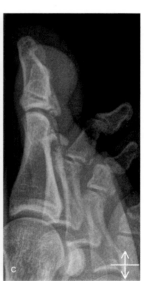

图 8-6　第 2 趾 PIP 关节背外侧脱位的足正位（a）、斜位（b）、侧位（c）X 线片。闭合复位绷带包扎固定后的正位（d）和斜位（e）片。

时内收来复位；少数病例需要外展复位，然后友邻包扎固定 4~5 周（图 8-8）。

MTP 和 IP 关节背侧脱位应尽快复位，以免造成软组织进一步损伤。大多数病例都可闭合复位：在纵向牵引的同时跖屈，并在近节趾骨上从跖侧向背侧施加压力（图 8-6）。复位成功后，使用友邻

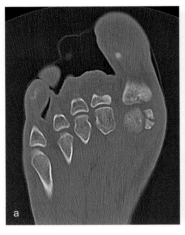
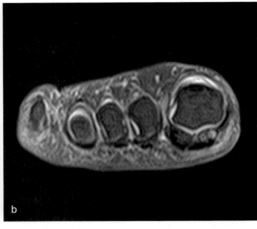

图 8-7　姆趾内侧（胫侧）籽骨不愈合图像。

a. CT 片显示硬化。

b. MRI 显示远端骨块的缺血性坏死。

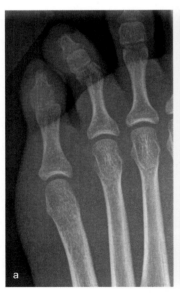
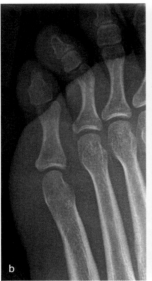
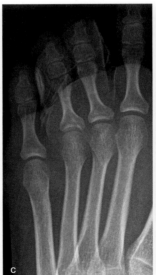
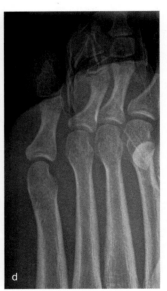

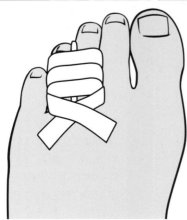

图 8-8　次趾闭合移位骨折采取非手术治疗。

a-b. 正位及斜位 X 线片显示第 4 趾近节趾骨闭合性骨折伴有外展畸形。

c-e. 闭合复位成功后，将骨折趾与邻近未受伤的第 3 趾用绷带包裹在一起（友邻包扎）。

包扎固定保护足趾。第 1 MTP 或 IP 关节脱位建议穿硬底鞋 3 周。大多数籽骨骨折患者可以通过：保护、休息、冰敷、加压和抬高患肢（PRICE）行保守治疗。

6　手术治疗

适应证

对于单趾或多趾的开放性骨折或脱位、创伤性离断，应急诊手术。合并甲床撕裂伤的远节趾骨骨折应按照开放性创伤处理，以免出现骨髓炎或反复性甲床感染。甲床下巨大血肿应在无菌条件下钻孔，以防出现继发性感染或影响趾甲生长。

手术适应证还包括：关节内移位骨折、高度不稳定的关节外粉碎性骨折，尤其是踇趾损伤（参见第 8 章第 1 节和第 2 节）。对于关节髁脱位严重的次趾骨折，如果闭合方法无法复位（参见第 8 章第 3 节），建议行切开复位内固定（ORIF）。

对于无法复位的 MTP 或 IP 关节脱位，需行切开复位。闭合复位后仍有严重的关节不稳定和反复脱位时，也应切开复位（参见第 8 章第 4 节）。第 1 MTP 关节脱位（"草皮趾"损伤）的手术适应证还包括籽骨移位骨折（参见第 8 章第 5 节）和回缩（包括二分籽骨分离），游离体或软骨损伤，巨大的关节囊或跖板撕脱，垂向不稳定，以及非手术治疗失败。

患者体位

患者仰卧于可透 X 线手术床上。术者决定在复位时是否使用止血带。

手术入路

根据骨折解剖形态，选择经内侧直切口或外侧直切口显露踇趾（参见第 8 章第 1 节和第 2 节）。很少需要使用双侧切口。

多数次趾骨折和脱位使用背侧入路（参见第 8 章第 4 节）。根据髁部骨折的部位，选择内侧或外侧切口（参见第 8 章第 3 节）。

外侧籽骨骨折、分离，以及有症状性不愈合使用跖侧入路。内侧籽骨使用第 1 MT 头水平内下侧入路（参见第 8 章第 5 节）。

手术注意事项
严重软组织损伤

对于合并完全或部分足趾离断的复合伤，很少行足趾再植，但没有生命危险的儿童踇趾损伤例外。在彻底冲洗和清创坏死组织后，根据足底完整的皮肤决定最终的截肢水平，截肢后用这些完整的足底皮肤覆盖足趾或 MT 头残端。如果有可能保留近节趾骨残端的话，将有利于为相邻足趾提供支撑，以免出现水平面不稳定及继发性畸形。

足趾开放性骨折和脱位根据开放性骨折治疗的一般原则进行治疗（图 8-9）。首先进行伤口清创和冲洗。然后经开放伤口切开复位骨折或脱位，通常要纵向牵引和直接复位骨折块。根据损伤的具体情况选择内植物。对于严重的软组织损伤甚或缺损，首选微创克氏针固定（第 8 章第 4 节）。甲下血肿应在无菌条件下钻孔引流。伴有甲床撕裂伤的骨折必须按照开放性骨折治疗。包括清创、灌洗和临时纵向克氏针贯穿固定不稳定性损伤。

踇趾骨折

简单斜行骨折及单髁骨折可使用螺钉固定（第 8 章第 1 节）。关节外横行骨折虽然可以使用克氏针经皮交叉固定，但稳定性不如螺钉。克氏针不应在骨折端交叉。

踇趾双髁骨折最好使用小接骨板固定（第 8 章第 2 节）。对于粉碎性骨折或骨质疏松患者，可以使用锁定接骨板提供更稳定的固定。

踇趾脱位

无法复位的第 1 MTP 关节脱位（钮扣孔畸形）

可经背侧入路手术复位。首先劈开背侧关节囊，使用光滑骨膜起子将跖板推向跖侧。最后将籽骨拉回第 1 MT 头下方。

IP 关节不可复位性脱位可以先试行经皮克氏针技术，将嵌插的跖板或籽骨复位。如果闭合复位不成功，可经背侧入路或内侧入路切开复位。如果切开复位后仍然不稳定，可以用 1.8 mm 克氏针固定足趾 4~5 周。

次趾骨折和脱位

移位的髁部骨折选择直接入路切开复位（参见第 8 章第 3 节）。固定物可使用微型螺钉、克氏针或可吸收针（经关节软骨拧入时选择）。无法闭合复位的关节脱位经背侧入路复位（参见第 8 章第 4 节）。如果切开复位后次趾关节仍然不稳定，使用 1.6 mm 克氏针临时固定 4~5 周。

籽骨骨折

根据骨折块大小和形状，移位籽骨骨折可使用 1 或 2 枚螺钉固定（参见第 8 章第 5 节）。坏死骨块应予切除。籽骨不愈合或有症状性二分籽骨可以选择局部植骨和螺钉固定治疗，或将较小或不匹配

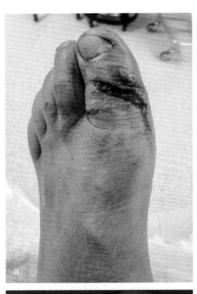
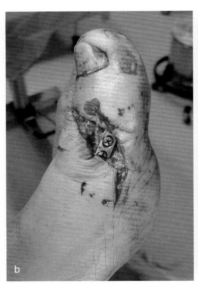
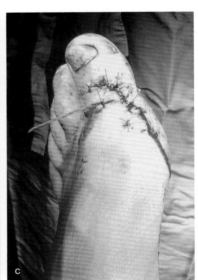
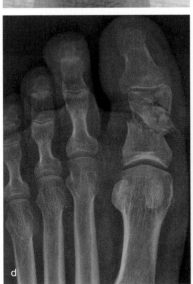
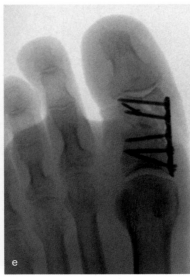

图 8-9 姆趾开放性骨折的治疗。
a. 姆趾近节趾骨复合开放性骨折。
b. 冲洗和清创后，向近端稍加延长伤口后复位骨折、内固定。
c. 术毕缝合创口，留置引流管。
d-e. 术前 X 线片及术后 C 臂机透视内侧接骨板螺钉固定情况。

的骨块切除。无论是急性还是慢性损伤，都必须恢复跖板和 FHB 肌腱的连续性。应尽可能避免完全切除 2 个籽骨，否则可能会导致跗趾肌肉不平衡。

7 术后治疗

术后使用夹板或硬底管型鞋固定，同时抬高下肢。术后第 1 天开始足踝部主动及被动锻炼，同时注意保护足趾，如果有相应的硬件设施，可进行持续性被动运动。

术后可使用硬底管型鞋。跗趾骨折患者术后 6 周内应控制患肢部分 WB（最高 20 kg）。或者穿着前足免负重鞋（图 8-10）。待 X 线片显示有骨愈合后，开始逐渐增加 WB。同时开始积极康复练习，包括练习跗趾 ROM、肌肉平衡、步态训练。随着负重的不断增加，需要恢复训练的运动员可穿着带碳纤维鞋垫的运动鞋。

一般在术后 4~5 周（或 6 周）拔除克氏针。其他类似螺钉或接骨板等内植物只有在患者感觉内植物突出时，可在术后 1 年经原切口取出。

8 并发症和预后

总体来说，足趾骨折通常预后良好。但也可能出现以下并发症，引起持续的症状和功能受限。

- 对于本身存在代谢性疾病（如糖尿病）或神经系统疾病导致外周感觉异常的患者，相关的足趾损伤可能会被忽视。
- 如果受伤当时临床表现轻微，损伤可能被忽略或低估。例如儿童踢伤脚后出现的足趾远节趾骨骨骺损伤。这类患者可能只有甲下血肿，而这却是开放骨折的唯一表现，可能会出现后遗症（如骨髓炎和生长停滞）。
- 甲床创伤治疗不当可能会导致趾甲畸形、足趾力线异常、劈裂或慢性感染。
- 跗趾畸形愈合造成轴向对线不良可能会导致创伤后跗外翻或跗内翻。次趾骨折畸形愈合可能会导致背侧、跖侧或趾间胼胝。关节内骨折或者同时伴有畸形愈合时可能会导致创伤后关节炎的相关症状和运动受限，特别是跗趾可能会

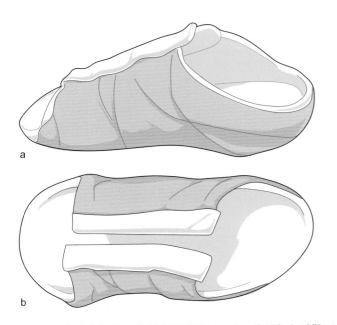

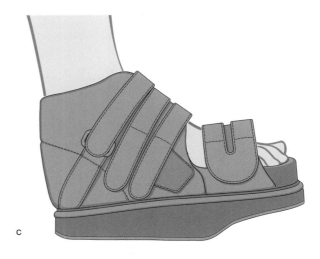

图 8-10　术后康复使用的硬底管型鞋（a-b）、前足免负重鞋（c）。

出现蹈僵直（活动受限）。

- MTP 和 IP 关节的 ROM 减少可能是骨折和脱位后瘢痕形成过度的结果。尤其是在运动员的草皮趾损伤后，大约 50% 的患者伤后 5 年随访时持续存在症状。有研究报告职业球员的严重草皮趾损伤手术治疗后，能够恢复运动，临

床结果良好。

- 次趾半脱位和脱位一旦被漏诊，由于随后出现的足内在肌和外在肌肉的不平衡，可能会出现 MT 头的持续疼痛及慢性爪形趾。
- 慢性应力性骨折、不愈合和籽骨坏死可能导致慢性疼痛和籽骨炎。

推荐阅读

[1] Armagan OE, Shereff MJ. Injuries to the toes and metatarsals. Orthop Clin North Am. 2001 Jan;32(1):1–10.

[2] Berkowitz M, Sanders R. Dislocations of the foot. In: Coughlin MJ, Saltzman CR, Anderson JB, eds. Mann's Surgery of the Foot & Ankle. 9th ed. Philadelphia: Elsevier Saunders; 2013:1905–1972.

[3] Bojsen-Møller F, Jørgensen U. The Plantar Soft Tissues: Functional Anatomy and Clinical Applications. In: Jahss MH. Disorders of the Foot and Ankle: Medical and Surgical Management: Saunders; 1991:532–540.

[4] Bowers KD, Jr., Martin RB. Turf-toe: a shoe-surface related football injury. Med Sci Sports. 1976 Summer;8(2):81–83.

[5] Jahss MH. Stubbing injuries to the hallux. Foot Ankle. 1981 May;1(6):327–332.

[6] Karadaglis D, Grace D. Morphology of the hallux sesamoids. Foot Ankle Surg; 2003 Dec;9(3):165–167.

[7] Kensinger DR, Guille JT, Horn BD, et al. The stubbed great toe: importance of early recognition and treatment of open fractures of the distal phalanx. J Pediatr Orthop. 2001 Jan–Feb;21(1):31–34.

[8] Klaue K. The foot. From evaluation to surgical correction. Berlin Heidelberg: Springer; 2015.

[9] Lanz J, Wachsmuth W. Pes, der Fuß. In: Lanz J, Wachsmuth W. Praktische Anatomie—Bein und Statik. Vol1/4. Berlin Heidelberg New York: Springer; 1972:351–444. German.

[10] Leung WY, Wong SH, Lam JJ, et al. Presentation of a missed injury of a metatarsophalangeal joint dislocation in the lesser toes. J Trauma. 2001 Jun;50(6):1150–1152.

[11] Miki T, Yamamuro T, Kitai T. An irreducible dislocation of the great toe. Report of two cases and review of the literature. Clin Orthop Relat Res. 1988 May;(230):200–206.

[12] Mittlmeier T, Haar P. Sesamoid and toe fractures. Injury. 2004

Sep;35 Suppl 2:Sb87–97.

[13] Rammelt S. Verletzungen des Vorfußes. In: Sabo D, ed. Vorfußchirurgie. 2nd ed. Berlin Heidelberg New York: Springer; 2012:139–153. German.

[14] Rammelt S. From prehistory to judgement day: Accessory bones and sesamoids of the foot. In: Rammelt S, Zwipp H, eds. The Foot—Arts, Myths, and Secrets. Davos: AO Foundation; 2016: 79–102.

[15] Rein S, Tan KJ, Rammelt S, Zwipp H. Foot and Ankle Injuries. In: Oestern HJ, Trentz O, Uranues S, eds. European Manual of Medicine, Trauma Surgery III: Bone and Joint Injuries. Berlin Heidelberg New York: Springer, 2014: 357–432.

[16] Richardson EG. Hallucal sesamoid pain: causes and surgical treatment. J Am Acad Orthop Surg. 1999 Jul-Aug;7(4):270–278.

[17] Sanders R, Papp S. Fractures of the midfoot and forefoot. In: Mann RA, Coughlin MJ, Saltzman CL, eds. Surgery of the Foot and Ankle. 8th ed. St Louis: Mosby; 2007: 2199–2235.

[18] Sarrafian SK. Anatomy of the foot and ankle: descriptive, topographic, functional. 2nd ed. Philadelphia: Lippincott; 1993.

[19] Schnaue-Constantouris EM, Birrer RB, Grisafi PJ, et al. Digital foot trauma: emergency diagnosis and treatment. J Emerg Med. 2002 Feb;22(2):163–170.

[20] Smith K, Waldrop N. Operative Outcomes of Grade 3 Turf Toe Injuries in Competitive Football Players. Foot Ankle Int. 2018 Sep;39(9):1076–1081.

[21] Woon CY. Dislocation of the interphalangeal joint of the great toe: is percutaneous reduction of an incarcerated sesamoid an option? A report of two cases. J Bone Joint Surg Am. 2010 May;92(5):1257–1260.

[22] Zwipp H, Rammelt S. Tscherne Unfallchirurgie: Fuß. Berlin: Springer; 2014:434–435. German.

第 1 节 ｜ 踇趾近节趾骨单髁骨折

Unicondylar proximal phalangeal fracture of the great toe

-- Konrad Kamin, Stefan Rammelt

1 病例摘要

30 岁运动员，练习武术时踢伤右侧踇趾。伤后即感锐痛，不能正常行走，右侧肢体抗痛步态和跛行。

患者就诊于急诊，主诉右足踇趾疼痛、肿胀、瘀斑及踇趾外翻畸形。足部 X 线片提示踇趾近节趾骨骨干斜行骨折伴移位（AO/OTA 88.1.2.2A）

（图 8.1-1）。

2 术前计划

手术指征：踇趾近节趾骨显著移位，患者健康且运动要求高。

关节外斜行骨折通常经内侧小切口显露，2 枚螺钉固定（图 8.1-2）。

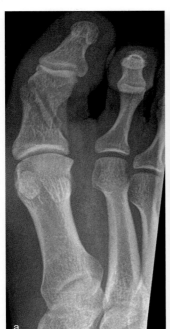
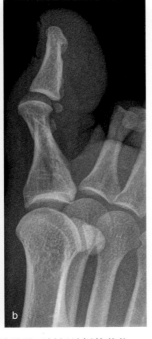

图 8.1-1　X 线片显示踇趾近节趾骨骨干斜行骨折伴移位。
a. 正位片。
b. 斜位片。

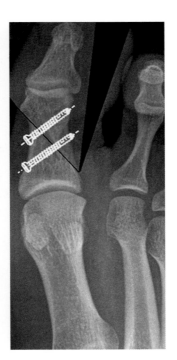

图 8.1-2　术前计划。

3 手术室准备

患者体位	· 仰卧位，可透 X 线手术床
麻醉方式	· 区域阻滞，或全身麻醉、腰麻
C 臂机位置	· 置于对侧，朝向手术床的头侧
止血带	· 根据术者需要，可在关节复位时使用
技巧	· 在拍摄足部正位和斜位片时，助手可弯曲膝关节，将患足平放在手术台上

关于麻醉注意事项的说明和概述，参见第 1 章。

器材准备

· 克氏针，可吸收针。
· 2.4~2.7 mm 全螺纹实心骨皮质螺钉。
· 2.4 mm 锁定接骨板（如果骨质较差）。
· 钝性及锐性骨膜起子。

根据患者解剖结构，选择不同大小的固定系统、器械和内植物。

4 手术方法

根据术前计划，采用内侧小切口进行内固定。沿𧿹趾内侧中央做切口，可以避开背侧和跖侧神经血管束（图 8.1-3）。直接切开至骨面，不要剥离皮瓣。

仔细清理骨折端血肿。如果骨折块绞索，可用骨膜起子予以松解（图 8.1-4a）。纵向牵拉𧿹趾远节趾骨来复位骨折。用点式复位钳夹持远节趾骨有利于轴向牵引和复位（图 81-4b）。克氏针临时固定后，C 臂机透视证实解剖复位。小拉力螺钉完成固定（图 8.1-4c-f）。

5 并发症

· 内固定丢失。
· 畸形愈合。
· 不愈合。
· 创伤后关节炎。

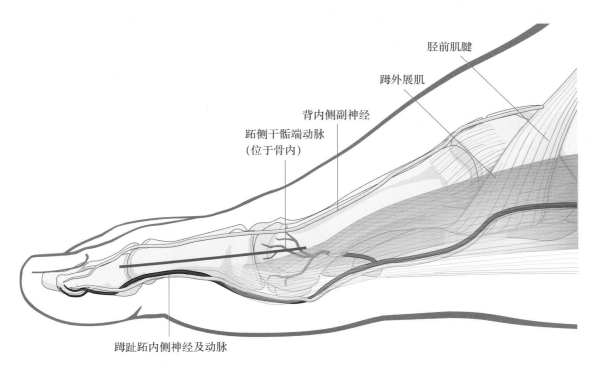

图 8.1-3　𧿹趾近节趾骨内侧切口。

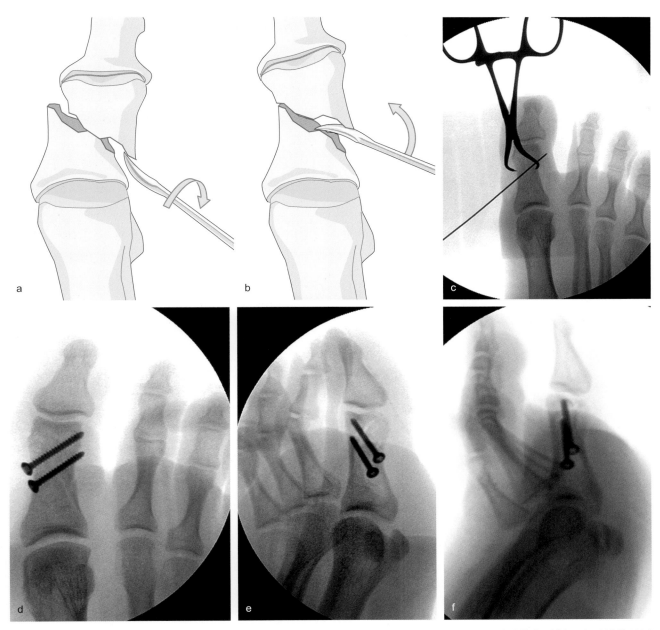

图 8.1-4　使用锐头骨膜起子复位骨折（a-b）。在纵向牵引加内翻时，用点状复位钳复位近节趾骨移位骨折，克氏针临时固定（c）。C 臂机透视足正位（d）、斜位（e）、侧位（f）片，确认解剖复位，使用 2.7 mm 骨皮质螺钉固定。

6 其他技术

无移位骨折可以保守治疗，使用硬底管型、硬底鞋或可拆卸骨折靴固定患足免负重 6 周。也可以使用前足免负重鞋或矫形器。伤后 1 周和第 2 周复查 X 线片除外继发性移位，这种移位可能是由于踇长伸肌和踇长屈肌之间的不平衡和强力牵拉引起的。

如果伤后及时手术，可以进行闭合复位和经皮螺钉固定。可以使用交叉克氏针固定，但其稳定性不如螺钉（图 8.1-5）。克氏针不应在骨折线水平交叉。

对于粉碎性骨折或骨质疏松患者，可以使用固定更稳定的锁定接骨板（详见第 8 章和第 8 章第 2 节）。

7 术后治疗和康复

术后使用夹板或硬底管型或可拆卸骨折靴固定患足。抬高患肢。术后第 1 天开始进行足踝关节的主动和被动运动练习，包括持续被动运动（如果有相应设备）。术后 6 周内使用硬靴或足部矫形器，患肢部分 WB（重量不超过 20 kg）。或者可以使用前足免负重鞋。如果 X 线片显示骨折愈合，6 周后逐渐增加负重。然后开始积极康复练习，包括踇趾 ROM 练习、肌肉平衡和步态训练。

内植物取出

只有在患者感觉钉尾突出刺激时才需要取出螺钉。选择同样的手术入路。通常在术后 1 年取内植物。

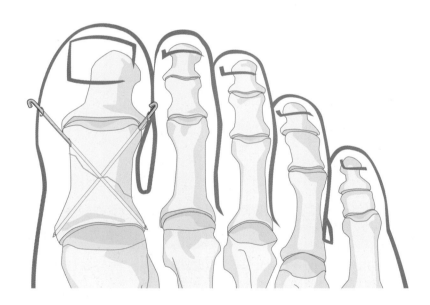

图 8.1-5　图示踇趾近节趾骨简单骨折克氏针固定，术后 4~6 周后拔除克氏针。

推荐阅读

[1] Mittlmeier T, Haar P. Sesamoid and toe fractures. Injury. 2004 Sep;35 Suppl 2:Sb87–97.

[2] Sanders R, Papp S. Fractures of the midfoot and forefoot. In: Mann RA, Coughlin MJ, Saltzman CL, eds. Surgery of the Foot and Ankle. 8th ed. St Louis: Mosby; 2007: 2199–2235.

[3] Zwipp H, Rammelt S. Tscherne Unfallchirurgie: Fuß. Berlin: Springer; 2014:434–435.

第 2 节 | 蹬趾近节趾骨双髁骨折

Bicondylar proximal phalangeal fracture of the great toe

—— Stefan Rammelt, Konrad Kamin

1 病例摘要

23 岁运动员，在手球比赛中右足被直接击中，随后出现疼痛和活动受限。患者就诊于急诊，右侧蹬趾疼痛、肿胀、瘀斑、伴有明显蹬外翻和屈曲畸形。

X 线片显示蹬趾近节趾骨双髁关节内骨折，伴有移位（AO/OTA 88.1.2.3C）（图 8.2-1）。局部麻醉下纵向牵引大致复位后夹板固定。

2 术前计划

手术指征：骨折轴向移位，关节面移位，患者健康，运动要求高。双髁骨折的经典固定方法是接骨板固定（图 8.2-2）。推荐使用内侧入路获得更好的显露和便于控制骨折端。

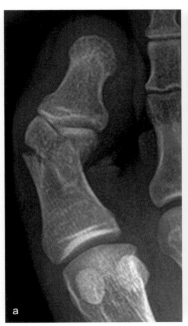
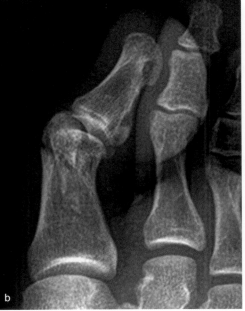

图 8.2-1　X 线片显示蹬趾近节趾骨双髁骨折伴移位。
a. 正位片。
b. 斜位片。

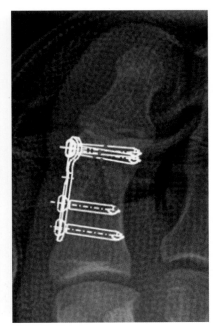

图 8.2-2　术前计划。

3 手术室准备

患者体位	· 仰卧位，可透 X 线手术床
麻醉方式	· 区域阻滞，或者全身麻醉或腰麻
C 臂机位置	· 置于对侧，朝向手术床的头侧
止血带	· 仅在关节复位时需要使用止血带

关于麻醉注意事项的说明和概述，参见第 1 章。

器械

· 克氏针、可吸收针。

· 2.0 mm、2.4 mm 和 2.7 mm 骨皮质螺钉。

· 2.0 mm/2.4 mm 锁定接骨板（用于骨质较差病例）。

· 钝性和锐性骨膜起子。

· 点式复位（Weber）钳。

根据患者的解剖结构选择不同大小的固定系统、器械和内植物。

4 手术方式

根据术前计划，采用内侧通用直切口的远端部分或微弧型内侧入路进行内固定，切口从远节趾骨基底延伸至跖骨头。切口位于蹒趾内侧，避开背侧和跖侧神经血管束（图 8.2-3）。手术切开直接暴露至骨面，打开内侧趾间关节囊。仔细清除骨折端血肿，冲洗 IP 关节内血肿。

首先复位关节内骨折块，直视下将 2 个关节面骨块复位后用克氏针临时固定。使用克氏针当作撬棒和 / 或使用小点式复位（Weber）钳有助于复位。之后纵向牵引蹒趾，将复位后的关节面骨块与骨干骨块复位（图 8.2-4a）。

使用内侧接骨板完成最终固定。接骨板的形状和大小取决于骨折块大小和骨质（图 8.2-4b-c）。术

后 X 线显示解剖复位。

5 并发症

· 内固定丢失。

· 畸形愈合。

· 不愈合。

· 创伤后关节炎。

6 其他技术

无移位骨折可以保守治疗，使用硬底管型或硬底鞋保护患足免负重 6 周。也可以使用前足免负重鞋或矫形器。术后 1 周和 2 周后复查 X 线片，除外继发性移位。

移位的单髁骨折可以根据骨折位置选择内侧或外侧入路，直视下复位。使用加压螺钉固定（图 8.2-5）。术后治疗与上文所述用于双髁骨折的方法相同。

对于骨质疏松或粉碎性骨折，可使用锁定接骨板。关节面塌陷所致缺损可植骨填充（图 8.2-6）。

7 术后治疗和康复

术后使用夹板或硬底管型固定患足，抬高患肢。即刻开始足踝主动和被动活动度（ROM）练习。术后 6 周内使用硬靴或足部矫形器，患肢部分负重（最多 20 kg）。也可穿着前足免负重鞋（图 1.13）。待 X 线片显示骨愈合后，可逐渐增加负重（图 8.2-7）。之后开始积极康复锻炼，包括蹒趾 ROM 练习、肌肉平衡和步态训练。

内植物取出

不建议常规取内植物。如果内植物突出，通常在术后 1 年经原切口取出。

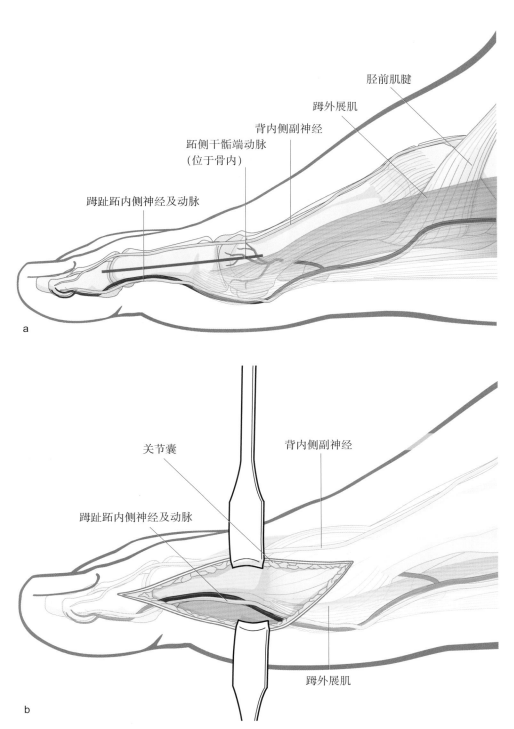

胫前肌腱

踇外展肌

背内侧副神经

跖侧干骺端动脉
（位于骨内）

踇趾跖内侧神经及动脉

a

关节囊

背内侧副神经

踇趾跖内侧神经及动脉

踇外展肌

b

图 8.2-3　近节趾骨内侧入路。根据关节受累情况，切开至远节趾骨和 / 或第 1 跖骨头。

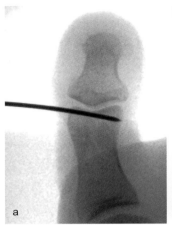
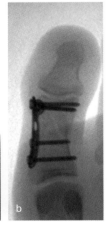
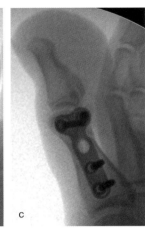

图 8.2-4 内外侧髁复位后使用克氏针临时固定。

a. 通过纵向牵引复位骨干骨折。

b-c. 透视确认解剖复位后，使用 2.4 mm 内侧接骨板完成最终内固定。

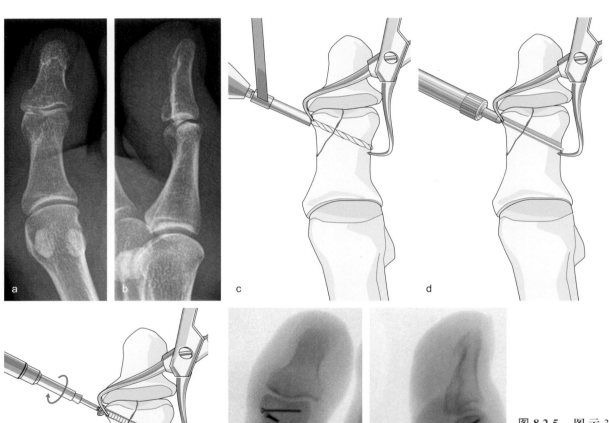

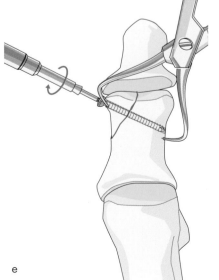
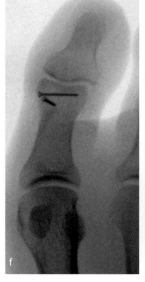
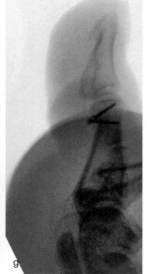

图 8.2-5 图示 33 岁女性，积极体育运动，蹈趾近节趾骨单髁骨折伴有关节移位。

a-b. 伤后 X 线片。

c-e. 直视下纵向牵引，使用点式复位钳复位移位的单髁骨块。

f-g. 使用 2 枚 2.0 mm 加压螺钉内固定。

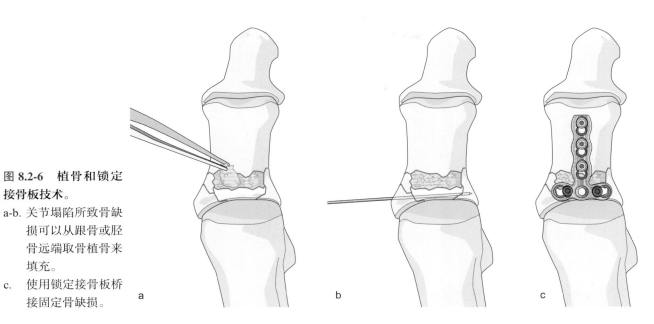

图 8.2-6 植骨和锁定接骨板技术。

a-b. 关节塌陷所致骨缺损可以从跟骨或胫骨远端取骨植骨来填充。

c. 使用锁定接骨板桥接固定骨缺损。

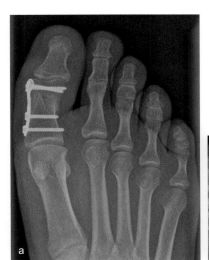
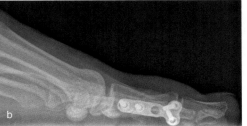

图 8.2-7 X 线片显示骨愈合。

a. 正位片。

b. 侧位片。

推荐阅读

[1] Mittlmeier T, Haar P. Sesamoid and toe fractures. Injury. 2004 Sep;35 Suppl 2:Sb87–97.

[2] Sanders R, Papp S. Fractures of the midfoot and forefoot. In: Mann RA, Coughlin MJ, Saltzman CL, eds. Surgery of the Foot and Ankle. 8th ed. St Louis: Mosby; 2007: 2199–2235.

[3] Zwipp H, Rammelt S. Tscherne Unfallchirurgie: Fuß. Berlin: Springer; 2014:434–435. German.

第 **3** 节 | 次趾骨折
Lesser toe fracture

Stefan Rammelt, Konrad Kamin

1 病例摘要

21 岁男性，光脚时左足撞到橱柜。就诊于急诊，主诉左足第 2 趾疼痛、肿胀、瘀斑及畸形（图 8.3-1）。未见开放性伤口及神经血管损伤。

X 线显示第 2 趾近节趾骨外侧髁骨折脱位（AO/OTA88.2.1.3C）（图 8.3-2）。

2 术前计划

对于绝大多数次趾骨折和脱位，闭合复位是首选治疗方法。该患者的第 2 趾近节趾间关节（PIP）外侧髁脱位的旋转超过 90°，意味着闭合方法无法复位。因此需行切开复位内固定（ORIF）术。沿 PIP 关节表面做外侧直切口，复位外侧髁，纵向穿入克氏针固定 PIP 关节。

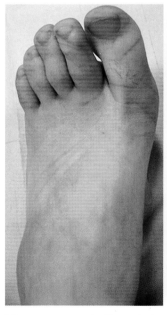
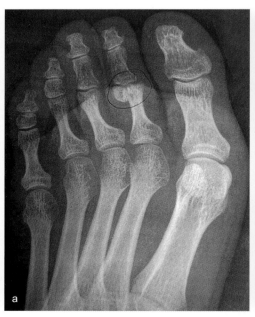
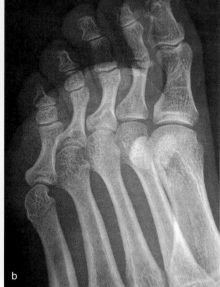

图 8.3-1　图示左前足肿胀、瘀斑，可见第 2 趾近节趾间关节畸形。

图 8.3-2　左前足 X 线片显示第 2 趾近节趾骨外侧髁骨折并旋转。
a. 正位片。
b. 斜位片。

3　手术室准备

患者体位	· 仰卧位，可透 X 线手术床
麻醉方式	· 区域阻滞、全身麻醉或腰麻
C 臂机位置	· 置于对侧，朝向手术床的头侧
止血带	· 只在关节复位需要时使用

关于麻醉注意事项的说明和概述，参见第 1 章。

器械

· 不同型号克氏针。
· 电钻。
· 微型 C 臂机。
· 小骨折块固定螺钉（2.0 mm）。

4　手术方式

行 PIP 关节外侧切口直接显露。切口下可见近节趾骨外侧髁旋转脱位（图 8.3-3a）。

使用 1.4 mm 克氏针作为撬棒复位髁骨折块（图 8.3-3b-c）。

从第 2 趾尖逆行、经皮纵向钻入克氏针固定（图 8.3-3d-f）。或者可以将克氏针经骨折端顺行钻出趾尖，然后逆行钻回足趾。该方法显露骨折端的视野更充分，直接复位和固定更准确。无论哪种方式，克氏针都应从甲床跖侧钻出趾尖。

骨折固定后，修补伸肌腱或关节囊缺损，闭合伤口。

5　并发症

· 内固定丢失。

· 慢性不稳定。
· 足趾僵硬。
· 创伤后关节炎。
· 足趾复位不足、内 / 外翻畸形或旋转畸形。

6　其他技术

大多数次趾骨折可以闭合复位。在足趾根部做局部阻滞麻醉。通过纵向牵引和闭合手法复位骨折。然后用胶带或尼龙搭扣将伤趾固定在正常邻趾上。正常的邻趾发挥稳定夹板的作用（友邻包扎）。捆扎后拍摄 X 线片检查复位情况（图 8.3-4）。大的髁骨折块可以用小螺钉（2.0 mm）固定。

无移位骨折也可用捆绑包扎治疗（图 8.3-5）。

小技巧：局部阻滞麻醉足趾麻木后，术者可以在足趾趾蹼间放一支铅笔，作为复位内外翻移位的支点。复位后取下铅笔，在相邻足趾间放上纱布，然后捆绑包扎。

7　术后治疗和康复

术后使用前足免负重鞋或硬底管型固定患足，抬高患肢。术后拍摄标准正位及侧位片明确骨折复位。术后 6 周拔除克氏针（图 8.3-6）。

之后开始积极康复练习，包括关节活动度练习、肌肉平衡及步态训练。

如果需要将克氏针钻过 MTP 关节固定，将足趾固定在 MTP 关节轻度跖屈位就显得非常重要。拔除克氏针后，足趾在行走过程中会自动向背侧伸直。如果是将足趾穿针固定在 MTP 关节背伸位的话，可能会出现 MTP 背伸位挛缩，将难以恢复足趾正常的解剖位置。这将有可能导致转移性跖骨痛及"漂浮趾"畸形。

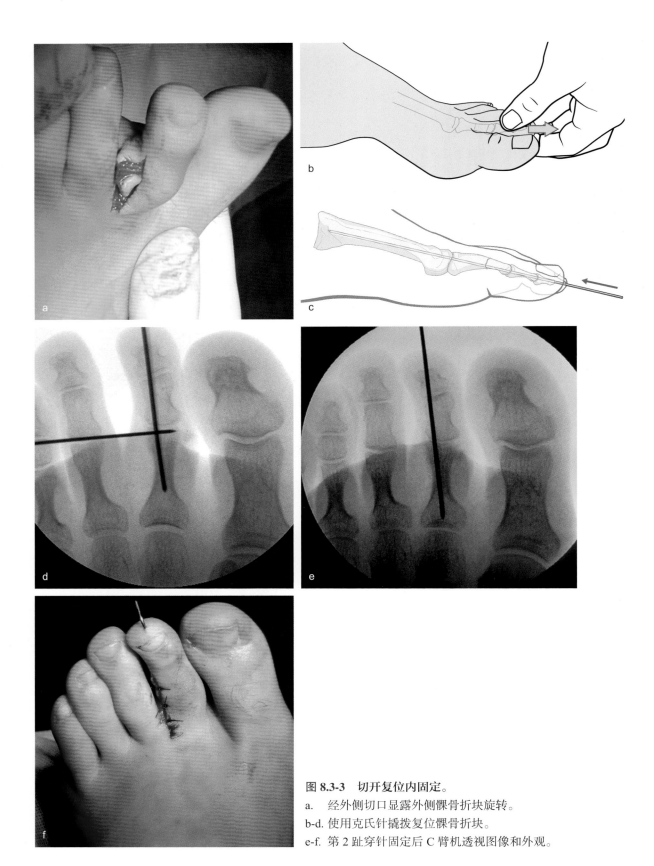

图 8.3-3　切开复位内固定。

a.　经外侧切口显露外侧髁骨折块旋转。

b-d. 使用克氏针撬拨复位髁骨折块。

e-f. 第 2 趾穿针固定后 C 臂机透视图像和外观。

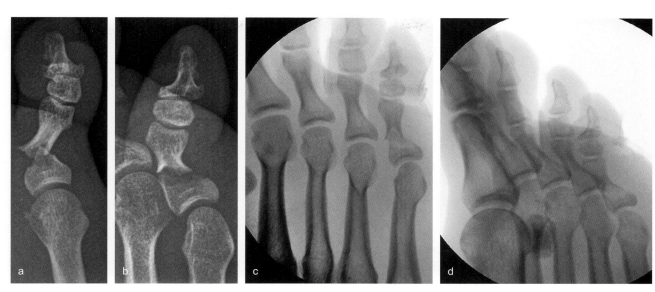

图 8.3-4　图示捆绑包扎法治疗另一例足趾骨折。

a-b. 第 5 趾近节趾骨骨折移位。

c-d. 闭合复位后，将其与第 4 趾做"友邻包扎"，X 线片显示力线恢复。

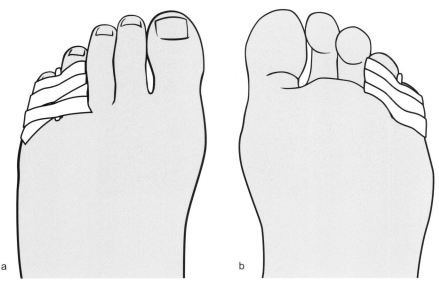

图 8.3-5　图示将受伤足趾和相邻足趾捆绑包扎的固定技术。

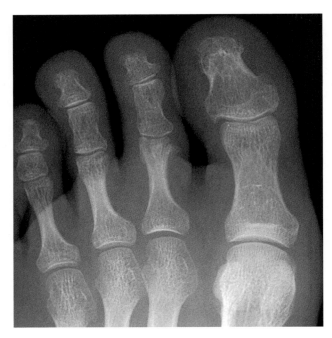

图 8.3-6 术后 6 周拔除克氏针，足正位 X 线片显示骨愈合。

推荐阅读

[1] Hughes J, Clark P, Klenerman L. The importance of the toes in walking. J Bone Joint Surg Br. 1990 Mar;72(2):245–251.

[2] Mittlmeier T, Haar P. Sesamoid and toe fractures. Injury. 2004 Sep;35 Suppl 2:Sb87–97.

[3] Zwipp H, Rammelt S. Tscherne Unfallchirurgie: Fuß. Berlin: Springer; 2014:434–435. German

第**4**节 | 次趾脱位

Lesser toe dislocation

Konrad Kamin, Stefan Rammelt

1 病例摘要

23 岁男性，赤脚撞击橱柜伤及足趾，就诊于急诊。表现为第 2 趾脱位，近侧趾间关节（PIP）内侧可见 1 cm 开放伤口。X 线片未见明显骨折，第 2 趾 PIP 明显脱位（图 8.4-1）。

损伤分类为第 2 趾 PIP 开放性脱位，Gustilo-

Anderson Ⅱ度（参见附录 Gustilo-Anderson classification）。

2 术前计划

绝大多数次趾骨折和脱位可行闭合复位治疗。本例患者为第 2 趾开放性脱位，关节不稳定，所以选择手术治疗。

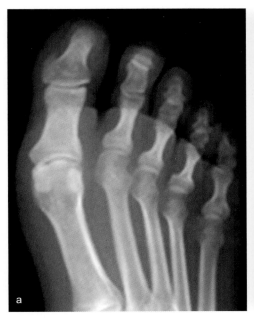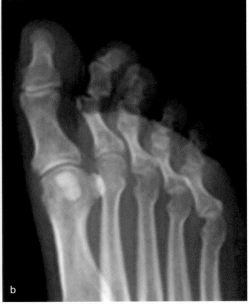

图 8.4-1　左前足 X 线片。
a. 正位片。
b. 斜位片。

3 手术室准备

患者体位	· 仰卧位，可透X线手术床
麻醉方式	· 区域阻滞、全身麻醉或腰麻
C臂机位置	· 置于对侧，朝向手术床的头侧
止血带	· 不需要

关于麻醉注意事项的说明和概述，参见第1章。

器械
· 不同型号克氏针。

4 手术方式

只有极少数病例有必要延长创伤性伤口来治疗损伤。

首先清创、冲洗开放伤口。清创后经原始伤口复位，通常纵向牵引复位。然后从趾尖逆行经皮纵向穿入克氏针进行固定（图8.4-2）。也可以通过开放伤口顺行钻入关节穿出趾尖，再逆行将克氏针钻过骨折端。

骨性固定完成后，修补损伤的伸肌腱及关节囊，最后间断缝合伤口。

5 并发症

· 内固定丢失。
· 慢性不稳定。
· 关节僵硬。
· 创伤后关节炎。

6 其他技术

大多数次趾的闭合性脱位可以闭合复位。如果疼痛明显或是准备闭合复位时，实施足趾趾根阻滞麻醉。施加纵向牵引和反脱位力来复位，然后将患趾与相邻足趾用绷带捆绑包扎在一起（友邻包扎，参见第8章第3节）。绷带固定后拍摄X线片记录复位情况。无移位骨折无需复位，直接捆绑包扎治疗。

只有在闭合复位后关节仍然不稳定的时候，才使用克氏针临时固定。MTP关节脱位也适用该原则（图8.4-3）。如果闭合复位不成功，可经背侧入

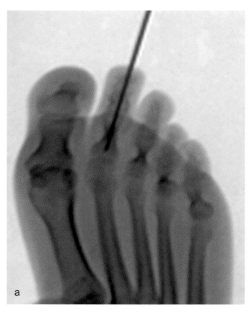
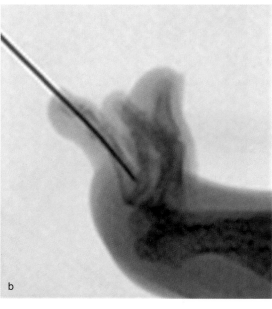

图8.4-2 第2趾切开复位克氏针贯穿固定术中X线片。
a. 正位片。
b. 侧位片。

路清理阻碍复位的嵌入组织。明显的关节囊及跖板撕裂应予以修复。

7 术后治疗和康复

术后患足使用前足免负重鞋或硬底管型固定，抬高患肢。术后 X 线片确认解剖复位。术后 5 周拔克氏针。因为固定用针为光滑克氏针，易于拔出，故不需要麻醉。

术后 6 周开始积极康复锻炼，包括活动度练习、肌肉平衡、步态锻炼及前足在可耐受范围内逐渐增加负重。

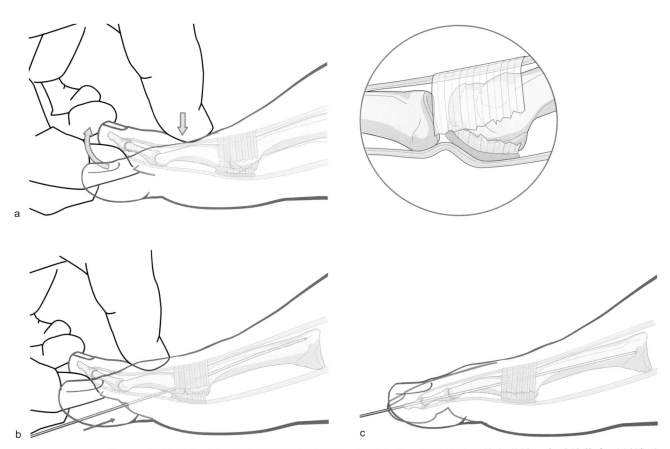

图 8.4-3　闭合复位 MTP 关节脱位 （a） 和逆行穿针临时固定。保持复位，从近节趾骨基底进针，穿过关节直至跖骨干 （b）。亦可以从趾尖进针，在趾甲下方将克氏针穿过整个足趾然后进入跖骨干 （c）。

推荐阅读

[1] Gustilo RB, Anderson JT. Prevention of infection in the treatment of one thousand and twenty-five open fractures of long bones: retrospective and prospective analyses. J Bone Joint Surg Am. 1976 Jun;58(4):453–458.

[2] Mittlmeier T, Haar P. Sesamoid and toe fractures. Injury. 2004 Sep;35 Suppl 2:Sb87–97.

[3] Zwipp H, Rammelt S. Tscherne Unfallchirurgie: Fuß. Berlin: Springer; 2014:434–435. German.

第 5 节 | 籽骨骨折
Sesamoid fracture

————————————————————————— Stefan Rammelt, Konrad Kamin

1 病例摘要

21 岁女性运动员，3 个月前左侧蹬趾极度背伸位做跳跃动作之后出现左蹬趾下疼痛来诊。经过免负重、软鞋垫及物理锻炼等保守治疗方法后，疼痛无缓解。X 线片显示第 1 MTP 关节水平内侧籽骨为两部分（图 8.5-1）。

CT 图像显示，蹬趾内侧籽骨两个骨块之间存在一条不规则的、参差不齐的透亮线。远端骨块向外轻微移位（图 8.5-2）。

MRI 显示内侧籽骨水肿，可疑急性损伤（图 8.5-3）。这些表现与内侧籽骨 3 个月陈旧性损伤相符。鉴别诊断包括伤后出现症状的内侧二分籽骨。

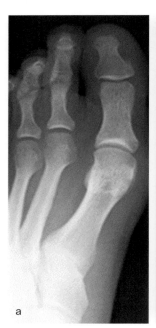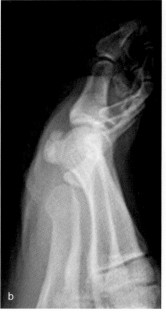

图 8.5-1　X 线显示第 1 MTP 关节内侧籽骨为两部分骨块。
a. 正位片。
b. 侧位片。

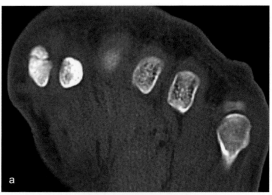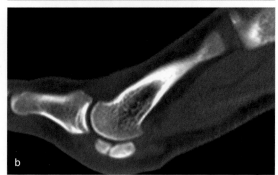

图 8.5-2　CT 扫描图像显示第 1 MTP 关节内侧籽骨可疑陈旧（3 个月）骨折。
a. 轴位片。
b. 矢状位片。

2　术前计划

非手术治疗 3 个月无效，决定手术治疗。鉴于急性骨折形成的两个骨折块较大，所以拟行内固定。对于有多个骨折块但却无法复位的，或者某个骨块或者两个骨块都出现坏死的，则不应考虑内固定治疗。

患者所描述的被动过度背伸损伤机制足以造成骨折：以第 1 跖骨头为支点，蹈短屈肌（FHB）腱牵拉的结果（图 8.5-4）。由于远端骨折片较小，计划经内侧小切口从远端向近端拧入 1 枚微型螺钉固定（图 8.5-5）。对于经原始无症状连接处松动所致的有症状性二分籽骨，治疗方案为清创和骨块融合。或者也可以切除较小的骨块、修复 FHB、蹈长屈肌转位至近节趾骨基底，这种方法尤其适用于籽骨多个骨折块或籽骨坏死的情况。

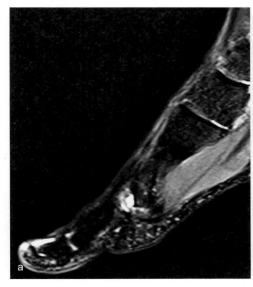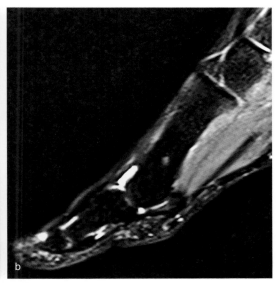

图 8.5-3　MRI 显示第 1 MTP 关节内侧籽骨水肿，提示亚急性损伤。

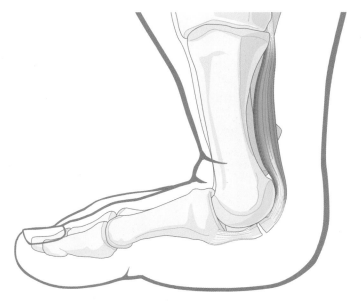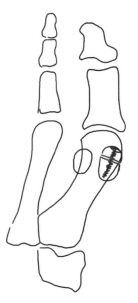

图 8.5-4　籽骨骨折的过伸损伤机制。急性籽骨骨折也见于第 1 跖趾关节脱位后。

图 8.5-5　内固定术前计划。

3 手术室准备

患者体位	· 仰卧位，可透X线手术床
麻醉方式	· 区域阻滞、全身麻醉或腰麻
C臂机位置	· 置于对侧，朝向手术床的头侧
止血带	· 仅用于关节复位时

关于麻醉注意事项的说明和概述，参见第1章。

器械

· 克氏针。

· 1.5 mm或2.0 mm骨皮质螺钉。
器械及内植物大小因患者体型大小而异。

4 手术方式

在姆趾内侧与跖侧皮肤交界的无毛区做内侧入路显露内侧籽骨。逐层切开皮肤及皮下组织，纵向切开第1 MTP关节囊（图8.5-6）。本例患者在打开骨折端后，可见断端为骨松质的亚急性籽骨骨折（图8.5-7a）。清除骨折端纤维组织，直视下将骨折块朝向第一跖骨头的关节面解剖复位（图8.5-7b-

c）。1.0 mm克氏针临时固定。1枚1.5 mm螺钉完成内固定（图8.5-7d-e）。

5 并发症

· 内固定丢失。

· 畸形愈合。

· 不愈合。

· 创伤后关节炎。

6 其他技术

无移位骨折可使用前足免负重鞋固定6周保守治疗。

如果外侧籽骨损伤，手术切口可选择第1/第2足趾间跖侧切口。这样可以避开神经血管束，从外侧显露籽骨（图8.5-8）。

根据骨折块大小，可使用两枚螺钉获得更强固定。也有报道可以在姆趾过伸位经皮螺钉固定。但是必须注意在使用这种方法时不要引起骨折块移位。

如果属于骨折不愈合或是二分籽骨创伤后松动出现症状的话，需要先清理骨折端，同时局部（例

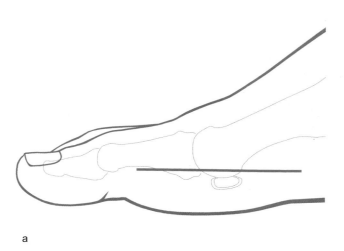

a

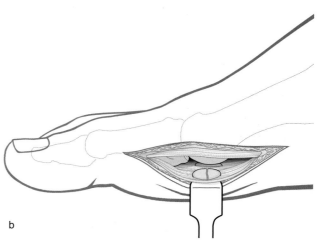

b

图8.5-6 姆趾内侧籽骨内侧入路。

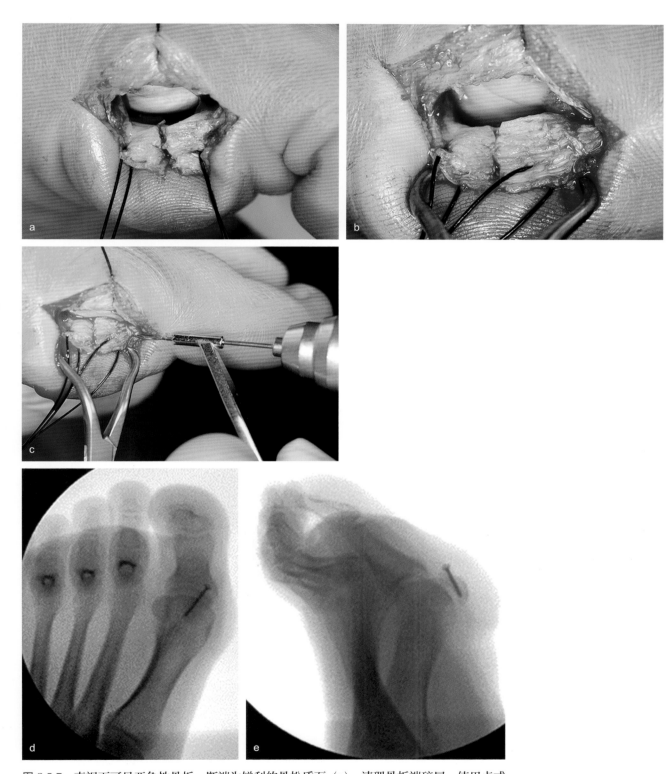

图 8.5-7　直视下可见亚急性骨折，断端为锐利的骨松质面（a）。清理骨折端碎屑，使用点式复位（Weber）钳解剖复位（b）。1.0 mm 钻头钻孔（c），1 枚 1.5 mm 骨皮质螺钉从远端小骨折块拧入进行内固定，C 臂机透视正位（d）侧位（e）片图像。最后将可吸收缝线标记的姆短屈肌腱纤维缝合。

如从中间楔骨）取骨松质植骨，行二分籽骨融合。如果无法恢复与第一跖骨头相对应的关节面匹配，或是远端骨折块过小无法内固定，可切除较小的远端骨折块。注意缝合 FHB 肌腱纤维（图 8.5-4）。并不建议完全切除籽骨，否则可能造成持续症状。

7 术后治疗和康复

术后使用足趾伸直位托和夹板固定患足，抬高患肢。术后 1 周开始关节的主动及被动活动度（ROM）练习。术后 6 周内可使用前足免负重骨折靴、硬底管型或足部矫形器，患肢部分负重（最高 20 kg）。

术后 X 线片显示骨折解剖复位。术后 6 周在 X 线片显示骨愈合后，逐渐增加负重（图 8.5-9 和图 8.5-10）。之后开始积极康复练习：包括 ROM 练习，肌力平衡及步态训练。

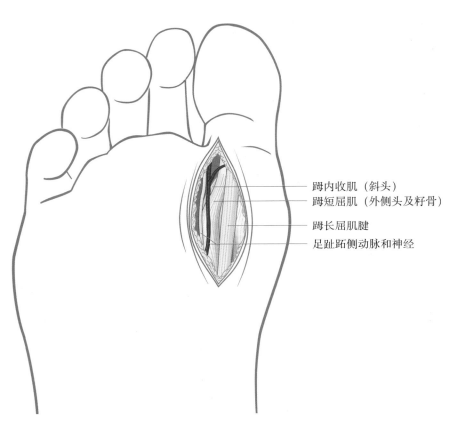

蹬内收肌（斜头）
蹬短屈肌（外侧头及籽骨）
蹬长屈肌腱
足趾跖侧动脉和神经

图 8.5-8　蹬趾外侧籽骨跖侧入路。

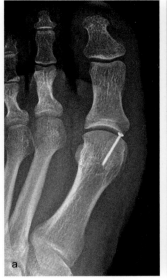
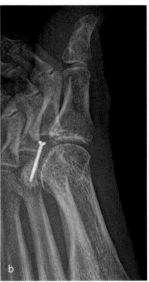

图 8.5-9　术后 2 个月 X 线片显示骨愈合。
a. 正位片。
b. 侧位片。

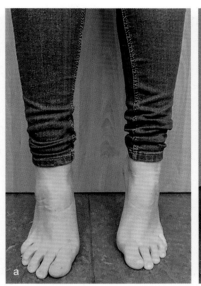
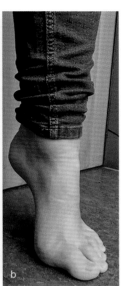

图 8.5-10　术后 2 个月，患者全负重站立和趾尖站立时局部无疼痛。

推荐阅读

[1] Anderson RB, McBryde AM Jr. Autogenous bone grafting of hallux sesamoid nonunions. Foot Ankle Int. 1997 May;18(5):293–296.

[2] Aper RL, Saltzman CL, Brown TD. The effect of hallux sesamoid excision on the flexor hallucis longus moment arm. Clin Orthop Relat Res. 1996 Apr(325):209–217.

[3] Blundell CM, Nicholson P, Blackney MW. Percutaneous screw fixation for fractures of the sesamoid bones of the hallux. J Bone Joint Surg Br. 2002 Nov;84(8):1138–1141.

[4] Mittlmeier T, Haar P. Sesamoid and toe fractures. Injury. 2004 Sep;35 Suppl 2:Sb87–97.

[5] Richardson EG. Hallucal sesamoid pain: causes and surgical treatment. J Am Acad Orthop Surg. 1999 Jul–Aug;7(4):270–278.

[6] Rammelt S. From prehistory to judgement day: Accessory bones and sesamoids of the foot. In: Rammelt S, Zwipp H, eds. The Foot—Arts, Myths, and Secrets. Davos: AO Foundation; 2016: 79–102.

[7] Zwipp H, Rammelt S. Tscherne Unfallchirurgie: Fuß. Berlin: Springer; 2014:434–435. German.

AO 足踝骨折治疗原则
Manual of Fracture Management Foot and Ankle

附　录

骨折和脱位 AO/OTA 分型 / 555

开放性骨折 Gustilo-Anderson 分型 / 582

骨折和脱位 AO/OTA 分型

43

位置：胫骨，远端 43

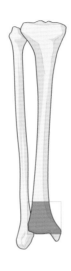

分型：

胫骨远端，关节外骨折
43A

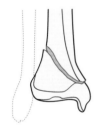

胫骨远端，部分关节内骨折
43B

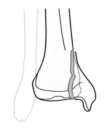

胫骨远端，完全关节内骨折
43C

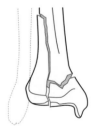

43A

类型： 胫骨远端，关节外骨折 43A

组： 胫骨远端，关节外，简单骨折 43A1

亚组：

螺旋形骨折
43A1.1

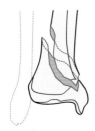

斜行骨折
43A1.2

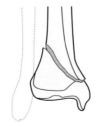

横行骨折
43A1.3

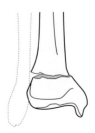

组：胫骨远端，关节外，楔形骨折 43A2

亚组：

后外侧压缩骨折
43A2.1

前内侧楔形骨折
43A2.2

骨折线延伸至骨干
43A2.3

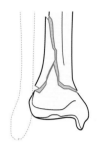

组：胫骨远端，关节外，多骨折块骨折 43A3

亚组：

3 个中间骨折块
43A3.1

超过 3 块中间骨折块
43A3.2

骨折线延伸至骨干
43A3.3

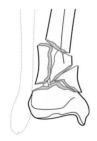
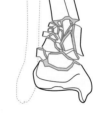
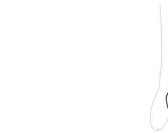

43B

类型：胫骨远端，部分关节内骨折 43B
组：胫骨远端，部分关节内，劈裂型骨折 43B1

亚组：

额状面 / 冠状面骨折
43B1.1*

矢状面骨折
43B1.2*

干骺端粉碎骨折
43B1.3

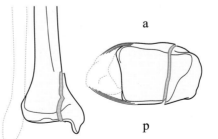
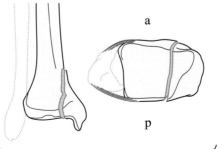
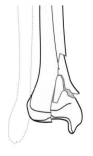

    * 限定条件：   * 限定条件：

    o 前方   f 外侧

    y 后方 Volkmann   z 内侧关节面包括内踝

组： 胫骨远端，部分关节内，劈裂加塌陷骨折 43B2

亚组：

| 额状面 / 冠状面骨折
43B2.1* | 矢状面骨折
43B2.2* | 中央型骨折
43B2.3 |

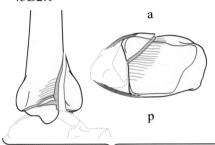
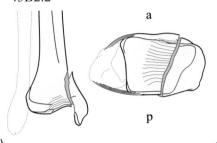
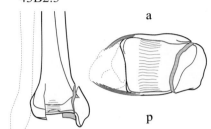

* 限定条件：
o 前方
y 后方 Volkmann

* 限定条件：
f 外侧
h 内侧

组： 胫骨远端，部分关节内，塌陷骨折，43B3

亚组：

| 额状面 / 冠状面骨折
43B3.1* | 矢状面骨折
43B3.2* | 干骺端粉碎骨折
43B3.3 |

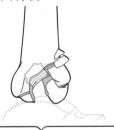
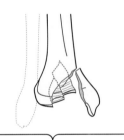

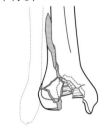

* 限定条件：
o 前方
y 后方 Volkmann

* 限定条件：
f 外侧
h 内侧

43C

类型： 胫骨远端，完全关节内骨折 43C

组： 胫骨远端，完全性，简单关节内，简单干骺端骨折 43C1

亚组：

| 无压缩
43C1.1* | 骨骺端压缩
43C1.2* | 延伸至骨干
43C1.3 |

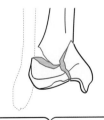
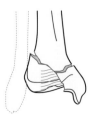
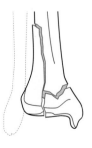

* 限定条件：
q 额状面 / 冠状面
r 矢状面

组：胫骨远端，完全性，简单关节内，干骺端粉碎骨折 43C2

亚组：

| 伴有非对称性压缩
43C2.1* | 不伴有非对称性压缩
43C2.2 | 骨折线延伸至骨干
43C2.3 |

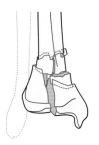
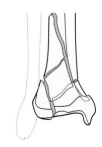

* 限定条件：
q 额状面 / 冠状面
r 矢状面

组：胫骨远端，完全性，粉碎关节内，干骺端粉碎骨折 43C3

亚组：

骨骺端骨折
43C3.1

骨骺 – 干骺端骨折
43C3.2

骨骺 – 干骺端 – 骨干骨折
43C3.3

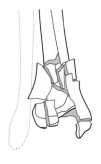
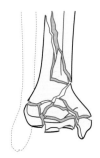

---

* 限定条件是可选的，适用于星号位于圆括号内小写字母的骨折代码。对于给定的骨折分类，可以应用多个限定条件，并用逗号分隔。更详细的解释请参见相关资料介绍。

4F3

位置：腓骨远端（不包括外踝骨折 44）4F3

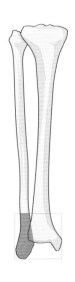

类型：

腓骨远端，简单骨折
4F3A

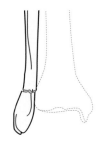

腓骨远端，楔形或多骨折块粉碎骨折
4F3B

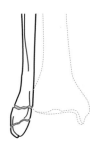

→ 腓骨骨折代码只适用于不属于踝关节骨折（44）的腓骨远端骨折。详细信息参见附录。

踝关节

骨折位置：胫骨 / 腓骨，踝关节 44

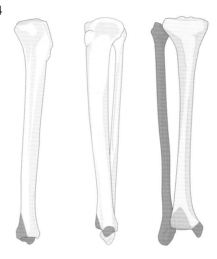

分型：

胫骨 / 腓骨，踝关节，下胫腓联合远端腓骨损伤
44A

胫骨 / 腓骨，踝关节，经下胫腓联合水平腓骨骨折
44B

胫骨 / 腓骨，踝关节，下胫腓联合近端腓骨骨折
44C

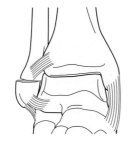 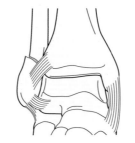 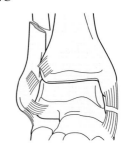

44A

分型：胫骨 / 腓骨，踝关节，下胫腓联合远端腓骨损伤 44A

分组：胫骨 / 腓骨，踝关节，下胫腓联合远端，单纯腓骨损伤，44A1

亚组：

外侧副韧带断裂
44A1.1

外踝尖撕脱骨折
44A1.2

外踝横行骨折
44A1.3

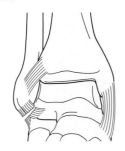 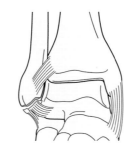 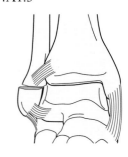

分组： 胫骨／腓骨，踝关节，下胫腓联合远端腓骨损伤合并内踝骨折 44A2
亚组：

外侧副韧带断裂	外踝尖撕脱骨折	外踝横行骨折
44A2.1	44A2.2	44A2.3

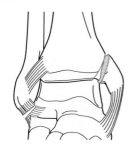 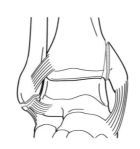 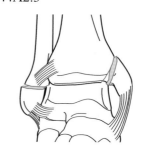

分组： 胫骨／腓骨，踝关节，下胫腓联合远端腓骨损伤合并后内侧骨折 44A3
亚组：

外侧副韧带断裂合并后内
侧骨折
44A3.1

外踝尖撕脱骨折合并后内侧
骨折
44A3.2

外踝横行骨折合并后内侧
骨折
44A3.3

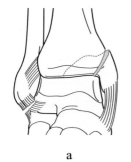

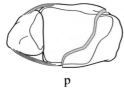

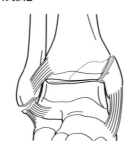

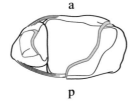

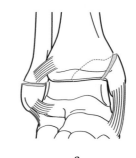

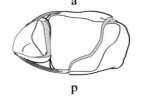

44B

分型：胫骨 / 腓骨，踝关节，经下胫腓联合水平腓骨骨折 44B

分组：胫骨 / 腓骨，踝关节，经下胫腓联合水平单纯腓骨骨折 44B1

亚组：

简单腓骨骨折
44B1.1*

合并下胫腓前韧带断裂
44B1.2*

腓骨楔形或多段骨折
44B1.3*

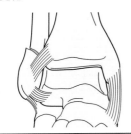
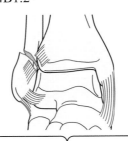
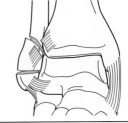

* 限定条件：

n Tillaux-Chaput 结节骨折

o Wagstaffe-Le Fort 撕脱骨折

u 下胫腓联合不稳定

分组：胫骨 / 腓骨，踝关节，经下胫腓联合水平腓骨骨折合并内侧损伤 44B2

亚组：

合并三角韧带断裂及下胫
腓前韧带断裂
44B2.1*

合并内踝骨折及下胫腓前韧
带断裂
44B2.2*

腓骨楔形或多段骨折合并内
侧损伤
44B2.3*

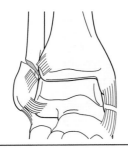
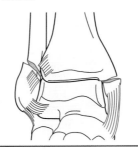
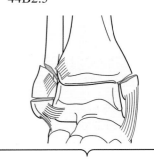

* 限定条件：

n Tillaux-Chaput 结节骨折

o Wagstaffe-Le Fort 撕脱骨折

u 下胫腓联合不稳定

* 限定条件：

r 三角韧带断裂

s 内踝骨折

u 下胫腓联合不稳定

分组: 胫骨 / 腓骨,踝关节,经下胫腓联合水平腓骨骨折,合并内侧损伤及后外缘骨折(Volkmann 骨折)
44B3

亚组:

简单骨折,合并三角韧带
断裂
44B3.1*

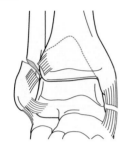

简单内踝骨折
44B3.2*

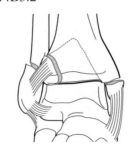

腓骨楔形或多段骨折合并内
踝骨折
44B3.3*

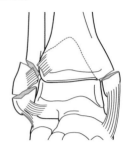

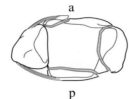

* 限定条件:
n Tillaux-Chaput 结节骨折
o Wagstaffe-Le Fort 撕脱骨折
u 下胫腓联合不稳定

44C

分型: 胫骨 / 腓骨,踝关节,下胫腓联合近端腓骨损伤 44C
分组: 胫骨 / 腓骨,踝关节,下胫腓联合近端,简单腓骨干骨折 44C1
亚组:

合并三角韧带断裂
44C1.1*

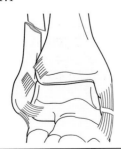

合并内踝骨折
44C1.2*

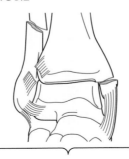

合并内踝及后踝骨折
44C1.3*

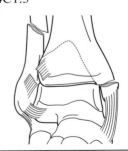

* 限定条件:
t 下胫腓联合稳定
u 下胫腓联合不稳定

分组：胫骨/腓骨，踝关节，下胫腓联合近端，腓骨干楔形或多段骨折 44C2

亚组：

合并三角韧带断裂
44C2.1*

合并内踝骨折
44C2.2*

合并内踝及后踝骨折
44C2.3*

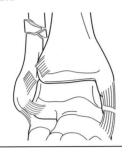
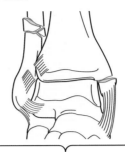
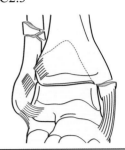

* 限定条件：
t 下胫腓联合稳定
u 下胫腓联合不稳定

分组：胫骨/腓骨，踝关节，下胫腓联合近端，腓骨近端骨折 44C3

亚组：

合并内侧损伤
44C3.1*

合并腓骨短缩和内侧损伤
44C3.2*

合并内侧损伤和后踝骨折
44C3.3*

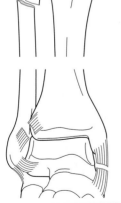
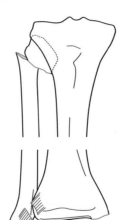
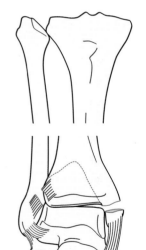

* 限定条件：
p 腓骨颈骨折
q 上胫腓关节脱位
r 三角韧带断裂
s 内踝骨折

足

解剖区域：足 8

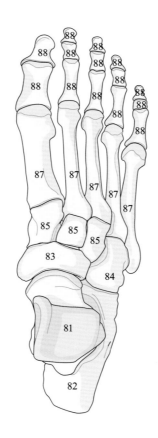

骨：

足，距骨 81

足，跟骨 82

足，舟骨 83

足，骰骨 84

足，楔骨 85

足，跖骨 87

足，趾骨 88

足，挤压伤，足部多发骨折 89

距骨 81

骨：足，距骨 81

骨折位置：

足，距骨，体	足，距骨，颈	足，距骨，头
81.1	81.2	81.3

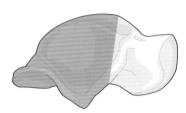 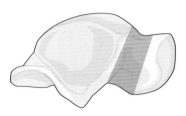 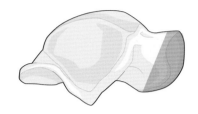

→ 距骨解剖分区如下：体 =1，颈 =2，头 =3。

→ 距骨解剖分区添加在骨骼代码后（两点之间 ._.）。

81.1.

骨折位置：足，距骨，体 81.1

分型：

足，距骨，体，撕脱骨折	足，距骨，体，部分关节内骨折	足，距骨，体，完全关节内骨折
81.1.A	81.1.B	81.1.C

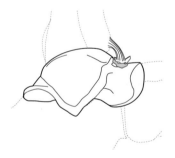 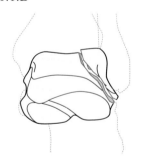 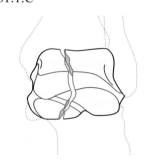

分型：足，距骨，体，撕脱骨折 81.1.A

分组：

足，距骨，体，撕脱骨折，前方颈部	足，距骨，体，撕脱骨折，外侧突	足，距骨，体，撕脱骨折，后侧突
81.1.A1	81.1.A2	81.1.A3

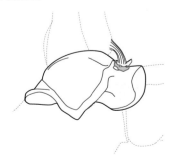 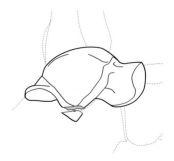 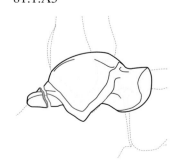

分型：足，距骨，体，部分关节内骨折 81.1.B

分组：

足，距骨，体，部分关节内，骨软骨骨折
81.1.B1

足，距骨，体，部分关节内，简单骨折
81.1.B2

距骨，体，部分关节内，粉碎性骨折
81.1.B3

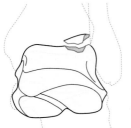
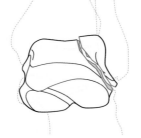
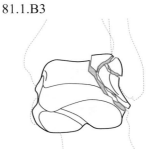

分型：足，距骨，体，完全关节内骨折 81.1.C

分组：

足，距骨，体，完全关节内，简单骨折
81.1.C1

足，距骨，体，完全关节内，多段骨折
81.1.C3

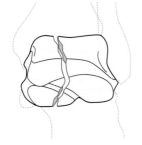
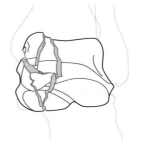

81.2.

骨折位置：足，距骨，颈骨折 81.2.

分型：

足，距骨，颈，无移位（Hawkins 1 型）
81.2.A

足，距骨，颈，移位伴距下关节半脱位或脱位（Hawkins 2 型）
81.2.B*

足，距骨，颈，移位伴距骨体脱位（Hawkins 3 型）
81.2.C*

足，距骨，颈，移位伴距骨体及距骨头脱位（Hawkins 4 型）
81.2.D*

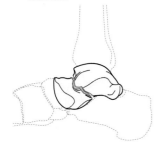
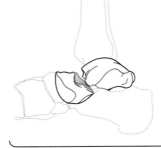
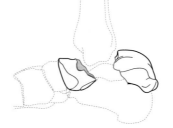
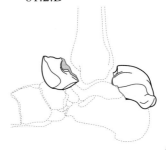

* 限定条件：
a 简单骨折
b 多段骨折

81.3.

骨折位置：距骨，头　81.3.

分型：

距骨，头，撕脱骨折
81.3.A

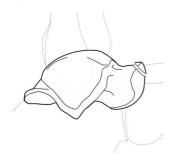

距骨，头，部分关节内骨折
81.3.B*

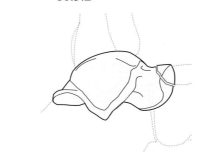

距骨，头，完全关节内骨折
81.3.C*

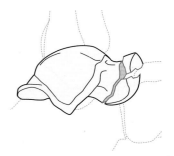

* 限定条件：
a 简单骨折
b 多段骨折

跟骨 82

骨：足，跟骨 82

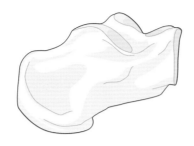

分型：
足，跟骨，关节外骨折
82A

足，跟骨，舌型骨折累及后
关节面
82B

足，跟骨，完全关节压缩
骨折
82C

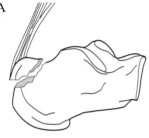

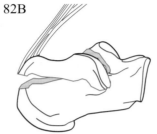

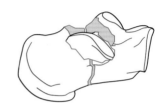

82A

分型：足，跟骨，关节外骨折 82A

分组：

足，跟骨，关节外，撕脱性，
后结节骨折或关节外舌型骨折
82A1

足，跟骨，关节外，跟骨体
骨折
82A2

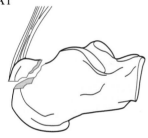

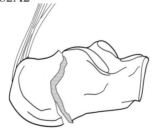

82B

分型：足，跟骨，舌型骨折累及后关节面 82B

足，跟骨，舌型骨折累及后关
节面，舌型，简单骨折
82B1

足，跟骨，舌型骨折累及后
关节面，多段骨折
82B3

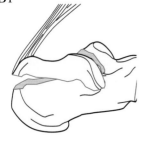
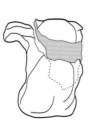

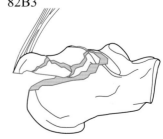

82C

分型： 足，跟骨，完全关节压缩骨折 82C

分组：

足，跟骨，完全关节骨折，合并关节面塌陷（Sanders 2 型）82C1

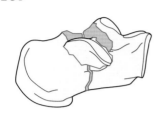

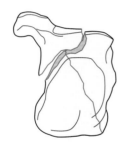

足，跟骨，完全关节骨折，合并关节面塌陷（Sanders 3 型）82C2

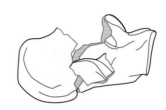

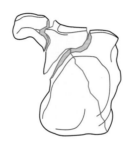

足，跟骨，完全关节骨折，多段骨折（Sanders 4 型）82C3

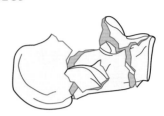

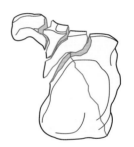

舟骨 83

骨: 足，舟骨 83

分型:

足，舟骨，撕脱骨折
83A

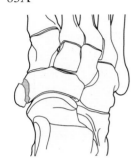

足，舟骨，部分关节内骨折
83B*

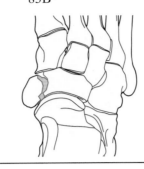

足，舟骨，完全关节内骨折
83C*

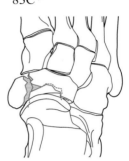

* 限定条件:
a 简单骨折
b 多段骨折

骰骨 84

骨: 足，骰骨 84

分型:

足，骰骨，撕脱骨折
84A

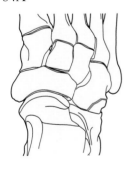

足，骰骨，部分关节内骨折
84B*

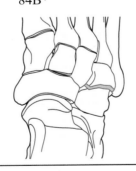

足，骰骨，完全关节内骨折
84C*

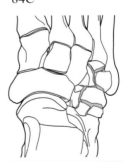

* 限定条件:
a 简单骨折
b 多段骨折

楔骨 85._.

骨：足，楔骨 85._.

骨折位置：

足，楔骨，内侧	足，楔骨，中间	足，楔骨，外侧
85.1.	85.2.	85.3.

→ 楔骨位置代号如下：内侧楔骨 =1，中间楔骨 =2，外侧楔骨 =3。
→ 楔骨位置描述方法添加在骨代码后（在两点之间 ._.）。

85.1.

分型：	足，楔骨，内侧，部分关节	足，楔骨，内侧，完全关节
足，楔骨，内侧，撕脱骨折	内骨折	内骨折
85.1.A	85.1.B	85.1.C

85.2.

分型：	足，楔骨，中间，部分关节	足，楔骨，中间，完全关节
足，楔骨，中间，撕脱骨折	内骨折	内骨折
85.2.A	85.2.B	85.2.C

85.3.

分型：	足，楔骨，外侧，部分关节	足，楔骨，外侧，完全关节
足，楔骨，外侧，撕脱骨折	内骨折	内骨折
85.3.A	85.3.B	85.3.C

跖骨 87

骨：足，跖骨 87

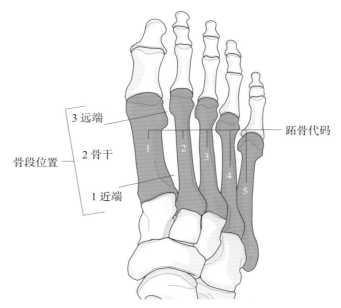

3 远端
2 骨干
骨段位置
1 近端

跖骨代码

→ 跖骨代码如下：第 1 跖骨 =1，第 2 跖骨 =2，第 3 跖骨 =3，第 4 跖骨 =4，第 5 跖骨 =5。
→ 跖骨代码表示方法添加在骨骼代码后（在两点之间 .._.）。
→ 之后添加骨段位置编码。
→ 例如：足，第 3 跖骨，近端 =87.3.1。

骨折位置：

足，跖骨，近端	足，跖骨，骨干	足，跖骨，远端
87._.1	87._.2	87._.3

87._.1

骨折位置：足，跖骨，近端 87._.1
→ 例如：第 3 跖骨代码为 87.3.1。

分型：

足，跖骨，近端，关节外骨折	足，跖骨，近端，部分关节内骨折	足，跖骨，近端，完全关节内骨折
87.3.1A*	87.3.1B*	87.3.1C*

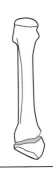 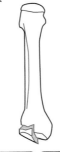 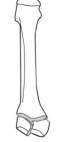

* 限定条件：
a 简单骨折
b 多段骨折

87._.2

骨折位置：足，跖骨，骨干 87._.2
→ 例如：第 3 跖骨代码为 87.3.2。

分型：

足，跖骨，骨干，简单骨折
87.3.2A

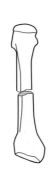

足，跖骨，骨干，楔形骨折
87.3.2B

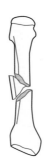

足，跖骨，骨干，多段骨折
87.3.2C

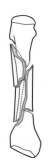

87._.3

骨折位置：足，跖骨，远端 87._.3
→ 例如：第 3 跖骨代码为 87.3.3。

分型：

足，跖骨，远端，关节外
骨折
87.3.3A*

足，跖骨，远端，部分关节
内骨折
87.3.3B*

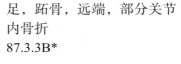

足，跖骨，远端，完全关节
内骨折
87.3.3C*

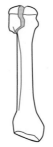

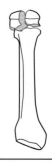

* 限定条件：
a 简单骨折
b 多段骨折

趾骨 88

骨：足，趾骨 88

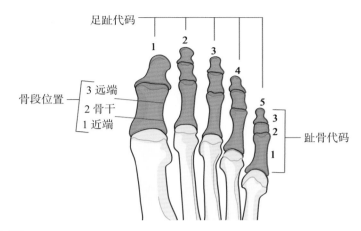

足趾代码

3 远端
骨段位置 — 2 骨干
1 近端

趾骨代码
3
2
1

→ 足趾及趾骨的代码如下：
足趾：第 1 趾或踇趾 =1，第 2 趾 =2，第 3 趾 =3，第 4 趾 =4，第 5 趾 =5。
趾骨：近节趾骨 =1，中节趾骨 =2，远节趾骨 =3。
→ 足趾和趾骨代码添加在骨代码后（在点之间 ._._.）。
→ 举例：踇趾、中节趾骨骨折是 88.1.2。
→ 之后添加趾骨节段。
→ 解剖区域 + 骨骼，足趾，趾骨，骨段位置 + 类型。
→ 例如：踇趾，中节趾骨，近端 88.1.2.1

骨折位置：

足，趾骨 ._._. 近端	足，趾骨 ._._. 骨干	足，趾骨 ._._. 远端
88._._.1	88._._.2	88._._.3

88._._.1
骨折位置：足，趾骨，近端 88.1.2.1
→ 举例：踇趾近节趾骨近端代码为 88.1.2.1

分型：	足，趾骨近端，部分关节骨折	足，趾骨近端，完全关节骨折
足，趾骨近端，关节外骨折		
88.1.2.1A	88.1.2.1B	88.1.2.1C

88._._.2
骨折位置：足，趾骨，骨干 88.1.2.2
→ 例如：踇趾近节趾骨骨干代码为 88.1.2.2

分型：		
足，趾骨骨干，简单骨折	足，趾骨骨干，楔形骨折	足，趾骨骨干，多段骨折
88.1.2.2A	88.1.2.2B	88.1.2.2C

88._._.3
骨折位置：足，趾骨，远端 88.1.2.3
→ 例如：踇趾近节趾骨远代码为 88.1.2.3

分型：	足，趾骨远端，部分关节骨折	足，趾骨远端，完全关节骨折
足，趾骨远端，关节外骨折		
88.1.2.3A	88.1.2.3B	88.1.2.3C

89

骨折位置：足，挤压伤，足部多发骨折　89

分型：

足，挤压伤，多发骨折，
后足

89A

足，挤压伤，多发骨折，
中足

89B

足，挤压伤，多发骨折，
前足

89C

80

区域： 足和踝关节 80D

脱位位置：

足和踝关节，下胫腓联合
80A[5_]

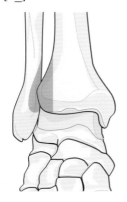

足和踝关节，踝关节（胫距 / 距小腿）
80B[5_]

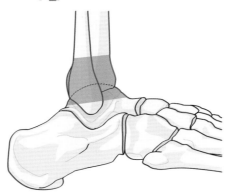

足和踝关节，后足（距下关节）
80C[5_]

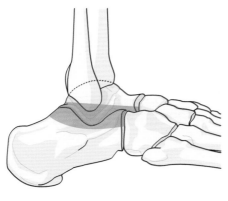

足和踝关节，中足
80D

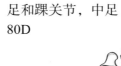
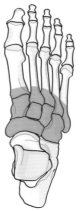

足和踝关节，前足
80E

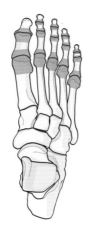

80D

脱位位置：足和踝关节，中足 80D

分型：
足和踝关节，中足，距舟关节 80D1[5_]
足和踝关节，中足，跟骰关节 80D2[5_]
足和踝关节，中足，舟楔关节 80D3[5_]
足和踝关节，中足，楔骨间关节 80D4[5_]
足和踝关节，中足，跖跗关节 80D5[5_]

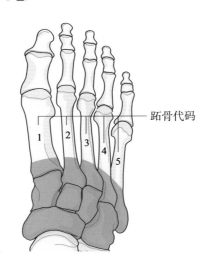

跖骨代码

分组：
足和踝关节，中足，跖跗关节，第1跖骨内侧楔骨 80D5.1[5_]
足和踝关节，中足，跖跗关节，第2跖骨中间楔骨 80D5.2[5_]
足和踝关节，中足，跖跗关节，第3跖骨外侧楔骨 80D5.3[5_]
足和踝关节，中足，跖跗关节，第4跖骨骰骨 80D5.4[5_]
足和踝关节，中足，跖跗关节，第5跖骨骰骨 80D5.5[5_]
足和踝关节，中足，跖跗关节，多个跖跗关节 80D5.6[5_]
足和踝关节，中足，多个关节脱位 80D6

分型：
足和踝关节，中足，多个关节脱位 80D6

80E

脱位位置： 足和踝关节，前足 80E
分型： 足和踝关节，前足，趾骨关节 80E1

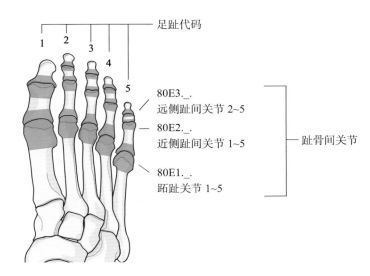

分组（由内向外，按关节划分）：
足和踝关节，前足，趾骨关节，第 1 跖趾关节 80E1.1.[5_]
足和踝关节，前足，趾骨关节，第 2 跖趾关节 80E1.2.[5_]
足和踝关节，前足，趾骨关节，第 3 跖趾关节 80E1.3.[5_]
足和踝关节，前足，趾骨关节，第 4 跖趾关节 80E1.4.[5_]
足和踝关节，前足，趾骨关节，第 5 跖趾关节 80E1.5.[5_]

分型： 前足，趾骨关节，近侧趾间关节 80E2

分组（由内向外，按关节划分）：
前足，趾骨关节，近侧趾间关节，第 1 趾（即 IP 关节，𧿹趾无 DIP 关节）80E2.1.[5_]
前足，趾骨关节，近侧趾间关节，第 2 趾 80E2.2.[5_]
前足，趾骨关节，近侧趾间关节，第 3 趾 80E2.3.[5_]
前足，趾骨关节，近侧趾间关节，第 4 趾 80E2.4.[5_]
前足，趾骨关节，近侧趾间关节，第 5 趾 80E2.5.[5_]

分型： 前足，趾骨关节，远侧趾间关节 80E3

分组（由内向外，按关节划分）：
前足，趾骨关节，远侧趾间关节，第 2 趾 80E3.2.[5_]
前足，趾骨关节，远侧趾间关节，第 3 趾 80E3.3.[5_]
前足，趾骨关节，远侧趾间关节，第 4 趾 80E3.4.[5_]
前足，趾骨关节，远侧趾间关节，第 5 趾 80E3.5.[5_]

分型： 足和踝关节，前足，籽骨脱位（任一）80E4[5_]

分型： 足和踝关节，前足，多处脱位 80E5

参考文献

[1] Schenck RC, Jr. The dislocated knee. Instr Course Lect. 1994;43:127–136.
[2] Wascher DC. High-velocity knee dislocation with vascular injury. Treatment principles. Clin Sports Med. 2000 Jul;19(3):457–477.

通用分型改良

分型的改良是描述骨折形态、移位、相关损伤或位置的术语，可推广到大多数骨折。它们为骨科医师提供可选的细节。

通用分型改良可添加至骨折编码后方的方括号内，例如"1"。

多个改良分型可以包含在同一组方括号中，并由逗号分隔，例如：肱骨近端骨折脱位伴移位、前脱位、软骨损伤、骨质缺损 =11A1.2（2,5a,8e,9）。

例如：肱骨、近端节段、关节或4部分骨折、合并多片干骺端骨折和关节骨折合并前脱位 =11C3.2（5a）。

通用分型改良表格

1		骨折无移位
2		骨折移位
3		压缩骨折
	3a	关节内骨折
	3b	干骺端骨折
4		无压缩骨折
5		脱位
	5a	前（掌侧、足底）
	5b	后（背侧）
	5c	内侧（尺侧）
	5d	外侧（桡侧）
	5e	下方（髋部为闭孔）
	5f	多方向
6		半脱位、韧带不稳定
	6a	前（掌侧、足底）
	6b	后（背侧）
	6c	内侧（尺侧）
	6d	外侧（桡侧）
	6e	下方（髋部为闭孔）
	6f	多方向
7		延伸至骨干
8		关节软骨损伤
	8a	ICRS 0级　正常
	8b	ICRS 1级　表面压缩（A）和/或表面裂缝骨折（B）
	8c	ICRS 2级　异常病变延伸至软骨深度的50%
	8d	ICRS 3级　严重异常，缺损延伸至软骨深度的50%以上（A）；至钙化层（B）；下至软骨下骨但未穿过（C）；包括水疱（D）
	8e	ICRS 4级　严重异常软骨丢失，累及软骨下骨
9		骨质量差
10		再植
11		与骨折相关的截肢
12		与非关节置换的内植物相关
13		螺旋形骨折
14		弯曲型骨折

注：本评分系统经国际软骨修复协会许可使用[38]。

开放性骨折 OTA 分型（OTA-OFC）

开放性骨折分型系统是由 OTA 分型委员会为了弥补 Gustilo-Anderson 分型系统的不足建立的。OTA-OFC 的设计是为了术者在初次手术清创时使用。该分型系统通用于所有的解剖区域，关注重点在损伤相关因素而不是治疗。

皮肤	• 裂伤边缘可以对拢 • 裂伤边缘无法对拢 • 裂伤合并广泛脱套伤
肌肉	• 无明显肌肉坏死，肌肉部分损伤但肌肉功能完好 • 肌肉部分缺损，但肌肉仍有功能，损伤范围内的局部坏死组织需要切除，肌肉－肌腱单元仍然完整 • 肌肉坏死，肌肉功能丧失，需要进行部分或完全筋膜室切除，肌肉肌腱单元功能丧失，肌肉缺损无法合拢
动脉	• 无主要血管损伤 • 血管损伤不伴远端缺血 • 血管损伤伴远端缺血
污染	• 无污染或轻度污染 • 浅表污染（未侵入深层） • 污染侵入骨头或深层软组织，或高风险环境条件（如谷仓、粪便、脏水）
骨缺损	• 无骨缺损 • 存在骨缺损或无血运骨块，但近端和远端骨块之间仍有接触 • 节段性骨缺损

版权：Orthopaedic Trauma Association，2017。

参考文献

Orthopaedic Trauma Association: Open Fracture Study Group. A new classification scheme for open fractures. J Orthop Trauma. 2010 Aug;24(8):457–464.

开放性骨折 Gustilo-Anderson 分型

分级	伤口大小	污染程度	软组织损伤	骨折损伤情况
I	<1 cm	清洁	轻微	简单，轻度粉碎
II	1~10 cm	中度	合并部分肌肉损伤的中度损伤	中度粉碎
IIIA	>10 cm	重度	合并挤压伤的重度损伤	中度，软组织可以覆盖
IIIB	>10 cm	重度	软组织严重缺损	需要重建手术
IIIC	>10 cm	重度	合并需要修复的严重血管损伤	需要重建手术

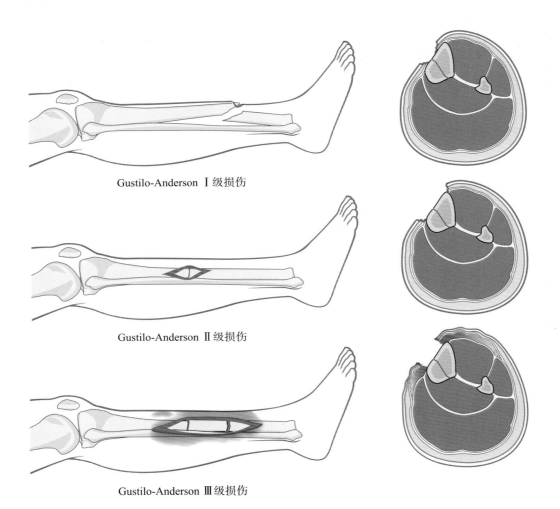

Gustilo-Anderson I 级损伤

Gustilo-Anderson II 级损伤

Gustilo-Anderson III 级损伤

参考文献

Gustilo RB, Anderson JT. Prevention of infection in the treatment of one thousand and twenty-five open fractures of long bones: retrospective and prospective analyses. J Bone Joint Surg Am. 1976 Jun;58(4):453–458.